LEBEN UND WERK VON
PROF. DR. PHIL. GÜNTHER ENDERLEIN

Aus dem Fachbereich Medizin
der Johann Wolfgang Goethe-Universität Frankfurt am Main
Senckenbergisches Institut für Geschichte und Ethik der Medizin

Leben und Werk
von
Prof. Dr. phil. Günther Enderlein
(1872 – 1968)

Dissertation

zur Erlangung des Doktorgrades der Medizin des Fachbereichs
Medizin der Johann Wolfgang Goethe-Universität
Frankfurt am Main

vorgelegt von

Elke Krämer

aus Bad Homburg v.d.H.

Frankfurt am Main 2006

MMVI

REICHL VERLAG · DER LEUCHTER · ST. GOAR

Dekan: Prof. Dr. med. Josef M. Pfeilschifter
Referent: Prof. Dr. med. Helmut Siefert
Korreferentin: Prof. Dr. med. Karin Kraft

Tag der mündlichen Prüfung: 30.06.2006

1. Auflage, 200 Stück

Gesamtherstellung: Druckerei digibook GmbH, Hollenstedt

ISBN 978-3-87667-285-4

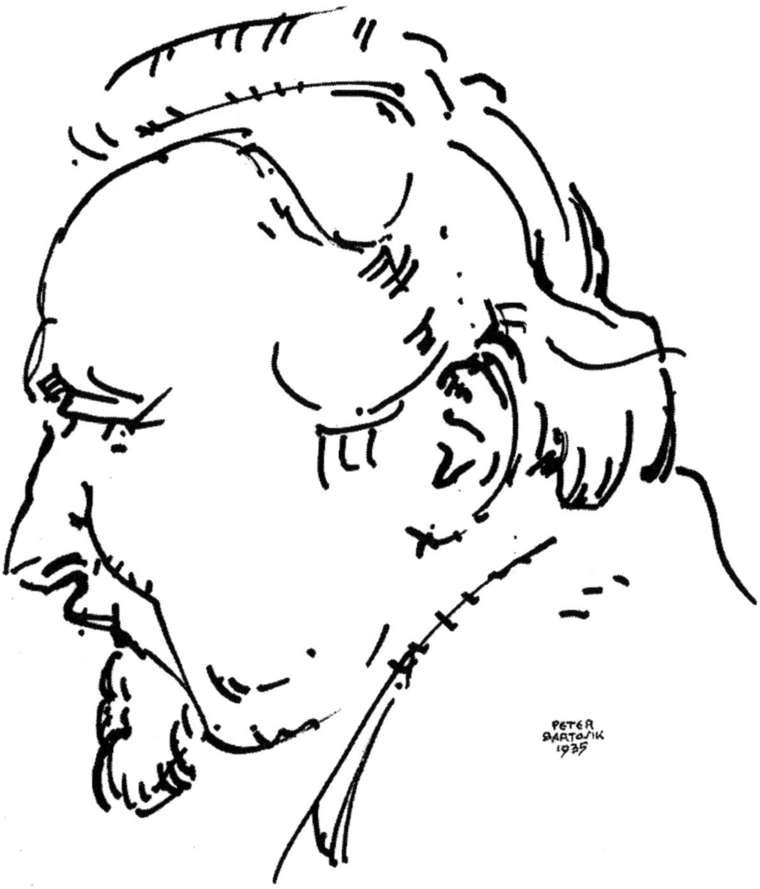

Günther Enderlein

Inhalt

1 Vorwort und Danksagung

Den Anstoß für die vorliegende Arbeit bekam ich im Sommersemester 2000, beim Schreiben der von Prof. Dr. med. Hans Ulrich Deppe geforderten Hausarbeit im Rahmen des sozialmedizinischen Kurses an der Johann Wolfgang Goethe-Universität Frankfurt am Main. In dieser kurzen Hausarbeit spürte ich den Ursachen der Misere in unserem Gesundheitssystem nach und kam dabei zu der Schlußfolgerung, daß die Gründe hierfür in den machtpolitischen und wirtschaftlichen Interessen einzelner Gruppierungen in der Pharmazie und Medizin zu suchen sind. Dabei stützte ich mich auf die Arbeiten des Biologen Prof. Dr. phil. Günther Enderlein (1872-1968), der bereits in den 50er Jahren vor den Gefahren und Folgen der Fehlentwicklungen innerhalb der Medizin und des Gesundheitssystems gewarnt hatte. Über Enderlein selbst wußte ich im Grunde nicht viel, nur, daß er als Außenseiter der Medizin betrachtet wird, und daß man mit den von ihm entwickelten immunbiologischen Präparaten sehr erfolgreich die verschiedensten Erkrankungen behandeln kann. Die Präparate, die heute als homöopathische Präparate im Handel sind, hatte ich bereits 1989 während meiner Heilpraktikerausbildung kennengelernt und an mir selbst getestet. Der rasche Erfolg bei der Behandlung eines Herpes labialis hatte mich von der Wirksamkeit der Präparate überzeugt, und ich war neugierig geworden. Bei meinem Versuch, in der Sekundärliteratur mehr über Enderlein zu erfahren, war ich jedoch immer nur auf eine Handvoll gleichlautender Sätze mit ein paar Eckdaten aus seinem Leben gestoßen. So war in mir der Entschluß gereift, selbst über Enderlein zu recherchieren und zu schreiben. Mit dieser Idee trat ich an Prof. Dr. med. Helmut Siefert vom Senckenbergischen Institut für Geschichte der Medizin der Universität Frankfurt heran. Er war so freundlich, die Arbeit zu betreuen, unter der Bedingung, daß ich genügend Material zusammentragen könnte. Da mir eine herkömmliche Literaturrecherche im Falle Enderleins nicht sehr aussichtsreich erschien, weil in der Literatur immer wieder auf die Unterdrückung seiner Arbeiten hingewiesen wurde, begann ich meine Suche im Internet. Das war im Sommer 2000, und damals gab es etwa zehn Seiten im Internet, die sich mit Enderlein beschäftigten. Die Seite der Interessengemeinschaft Dunkelfeldmikroskopie (IG-DF) sprach mich an, und so schrieb ich eine E-Mail mit meinem Anliegen. Friedwart Ziegler, einer der beiden verantwortlichen Heilpraktiker dieser Homepage, rief mich daraufhin umgehend zurück, und während des folgenden zweistündigen Telefonates bekam ich u. a. die Adressen von Matthias Dräger und Dr. med. Karl Windstoßer.

Matthias Dräger hatte 1995 den Nachlaß Enderleins von dessen Witwe Sigrid Enderlein erworben, in der Absicht, selbst über Enderlein zu publizieren. Am 24.8.2000 besuchte ich Matthias Dräger in St. Goar, und er war so freundlich, mir sein umfangreiches Material zur Verfügung zu stellen, das ich in mehreren Sitzungen habe sichten und kopieren dürfen.

Karl Windstoßer besuchte ich zwei Tage später am 26.8.2000 in Bad Salzuflen. Der damals 94-jährige Windstoßer war der letzte noch lebende Schüler Enderleins, und er freute sich sehr, daß es eine junge Medizinstudentin gab, die sich für Enderleins Werk interessierte. Obwohl unsere Konversation leider durch die erhebliche Schwerhörigkeit Windstoßers beeinträchtigt war und ich viele Fragen deshalb nicht stellen konnte, war es doch ein sehr langer interessanter Nachmittag, gemeinsam mit seiner Frau Friedel Windstoßer. Windstoßer erzählte von seinen alten Mitstreitern, vor allem von Dr. med. Josef Issels, Prof. Dr. med. Werner Zabel, Prof. Dr. med. Franz Gerlach, Prof. Dr. med. Friedrich Franz Friedmann und Dr. phil. Wilhelm von Brehmer. Von Dräger hatte ich die Kopie eines Ordners mit der Korrespondenz von 1949-1978 zwischen Enderlein, dessen Frau und Windstoßer erhalten, die sich nach dem Gespräch mit Windstoßer als sehr aufschlußreich erwies. So waren doch einige meiner offenen Fragen im Nachhinein beantwortet worden. Karl Windstoßer verstarb am 10.11.2000. Bis zu seinem Tod arbeitete er an seinem Buch

„Die Ganzheitsmedizinische Behandlung Krebskranker und Krebsgefährdeter". [458] Der Koautor Dr. med. Karl Braun von Gladiß hat das Manuskript des Buches im Internet in einem virtuellen „Windstoßer-Museum" hinterlegt, und dem Willen des Verstorbenen folgend und auf Wunsch von Frau Friedel Windstoßer allen Interessenten kostenfrei zur Einsicht zur Verfügung gestellt.

Am 19.9.2000 besuchte ich die Firma Sanum-Kehlbeck in Hoya, die seit 1978 Enderlein-Heilmittel herstellt und vertreibt. Rainer Kehlbeck und Dr. rer. nat. Dr. med. vet. Peter Schneider waren freundlicherweise bereit, sich einen langen Nachmittag für mich Zeit zu nehmen und mit mir gemeinsam die drei Ordner aus dem firmeneigenen Archiv durchzusehen. Herr Kehlbeck stellte mir zudem einiges Material in Kopie zu Verfügung.

Enderleins entomologische Arbeiten fand ich in Hamburg am Zoologischen Institut und Museum der Universität. Dorthin hatte Enderlein 1960 sein gesamtes entomologisches Material gegeben. Mein herzlicher Dank geht an Prof. Dr. phil. Hans Struempel und besonders an seine Sekretärin Ursula Frerichs für die zuvorkommende Unterstützung bei der Sichtung des Materials vom 15.11.2000 bis 17.11.2000.

Ende Oktober 2000 hatte mich Herr Ziegel überredet, für die IG-DF Tagung am 4. und 5.11.2000 in Darmstadt eine Wandtafel mit den Eckdaten aus Enderleins Biographie und einigen Bildern anzufertigen, die während der Tagung große Beachtung fand. So lernte ich eine ganze Reihe interessanter Menschen kennen, darunter den Heilpraktiker Klaus Janus, mit dem ich manches interessante Streitgespräch geführt habe, und der immer wieder auf die ihm gerechtfertigt erscheinenden Kritikpunkte von Enderleins Gegner hinwies. Auf der Veranstaltung lernte ich auch die Heilpraktikerin Ula Kinon kennen, die mir die Adresse der Biologin Monica Bryant aus Sussex gab. Monica Bryant arbeitet bereits seit über 15 Jahren an einem Buch über Enderlein. Ihr verdanke ich die Schriften von Dr. med. Carl Spengler und Are Waerland. In vielen E-Mails, Telefonaten und im persönlichen Gespräch tauschten und verglichen wir die Ergebnisse unserer Recherchen.

An der IG-DF Tagung sprach mich Gerhard Schröder von der Firma Sanpharma an. Die Firma vertreibt die Enderlein-Präparate in Schweden und Amerika sowie eine kleine Auswahl aus dem Spektrum der Enderlein-Präparate auch in Deutschland. Herr Schröder fiel mir durch seine Detailkenntnisse in der Geschichte um den Personenkreis von Enderlein auf. Bei meinem Besuch im Zoologischen Institut der Universität Hamburg stand er mir bei der Sichtung des Materials hilfreich zur Seite. Im Laufe der folgenden Jahre gab er mir immer wieder seelischen und moralischen Rückhalt und forderte mich zum Durchhalten bei der wissenschaftlichen Arbeit auf.

Ein Ehrengast der IG-DF Veranstaltung war Ursula Philipps. Sie war die ehemalige medizinisch-technische Assistentin von Dr. phil. Wilhelm von Brehmer, dem Konkurrenten Enderleins auf dem Gebiet der Blutmikrobenforschung. Frau Philipps wurde nach dem Tod von Brehmers im Jahr 1958 an der Klinik von Dr. med. Josef Issels tätig. Zunächst wollte ich von Brehmer in der Arbeit zurückstellen, da das vorliegende Material sich bereits zu Mengen häufte, bis ich später zur Einsicht gelangte, daß von Brehmer, den Enderlein des Plagiats beschuldigte, doch eine beachtliche Rolle in dieser Geschichte spielte. So besuchte ich Frau Ursula Philipps am 10.3.2002 in Wiesbaden. Die interessanten Stunden mit der geistig frischen, damals 89jährigen Dame vergingen viel zu rasch. Als junge Frau war sie als Zeitzeugin zu Beginn der Nachkriegszeit mitten im Geschehen und auch stets auf den Symposien der Internationale Freien Akademie (IFA) zugegen. Sie kannte Windstoßer aus dieser Zeit und verübelt es ihm bis zum heutigen Tag, daß er Enderlein nicht zu einer Zusammenkunft mit von Brehmer überredet hat.

Durch Klaus Janus ergab sich ein Kontakt zu Dr. med. Jost Dumrese. Dumrese hat in seinem 1996 erschienenen Buch „Pleomorphismus. Blutsymbionten, Blutparasiten, Blutpilze" [146] versucht darzustellen, welche Phänomene im Blut die früheren Forscher beschäftigten. Das Buch entstand in Zusammenarbeit mit dem Schweizer Blut- und Mykoseforscher Bruno Haefeli, der Enderlein Mitte der 60er Jahre in Aumühle aufgesucht hatte, um ihm seine eigenen Arbeiten über die Erythrozytenstrukturen und das Phänomen der Erythromitose vorzustellen. Enderlein skizzierte Haefeli den Weg für dessen weitere Forschung. Viele von Enderlein in Zeichnungen festgehaltene Blutphänomene dokumentierte Haefeli zu einem späteren Zeitpunkt in mikrophotographischen Aufnahmen. Herrn Haefeli besuchte ich zum ersten Mal am 8.9.2001 in der Schweiz. Er gab mir wertvolle Einblicke in seine Arbeiten, die als eigenständige Forschungsarbeiten einiges zum Verständnis der Hypothesen von Enderlein beitragen. [325, 326, 327]

Im Rahmen des „Old Herborn University Seminar" 2001 in Herborn, zu dem mich Herr Schröder eingeladen hatte, um die emeritierte Mikrobiologin Frau Prof. Dr. Brigitte Gedek kennenzulernen, hörte ich in der Begrüßungsrede von Dr. rer. nat. Volker Rusch mit Erstaunen, daß er der Sohn von Dr. med. habil. Hans Peter Rusch sei. Rusch hatte 1951 zusammen mit Dr. med. habil. Erwin Santo einen Artikel in der „Wiener Medizinischen Wochenschrift" [174] publiziert, in dem es heißt, man hätte Enderleins Arbeiten im wesentlichen bestätigen können. Zudem stellte sich noch heraus, daß Frau Gedek mit Hans Peter Rusch befreundet gewesen war. So ergab sich spontan der Kontakt zu Volker Rusch, der so freundlich war, mir einige Publikationen seines Vaters zu schenken sowie einige seiner Veröffentlichungen und die des „Arbeitskreises für Mikrobiologische Therapie e.V.".

Erwähnen möchte ich auch noch den schwedischen Arzt Dr. med. Erik Enby aus Göteborg, er seit 1981 die Enderlein-Präparate in seiner privaten Praxis einsetzt. Vergeblich hatte sich Enby um eine universitäre Unterstützung bemüht und viel Ablehnung erfahren. Um so mehr freute es ihn, das ich die Möglichkeit erhalten habe, über Enderlein zu promovieren. An Enby hatte ich mich im Dezember 2000 in einer E-Mail gewandt, da ich in seinem Buch „Die revolutionären medizinischen Entdeckungen von Professor Dr. Günther Enderlein" übereinstimmende Informationen mit meinen Recherchen fand. [149]

Sehr glücklich war ich über die im Internet-Antiquariat gefundenen Schriften, die teilweise über die Fernleihe nicht erhältlich waren, darunter Arbeiten von Felix Löhnis, Ernst Almquist, Hugo Schanderl, Freiherr Alexander von Seld, Friedrich Franz Friedmann, Alfred Knapp, Siegfried Gräff, Joseph Koch und Albert Adamkiewicz. Sie ermöglichten mir einen Einblick in die Diskussionen und Auseinandersetzungen der damaligen Zeit.

Mein herzlicher Dank geht an alle Genannten und auch alle namentlich nicht erwähnten Freundinnen und Freunde, die mich in meiner Arbeit auf vielerlei Weise unterstützt haben. Besonders bedanken möchte ich mich bei Hans Joachim Szmerlowski, durch dessen Initiative der Kontakt mit Frau Prof. Dr. med. Karin Kraft zustande kam, die seit 2002 die neu geschaffene Stiftungsprofessur für Naturheilkunde an der Universität Rostock inne hat. Mein besonderer Dank geht an Prof. Dr. med. Helmut Siefert für die außerordentliche Mühe, die er sich mit der Betreuung meiner Dissertation gemacht hat, und an Frau Prof. Dr. med. Karin Kraft für das erste Korrekturlesen der Rohfassung dieser Arbeit und ihr Vertrauen, das sie mir entgegenbrachte. Besonders danken möchte ich auch Anja Rampolokeng für die Bearbeitung des Manuskriptes und ihre wertvollen Anmerkungen.

2 Einführung

„Wissenschaft kommt nicht dadurch voran, daß ein fertiger Stein auf den anderen gelegt wird, ihre Veränderung ist vielmehr durch den ständigen Wandel der Denkstile bedingt. Denkstile sind historisch gewachsen, gesellschaftlich bedingt und miteinander durch ihre menschlichen Träger in einem Geflecht verwoben." [306]

Diese Einsicht hat uns Ludwik Fleck 1935 in seiner soziologischen Untersuchung der Produktion wissenschaftlichen Wissens gegeben. Die „Entstehung und Entwicklung einer wissenschaftlichen Tatsache" ist demnach abhängig von vorherrschenden Denkstilen und wird getragen von dem Denkkollektiv der Wissenschaftsgemeinde. Max Planck hatte seine Erfahrungen mit den Denkstilen seiner Zeit einmal so formuliert:

„Es dauert in der Wissenschaft nicht 30, sondern 60 Jahre, bis eine neue, umstürzende Erkenntnis sich durchsetzt. Es müssen nicht nur die alten Professoren, sondern auch ihre Schüler aussterben." [Zit. n. 76, S. 125]

Vielleicht sind es in besonderen Fällen aber auch 100 Jahre oder 150 Jahre. Auch Johann Wolfgang von Goethe war bereits auf dieses Phänomen gestoßen und mußte gleichsinnig feststellen:

„Es wird aber in den Wissenschaften auch zugleich, dasjenige als Eigentum angesehen, was man auf den Akademien überliefert erhalten und gelernt hat. Kommt nun einer, der etwas Neues bringt, das mit unserem Credo, das wir seit Jahren nachbeten und wiederum anderen überliefern, in Widerspruch steht und es wohl gar zu stürzen droht, so regt man alle Leidenschaften gegen ihn auf und sucht ihn auf alle Weise zu unterdrücken. Man sträubt sich dagegen, wie man nur kann: man tut als höre man nicht; man spricht darüber mit Geringschätzung, als wäre es nicht der Mühe wert, es nur anzusehen und zu untersuchen; und so kann eine neue Wahrheit lange warten, bis sie sich Bahn macht."

[Zit. n. 73, S. 26]

Goethes Worte beschreiben sehr treffend das Leben und Werk von Prof. Dr. phil. Günther Enderlein. Für seine Entdeckungen auf bakteriologischem Gebiet erhielt er im Ausland hohe Anerkennungen, während er in Deutschland auf heftige Ablehnung stieß. Enderlein war ein großer Gelehrter und ein enthusiastischer Naturforscher. Seine Welt war der Mikrokosmos. Er forschte auf entomologischem, bakteriologischem und humoralpathologischem Gebiet. Mit Liebe und Hingabe, unermüdlichem Fleiß, Konzentration und Ausdauer studierte er das vielfältige Leben kleinster Lebensformen, die in einem Tröpfchen Wasser ihren Lebensraum finden.

Es wurde und wird sehr viel Unsinn über Enderlein geschrieben, und monatlich erscheinen im Internet neue Seiten über ihn, seine Therapie und seine Blutdiagnostik mit dem Dunkelfeldmikroskop. „Der Artikel ist so furchtbar, daß da ernstlich etwas getan werden muß"[1] [246], hatte Enderlein einmal an Windstoßer geschrieben, als er den Artikel von Roderich Menzel „Neu entdeckter Schimmelpilz heilt Krebs" in der Zeitschrift „Volksgesundheit" zu lesen bekam. Entstellungen seiner Arbeiten gab es schon zu seinen Lebzeiten, und heutzutage erscheint es nahezu unmöglich, allen Falsifikationen zu begegnen. Enderleins Erkenntnisse waren ihm sicherlich nicht zugefallen, wie man bei der Lektüre der populären Sekundärliteratur über ihn vermuten könnte. Sie waren vielmehr das Ergebnis einer 60jährigen methodischen wissenschaftlichen Fleißarbeit, die zum guten Teil in Zusammenarbeit und im wissenschaftlichen Austausch mit anderen Biologen, Bakteriologen und Medizinern entstand.

---

[1] Brief von Enderlein an Windstoßer vom 17.7.1957

Enderlein hatte große Vorbilder, die ihn zeit seines Lebens prägten. Allen voran ist Prof. Dr. med. Rudolf Leuckart zu nennen, der fast vergessene Begründer der medizinischen Parasitologie, in dessen zoologisch-zootomischem Praktikum an der Universität Leipzig Enderlein das Handwerkszeug für seine wissenschaftliche Laufbahn erlernte. Bei Leuckart lernte Enderlein auch das wesentliche wissenschaftliche Instrument der Biologen der damaligen Zeit – die vergleichende Morphologie - kennen. Die vergleichende Morphologie ist eine Methode, die ursprünglich auf Goethe zurückgeht. Goethe konnte zeigen, „daß an den Tieren fortwährend Umkonstruktionen stattfinden, deren typische Entwicklungen mit Hilfe der typologischen Betrachtungsmethode zu erkennen und vorauszusagen sind". [Zit. n. 352, S. 38] Leuckart hat diese Methode für die gesamte Zoologie erschlossen und ihre Überlegenheit gegenüber der Physiologie für die phylogenetische Klassifikation der Arten gezeigt. Enderleins Verdienst war es, die Methode in die Bakteriologie einzuführen und dadurch zu der Feststellung der kreisläufigen Entwicklung der Bakterien zu gelangen.

Während des Ersten Weltkrieges bot sich Enderlein als dienstfreiwilligem Heeresbakteriologen und Heeresserologen die Möglichkeit, alle erdenklichen humanpathogenen Keime zu untersuchen. Dabei stellte er fest, daß das Wachstum und die Entwicklung der Bakterien einem Kreislauf unterliegen, und daß sich Bakterien nicht ausschließlich durch Zweiteilung vermehren. Ihm gelang als Erstem der Nachweis der Kernäquivalente der Bakterien und die Beobachtung der sexuellen Fortpflanzung der Bakterien am Beispiel des Cholera-Erregers. Das war im Jahre 1916, und erst drei Jahrzehnte später erhielten Joshua Lederberg und Edward Tatum den Nobelpreis für die Entdeckung der sexuellen Fortpflanzung der Bakterien. Sie lösten damit 1946 den „Boom" der Molekulargenetik aus, der letztendlich zur Entschlüsselung des menschlichen Genoms führen sollte.

Inzwischen können Wissenschaftler zwar das „Alphabet des Lebens" lesen, doch sie wissen noch nicht, wie sich die Gene organisieren und regulieren. So rücken nun, ganz unwillkürlich, wieder die Kernproteine in den Blickpunkt des Interesses und damit Enderleins ureigene Studienobjekte, die er als „lebende kolloidale Eiweiße" bezeichnet hatte. Seiner Forschung nach sind diese „lebenden Kolloide" die Urkerne, das Zentrum, an dem sich die uns bekannten Kerneinheiten zu organisieren beginnen und den Aufbau zu höheren Organisationseinheiten steuern sowie deren Abbau einleiten. Nach Enderlein ist nicht die Zelle die kleinste biologische Organisationseinheit des Lebens, sie ist bereits ein komplexes Staatengebilde und gibt nach ihrem Untergang diese kleinsten biologischen Einheiten frei, die sich zu autonomen mikrobiellen Kleinstleben entwickeln. [31]

Es hat sich gezeigt, daß die Wissenschaft dem Leben zu enge Grenzen gesetzt hat, als man im 19. Jahrhundert eine Urzelle an den Beginn der phylogenetischen Entwicklung der Arten stellte. Bis gegen Ende des 20. Jahrhunderts hielt man jedoch an dieser Vorstellung fest. Dieses zähe Festhalten an einer veralteten Vorstellung läßt sich nur durch einen historischen Blick in die Anfänge der modernen Medizin als Wissenschaft erklären.

Die neue Epoche der Medizin begann etwa in den Jahren von 1810 bis 1820. Ein Pionier und Wortführer der neuen Medizin als Naturwissenschaft war François Magendie. Er hatte gefordert, den Rückstand der Medizin gegenüber den Disziplinen der Physik und der Chemie aufzuholen und schleunigst zu lernen, die Gesetze der Naturkörper auch auf den menschlichen Organismus anzuwenden. War es bisher die Aufgabe der Philosophen gewesen, die Grundphänomene der Natur zu prüfen und zu erklären, sollten dies jetzt die Mediziner, als Naturforscher, selbst übernehmen. Magendie argumentierte, daß organische Lebewesen ein eigenständiges internes Milieu besäßen, und daher die Physiologie gegenüber der Physik und Chemie eine autonome Wissenschaft werden müsse.

Die Richtung der medizinischen Forschung war fortan für das 19. Jahrhundert vorgegeben. Die Physiologie wurde mit Johannes Müller und seinen Schülern äußerst konsequent nach den Methoden der exakten Naturwissenschaften entwickelt. Man versuchte dabei kausalanalytisch vorzugehen, indem man einzelne Komponenten jeweils im Experiment isolierte und die dafür erforderlichen Hilfsmittel kontinuierlich entwickelte. [424] Vernachlässigt wurde dabei die Tatsache, daß in der Natur niemals solche isolierten Bedingungen anzutreffen sind, wie sie in den Laboratorien der Wissenschaftler geschaffen werden.

Im Laufe der Jahrzehnte häuften sich die Detailkenntnisse zu einer unüberschaubaren Menge wissenschaftlich gewonnenen Materials. Die Wissenschaftler hatten ihre ganze Aufmerksamkeit auf die Körperzellen konzentriert, und die Sichtweise des zellularpathologisch bedingten Krankheitsprozesses auf chemisch-physikalischer Grundlage wurde fixiert. Mit Rudolf Virchow hatte sich die Solidarpathologie[2], nun scheinbar endgültig, gegenüber der Humoralpathologie[3] behauptet.

Die moderne Medizin hat auf ihrem Erkenntnisweg große Fortschritte erzielt, biologisch ganzheitliche Beobachtungen traten jedoch gegenüber dem physikalisch-chemisch geprägten Denken in den Hintergrund.

Enderlein ging einen konsequent biologischen Weg und gelangte in der Bakteriologie und der Medizin mit den einfachsten Methoden zu erstaunlichen Erkenntnissen, denen wir uns erst heutzutage, nach vielen Jahrzehnten und mit erheblichem technischem Aufwand, langsam erneut zu nähern beginnen.

Bis in die zweite Hälfte des 19. Jahrhunderts hinein waren die Ursachen der Infektionskrankheiten unbekannt. Zwar war das Mikroskop schon im ausgehenden 16. Jahrhundert erfunden worden, diente aber in erster Linie zur Unterhaltung. Erst der holländische Tuchhändler Antony van Leeuwenhoek erkannte, daß das Mikroskop mehr bot als bloße Unterhaltung. Im Jahre 1683 hatte er der Royal Society of London berichtet, daß in seinem Mund mehr Lebewesen als Menschen in den Niederlanden lebten. Von da an fand man überall solche „winzigen Tierchen", doch dauerte es noch ein Jahrhundert, bis man die Mikroorganismen in ein wissenschaftliches Denkgebäude integrierte. [288] Länger als ein weiteres halbes Jahrhundert dauerte es dann, bis man so langsam die Rolle der Bakterien im Krankheitsgeschehen erkannte. Man betrachtete sie zunächst als pflanzliche Gebilde, und damit gehörten sie lange Zeit zum Fachbereich der Botanik. Erst mit Louis Pasteur (1822-1895) und Robert Koch (1843-1910) hielt die Bakteriologie auch Einzug in die Medizin und entwickelte sich zu einer neuen wissenschaftlichen Disziplin.

Als Robert Koch 1876 den Milzbranderreger und 1882 auch den Tuberkuloseerreger entdeckt hatte, war die kausale Ursache dieser Mikroorganismen im Krankheitsgeschehen erwiesen. Über das Wachstum und die Entwicklung der Erreger herrschte jedoch noch Unklarheit. Zwei Auffassungen hatten sich im Laufe des 19. Jahrhunderts unter den frühen Bakteriologen herausgebildet: Die eine Richtung vertrat die Ansicht, daß sich Bakterien komplex entwickeln, ein vielgestaltiges Wachstum zeigen, Generationswechsel vollziehen und einem Formenwandel unterliegen. Man bezeichnet diese Auffassung mit dem Begriff „Pleomorphismus". Demgegenüber hat sich dialektisch die Auffassung eines „Monomorphismus" der Bakterien entwickelt. Die Monomorphisten waren der Ansicht, daß Bakterien lediglich eine spezifische Wuchsform zukam und sie sich ausschließlich durch

[2] Solidarpathologie bezeichnet ein antikes medizinisches Konzept, wonach Krankheiten auf die Veränderung der aus Atomen aufgebauten festen (lat. solidus) Bestandteile des Körpers zurückzuführen sind.

[3] Humoralpathologie bezeichnet die antike Säftelehre, wonach Krankheiten als Folge einer fehlerhaften Mischung (Dyskrasie) der vier Körpersäfte (schwarze Galle, Blut, gelbe Galle und Schleim) aufzufassen sind.

Zweiteilung vermehrten. Bis in das 20. Jahrhundert hinein hatten sich die Anhänger beider Richtungen leidenschaftliche Diskussionen geliefert, und der Streit darüber konnte wissenschaftlich lange nicht beendet werden. Faktisch entschieden wurde er allerdings zugunsten des Monomorphismus bereits 1872, als der Mediziner und Professor für Botanik an der Universität Breslau, Ferdinand Julius Cohn (1828-1898) in seiner dreibändigen Monographie „Über Bacterien, die kleinsten lebenden Wesen", die erste Bakterienklassifikation schuf, die in ihrer Grundstruktur auch heute noch gültig ist.

Während des Ersten Weltkrieges hatte Enderlein die Grundlagen seiner „Bakterien-Cyclogenie" entwickelt, die er auf Grund seiner Untersuchungen an vielen verschiedenen humanpathogenen Keimen hatte zusammentragen können. Es war der Versuch, die Bakteriologie auf eine vollkommen neue Grundlage zu stellen, die den vielgestaltigen Wachstums- und Entwicklungsvorgängen der Mikroorganismen gerecht werden sollte. Die „Bakterien-Cyclogenie" [10], die kriegsbedingt erst im Jahr 1925 veröffentlicht werden konnte, sorgte für erhebliche Diskussionen in der Fachwelt. Zu kompliziert, zu theoretisch, nicht genügend belegt und nicht nachzuvollziehen seien Enderleins Hypothesen und vermessen seine Forderung, die gesamte medizinische Bakteriologie müsse sich umorientieren. Enderlein wußte sich jedoch in bester Gesellschaft mit anderen herausragenden Bakteriologen, die seit dem 19. Jahrhundert positive pleomorphistische Forschungen betrieben hatten, allen voran der Agrarbakteriologe Felix Löhnis sowie der schwedische Altmeister der Bakteriologie, Ernst Almquist.

Die Erforschung der Tuberkulose in den 20er Jahren und zu Beginn der 30er Jahre brachte Enderlein den Durchbruch seiner bakteriologischen Studien. Enderlein hatte gemeinsam mit Hans Herzog und Martin Hering umfangreiche Tuberkulosestudien durchgeführt. Es gelang ihnen die Darstellung eines subvisiblen Stadiums des Tuberkuloseerregers sowie die Überführung des Tuberkelbazillus in einen Schimmel der Gattung Aspergillus. Enderlein veröffentlichte 1931 seine Tuberkulosestudien im „Archiv für Entwicklungsgeschichte der Bakterien", dessen Herausgeber er war. Das „Centralblatt für Bakteriologie" verweigerte hingegen die Publikation seines Artikels mit der Begründung, daß Enderleins Ausführungen zu spekulativ seien. In der „Münchner Medizinischen Wochenschrift" hatte er jedoch 1931 einen Artikel gegen Albert Calmette und dessen Tuberkuloseimpfstoff BCG[4] veröffentlichen können und sich für den Impfstoff von Friedrich Franz Friedmann ausgesprochen. [20]

Dem Mediziner Friedrich Franz Friedmann war es gelungen, einen sehr wirksamen Impfstoff gegen die Tuberkulose aus einem Kaltblütertuberkulose-Erreger zu entwickeln, den man 1903 aus der Lunge einer im Berliner Aquarium verendeten Riesenmeeresschildkröte isoliert hatte. Der Impfstoff war zugleich therapeutisch wirksam. Enderlein hatte Tausende Sputa Tuberkulosekranker vor und nach der Impfung mit der „Friedmann-Vaccine" untersucht und den Abbau der Tuberkelbazillen im cyclogenetischen Sinn demonstrieren können. Die „Friedmann-Vaccine" wurde jedoch seit ihrer Bekanntmachung vor der „Berliner Medizinischen Gesellschaft" im Jahr 1912 zu einem Politikum. An Friedmann erging später der Vorwurf des Betruges. Im Verlauf der 30er Jahre wurde er wegen seiner jüdischen Abstammung geächtet. 1937 floh er nach Monaco und überlebte dort den Krieg. Der Kampf gegen ihn, seine Vakzine und die Ärzte, die sie im Kampf gegen die Tuberkulose einsetzten, setzte sich jedoch auch nach dem Zweiten Weltkrieg fort. Enderlein produzierte die „Friedmann-Vaccine" bereits während des Krieges, und auch nach dem Krieg vertrieb er die Vakzine unter dem Namen „Utilin". Dies brachte Enderlein in erneuten Konflikt mit dem Robert Koch-Institut, das von ihm mit den Worten des Arztes Carl Ludwig Schleichs als „Hochburg der Rückständigkeit" kritisiert wurde. Schleich hatte

[4] BCG: Abk. für Bacille-Calmette-Guérin

Friedmann die ersten Patienten zur Behandlung gesandt, und seine anfängliche Skepsis war nach erfolgreicher Behandlung in Anerkennung umgeschlagen.

Konfliktträchtig waren auch Enderleins Krebsstudien, mit denen er zu Beginn der 50er Jahre für erhebliches medienwirksames Aufsehen sorgte. Im Jahr 1952 ging „Der Fall Enderlein" durch die Weltpresse. Auf Betreiben des späteren Nobelpreisträgers Gerhard Domagk (1895-1964) und des Danziger Onkologen Egbert Frick hatte sich Enderlein im Jahr 1931 gezielt auf die Suche nach einem potentiellen Krebserreger begeben, und er meinte ihn 1937 schließlich auch gefunden zu haben. Bestätigende Arbeiten für seine Hypothesen fand Enderlein in der älteren Literatur und unter einigen Krebsforschern seiner Zeit. Er erwähnt in diesem Zusammenhang die grundlegenden Arbeiten von Carl von Rokitansky (1804-1878) und Albert Adamkiewicz (1850-1921). Der Wiener Pathologe und Neurologe Adamkiewicz hatte eine vermeintliche „Krebsprotozoe" als Ursache der Krebserkrankung erkannt und das erste chemische Krebsheilmittel für die interne Behandlung dieser Erkrankung entwickelt. Das unter dem Namen „Kankroin" bekannt gewordene Präparat setzte Adamkiewicz seit 1893 erfolgreich in seiner Klinik ein. Doch auch an den Arbeiten Adamkiewicz hatte man sich des mehrfachen Plagiats schuldig gemacht, und Paul Ehrlich ging als Begründer der Chemotherapie in die Annalen der Medizingeschichte ein. Von der Krebserreger-Hypothese war man allerdings seit den 20er Jahren des vergangenen Jahrhunderts allgemein abgekommen. Nach Enderleins Auffassung war Adamkiewicz jedoch auf dem richtigen Weg gewesen, auch wenn er die Natur des „Krebserregers" nicht klar genug erkannt habe und ein chemisches Mittel zu dessen Bekämpfung geschaffen habe. Mit Adamkiewicz sei die Ära der biologischen Erkenntnisse in der Medizin eingeleitet worden und viele Ärzte und Forscher hätten die gigantischen Fundamente des genialen Adamkiewicz aufgegriffen und weiter verfolgt. Enderlein erinnerte an weitere frühe Forscher, deren Arbeiten die Theorie der parasitären Krebsentstehung stützten. Er nannte in diesem Zusammenhang die Arbeiten von Otto Schmidt (München 1903), Carl Spengler (Davos), Salvatore Citelli (Mailand 1915) und Gaetano Fichera (Mailand). [84, S. 215]

Mit der Entwicklung eigener immunbiologischer Heilmittel beschäftigte sich Enderlein, nachdem er 1937 als Kustos und Professor für Entomologie am Zoologischen Museum der Universität Berlin in den Ruhestand getreten war. Angeregt durch die Erfahrungen von Egbert Frick, der mit dem immunbiologischen Präparat „Novantimeristem" des Gynäkologen Otto Schmidt überraschende Erfolge bei der Krebsbehandlung hatte erzielen können, begann Enderlein selbst mit der Entwicklung eines eigenen immunbiologischen Krebsheilmittels, das unter dem Namen „Mutalin" bekannt wurde. Das Präparat wurde aus dem Schimmelpilz Mucor racemosus (Fresen) gewonnen, wie bereits das „Novantimeristem" von Otto Schmidt. Das „Mutalin" basierte jedoch auf Enderleins Verständnis von den natürlichen Regulationsvorgängen innerhalb der „Chondrit/(Virus)-Bakterien-Schimmel-Organismen".

Enderlein vertrat die Auffassung, daß der Mucor racemosus vor Jahrmillionen in Symbiose mit dem Vorläuferorganismus der Säugetiere getreten sei und eine ganze Reihe physiologischer Funktionen im Körper ausübe, jedoch auch pathogene Eigenschaften entwickeln könne. Er sei an den Prozessen beteiligt, die bei den Selbstheilungsvorgängen im Organismus tätig werden. Das Präparat wurde einem kleinen Kreis interessierter Ärzte für die Anwendungsbeobachtung zugänglich gemacht. Nachdem man in den 40er Jahren genügend ärztliche Erfahrung mit dem Präparat gesammelt hatte, war Enderlein zu Beginn der 50er Jahre an die Öffentlichkeit getreten. Vergeblich hatte er sich bis dahin um eine offizielle Überprüfung seiner Untersuchungsergebnisse bemüht.

Offiziell überprüft und teilweise bestätigt wurden hingegen die Arbeiten von Dr. phil. Wilhelm von Brehmer, dem Konkurrenten Enderleins auf dem Gebiet der Blutmikrobenforschung. Von Brehmer beanspruchte die Priorität für die Entdeckung des aufgefunden

Mikroorganismus im Blut Krebskranker, über den er die wissenschaftliche Öffentlichkeit 1932 zum ersten Mal unterrichtete. [274] Von Brehmer hatte Enderlein Anfang der 30er Jahre aufgesucht und ihn gebeten, die aufgefundene Blutmikrobe, die von ihm mit Siphonospora polymorpha v. Brehmer bezeichnet wurde, als neue Spezies anzuerkennen. Enderlein erklärte jedoch die Mikrobe als identisch mit dem von ihm bereits 1915 entdeckten Bakterium Leptotrichia buccalis (Robin) und verwies von Brehmer auf die positiven Befunde in der Literatur seit Beginn des 19. Jahrhunderts. Vor allem der Gynäkologe und Onkologe Otto Schmidt habe bereits 1903 alle diejenigen Entwicklungsformen der angeblich neu entdeckten Blutmikrobe erkannt und eingehend dargestellt. Von Brehmers Siphonospora polymorpha v. Br. wurde jedoch offiziell von dem bekannten deutschen Hämatologen Victor Schilling sowie vom Reichsgesundheitsamt in Berlin überprüft und teilweise bestätigt, woraufhin die wissenschaftliche Welt auf von Brehmer aufmerksam wurde. Er konnte sich jedoch nicht lange an der offiziellen Anerkennung erfreuen, denn bald darauf erhielt er auf Weisung Hitlers Publikationsverbot. [Zit. n. 393]

Nach dem Zweiten Weltkrieg gab es eine ganze Reihe Forscher, die einen seltsam wandelbaren Mikroorganismus im Blut Krebskranker feststellen konnten. In den 50er Jahren berichteten Dutzende Wissenschaftler aus Europa und Amerika über einen polymorphen Mikroorganismus im Blut, der mit einer Vielzahl chronischer Leiden, einschließlich der Krebserkrankung, in Zusammenhang gebracht wurde. Die Auffassung, es handele sich bei diesem Erreger um einen Symbionten des Blutes sowie aller Gewebe des menschlichen und tierischen Organismus, der auf Grund unterschiedlicher konditioneller Faktoren parasitäre Eigenschaften erringen könne, hatte sich unter den Anhängern der parasitären Krebsgenese allgemein durchgesetzt. Den Grund für die Entwicklung endogener Erkrankungen sah man in der Lebensführung, der Ernährung, der Zufuhr von Noxen (z. B. von Nikotin, chemischen Nahrungszusätzen, Rückständen von Insektiziden), dem Mangel an Bewegung, seelischen Belastungen und Stress. Die Grundlage einer erfolgreichen Therapie bestand demnach in der Umstellung der Lebensgewohnheiten hin zu einer gesundheitsförderlichen Lebensweise und einer immunbiologischen Behandlung[5].

Unbequem und seiner Zeit voraus waren Enderleins Forderungen, die er an die Gesellschaft stellte. Mit seiner „Akmosophie", der Lehre von der Vollgesundheit, hatte er in den 50er Jahren ein gesundheitsphilosophisches Gedankengebäude errichtet, das auf seinen bakteriologischen und humoralpathologischen Erkenntnissen beruhte. Enderlein knüpfte mit seinen Arbeiten an die alten humoralpathologischen Lehren an, die nach Enderleins Auffassung bereits mit Hippokrates ihren Abschluß gefunden hatten. Erst Samuel Hahnemann habe die einheitliche Ursache der chronischen Erkrankungen wiedererkannt. Diese einheitliche Ursache sah Enderlein in dem ubiquitär vorkommenden Mikroorganismus im Blut, den er in seiner voll entwickelten Wuchsform als Mucor racemosus (Fresen) identifiziert hatte. Er betrachtete ihn als Ursymbionten des Säugetierorganismus und gab ihm den Namen „Endobiont".

Enderlein gewann im Laufe der 40er und 50er Jahre und auch noch in den 60er Jahren ein immer tieferes Verständnis von den Entwicklungsvorgängen des Endobionten im Blut. Bei der mikroskopischen Betrachtung lebender Blutpräparate gab es selbst nach jahrzehntelangem Studium immer noch Neues zu entdecken. In den Heften seiner Schriftenreihen „Immunobiologica" und „Akmon. Bausteine zur Vollgesundheit und Akmosophie" hat Enderlein seine humoralpathologischen Erkenntnisse niedergelegt. Doch auch in den Reihen der naturheilkundlich arbeitenden Ärzte konnte sich Enderlein mit seinen Vor-

[5] Immunbiologische Behandlung: Methode zur Aktivierung und Unterstützung der zellulären sowie humoralen Abwehr- und Regulationsmechanismen des Organismus. Enderlein entwickelte hierfür spezielle Präparate aus Bakterien und Schimmelpilzen.

stellungen nicht durchsetzen. Selbst ehemalige Mitglieder der von Enderlein geschaffenen „Akmosophischen Gesellschaft" wandten sich schließlich von ihm ab.

Enderlein starb im Alter von 96 Jahren am 11.8.1968 in seinem letzten Zuhause in Wentorf bei Hamburg. Vier Jahrzehnte kämpfte Enderlein vergeblich für die Anerkennung und Überprüfung seiner bakteriologischen und humoralpathologischen Forschungsergebnisse.

Die vorliegende Arbeit beschäftigt sich mit dem Leben und Werk dieses ungewöhnlichen Naturforschers, dessen Erkenntnisse in den letzten Jahrzehnten auf vielerlei Weise entstellt wurden. Mit der Arbeit möchte ich Enderleins Forschungen wieder in die wissenschaftliche Diskussion bringen. Enderlein als Entomologen kann diese Arbeit nicht erschöpfend behandeln, obwohl die Entomologie eine herausragende Rolle in seinem Leben spielte. Als Entomologe genoß Enderlein Weltruhm, und sein Rat als Experte für parasitische Insekten war über die Grenzen Deutschlands gefragt.

Unerschöpflich scheint Enderleins Publikationstätigkeit. Bis ins hohe Lebensalter veröffentlichte er seine Arbeiten. Insgesamt publizierte er etwa 500 Arbeiten, davon sind 377 entomologische Publikationen. In den anderen Arbeiten beschäftigt sich Enderlein mit bakteriologischen, humoralpathologischen sowie immun- und gesundheitsbiologischen Themen. Bereits zu seinen Lebzeiten hatten nur wenige Zugang zu Enderleins Arbeiten gefunden. Seine Texte sind mühsam zu lesen und bleiben dem Leser in großen Teilen unverständlich, sofern er seine Arbeiten nicht chronologisch gelesen und den Prozeß seines Erkenntniszuwachses nicht mitverfolgt hat. Es ist nicht nur aus historischen Gründen von Bedeutung, die Hintergründe und Umstände zu beleuchten, die Enderlein zu einem unermüdlichen Kämpfer für eine biologische Sichtweise in der Medizin haben werden lassen. Seine bakteriologischen und humoralpathologischen Erkenntnisse können meines Erachtens ein Verständnis der Ätiologie bisher unklarer Erkrankungen ermöglichen und den Weg zu einer erfolgreichen und gefahrlosen immunbiologischen Behandlung weisen. Es sind gerade die chronisch kranken Patienten und die Krebspatienten, deren Zahl stetig zunimmt und deren Versorgung und Behandlung kaum noch bezahlbar geworden ist, die von einer immunbiologischen Behandlung profitieren würden. Darüber hinaus weisen die bakteriologischen Arbeiten die Richtung für die Entwicklung weiterer immunbiologischer Präparate zur Behandlung von Infektionskrankheiten. Enderlein hat mit seinen Forschungen ein weites Gebiet erschlossen, das bereits zu seinen Lebzeiten für Hunderte Wissenschaftler Arbeit bot.

Enderlein pflegte zeit seines Lebens einen intensiven wissenschaftlichen Austausch mit Experten verschiedener Fachrichtungen. Stets war er um einen interdisziplinären Forschungsansatz bemüht; hierfür initiierte er mehrere Schriftenreihen. Zum Verleger und Herausgeber wurde er allerdings auch gezwungenermaßen, da sich nach der Publikation seiner Tuberkulosestudien kein offizielles Publikationsorgan mehr fand, das bereit war, seine Arbeiten zu veröffentlichen. An Enderleins Werk hatten viele Forscher ihren Anteil, sei es durch frühere Forschungen, gemeinsame Studien oder in Form von ergänzenden oder bestätigenden Beiträgen. Viele von ihnen teilten mit Enderlein das gleiche Schicksal. Man ignorierte ihre Forschungsergebnisse und gab ihnen noch nicht einmal posthum einen Platz in der Medizingeschichte.

Enderleins Lebenswerk entwickelte sich sprunghaft; dies läßt sich an Hand seiner Schriftenreihen gut erkennen. Dadurch lassen sich seine Erkenntnisse Schritt für Schritt nachvollziehen. Da es für das Verständnis von Enderleins Lebenswerk wichtig ist, die Reihenfolge seiner Publikationen zu beachten, wurde die vorliegende Arbeit chronologisch gegliedert. Der Leser wird mit jedem Kapitel sukzessive in die komplexe Materie eingeführt, und er wird sich selbst ein Urteil darüber bilden können, ob Enderlein ein verkanntes Genie oder ein Phantast war.

3 Der junge Enderlein

Günther Enderlein wurde am 7.8.1872 in Leipzig geboren. Sein Vater Traugott Wilhelm Enderlein, geb. am 19.3.1841, stammte aus Paulsdorf in Sachsen. Er war Lehrer an der 1. Bürgerschule in Leipzig. [212] Seine Mutter Gabriele Franziska Günther, geb. am 25.1.1847 in Grimma, ebenso in Sachsen gelegen, entstammte einer Pastorenfamilie. Sie hatten am 12.4.1871 in Tragnitz geheiratet, und Günther war ihr erstgeborener Sohn. Die Familie väterlicherseits stammte aus Paulsdorf. Eine Ahnentafel, die Enderlein später für seine Tochter angefertigt hatte, zeigt den Stammbaum der Familie Enderlein bis zu den Urgroßeltern im Jahre 1764. [216] Die Ahnenreihe der Familie Enderlein läßt sich bis ins 13. Jahrhundert zurück verfolgen. [250] Wir erfahren, daß der Name Enderlein sich von dem Namen des Apostels Andreas ableitet. Seit dem 17. Jahrhundert führten die Vorfahren Enderleins ein Familienwappen, doch war das Wissen darum verloren gegangen. Erst die Nachforschungen des Genealogen Lothar Enderlein, in den 20er Jahren des vergangenen Jahrhunderts, förderten diese Besonderheit der Familie zu Tage. Das Motiv des Wappens, das Johann Konrad Enderlein, 1656 Bürgermeister von Überlingen, als erster führen durfte, zeigt auf einem Schild drei Hügel mit einem aufrecht stehenden Löwen, der einen Stern in der Pranke hält. Darüber ein Helm, aus dem der Heilige Andreas empor wächst. [250] Der Teil des Wappens, auf dem der Heilige Andreas das Andreas-Kreuz in den Händen hält, wird später als Markenzeichen auf den Enderlein-Heilmitteln zu sehen sein. Für das Markenzeichen hatte Enderlein eine historische Vorlage des Heiligen Andreas aus dem 16. Jahrhundert gewählt. [230]

Enderleins Großvater und Urgroßvater väterlicherseits waren Gärtner und Gutsbesitzer in Paulsdorf. In der mütterlichen Linie waren der Großvater und Urgroßvater Pastoren. Am 3.11.1874 wurde Günther Enderleins Bruder Walther geboren. Am 21.1.1878 verstarb der Vater im Alter von nur 37 Jahren. Über die Ursache des frühen Todes ist nichts bekannt. Enderlein war erst sechs Jahre, sein Bruder gerade vier Jahre alt. Die Mutter sorgte von da an allein für die beiden Kinder. Ein Jahr nach dem Tod seines Vaters wurde Enderlein eingeschult. Er besuchte die 1. Bürgerschule in Leipzig, an der sein Vater unterrichtet hatte. Von 1884 bis 1889 war er Schüler des Nikolaigymnasiums. Die Jahre von 1889 bis 1894 verbrachte er am Realgymnasium in Leipzig. [215] Aus dieser Zeit existieren einige Photographien und auch Zeichnungen, die Enderlein in seiner Schulzeit fertigte. Eine sehr schöne Schwarzweißstudie eines Zweiges mit Blättern zeigt Enderleins exakte Beobachtungsgabe, seine Liebe zum Detail und auch sein künstlerisches Talent, seine Beobachtungen bildhaft umzusetzen. In seiner Kindheit litt Enderlein an schweren rezidivierenden Bronchitiden, die ihn zeitweise über Wochen und Monate am Schulbesuch hinderten. [124] Als er sich am 16.4.1894 an der Universität Leipzig für den Studiengang Naturwissenschaften immatrikulierte, war er bereits 21 Jahre alt. [215]

In Leipzig studierte er bis zum Sommersemester 1897; das anschließende Wintersemester verbrachte er an der Universität Berlin. Nach Leipzig zurückgekehrt, promovierte er über die „Respirationsorgane der Gastriden" [1] mit „summa cum laude" zum Dr. phil. Die Arbeit hatte Enderlein unter Prof. Rudolf Leuckart begonnen und wurde, nach dessen Tod im Jahre 1898, unter Prof. Carl Chun, dem Nachfolger Rudolf Leuckarts, vollendet. Die Lehrveranstaltungen, die Enderlein während seines Studiums belegte, sind im Anhang verzeichnet. [Tab. 1]

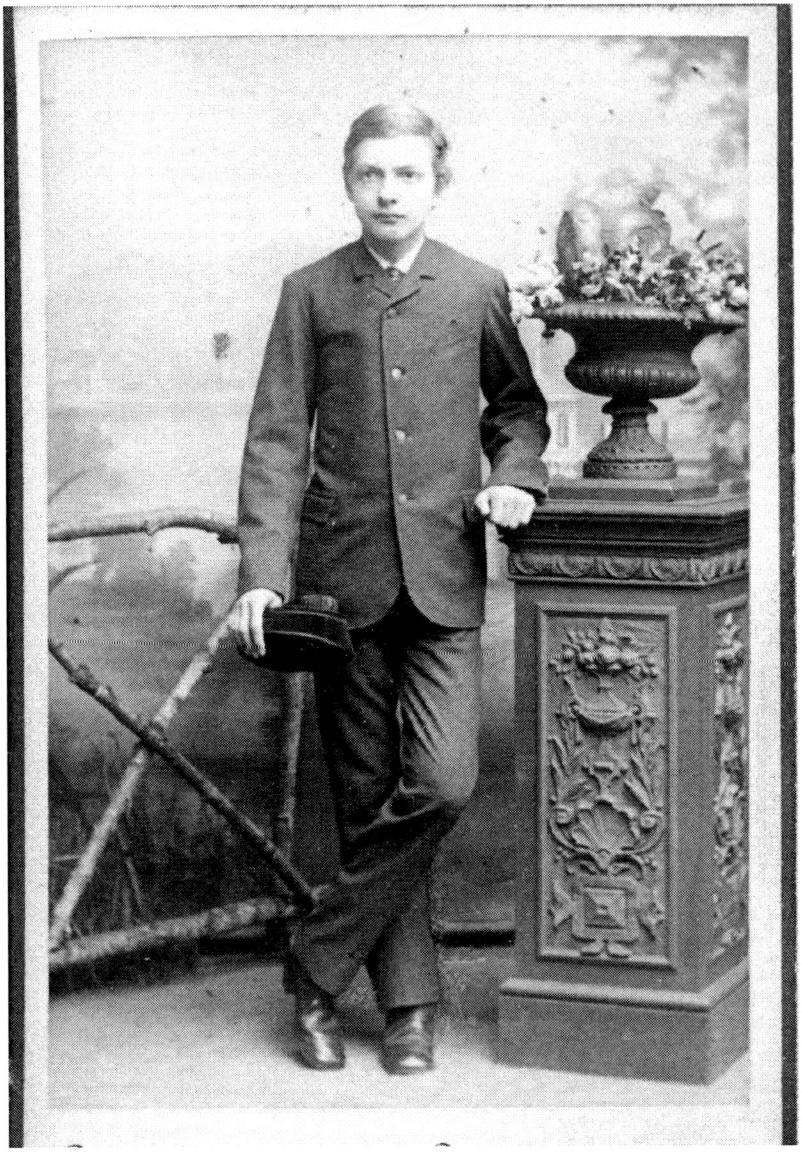

Abb. 1 Der Gymnasiast Enderlein im Alter von etwa 15 Jahren [229]

3.1 Rudolf Leuckart

Von all seinen Lehrern hat Rudolf Leuckart (1822-1898) den jungen Enderlein wohl am nachhaltigsten beeindruckt. Leuckart, der in Göttingen Medizin studiert hatte, war von 1850 bis 1868 Ordinarius für Zoologie an der Universität Gießen. Justus von Liebig (1803-1873) hatte die Berufung Leuckarts persönlich durchgesetzt. [462, S. 20] Dem Gießener Lehrstuhl hatte Leuckart in seinem 18-jährigen Wirken erstmals einen Ruf „in der ganzen zoologischen Welt" [462, S. 26] verschafft. Leuckart war wohl der erste Zoologe, der den akademischen Unterricht durch praktische Übungen bereicherte.

> *„Mit Genugtuung bezeichnen die wenigen Chronisten der akademischen Naturwissenschaften in Gießen das Erscheinen Leuckarts als den Beginn der Ära ‚klassischer Morphologie'; nächst Liebig dürfe die Stadt in jenem den bedeutendsten Naturwissenschaftler ihrer Alma mater sehen." [Zit. n. 462, S. 23]*

1852 veröffentlichte Leuckart zusammen mit Carl Bergmann die „Anatomisch-physiologische Übersicht des Thierreichs. Vergleichende Anatomie und Physiologie". Leuckart bearbeitete in dem 690 Seiten umfassenden Werk das weite Gebiet der wirbellosen Tiere, die Aufnahme von Wasser und die Entwicklung der Harn- und Geschlechtswerkzeuge der Wirbeltiere, Bergmann übernahm die Beschreibung der Wirbeltiere und behandelte die tierische Wärme. Die Arbeit wurde gewürdigt als eine, in der es den Autoren gelang, „eine physiologische Analyse des thierischen Baues durchgreifender und consequenter, als es irgendwo sonst geschehen war, versucht zu haben und ein Verständnis der thierischen Bildungen dadurch angebahnt zu haben." [Zit. n. 462, S. 24]

1869 wurde Leuckart an die Universität Leipzig berufen. Die Vielzahl seiner Arbeiten über die tierischen Schmarotzer hatten ihm weltweit den Ruf verschafft, die erste Autorität auf dem helminthologischen[6] Gebiet zu sein. 1863 war der erste Band des „Hand- und Lehrbuches für Naturforscher und Ärzte" mit dem Titel „Die menschlichen Parasiten und die von ihnen herrührenden Krankheiten" erschienen, im Jahr 1876 erschien der zweite Band. Daß Leuckart als Begründer der medizinischen Parasitologie in Vergessenheit geraten ist, liegt wohl an dem Umstand, daß seine Erkenntnisse über die Wurmerkrankungen des Menschen schon bald zum Allgemeingut wurden und man sich nicht mehr ihres Entdeckers erinnerte.

Als Günther Enderlein im Wintersemester 1894/95 zum ersten Mal Leuckarts Vorlesungen besuchte, war dieser nicht nur der fakultätsübergreifende Magnet der Universität, er hatte auch den gesamten naturwissenschaftlichen Studiengang maßgeblich gestaltet. Im Zoologisch-zootomischen Praktikum, das Leuckart bereits in seiner Gießener Zeit etabliert hatte und in dessen Gliederung sich sein eigener Bildungsgang widerspiegelte, erlernte Enderlein das Handwerkszeug für seine späteren entomologischen und bakteriologischen Studien. Man sagte Leuckart Begabung und didaktisches Geschick im Umgang mit den Studenten nach. [vgl. 462, S. 23]

> *„Sein tragender Gedanke war, den Studenten zur möglichst intensiven Beschäftigung mit der gestellten Aufgabe anzuregen und ihn das vorhandene Material eingehend ausnutzen zu lassen, um damit zu sichern, daß die erforderliche Disziplin und Ausdauer, die erfolgreiches Arbeiten erst bewirken, Gewohnheit werden." [A. Jacobi: Zit. n. 462, S. 40]*

Das Zoologisch-zootomische Praktikum war eine ganztägige Veranstaltung, die Leuckart bis kurz vor seinem Tode persönlich betreute. 1896 füllten 180 Zuhörer den Hörsaal, und 30 Praktikanten wurden im Laboratorium unterrichtet. Leuckarts Vorlesungen müssen überaus

---

[6] Helminthes: griechische Bezeichnung für Würmer

beeindruckend und mitreißend gewesen sein. So schrieb Otto Taschenberg, einer seiner Schüler, über Leuckarts Vortragsweise:

„...daß sie glänzend gewesen, berühmt und für jeden unvergeßlich, der je den Vorzug gehabt habe, den Meister zu hören. Umgeben von einem reichhaltigen Demonstrationsmaterial an Präparaten aller Art und bildlichen Darstellungen, auch versehen mit der wichtigsten einschlägigen Literatur, die er vorzulegen pflegte - so habe der mittelgroße Mann, an dem jeder [!] Zell Leben und Bewegung gewesen sei, hinter seinem Tische gestanden. Das klare Auge blickte freundlich durch die goldumfaßten Brillengläser, den Mund umspielte ein liebenswürdig lächelnder Zug, und wohltönend sprudelten die Worte aus ihm hervor, vergleichbar einem nie versiegenden Quell, in dessen klaren Fluthen man bis auf den Grund blicken kann und dessen melodischem Klange man nicht satt wird zu lauschen. Und seine Hörer hingen an seinen Lippen und liessen sich mit fortreissen von dem Vortrage, der einer klaren Vorstellung greifbaren Ausdruck gab." [Zit. n. 462, S. 38]

Am Ende der Vorlesung habe es immer „donnernden Applaus" gegeben, mit dem Leuckart auch stets empfangen worden sei. Neben Leuckart gab es noch zwei weitere Professoren der Universität Leipzig, die den jungen Enderlein nachhaltig beeindruckten. Es waren der Chemiker und spätere Nobelpreisträger für Chemie von 1909, Wilhelm Ostwald, sowie der Botaniker und Pflanzenphysiologe Wilhelm Pfeffer.

3.2 Wilhelm Ostwald und Wilhelm Pfeffer

Der in Riga geborene Wilhelm Ostwald (1853-1932) beschäftigte sich bereits während seines Studiums an der Universität Dorpat mit dem, was später zu der Leitidee seiner wissenschaftlichen Forschung werden sollte: der Suche nach den Gesetzmäßigkeiten der Bildung chemischer Verbindungen. 1881 wurde Ostwald als Professor der Chemie an das Polytechnikum in Riga berufen. 1887 erfolgte der Ruf auf den Lehrstuhl für Physikalische Chemie in Leipzig. Mit dem Lehrstuhl in Leipzig war „Ostwalds weltweite Wirksamkeit als Mitbegründer und wesentlicher Organisator der physikalischen Chemie untrennbar verbunden." [366] Von Ostwalds mehreren hundert Schülern wurden 70 zu Professoren ernannt, darunter Walther Nernst und Svante Arrhenius. Zusammen mit Henry van't Hoff waren diese Männer die führenden Köpfe der Physikalischen Chemie ihrer Zeit. Den Nobelpreis für Chemie erhielt Ostwald 1909 für seine Arbeiten über Katalyse und seine grundlegenden Untersuchungen über Gleichgewichtsverhältnisse. [329] Für die Charakterisierung Ostwalds zitiert Enderlein den Physiker Wilhelm Volkmann:

„Niemand außer ihm vermöchte mit so wenig Griffmöglichkeiten den Felsen zu erklimmen. Es gehört die Unbekümmertheit seines kindlichen Gemütes, der Reichtum seines unerschöpflichen Gedächtnisses, sein Organisations- und Ordnungstalent und seine Findigkeit für Zusammenhänge und Ähnlichkeiten weit auseinander liegender Dinge dazu, um sich an so gewagte Aufgaben heranzumachen und ein gut Teil davon wirklich zu Ende zu bringen." [Zit. n. 123, S. 9]

Der in Grebenstein bei Kassel geborene Wilhelm Friedrich Philipp Pfeffer (1845-1920) war wohl seinerzeit der bedeutendste deutsche Pflanzenphysiologe. Seine in gleicher Weise fundierten sowie vielseitigen Kenntnisse in den Gebieten der Physiologie, Physik und Chemie wurden als überragend geschildert, dafür wurde er mit vielen wissenschaftlichen Ehrungen ausgezeichnet.

„Sein Einfluß auf die Entwicklung der Pflanzenphysiologie war ungemein groß; er gab ihr die so fruchtbar gewordene exakte Methode der Forschung, die bei der vielfachen Bedingtheit der Lebenserscheinungen, wie zuerst er richtig erkannte, nur die der vorsichtig abwägenden kritischen Analyse sein kann, und zugleich schenkte er ihr viele neue

technische Hilfsmittel für Forschung und Lehre. Auch strebte er, als hervorragender Theoretiker, der er war, zum ersten Male eine Synthese der Lebenserscheinungen an. Die Vorstellungen, denen er zum Siege zu verhelfen suchte, waren die Ideen der Arbeitsverknüpfung im Organismus, der Selbststeuerung, des Strebens nach Gleichgewicht, der Gleichgewichtsstörungen durch innere und äußere Einflüsse, der danach wieder zu neuem Gleichgewicht führenden Gegenreaktionen und des Auslösungscharakters vieler und gerade der bezeichnenden Lebenserscheinungen, sowie endlich neue fruchtbare Gedanken über die Herkunft der für die Lebensvorgänge der Pflanzen notwendigen Energieformen." [305]

Die Promotionsprüfung bei Pfeffer blieb Enderlein in bleibender Erinnerung:

„Geheimrat Professor Dr. Pfeffer, Botaniker und Pflanzenphysiologe an der Universität Leipzig, prüfte mich als erster in Botanik im Herbst 1898. Nach 10 oder 11 Fragen, die von mir kurz und bündig beantwortet wurden, war die Formulierung der 12. Frage: ‚den Unterschied zwischen Tier und Pflanze' anzugeben. Sekundenlang schwankte ich, diese Gelegenheit benutzen zu können, nämlich die Möglichkeit, eine Stunde lang über diese Frage sprechen zu können, auszunutzen. Doch, kurz entschlossen gab ich die Antwort: ‚Es gibt keinen Unterschied zwischen Tier und Pflanze'. Geheimrat Pfeffer sprang bei diesen Worten aus der Wandnische empor bis zur gegenüberliegenden Zimmerseite und entgegnete: ‚Ich muß die Prüfung abbrechen. Sie geben mir Antworten, wie ich sie noch nicht gehört habe, Antworten die mich im höchsten Grade so überraschen, daß ich nicht mehr weiß, was ich Sie fragen soll.'" [77, S. 149]

Daß Enderlein mit dieser Antwort nicht als größter Dummkopf in die Annalen der Universität einging, sondern daß er auf diese Weise die Grundlage zu der Note „summa cum laude" schuf, bewies Enderlein die geistige Größe seines Lehrers. Obwohl sich Enderlein knapp 60 Jahre später nicht mehr zu einer derartigen Antwort hätte entschließen können, hat er sich 1955 gefragt, wie es mit der Zusammensetzung einer heutigen Prüfungskommission stände, und ob auch nur ein einziger Gelehrter der heutigen Zeit (1955) – „für eine solche Einstellung überhaupt zugänglich sei, in einer Zeit, in der ein Schweitzer der Gedankenlosigkeit der heutigen Zivilisationskrise sogar bis nach Lambarene flieht? In einer Zeit, in der die biologische Einstellung zur Natur und zu den Naturgesetzen verschollen und verraucht ist." [77, S. 149]

An anderer Stelle schreibt Enderlein zur biologischen Einstellung:

„Der Botaniker Pfeffer sowie vor allem der Chemiker Prof. Dr. Wilhelm Ostwald in Leipzig, der weit über alle die verfahrenen Spezialisten der organisierten Diktaturen dieses Faches herausragte, hatten diese Zusammenhänge klar erkannt." [123, S. 9]

Mit „organisierten Diktaturen" pflegte Enderlein die an den Hochschulen herrschende Lehrmeinung zu bezeichnen, die nur physikalisch-chemische Grundlagen für das Erkennen der „Naturgesetzlichkeiten des Lebens" gelten ließen. Das Fach, von dem Enderlein sprach, war die Chemie, deren Einbrechen in „das Wesen der lebendigen Substanz" er als eine Katastrophe bezeichnete. Solche harschen Worte fand er allerdings erst in seinem späteren Leben. Als Student Leuckarts hatte er sich allerdings schon frühzeitig auf die Methode der vergleichenden Morphologie festgelegt. [123, S. 9]

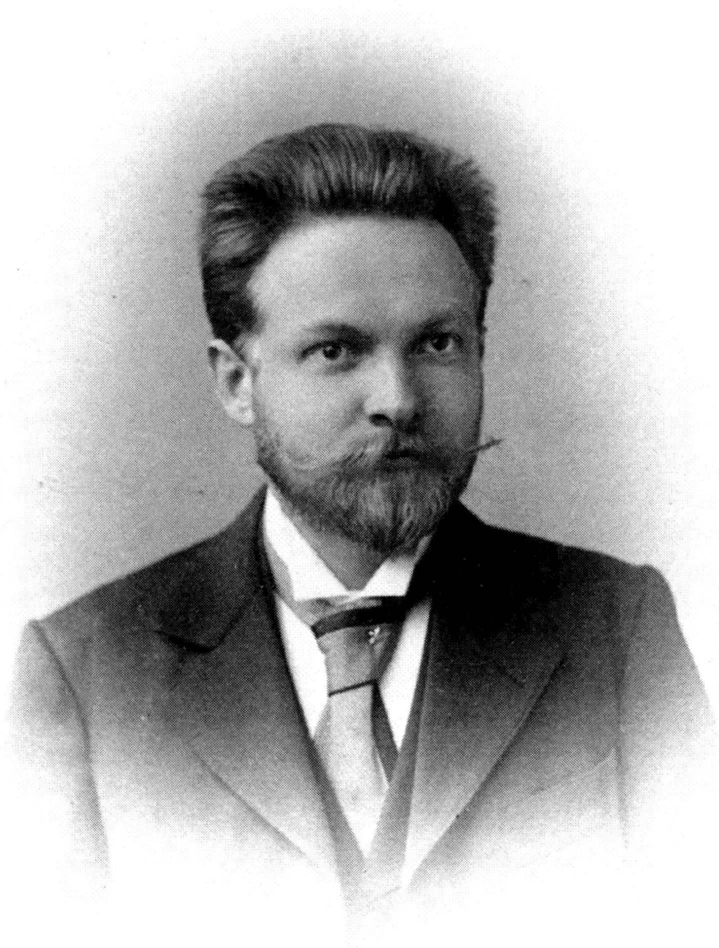

Abb. 2 Dr. phil. Günther Enderlein um 1902 [229]

3.3 Kurze Würdigung der Methode der vergleichenden Morphologie

Leuckart ist als der Verfechter der vergleichenden Morphologie in die Geschichte der Zoologie eingegangen. Es ist sein Verdienst, durch die Einführung dieser Methode die Zoologie über ihre rein anatomisch-taxonomische Beschreibung der Tierarten hinaus geführt zu haben. Bereits 1848 hatte er in der Schrift „Über die Morphologie und die Verwandtschaftsverhältnisse der wirbellosen Thiere. Ein Beitrag zur Charakteristik und Classifikation der thierischen Formen" resümiert:

> *„Je mehr das empirische Material an Masse gewinnt, desto fühlbarer wird ein Mangel an Einheit, desto dringender ein Bedürfnis der Unterordnung unter allgemeinere Gesichtspunkte, die das Detail beherrschen. Die descriptive Zoologie, die Lehre von der Gestalt der einzelnen Thiere, muss dieselbe vergleichende, dieselbe morphologische Behandlung zulassen, wie die Anatomie, die Lehre von den Formverhältnissen der einzelnen Systeme". [Zit. n. 462, S. 12]*

Der große Vorteil dieser Methode bestand im Vergleichen und Erkennen von gemeinsamen Organisationsprinzipien im Aufbau des tierischen Körpers und somit in der Möglichkeit ihrer Zuordnung zu Gattungen, Familien und Arten. Die Abkehr vom Studium am toten Objekt innerhalb der Zoologie, hin zur Eroberung der Lebensbereiche der Tierwelt, dem Studium der Entwicklung und des Verhaltens der Tierformen in der freien Natur und wenn dies nicht möglich war, im künstlich geschaffenen Experiment, darin bestand Leuckarts wesentlicher Beitrag, der ihn über die Grenzen seines Faches hinaus hat berühmt werden lassen. Viel tiefer als mit den der Physiologie zur Verfügung stehenden Methoden drang Leuckart in die Zusammenhänge der Lebenserscheinungen vor. Enderlein verwies in diesem Zusammenhang auf einen historischen Streit aus dem Jahre 1850. Der Physiologe Carl Ludwig hatte Leuckart der unwissenschaftlichen Arbeit bezichtigt.

> *„Ludwig meinte den physiologisch viel und hervorragend wirkenden Leuckart auf den Wert physiologischer Betrachtungsweise aufmerksam machen zu müssen, mehr noch, daß er denselben C. Bergmann, mit dem Leuckart damals bereits an der großartigen ‚Anatomisch-physiologischen Übersicht des Thierreiches' arbeitete, als einen der wenigen auf der Höhe ihrer Aufgabe stehenden Zoologen Leuckart als Leitbild hinstellte."*
>
> *[Zit. n. 462, S. 79]*

Leuckart antwortete 1850 auf die Vorwürfe Ludwigs in der „Zeitschrift für wissenschaftliche Zoologie". Damals war es das Bestreben der Physiologen, die Physiologie ganz im Allgemeinen als Grundlage für die Phylogenie und Systematik lebender Organismen anzusehen. Dagegen wehrte sich Leuckart. Enderlein kommentiert den Disput wie folgt:

> *„Mit klaren und bestimmten Worten gegen die Angriffe Ludwigs hat Leuckart die völlige Ausschaltung der Physiologie für Fragen der Phylogenie und Klassifikation als erstes Erfordernis hingestellt. Die Physiologie befaßt sich nur mit den Fragen des Zweckes, der Zweckmäßigkeit und der Funktion des Baues, während die vergleichende Morphologie das Gesetz des Baues erweisen soll. Ein einziges Beispiel Leuckarts genügt, um hierüber jeden Zweifel auszuschalten, und zwar der Hinweis darauf, daß der Flügel des Vogels trotz seiner eigentümlichen Entwicklung und Verwendung dasselbe Gebilde ist wie der Arm des Menschen und die Flossen der Fische und trotz aller Ähnlichkeit der funktionellen Bedeutung verschieden von dem Flügel eines Insekts. Die vergleichend morphologische Untersuchungsmethode ist der einzige Weg, der für ein natürliches System, auf phylogenetischer Grundlage erbaut, zum Ziele führt und zum Ziele führen kann. Das ist heute Allgemeingut aller geworden, nachdem sich seit eben erwähntem Protest Leuckarts die vergleichende Morphologie in der Zoologie und Botanik die ihr allein gebührende Stellung für die Beurteilung der Phylogenie und Klassifikation errungen und die*

glänzendsten Erfolge erzielt hat, ich erinnere nur an Darwin, Haeckel, Leuckart, Engler." [10, S. 224]

Enderlein wurde ein unermüdlicher Verfechter der Methode der vergleichenden Morphologie. Die gleiche Methode verhalf ihm als Entomologen zu Ruhm und Ansehen in der ganzen Welt, während sie ihm als Bakteriologen heftigste Ablehnung einbrachte.

4 Enderleins beruflicher und privater Werdegang

Nach Erlangen der Doktorwürde am 1.12.1898 erhielt Enderlein seine erste Anstellung im April 1899. Er wurde Assistent an der Landwirtschaftlichen Hochschule Berlin unter der Leitung von Prof. Nehring. [215] Mit seiner Dissertation über „Die Respirationsorgane der Gastriden" [1] hatte Enderlein seine Begabung zum wissenschaftlichen Arbeiten hinreichend unter Beweis gestellt. In seiner Dissertation untersuchte Enderlein das Larvenstadium eines Insektes, das sich parasitär im Magen pflanzenfressender Säugetiere entwickelt. Der Mangel an direkter atmosphärischer Luft hat die Anpassung der respiratorischen Organe notwendig gemacht, eine Besonderheit, die Enderlein in seiner Arbeit eingehend in anatomischen und histologischen Untersuchungen darlegt. Er untersuchte auch die übrigen Arten dieser Tierform, die sich auf allen Kontinenten im Magen pflanzenfressender Säugetiere fanden. Das Resultat war eine Abhandlung über die vergleichende Anatomie, Histologie und Physiologie, und in einigen Punkten die Darstellung der Entwicklungsgeschichte und Entwicklungsmechanik der Gastriden. [1]

Enderleins ganze Liebe galt den Insekten. Doch waren es vor allem die kleinsten Vertreter sowie die parasitär lebenden Insekten, denen er seine Aufmerksamkeit schenkte. Seit Studienbeginn war er Mitglied des „Entomologischen Vereins Fauna" zu Leipzig, deren Mitglieder ihn 1908 zum Ehrenmitglied ernannten. [234] Der von Dr. phil. Eugen Rey 1875 gegründete Verein widmete sich der Pflege der Insektenkunde sowie der Feststellung der entomologischen Fauna von Leipzig und Umgebung. Man traf sich jeden Montag im Vereinszimmer des Hotels „Stadt Nürnberg", wo Vorträge gehalten, Erfahrungen ausgetauscht und entomologische Objekte vorgezeigt wurden. Bei schönem Wetter unternahm man an Sonntagen gemeinsame Ausflüge, um Insekten zu sammeln. Die erforderlichen Waldkarten zum freien Betreten der städtischen und staatlichen Waldungen der Umgebung Leipzigs vermittelte der Verein auf Wunsch seinen Mitgliedern. Eine umfangreiche Bibliothek von fast 600 Bänden stand den interessierten Entomologen zur Verfügung. Enderlein pflegte auch von Berlin aus den Kontakt mit der fröhlichen Männergesellschaft zu Leipzig, die ihm in einem Lied zur Feier des 30. Stiftungsfestes des Vereins am 6.11.1905 eine Strophe widmete. Zur Melodie „Der fidele Kupferschmied" reimten sie:

„Mit Wasserstiefeln gross und schwer/ zog heut' Herr Ehrmann aus,/ und all' die Schnecken rings umher/ sie flüchten in ihr Haus./ Nur die Psociden[7] zart und fein/ sind alle kreuzvergnügt,/ seitdem der Dr. Enderlein/ sich an die Spree verfügt./ Trala la la la usw." [235]

Seine Fachkollegen haben Enderleins Verdienste durch zahllose Dedikationen geehrt, so ist z. B. „Enderleinellus" eine bekannte Läusegattung. Auch wenn nicht alle entomologischen Auffassungen von Enderlein bleibende Anerkennung fanden, so leistete er doch bei der Einteilung verschiedener Insektengruppen Pionierarbeit. Belegen konnte dies Wolfdietrich Eichler am Beispiel der Anopluren[8]. Eichler, der 1969 einen Nachruf auf Enderlein in der

---

[7] Psocidae sind Läuse und gehören zur Familie der Psocopteren. Von den 0,6 bis 1,4 mm großen Insekten sind etwa 2.000 verschiedene Arten bekannt. Die winzigen Insekten besetzen eine Vielzahl ökologischer Nischen. Bekannte Vertreter sind die Staub- und die Bücherlaus.

[8] Anopluren gehören zu den blutsaugenden Läusen.

„Deutschen Entomologischen Zeitschrift" veröffentlichte, zitiert Ferris, der 1951 in seinem Werk "The Sucking Lice" schreibt: "In 1904, Enderlein began the publication of a series of papers which represent the first intelligent work done on the group." [Zit. n. 147] Erwähnt wird Enderlein auch im Personenverzeichnis der „Dokumentation und Geschichte der Deutschen Zoologischen Gesellschaft". [316]

An der Landwirtschaftlichen Hochschule Berlin verblieb Enderlein nur eineinhalb Jahre. Am 1.10.1900 bekam er eine Anstellung als Assistent am Königlichen Museum für Naturkunde der Universität Berlin. Für ein Monatsgehalt von 100 RM war er mit der Verwaltung der Hymenopteren[9] und Myriapoden[10] betraut worden und so wurde er in die glückliche Lage versetzt, Beruf und Hobby miteinander zu verbinden. Bereits 1900 beschrieb Enderlein seine erste neue Art, *Epipsocus nepos*, eine in Peru vorkommende Läuseart, deren Familie er im gleichen Jahr noch eine weitere Arbeit widmete. Es war der Beginn einer unerschöpflichen Publikationstätigkeit, die auch zwei Weltkriege nicht haben verhindern können. Am Ende seiner entomologischen Laufbahn hatte er 377 entomologische Publikationen veröffentlicht. [2]

Auch für ein Privatleben schien der junge Enderlein noch genug Zeit zu finden. Es ist nicht bekannt, wie er seine erste Frau Ida Luise Anna Jacob kennenlernte, vielleicht bei einem Spaziergang oder bei einem seiner häufigen Badeausflüge. Seit der Zeit als junger Gymnasiast in Leipzig hatte es sich Enderlein zur Gewohnheit werden lassen, im Sommer wie im Winter ein Bad in der freien Natur zu nehmen. Dem Wasserbade im Fluß folgte meist ein ausgedehntes Bad in der Sonne. Enderlein führte seine nun robust gewordene Gesundheit auf diese Gewohnheit zurück. Seit einer Typhus-Infektion, die er sich 1899 bei der Löbdauer Typhus-Epidemie zugezogen hatte und die er innerhalb von zwei Monaten in Berlin auskurieren konnte, war er bis ins hohe Alter bei bester Gesundheit. [124] Erst in seinen achtziger Jahren erkrankte er wieder an den Bronchien, und in seinen neunziger Jahren litt er zusätzlich an einer, wie es hieß, „altersbedingten Anämie"[11][246]

Über die Familie seiner Frau ist bekannt, daß der Vater der am 28.10.1882 geborenen Anna Tischlermeister in Berlin war. Die Familie stammte aus Schweidnitz in Schlesien, wo Anna geboren wurde. [216] Später zogen sie nach Berlin, vermutlich aus wirtschaftlichen Gründen, wie viele Familien der damaligen Zeit. Am 7.10.1902 wurde ihr erstes Kind Helene Erna unehelich geboren. Die beiden Eltern heirateten erst eineinhalb Jahre später am 12.4.1904. Ihr Sohn Eberhard Günther kam bald darauf am 3.1.1905 zur Welt. [216] Die junge Familie bewohnte eine Mietwohnung im Vorderhaus einer der typischen Berliner Häuserzeilen. Es existieren viele Photographien aus dieser Zeit; Bilder von den Kindern, von gemeinsamen Ausflügen in die Umgebung, Urlaubsbilder von der Ostsee mit einer befreundeten Familie, Besuche bei Enderleins Mutter. [229]

Am 1.7.1906 nahm Enderlein eine Stelle als Kustos[12] an der Entomologischen Abteilung des Zoologischen Instituts in Stettin an. Er entwickelte sich zu einem weltweit gesuchten Experten in der Bearbeitung entomologischen Expeditionsmaterials. So konnte er viele internationale Kontakte und Freundschaften knüpfen, die ihm später auch bei der Verbreitung seiner bakteriologischen Studien hilfreich waren. Im Jahr 1912 wurde er zum Vorsteher der Abteilung berufen. [215] So hätte sich Enderleins entomologischer Werdegang ganz harmonisch weiterentwickeln können, doch die Zeichen der Zeit deuteten bereits die umwälzenden Veränderungen an. Es sollte nicht mehr lange dauern, bis das Deutsche Reich Kaiser Wilhelms II. mit einem „Hurra" seinem Untergang entgegenging.

---

[9] Hymenopteren: Wespen, Hummeln und Hornissen
[10] Myriapoden: Tausendfüßler; es gibt ca, 10.000 verschiedene Arten.
[11] Brief von Windstoßer an Sigrid Enderlein vom 12.10.1964
[12] wissenschaftlicher Sachbearbeiter

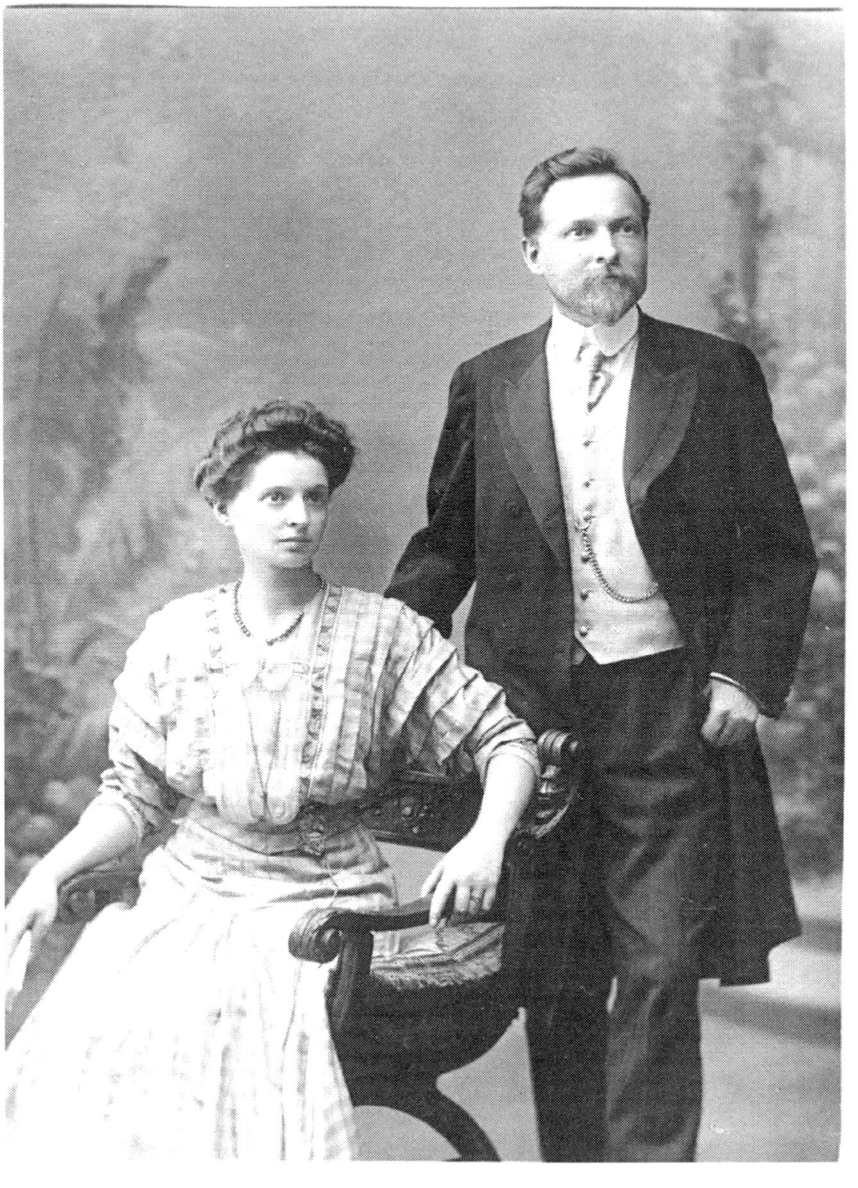

Abb. 3 Das Ehepaar Enderlein um 1908 [229]

4.1 Enderleins bakteriologische Studien im Ersten Weltkrieg

Mit dem Ausbruch des Ersten Weltkrieges begann für Enderlein ein neuer Abschnitt in seiner wissenschaftlichen Laufbahn. Der 42-Jährige meldete sich als Dienstfreiwilliger in der Medizinal-Abteilung des II. Armeekorps Stettin. Es seien humanitäre Beweggründe gewesen, die ihm zu diesem Schritt veranlaßten.

> *„Als sich in der Medizinal-Abteilung des II. A.K. in Stettin im Jahre 1914 nach dem Beginn des ersten Weltkrieges kein Bakteriologe finden wollte, stellte ich mich im Interesse der Soldaten als ‚Dienstfreiwilliger' und konnte schon am nächsten Tage feststellen, daß der Eingang des Stettiner Rathauses auf einer schwarzen Tafel als erste dokumentierte, daß man da sogleich zugegriffen hatte. Ja, man war mir in einer ganz ungewöhnlichen Weise entgegengekommen, daß man mich im Rang und Gehalt eines Stabsarztes eingestellt hatte, mich, einen ‚Allgemein-Biologen'. Nun, ich verwendete diese Mittel auch sofort dazu, mir außer dem Labor im Verwaltungsbezirk des II. A.K. im Südwesten von Stettin noch ein weiteres Labor in meinem Privathaushalte anzulegen. Dann versuchte ich, in der Nacht spät zu Hause zu arbeiten und am frühen Morgen mit einem Fahrrade aus dem im Nordosten von Stettin gelegenen Heim sehr zeitig durch ganz Stettin zu fahren, um dort meine Studien fortzusetzen und festzulegen. So hatte ich innerhalb von zwei Jahren eine komplette Durcharbeitung der Entwicklungsvorgänge innerhalb der Bakterien mit 330 Abbildungen vollendet." [123, S. 5]*

Vom 7.8.1914 bis zum 31.7.1916 arbeitete Enderlein intensiv an seinen bakteriologischen Studien. Man hatte ihn mit der Untersuchung diverser infektiöser Keime betraut. Das Spektrum der von ihm untersuchten humanpathogenen Keime war weit gefaßt. Er untersuchte Pest-, Cholera-, Typhus-, Syphilis-, Gonorrhoe-, Milzbrand-, Diphtherie- und Tuberkulose-Erreger, hämolysierende Streptokokken, Mikrokokken, Escherichia coli sowie Bakterienkulturen unbekannter Identität, ferner Abstrichmaterial, Blut- und Sekretproben von Tieren und Menschen, selbst Pockenmaterial lag ihm zur Untersuchung vor. [10] Im Unterschied zu den meisten anderen bakteriologisch arbeitenden Forschern beobachtete Enderlein seine Kulturen über einen wesentlich längeren Zeitraum und in wesentlich kürzeren Zeitabständen. Ein Umimpfen der Kulturen alle 24 Stunden war damals zum Beispiel üblich. Ganz frische Kulturen und sehr alte (etwa sechs Monate) wurden in der Regel von den Bakteriologen nicht untersucht. [306, S. 122] Enderlein hingegen beobachte seine Kulturen durchgängig und er bediente sich einiger spezieller Techniken, die ihm die Lebendbeobachtung der Bakterienkulturen ermöglichte. Dazu legte er z. B. Mikrokulturen auf mit Agar beschichteten Objektträgern an. Diese Technik ermöglichte ihm das Studium von Wachstum und Verhalten der Einzelzellkulturen direkt unter dem Mikroskop, vor dem er viele Stunden zubrachte, nie müde werdend, das Leben dieser Kleinstlebewesen zu beobachten. Er untersuchte den jeweiligen Einfluß verschiedener Umweltfaktoren und die unterschiedlichen Nahrungsbedürfnisse der Bakterienarten. Er experimentierte mit konditionellen Faktoren, ermittelte das Wachstum der Bakterien bei unterschiedlichen Temperaturen, ihre Reaktion auf verschiedene chemische Zusätze, variierte den pH[13] der Nährböden und Nährlösungen, verfolgte ihr Wachstum unter aeroben und anaeroben Bedingungen und beobachtete ihre Reaktion auf Licht und Elektrizität.

[13] Die Abkürzung pH steht für Potenz der Wasserstoffkonzentration. Der pH ist definiert als der negative dekadische Logarithmus der Wasserstoffionenkonzentration: $pH = -\log[H^+]$. Er zeigt an, ob eine Lösung sauer, neutral oder alkalisch reagiert

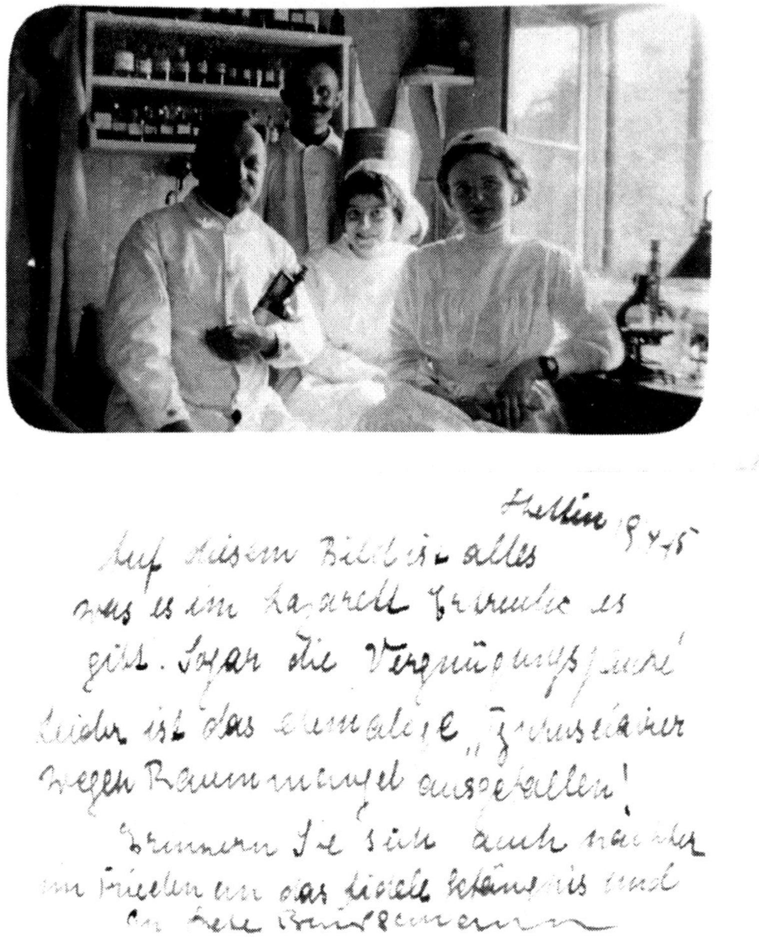

Abb. 4 Enderlein mit Mitarbeitern. Grußkarte aus dem Labor des II. Armeekorps Stettin vom April 1915 [229]

Ein wichtiges Experiment war der Hungerversuch im hängenden Tropfen. Diese Technik hatte Enderlein der Protozoologie entlehnt. Zu diesem Zweck wurden winzigste Mengen Bakterienmaterial in einen hängenden Tropfen physiologischer Kochsalzlösung gebracht und frei schwebend über einen hohlgeschliffenen Objektträger aufgehängt. Die Ränder wurden im Anschluß mit Vaseline versiegelt, so daß ein abgeschlossenes System entstand. [vgl. 432, S. 23] Setzte man Bakterien einem derartigen Hungerversuch aus, konnte man ihre Regression in eine andere Lebensform beobachten. Enderlein hatte bei den Cholera-Erregern [8] beobachtet, wie die gespeicherten Nährstoffpartikelchen, die sich um den Bakterienkern angelagert hatten, langsam aufgebraucht wurden und sukzessive den eigentlichen Bakterienkern zu erkennen gaben, der sich unter dem anhaltenden Nährstoffmangel bis zu einem Halbkernstadium reduzierte. Solche reduzierten Bakterien keimten nach der Überimpfung nicht mehr. Gab er sie jedoch in eine Nährlösung, so differenzierten sich die ursprünglich geschlechtsneutralen Keime in männliche und weibliche Formen, die er mit „Spermit" und „Oit" bezeichnete. Solche Formen waren in der Lage, miteinander zu kopulieren, und konnten wieder vollständig keimfähige Bakterien bilden. Enderlein hatte damit als erster den Bakterienkern dargestellt, und er hatte die sexuelle Fortpflanzung der Bakterien entdeckt. Diese Schlußfolgerungen zog er aus langen Zuchtreihen und Versuchen, vielen Stunden vor dem Mikroskop und ungezählten Präparaten.

Die Ausrüstung seines Laboratoriums war denkbar einfach und die Einrichtung unterschied sich nicht von den üblichen bakteriologischen Laboratorien. Er bediente sich eines einfachen Hellfeldmikroskops mit der üblichen Auflösung und einer Vergrößerung von 1:1000. Das Dunkelfeldmikroskop erlangte bei Enderlein erst in den 30er Jahren mit den systematischen vergleichend-morphologischen Blutuntersuchungen an Bedeutung. Man sah Enderlein nie ohne eine Lupe, mit denen er seine Kulturen in den Reagenzröhrchen zu kontrollieren pflegte. Er benutzte Zedernholzöl für die Immersions-Darstellung und die üblichen Chemikalien und Substrate für die Färbung und Anzucht der Bakterienkulturen. Enderlein bediente sich der damals gängigen Hilfsmittel, allein sein Vorgehen – Leuckarts gute Schule möchte man sagen - brachte den Unterschied zu anderen bakteriologischen Studien.

Zur Untersuchung der Bakterien bediente sich Enderlein der Methode der vergleichenden Morphologie, die unter den Biologen, seit der erwähnten historischen Gegenrede Leuckarts auf die Angriffe Ludwigs, immer mehr an Bedeutung gewonnen hatte. Die Methode, der auch die Embryologie viele Erkenntnisse verdankt, ermöglichte Enderlein ein systematisches Studium der Entwicklungsvorgänge in mikroskopischen Lebenswelten. Weit über hundert Jahre hatten Naturforscher mit dieser Methode Zusammenhänge des Lebens aufdecken können, und erst in den 50er Jahren des 20. Jahrhunderts geriet die vergleichende Morphologie durch die Entwicklung der Molekulargenetik ins Hintertreffen.

Es stellt sich jedoch die Frage, wie Enderlein so ähnlich oder gar identisch aussehende Gebilde morphologisch zu unterscheiden vermochte. Eine Kokke gleicht der anderen, für Stäbchen-, Spiral- oder Keulenformen gilt das gleiche. Eine Antwort darauf, findet sich erst im siebten Kapitel seiner „Bakterien-Cyclogenie" [10]. Die Frage nach der Form sei nicht das wesentliche Element der vergleichenden Morphologie, die Betonung läge auf dem Wort „vergleichend". So würde die richtige Fragestellung lauten:

„Welche Wuchsformen kommen bei der Spezies a vor und welche nicht und ferner, welche Wuchsformen kommen bei der Spezies b vor und welche nicht. Sind aber alle diese gleich, auch dann ist der ‚Pleomorphist' noch nicht am Ende seiner Tätigkeit. Das ganze Heer der

‚konditionellen Faktoren'[14] *wird er auffahren lassen, um alle Möglichkeiten der Lösung noch versteckter Mochlosen*[15] *ausfindig zu machen. Hat er nach mühevoller Arbeit, vielleicht erst nach Monaten, eine Differenz der Kulminanten*[16] *der Spezies a und b, so hat er die Wahrscheinlichkeit, daß die Spezies a und b zwei verschiedenen Gattungen angehören, deren eine sich durch Besitz einer oder der anderen Wuchsform oder auch mehrerer Wuchsformen von der anderen unterscheidet, wenn ihn nicht noch eine oder mehrere hartnäckige Mochlosen genarrt haben." [10, S. 226]*

Die Beobachtung von Naturvorgängen und das Erkennen von komplexen Entwicklungszyklen waren Bestandteil von Enderleins langjähriger entomologischer Arbeit. Was lag daher näher, als das Instrument, das dem Biologen ermöglicht, auf Zusammenhänge in der Phylogenese und Ontogenese der Arten zu schließen, auch auf die belebte Natur im mikroskopischen Bereich zu übertragen. Enderlein unterwarf die Bakterienkulturen den gleichen systematischen Betrachtungen und Kulturverfahren, die ihm von den parasitologischen Untersuchungen Leuckarts und Pfeiffers seit seinem Studium bekannt und vertraut waren. Es ist durchaus gerechtfertigt anzunehmen, daß Enderlein sich gezielt auf die Suche nach den zyklischen Wachstumsveränderungen der Bakterien begeben hat. Dies brachte ihm später den Vorwurf ein, daß seine „Bakterien-Cyclogenie" ihre Entstehung mehr dem Schreibtisch als dem Labor verdanke. Das war sicherlich ein ungerechtfertigter Vorwurf. Enderlein verbrachte den größten Teil seines Lebens in Laboratorien und Studierzimmern. Seine Studien führte er mit größter wissenschaftlicher Sorgfalt durch. Nur auf Grund seiner stundenlangen mikroskopischen Beobachtungen gelang es ihm, die Übergänge der Bakterien in andere Entwicklungsstufen und Lebensformen mitzuverfolgen und die beobachteten Vorgänge in ein Gesamtbild einzuordnen, das mit der Zeit immer komplexer wurde. Der Übergang in eine andere Entwicklungsform konnte sich innerhalb von Sekunden und Minuten vollziehen. Enderlein beschreibt solche Phänomene als „quantenbiologische" Ereignisse. [50, 76]

Um eine Vorstellung für die Überlegenheit von Enderleins vergleichend-morphologischen Arbeitsweise zu geben, seien zwei Beispiele aus der Fülle seiner Untersuchungen herausgegriffen. Bereits 1915 beschrieb er ein Bakterium mit dem Namen *Syncrotis gastrophilus nov. spec*., das sich zuweilen im Mageninhalt von Magenkranken fand.[17] [10, S. 249] Später beschrieb er das Bakterium als nur schwer anzüchtbar und als den Verursacher des Magenulkus. Er lieferte auch die Erklärung, warum das Duodenalulkus sehr viel seltener auftritt als das Magenulkus, nämlich auf Grund der basischen pH-Verhältnisse im Duodenum. [41, S. 13 f.]

Als zweites Beispiel seien die geschlechtlichen Vermehrungsvorgänge der Bakterien genannt, die Enderlein erstmals 1916 beim Cholera-Erreger beobachten konnte.[8] Diesem Naturvorgang wurde erst Jahrzehnte später die gebührende Aufmerksamkeit durch Joshua

---

[14] Mit „konditionellen Faktoren" bezeichnet Enderlein die Einwirkung unterschiedlicher physikalisch-chemisch und substratspezifischer Faktoren auf das Wachstum und die Entwicklung der Bakterien. Er unterscheidet Trophomorphosen, Chemomorphosen, Thermomorphosen, Aeromorphosen, Photomorphosen und Elektromorphosen.

[15] Mochlose: der Begriff wird von Enderlein mit „Verriegelung" übersetzt und beschreibt die Hemmung der Aufwärtsentwicklung der Bakterien; die Bakterien verharren auf einer Entwicklungsstufe, und vermehren sich in diesem Stadium ausschließlich durch Zweiteilung.

[16] Kulminante: beschreibt den individuellen Höhepunkt der Aufwärtsentwicklung im zyklischen Wachstum der Bakterien. Die Kulminante kann für die verschiedenen Bakterien Gattungen in irgendeinem Cyclostadium liegen.

[17] Der Nobelpreis für Medizin 2005 ging an die australischen Forscher Barry J. Marshall und J. Robin Warren. Sie wurden für ihre Forschungen zum Magenbakterium *Helicobacter pylori* ausgezeichnet, das Gastritis und Magengeschwüre auslöst.

Lederberg und Edward Lawrie Tatum gezollt.[18] Von Enderleins Aufklärung der komplexen Entwicklungszyklen der Bakterien spricht heutzutage im Grunde keiner mehr, zu unglaublich schienen seine Entdeckungen. Enderlein hat einmal versucht, die Ablehnung seiner Arbeit wie folgt zu erklären:

> *„Die Schwierigkeit in der Beherrschung der Materie liegt in der Cyclogenie selbst begründet. Man war wohl gewohnt, pleomorphistische Momente in der Ontogenie der Pflanzen und Tiere richtig zu beurteilen, man wußte, daß aus einer Kaulquappe ein Frosch sich entwickelt, daß eine Fliege erst das Stadium des Eies, die verschiedenen Larvenstadien, das Puppenstadium allmählich durchlaufen muß, ehe es ein sich selbst wieder fortpflanzungsfähiges Individuum darstellt. Daß sich aber eine derartige Metamorphose... auf eine ungeheure Anzahl von Generationen und eine unvorstellbare Zahl von Individuen verteilen, ja daß sogar jedes einzelne dieser Stadien unter gewissen Verhältnissen in endlosen Generationen mit gleichbleibenden Eigenschaften sich darstellen könne, das war etwas, wofür jede Vorstellung, jeder Vergleich fehlte." [10, S. 38]*

4.1.1 Der Pleomorphismus der Mikroben

Enderleins bakteriologische Studien gründeten sich nicht zuletzt auf die Auswertung der einschlägigen bakteriologischen Literatur. Seit der Entwicklung des Mikroskops fesselten die Mikroorganismen die Aufmerksamkeit vieler Naturforscher. Unter den Bakteriologen hatten sich im 19. Jahrhundert zwei Theorien über die Entwicklung der Bakterien herausgebildet. Die eine Richtung vertrat die Auffassung eines Pleomorphismus der Bakterien, d. h. eines vielgestaltigen Wachstums, Generationswechsels und Formenwandels der Bakterien, während die Gegenseite die Ansicht vertrat, daß Bakterien lediglich eine spezifische Wuchsform zukam und sie sich ausschließlich durch Zweiteilung vermehrten. Man sprach von einem Monomorphismus der Bakterien.

In Frankreich war die Auffassung eines pleomorphen Wachstums der Bakterien weit verbreitet, und auch in Italien, Österreich, der Schweiz, Schweden, Amerika und Deutschland gab es viele Vertreter dieser Richtung. Einer der international bekanntesten Vertreter zugunsten der Auffassung eines Pleomorphismus der Bakterien war der Agrarbakteriologe Felix Löhnis (1874 -1930). Löhnis hatte 1901 in Dresden mit der Arbeit „Ein Beitrag zur Frage der Rotkleedüngung" promoviert und sich bereits 1905 mit der Schrift „Untersuchungen über den Verlauf der Stickstoffumsetzung in der Ackererde" habilitiert. Er wurde nach Leipzig berufen und dozierte dort bis 1913 am Landwirtschaftlichen Institut der Universität. Danach ging Löhnis aus verschiedenen Gründen in die USA. Die landwirt-

---

[18] Die Erkenntnis der geschlechtlichen Vermehrung von Bakterien wurde von den Amerikanern Joshua Lederberg und Edward Tatum aufgegriffen und im Jahr 1946 in den USA veröffentlicht. Lederberg erhielt 1958 gemeinsam mit Tatum und George Wells Beadle den Nobelpreis für Medizin und ihre Entdeckungen auf dem Gebiet der Bakteriengenetik. In seiner Laudation führte Prof. T. Caspersson aus: „Die Bakteriengenetik hat sich - vor allem durch die Arbeiten von Lederberg und Mitarbeiter - in den letzten Jahren in ein extensives Forschungsgebiet entwickelt. Er trug weitere Befunde für die Annahme bei, daß die genetischen Mechanismen bei Bakterien denen der höheren Organismen entsprechen. Mehr noch, dank der einfachen Struktur und des ungewöhnlich schnellen Wachstums haben sich durch die Bakterien neue und exzellente Möglichkeiten aufgetan für ein detaillierteres Studium der genetischen Mechanismen. Lederberg hat viele Beiträge auf diesem Gebiet geliefert. Besonders bedeutsam ist seine Entdeckung, daß die sexuelle Fertilisation (Konjugation) nicht der einzige Prozeß ist, der zur Rekombination von Merkmalen in Bakterien führt. Bruchstücke von genetischem Material können - sobald sie in die Bakterienzelle eingeführt worden sind - ein Teil des genetischen Materials der Bakterienzelle werden und so deren Eigenschaften verändern. Dies wird gewöhnlich als ‚Transduktion' bezeichnet und ist das erste Beispiel, das demonstriert, daß es möglich ist, experimentell das genetische Material eines Organismus zu manipulieren und dadurch dem Organismus neue Eigenschaften zu verleihen. Arbeiten auf diesem Gebiet werden inzwischen in vielen Laboren in unterschiedlichen Teilen der Welt durchgeführt." [Zit. n. 392]

schaftliche Bakteriologie in Deutschland wurde innerhalb der Wissenschaftsgemeinde recht stiefmütterlich behandelt, und es wurden kaum Geldmittel für die Forschung aufgewendet. Mit seinen Arbeiten war Löhnis im Ausland aber auf großes Interesse gestoßen, und da er es leid war, den aktiven und passiven Widerständen zu begegnen, die durch sein Bestreben ausgelöst worden waren, der Bakteriologie innerhalb der Landwirtschafts-Wissenschaft den ihr gebührenden Platz zu sichern, hatte sich Löhnis entschlossen, in die USA auszuwandern. 1914 wurde er Leiter der Bakteriologischen Abteilung des US-Landwirtschaftsministeriums in Washington. 1925 kehrte Löhnis nach Leipzig zurück und wurde Professor und Direktor am nun endlich geschaffenen „Institut für Landwirtschaftliche Bakteriologie und Bodenkunde". [365] Stets bemüht um die Lehre und den Fortschritt innerhalb der landwirtschaftlichen Bakteriologie, wurde er Mitherausgeber des 1895 gegründeten „Centralblattes für Bakteriologie, Parasitenkunde, Infektionskrankheiten und Hygiene".[19] In seiner 1921 erschienenen Publikation "Studies Upon the Life Cycles of the Bacteria" [363] gab Löhnis einen Überblick über die in Amerika und Europa erschienene bakteriologische Literatur von 1838 bis 1918, deren Untersuchungsergebnisse für die Richtigkeit der Auffassung eines vielgestaltigen Lebens- und Entwicklungszyklus der Bakterien sprachen. Den Anlaß für seine umfangreiche Literaturrecherche gaben die Ergebnisse seiner eigenen vergleichend morphologischen Studien und die Lebensgeschichte einiger wichtiger Bodenbakterien, vor allem solche der Azotobacter-Gruppe[20], die es ihm ratsam erschienen ließen, die Untersuchungen auch auf andere prominente Bakteriengruppen auszudehnen. Zwei vorläufige Berichte über den Lebenszyklus der Bakterien hatte Löhnis zusammen mit N. R. Smith bereits 1916 gegeben.[362] In den Berichten hatten sie aufgezeigt, daß der komplette Lebenszyklus der Bakterien zweifellos sehr viel komplizierter war, als man gemeinhin angenommen hatte. Von Löhnis erfahren wir auch, daß die Diskussion um ein vielgestaltiges Wachstum der Bakterien, die Lehre vom Pleomorphismus der Mikroben, bereits damals ein halbes Jahrhundert geführt wurde. Sie datiert zurück bis in das Jahr 1872, als der Breslauer Botaniker Ferdinand Cohn die erste Bakterienklassifikation auf monomorphistischer Grundlage entwickelte. Löhnis schreibt über diese Auseinandersetzung:

> *"The questions concerning monomorphism or pleomorphism of the bacteria have been extensively treated by European as well as by American authors during several decades. The new point of view, which is furnished by the fact that the bacteria, like other microorganisms, exhibit different forms and activities in the various stages of their life cycles, makes it necessary to review briefly the opinions promulgated in this respect, for at least some of them may eventually become of considerable value in future researches. In the French literature pleomorphistic ideas have been always en vogue. At first, before the theory of spontaneous generation was fought by Pasteur, the transformation of the 'globules élémentaires', found in the residues of plant and animal life, into 'infusoires' was the main point of discussion." [363, S. 7]*

Löhnis erwähnt die Arbeiten pleomorphistischer Vorläufer wie Felix Dujardin (1841), J. Pineau (1845), F. A. Pouchet (1863), A. Trécul (1865 -1867) und Antoine Béchamp[21] (1883).

---

[19] Die Zeitschrift existiert heute unter dem Namen "Microbiological Research" und ist immer noch das Fachblatt der Mikrobiologen.

[20] stickstoffverwertende Bakterien

[21] Prof. Dr. és-sc. Dr. med. Pierre Jacques Antoine Béchamp (1816-1908) studierte in Straßburg Pharmazie, danach Medizin. Er war Professor für medizinische Chemie und Pharmazie an der Universität von Montpellier, später in Nancy, zuletzt dozierte er an der Katholischen Universität in Lille. Béchamp hatte als Erster die Vorstufen der Bakterien aus tierischen und pflanzlichen Geweben chemisch dargestellt und ihre Evolution zu Bakterien, Hefen und Spaltpilzen (Bakterien) nachgewiesen. In einer Serie aufeinander aufbauender Untersuchungen entwickelte er von 1857 bis 1870 seine Theorie über die „mikrozymatische Natur der lebendigen Substanz". Béchamp und seine Mitarbeiter konnten zeigen, daß die Fermentationsprozesse ausschließlich als Stoffwechselleistungen niederer Mikroorganismen angesehen werden müssen. Er unterschied lebende und tote Fermente (Enzyme). Die lebenden Fermente nanne er „Mikrozymas", sie

Die Arbeiten des letztgenannten Forschers sind hervorzuheben, da in der Sekundärliteratur über Enderlein oft behauptet wird, daß die bakteriologischen und humoralpathologischen Arbeiten von Enderlein auf den Erkenntnissen von Béchamp aufbauen. In den Aufsätzen von Enderlein, der die Priorität der Erstentdecker immer achtete, findet man keine Hinweise auf Béchamp. Es gibt jedoch so viele übereinstimmende Erkenntnisse in den Arbeiten dieser beiden herausragenden Forscherpersönlichkeiten festzustellen, daß es nahe liegt, sie quasi in einem Atemzug zu nennen. Der Weg der Erkenntnis, der beide Forscher zu gleichsinnigen Feststellungen führte, war jedoch unterschiedlich.

Kritische Erwähnung finden bei Löhnis die Arbeiten des großen Biologen Charles Robin (1821-1885), der als erster die Mundfäule als eine parasitäre Erscheinung erklärte. Das von ihm aus der Mundhöhle isolierte Bakterium trug den Namen *Leptothrix buccalis* und zeigte eine ganz außergewöhnliche Wandlungsfähigkeit. Dies führte Robin zu der Annahme, daß alle Mikrokokken, Bakterien und Vibrionen lediglich Entwicklungsstadien der von ihm entdeckten *Leptothrix buccalis* waren.

Enderlein hatte dieses interessante Bakterium 1931 in einem ihm zugesandten Sputum wiederentdeckt und war ebenso auf die unglaubliche Wandlungsfähigkeit dieses Mikroorganismus gestoßen. Da dieses Bakterium eine Schlüsselrolle in Enderleins späteren humoralpathologischen Studien einnimmt, wird es an anderer Stelle noch ausführlicher besprochen werden (siehe Kapitel 6.1).

Löhnis gibt im Literaturverzeichnis seiner Arbeit von 1921 [363] etwa 1.000 Publikationen an, die sich alle mehr oder weniger mit der Variabilität der Wuchsformen der Bakterien und ihrer Beziehung zu höher stehenden Organismengruppen beschäftigen. Allein die Anzahl der Publikationen verdeutlicht, daß es sich bei den beobachteten Wachstumsveränderungen um ein massenhaft zu beobachtendes Phänomen gehandelt haben muß. Und so stellt sich die Frage, warum die Theorie vom Monomorphismus der Bakterien, also dem ausschließlichen Vorkommen einer Bakterienart in einer definierten Wuchsform, zur allgemein gültigen werden konnte. Löhnis war dieser Fragestellung nachgegangen und stellte fest:

> *"The very numerous papers on variation, mutation, etc., contained in the German literature of the last decades, will have to be discussed later. Taken together, they furnish convincing proof that the monomorphistic theory of Cohn and Koch has become utterly untenable. However, more or less opposition has always been put forward by other German and Austrian bacteriologists, though the very important practical results attained by R. Koch and his pupils have materially helped to keep their antagonists temporarily in the background." [363, S. 13]*

---

seien die Produzenten der unbelebten Enzyme. Lebende Enzyme, „Mikrozymas", isolierte Béchamp auch aus Blut und verschiedenen menschlichen Geweben. Er konnte zeigen, daß im Erkrankungsfall die Mikrozymas die pathologischen Veränderungen der Zelle herbeiführten und schließlich zur Zerstörung derselben führten. In seiner Monographie "The Blood and it's Third Anatomical Element"[261] beweist Béchamp die mikrozymatische Natur des Fibrins und dessen Entwicklung bis hin zu einer bakteriellen Lebensform. Béchamp beschuldigte Louis Pasteur des dreifachen Plagiates an seinen Arbeiten und der Unterdrückung seiner Theorie über die „mikrozymatische Natur der lebendigen Substanz". Béchamp schreibt in seinem Vorwort: "Ever since 1857 these researches have been directed by a precise design to a determined end; the enunciation of a new doctrine regarding organization and life. It led to the microzymian theory of the living organization, which has led to the discovery of the true nature of blood by that of its spontaneous coagulation. But the microzymian theory, which is to biology what the Lavoisierian theory of matter is to chemistry, and is founded on the discovery of the microzymas, living organisms of an unsuspected category, has been attacked in its principle, by denying the very existence of the microzymas." [261, S. 5f, Vorwort]

Löhnis zitierte aus einer Arbeit von 1880 von Friedrich Neelsen (1854-1894), die ihm besonders bemerkenswert erschien, da diese Arbeit in dem Labor von Ferdinand Cohn entstanden war und als zehnter Beitrag seiner „Untersuchung über Bakterien" veröffentlicht wurde. Neelsen hatte dort festgestellt, „daß die von Cohn aufgestellten Gattungen insofern zu eng begrenzt sind, als ein Organismus in seinem Lebenscyclus verschiedene der als getrennt hingestellten Formen vereinigen kann." [Zit. n. 363, S. 13] Cohn hatte 1872 postuliert, daß ein Bakterium sich nur durch Teilung vermehren kann. Da die Ausbildung von Verzweigungen auch notwendigerweise das Ausknospen voraussetzte, erklärte er, daß solche Erscheinungen bei Bakterien nicht vorkämen. Cohn habe dabei die positiven Befunde ignoriert, die durch Felix Dujardin (1841) und Hermann Hoffmann (1869) gemacht worden waren und kurz darauf von Joseph Lister (1873) bestätigt werden konnten.

Die Tuberkelbazillen waren die ersten, bei denen man echte Verzweigungen hatte gehäuft nachweisen können. Elias Ilja Iljitsch Metschnikow (1888) trennte sie daher von der Gruppe der Bazillen und gab ihnen den neuen Namen *Sclerothrix Kochii*. Friedrich Fischel (1893) meinte, daß es sich bei den Tuberkelbazillen um ein parasitisches Wachstum eines pleomorphen Organismus handelte, der wahrscheinlich dem Genus der höheren Pilze angehöre. [363, S. 21]

Angeregt durch die Publikation von Löhnis ging auch Enderlein der Frage nach, warum sich die Monomorphisten mit ihrer Auffassung hatten durchsetzen können, trotz des sich stetig häufenden Beweismaterials zugunsten der pleomorphistischen Anschauung. Seiner Ansicht nach gab es drei Hauptfehler, die von Pleomorphisten und Monomorphisten in gleicher Weise begangen wurden:

- methodische Fehler

- fehlerhafte Schlußfolgerungen und

- Nomenklaturfehler.

Nach Enderlein war der wesentlichste methodische Fehler der Pleomorphisten, daß sie nicht mit Reinkulturen arbeiteten. Dieser Vorwurf sei in vielen Fällen berechtigt gewesen, wie es etwa bei Ernst Hallier (1867) oder Theodor Billroth (1874) der Fall war. Damit wäre aber einer allmählichen Beweisführung für den Pleomorphismus außerordentlich geschadet worden, denn der Vorwurf sei allgemein nicht begründet gewesen. Der Hauptfehler der Monomorphisten lag nach Enderlein anfänglich im Mangel der methodischen Beobachtung der Veränderungen der Reinkulturen im Zeitverlauf. Häufig wurde nur mit sehr jungen Kulturen gearbeitet, die nach wenigen Tagen bereits verworfen wurden. Zudem sorgte die frühe Standardisierung der Kulturverfahren dafür, daß sich nur eine Wuchsform aus der morphologischen Vielfalt der Entwicklungsmöglichkeiten der Bakterien ausbilden konnte. Löhnis schrieb in dem zweiten Teil seiner Veröffentlichung "Studies Upon the Life Cycles of the Bacteria" [364] über die Untersuchungsmethoden:

> *"To obtain complete and accurate information upon the life cycles of the bacteria is no more difficult but much more time-consuming than to make an ordinary bacteriological diagnosis. Single-cell cultures and continuous microscopic observation of the living organisms are by no means so absolutely indispensable as is sometimes asserted. The generally used methods of isolating, cultivating, and studying the bacteria are, as a rule, quite sufficient to collect complete information, provided they are applied judiciously and the investigator himself is not to preoccupied by the wide-spread prejudices concerning 'normal' and 'abnormal' growth, 'involution forms', and 'contamination'. A sufficient number of parallel tests, the frequently repeated microscopic control of the cultures held for a sufficient lenght of time (not less than a month, preferably longer), and the regular repetition of all experiments are three points of major importance. Accordingly, apparent changes of growth can be correctly accepted as such, only if they have been ascertained repeatedly in parallel tests and if they have been closely followed under the microscope.*

Furthermore, an apparently new type of growth must always be tested in regard to its inclination to return to its origin, or to pass over into another well-known developmental stage of that particular organism. Sometimes the patience and persistence of the investigator is taxed very much by such experiments; it may take years before positive results are secure." [364, S. 402 f.]

Der zweite Hauptfehler der Pleomorphisten bestand in den fehlerhaften Schlußfolgerungen. Sie waren nach Enderlein hauptsächlich darin begründet, daß die Pleomorphisten in ihrer Interpretation der beobachteten Entwicklungsvorgänge zu weit gingen. Als Beispiel für einen ganz extremen Vertreter dieser Gruppe führte Enderlein Carl Wilhelm von Nägeli (1877) an. Nach Nägeli konnte die gleiche Spezies im Laufe ihrer Generation abwechselnd verschiedene morphologisch und physiologisch ungleiche Formen annehmen, welche im Laufe von Jahren und Jahrzehnten die Säuerung der Milch, die Buttersäurebildung im Sauerkraut, das Langwerden des Weines, die Fäulnis der Eiweißstoffe, die Zersetzung des Harnstoffes und sogar diverse Infektionskrankheiten verursachen sollte. Eine Negation des Gattungsbegriffes als auch des Speziesbegriffes war die Folge und brachte dadurch den Pleomorphismus völlig in Mißkredit.

Enderlein hatte weiter festgestellt, daß sich die Vertreter beider Richtungen zwar auf Beobachtungsmaterial stützen konnten, die Monomorphisten aber, in Verkennung der Entwicklungsvorgänge, ebenfalls völlig falsche Schlüsse zogen.

„Die außerordentlich ungewöhnlichen Erscheinungen der Bakterien-Cyclogenie verschlossen naturgemäß primitiven naturwissenschaftlichen Untersuchungsmethoden eine Erkenntnis. Eine ganz natürliche Folge hiervon war die frühe Spaltung der Forschungsrichtungen in zwei Lager, den Monomorphismus und den Pleomorphismus. Der erstere ist, als der primäre, das Resultat einfachster Beobachtung. Das Erstaunliche dabei ist die Tatsache, daß sich über Jahrzehnte hinaus der Kampf zwischen zwei Richtungen erstreckt hat, von denen beide anscheinend diametrale Gesichtspunkte vertraten und die doch beide in allen wesentlichen Punkten der Beobachtungsresultate einen Anspruch auf Berechtigung haben. Als später aber sich das pleomorphistische Beobachtungsmaterial häufte, so daß es auch von den Monomorphisten nicht mehr geleugnet werden konnte, half man sich mit Erklärung durch Annahme von Abnormitäten (Teratologie) und prägte für solche Erscheinungen den Begriff Involutionsformen, der lange Geltung behalten hat und sogar heute noch vielfach gebraucht wird. Aber auch das genügte bald für die immer mehr anschwellende Fülle pleomorphistischer Tatsachen nicht mehr. Anstatt nun aber an die Möglichkeit einer Vereinigung beider Gegensätze zu denken, unternahmen es die Monomophisten, die Erklärungen auf ein Gebiet abzulenken, das später seit De Vries (1901) als Mutation bezeichnet wird." [10, S. 37]

Der erste, der nach Meinung von Enderlein die Möglichkeit der Mutation der Bakterien in Betracht zog, war Sergej Winogradsky (1889). Durch die Einführung des Mutationsbegriffes in die Bakteriologie durch Albert Neisser (1906) und Rudolf Massini (1907) glaubte man eine befriedigende Erklärung für das Erscheinen von Neubildungen oder anderer Wuchsformen gefunden zu haben. [Zit. n. 10, S. 37]

„Man glaubte, die Natur zu belauschen in Gebieten, in denen sie neue Formen, ja Arten, hervorbringt, die mehr oder weniger konstant ihre erworbenen Eigenschaften vererben (die Mutanten der Mutationslehre)... Damit war die Beurteilung pleomorphistischer Erscheinungen auf morphologischem, biologischem und physiologischem Gebiete vom mutationstheoretischen Standpunkt aus die allgemein herrschende geworden und ist es noch heute. Damit ist aber der Pleomorphismus völlig unterdrückt und der Monomorphismus zu absoluter Herrschaft gelangt. Der Gedanke, daß verschiedene Erscheinungsformen desselben Organismus etwa alternierend auftreten könnten, liegt dem Monomorphisten eben so weit außerhalb des Kreises aller Möglichkeiten, daß er lieber die

Annahme völliger Neuerscheinungen auf morphologischem, biologischem oder physiologischem Gebiete in Betracht zieht." [10, S. 37 f.]

Trotzdem blieb es für Enderlein verwunderlich, daß man trotz der Fülle pleomorphistischer Beobachtungen bei dieser einseitigen Stellungnahme blieb.

„Vergleicht man nämlich das Tatsachenmaterial, das De Vries und seine Nachfolger für den Erweis der Mutation bei höheren Organismen verwendeten, mit dem für die mutationstheoretische Beurteilung der Vielheit der Erscheinungen bei Bakterienspezies, so drängt sich ohne weiteres die Erkenntnis eines starken Mißverhältnisses auf. Während ersteres ein überaus mühsam erworbenes und nur an einzelnen Formen bisher beobachtetes Material darstellt, hat sich letzteres immer mehr zu einer erdrückenden Menge angesammelt, das nicht nur eine gewisse Gesetzmäßigkeit vermuten, sondern sogar noch dazu dadurch eine ganz fundamentale Abweichung von der Mutationslehre erkennen läßt, daß die, ‚erworbenen Eigenschaften' wieder verloren gehen, wenn sie auch für viele Generationen sich als vererbbar erwiesen hatten." [10, S. 38]

Dieser Tatsachen meinte man Rechnung tragen zu können, indem man die Ansicht vertrat, daß die Anforderungen der Erblichkeit in bezug auf die Mutation nicht zu hochgestellt werden dürften. So habe Philip Eisenberg (1914) die Auffassung vertreten: „Erblich muß nicht unbedingt absolut fixiert bedeuten. Auch eine zeitlich beschränkte Konstanz kann als Erblichkeit betrachtet werden." [Zit. n. 10, S. 39]

Enderlein kritisierte diese Auffassung. Er war der Meinung, daß damit der eigentliche Mutationsbegriff verwässert wurde, denn:

„Die konstante Vererbbarkeit der erworbenen Eigenschaft ist aber eben das Postulat, auf der die Mutationslehre fußt." [10, S. 39]

„Die Mutationstheorie steht auf dem Boden des Monomorphismus und erklärt jede Erscheinung der Veränderlichkeit als Neubildung, als Entstehung völlig neuer Arten, Unterarten usw.; die Cyclogenie zeigt auf Grund morphologischer Erkenntnis, daß alle Veränderlichkeiten innerhalb jeder Bakterienspezies Erscheinungen des Pleomorphismus sind, daß die Bakterienspezies je nach dem Höhepunkt ihres auf zahllose Generationen verteilten Aufbaues oder Abbaues verschiedene physiologische und biologische Eigenschaften besitzt." [10, S. 132]

Die Cyclogenie war Enderleins Antwort auf die Mutationstheorie. Er mußte jedoch feststellen, daß die Betrachtung vom mutationstheoretischen Standpunkt aus die allgemeingültige wurde, und die entwicklungszyklischen Deutungsansätze von vornherein im Keim erstickt worden waren. Rein theoretisch hatte Enderlein die Möglichkeit der Mutation von Bakterien nicht ausgeschlossen; sie waren eben nur nicht geeignet, die komplexen Entwicklungsvorgänge innerhalb der Bakterien zu erklären.

Für Durcheinander sorgten die Nomenklaturfehler, die sich nach Enderlein als überaus lähmend für die Entwicklung des Pleomorphismus erwiesen hätten. So würden z. B. Gattungsnamen gleichbedeutend auf Entwicklungsstadien phylogenetisch höher stehender Bakterien angewandt. Zudem erschwerte die Fülle der Bezeichnungen identischer Erscheinungen einen wissenschaftlichen Austausch. Für ein Verständnis der Entwicklungsvorgänge war es daher notwendig, eine Nomenklatur zu schaffen, die den vergleichend-morphologischen, biologischen und physiologischen Erscheinungen im Wachstum und in der Entwicklung der Bakterien Rechnung trug. Enderlein schuf zu diesem Zweck eine auf dem Altgriechischen basierende Nomenklatur. Der Leser seiner Veröffentlichung „Bakterien -Cyclogenie" [10] mußte sich mit etwa 170 Fachbegriffen vertraut machen, davon waren 134 neu geschaffene Begriffe, die anderen entlehnte Enderlein der zytologischen und karyologischen Nomenklatur. Er hatte dabei eigentlich eine Vereinfachung im Sinn und die

Absicht, die nomenklatorischen Fehler zu beseitigen. Obwohl jeder, dem es einmal gelungen war, sich in die komplizierte Nomenklatur Enderleins einzuarbeiten, den Wert dieser erkannte, so stellte sie doch für die Allermeisten ein abschreckendes Hindernis dar.

Trotz der Fehler, die von den frühen Pleomorphisten begangen wurden, war Enderlein der Ansicht, daß eine ganze Reihe älterer Forschungsergebnisse als ernst zu nehmende Faktoren wieder ihre Bedeutung erlangen würden, auch solche, die man bereits seit Jahrzehnten als erledigt betrachtete oder von den Zeitgenossen spöttelnd ad acta gelegt worden waren. Enderlein erwähnt in diesem Zusammenhang die Arbeiten von Wilhelm Zopf (1883)[467], Etienne Wasserzug (1888), Metschnikow (1889) und Billroth (1874), dessen *Coccobacteria septica* wohl noch manchen wichtigen Befund zutage befördern würde.

1923 veröffentlichte Löhnis den zweiten Teil seiner Arbeit "Studies Upon the Life Cycles of the Bacteria" [364], in der er, unabhängig von Enderlein, für die Gruppe der Stickstoff assimilierenden Bakterien identische Entwicklungszyklen nachweisen konnte, einschließlich der sogenannten sexuellen Vermehrungsvorgänge. Löhnis verwies auf die bestätigenden Arbeiten anderer Forscher:

> *"Studies upon the conjunction of bacterial cells were made by Potthoff with Chromatium and Sulfur spirilia and by Enderlein with Vibrio cholerae." [364, S. 402]*

Ermutigt durch die Bestätigung seiner Forschungen, schrieb Enderlein in dem Vorwort seiner „Bakterien-Cyclogenie":

> *„Mit Genugtuung begrüße ich es, daß einer der hervorragendsten Bakteriologen, der Amerikaner Löhnis, neuerdings gleichfalls beginnt, die einzelnen Glieder des Entwicklungscyclus zu erkennen, und zwar in seinem neuesten Werk von 1923, also fast 7 Jahre, nachdem dies in meinen vorläufigen Mitteilungen geschehen ist, so daß mit einer schnelleren Einbürgerung dieser Betrachtungsweise zu rechnen ist."[10, Vorwort]*

Enderlein kommentierte Löhnis Beitrag wie folgt:

> *„In der eben erschienen Publikation (1923) erkennen auch Löhnis und Smith die differente Bedeutung zwischen Zellform und Wuchsform an; da aber aus Mangel einer Analyse der Cytologie die vergleichend morphologische Bedeutung nicht scharf erkannt wird, ist eine scharfe Formulierung der cytologischen und biologischen Einheiten nicht möglich. Die einzelnen Gruppen der Zellformen (forms) und Wuchsformen (growths) enthalten so cytologische und biologisch ganz heterogene Gebilde. Die ‚large non-sporulating cells' enthalten: syntakte Didimychite, Symmychite etc., die ‚coccoid forms': Mychite, Cystite, Gonidien, Dimychite etc.; der ‚dwarfed cell type': Mychite, Mychitdesmen, Dimychite, der ‚fungoid cell type': Dimychite, Didimychite, katatakte Syndimychite, die ‚small non-sporulating rods': ebenfalls diese Wuchsformen, die ‚small sporulating rods': Sporascite, Ascite, (katatakte Syndimychite), Gonascite etc., die ‚large sporulating cells': Gonascite und Sporascite. Die ‚Endosporen' sind größtenteils Trophosomen, die ‚Mikrocysten' heterogene Gebilde. Aber aus allen Durchführungen ist klar die cyclodische Erkenntnis zu ersehen, und es ist dies eine überaus wichtige Publikation, die geeignet ist, jeden Zweifel an dem Bestehen der Cyclogenie zu beseitigen, zumal das untersuchte Objekt, der Bacillus azotobacter, ein außerordentlich günstiges Objekt darstellt." [10, S. 36]*

Auch der schwedische Altmeister der Bakteriologie, Ernst Almquist, Stockholm, beschrieb gleichartige Wachstumsvorgänge. 1925 schrieb er in der Einführung seiner Publikation „Biologische Forschungen über die Bakterien-Variation, Entwicklungszyklus, Sexualität, Artbildung, Lebenserhaltung, Epidemien" [257] ganz ähnlich lautende Zeilen:

> *„Ein neues Gebiet ist der bakteriologischen Forschung eröffnet worden. Das Studium der zyklischen Entwicklung mit der sexuellen und asexuellen Fruktifikation hat eine grosse Zukunft. In Bezug auf die technisch wichtigen Bakterien ist die Arbeit schon im Gange. Die*

Ärzte haben sich lange gesträubt, an der Arbeit teilzunehmen. In der allerletzten Zeit ist jedoch ein Umschlag bemerkbar gewesen, und in kurzer Zeit wird zweifelsohne das neue Gebiet von allen Seiten in Angriff genommen werden." [257]

Enderlein rezensierte 1926 das Werk von Almquist für das „Centralblatt für Bakteriologie, Parasitenkunde und Infektionskrankheiten" wie folgt:

„Eine heilsame Lehre für alle Monomorphisten in der Bakteriologie und alle Gegner zyklodischer Auffassung gibt dieses erfrischend geschriebene, soeben erschienene Werk des greisen schwedischen Forschers. Sarkastisch schreibt er da über die Tatsache, daß diese grundlegenden neuen Auffassungen von der Fachliteratur totgeschwiegen werden: ‚In hochangesehenen Werken lesen wir jedoch Behauptungen in entgegengesetzter Richtung, z. B. die Bakterien vermehren sich ausschließlich durch Zweiteilung. Wie können nun die Verfasser das wissen? Sie wissen es nicht, die Doktrin spricht. Die Sachverständigen finden es aber nicht nötig, die Entwicklungszyklen zu erforschen und die gefundenen Fruktifikationen nachzuprüfen. Eine unnatürliche Solidarität hatte sich unter die Bakteriologen eingeschlichen.' Wem es nun ernst ist, sich mit dieser neuen Auffassung der Dinge vertraut zu machen, mag sich in dieses Werk vertiefen, er wird viel finden, was die Ansichten, die der Referent seit 1916 entwickelte, zu erweitern und zu bestätigen geeignet ist." [12]

Enderleins Entdeckungen waren demnach kein Zufall. Sie waren das Ergebnis einer exakten wissenschaftlichen Methode, die auch andere Forscher zu den gleichen Ergebnissen führten, sofern sie die erforderliche Ausdauer aufbrachten. Almquist, Löhnis und Enderlein konnten die Entwicklung von Bakterien zu Pilzformen verfolgen. Almquist schrieb hierzu:

„Die Bakteriologie hat viel dadurch zu leiden gehabt, daß man nicht genug beachtete, daß die Bakterien ‚unvollständig bekannte Pilze' sind."[257, S. 66]

Es ist noch anzumerken, daß dem Argument der Gegenseite, es handele sich bei den auftretenden Pilzformen um Verunreinigungen, glaubhaft und nachweislich begegnet werden konnte. Darüber wird in dieser Arbeit noch häufiger die Rede sein. Auch wenn Verunreinigungen oft genug die Ursache von Mißinterpretationen abgaben, so war es doch auch ein beliebtes Totschlagargument, das scheinbar berechtigte, die Arbeiten der Gegenseite mit einem Handstreich aus dem Feld zu schlagen.

Nachdem Enderlein die Arbeiten von Löhnis und Almquist bekannt geworden waren, wurde er nicht müde zu erklären, daß er die Grundlagen seiner „Bakterien-Cyclogenie" bereits am 19.8.1916 in den „Sitzungsberichten naturforschender Freunde zu Berlin" veröffentlicht hatte.[6] Dies hatte vermutlich prioritätsrechtliche Gründe. Er hatte ja nicht ahnen können, daß sich ihm die Gelegenheit für eventuelle Streitigkeiten gar nicht bieten würde. Die Vorveröffentlichung der „Bakterien-Cyclogenie", die er in den „Sitzungsberichten" 1916 publiziert hatte, war eine zusammenfassende Einführung in die Elemente seiner vergleichend-morphologischen Bakteriologie und eine Skizze des Entwicklungszyklus der Bakterien. Enderlein hatte dem Text soviel Bedeutung beigemessen, daß er ihn ein weiteres Mal 1955 in dem ersten Heft seiner Schriftenreihe „Akmon. Bausteine zur Vollgesundheit und Akomosophie" veröffentlichte.[74] Der kurze Aufsatz ist die Grundlage und Ausgangsbasis seiner weiteren bakteriologischen Studien und wird daher an dieser Stelle eingefügt.

4.1.2 Grundelemente der vergleichenden Morphologie und Biologie der Bakterien

Das folgende Kapitel ist ein Nachdruck der Arbeit von 1916[6] und 1955[74]. Es wird dem Leser einen ersten Eindruck vermitteln, welche Anforderungen Enderlein an seine Leserschaft stellte. Der Leser erhält mit diesem Text gleichzeitig eine zusammenfassende Einleitung in das Hauptwerk „Bakterien-Cyclogenie" [10]. Eine ausführliche Besprechung erfolgt in dem Kapitel über die Bakterien-Cyclogenie (siehe Kapitel 5.1).

Vergleichende Morphologie

Die morphologische Grundeinheit der Bakterien ist das Mychit, das eine Kugel darstellt. Es besitzt einen einzigen Kernapparat, das wandständige Mych, das der Ureinheit des Kernes entspricht und so den Urkern darstellt. Der Durchmesser des Mych beträgt 0,1-0,25 μ. Das Mych selbst ist im allgemeinen nur äußerst schwer sichtbar zu machen, färbt sich am besten mit Fuchsin (Karbolfuchsin) und ist nur im freien Mychit (Gonidie, etc.) deutlich sichtbar zu machen. Gewöhnlich ist es von Nährstoffpartikelchen (Trophoconien) mehr oder weniger dicht umhüllt. Hierdurch entsteht ein kräftig färbbares kernartiges Gebilde von größerem (Trophosom) oder kleinerem Umfange (Trophosomelle). Ein Bakterienindividuum ohne Trophoconien ist ein Atrophit. Die Teilung des Mych wird durch eine Streckung und Zerschnürung in zwei Mych vollstreckt (Mychomitose). Der Mychomitose folgt die Teilung und Trennung der beiden entstandenen Mychite. Bleiben letztere in engerem Verbande zusammen hängen, so entsteht ein Diplomychit. Erfolgt nach der Mychomitose die Teilung des Zellelementes nicht, so bleibt ein Gebilde (Dimychit) mit 2 Mychiten bestehen, die sich an die beiden Pole des Kurzstäbchens stellen. Das Dimychit ist die morphologische Einheit im Aufbau aller höheren Bakterien. Im Körper längerer Bakterienfäden sind die Dimychite in den Verbänden als Dimychosen zu bezeichnen. Die Länge des Stäbchens ist die Achsenlänge. Der Abstand der beiden Mychite (Mychostase) kann kürzer (stenostat) oder länger (eurystat) sein. Im Dimychit kann die Mychomitose beider Mych gleichzeitig (Isozygie) oder ungleichzeitig (Protozygie) eintreten.

Ein Verband von 2 Dimychiten ist das Didimychit, ein etwas längeres Stäbchen. Hier können die Mych in der Achsenlinie (catatact) oder unregelmäßig (syntact) angeordnet sein. Beim Syndimychit (Langstäbchen) sind mehr als 2 Dimychosen catatact oder syntact vereinigt. Das Syndimychit kann zuweilen Verzweigungen oder Gabelungen bilden.

Wächst ein Mych in einem Mychit zu größerer Wertigkeit an, ohne sich zu teilen, so entsteht ein Symmychon (ein polydynames Mych); ein Zellgebilde mit einem Symmychon ist ein Symmychit (vergl. Zoit und Cystit).

Ein Mych, das sich durch Mychomitose teilt, ohne dabei eine höhere Wertigkeit zu erhalten, zerfällt in 2 halbe Kernelemente (Mychomer), von denen jedes nur die halbe Wertigkeit eines Mych besitzt. Ein Zellgebilde mit einem Mychomer ist ein Mychomerit.

Die Fortpflanzung der Bakterien kann durch einfache Teilung (Monogonie und Arthrogonie) sowie auf geschlechtlichem Wege vonstatten gehen. Die Monogonie im Anschluss an Mychomitose tritt nur bei den aus einem Mych bestehenden kugelförmigen Bakterien auf. Die Arthrogonie ist der Zerfall höherer Zellverbände, die nicht an Mychomitose gebunden zu sein braucht. Bei der Arthrogonie können die Produkte gleichwertig (isomorphe A.) oder ungleichwertig (heteromorphe A.) sein. Die isomorphe Athrogonie ist die gewöhnliche ungeschlechtliche Fortpflanzung. Die heteromorphe Arthrogonie erzeugt Fruktifikationen, Embryonenbildungen und Teilstückbildungen. Die Fruktifikationen bestehen aus der morphologischen Einheit, und zwar entweder aus dem Mychit (als Fruktifikation: Gonidie) oder aus dem Symmychit (als Frutifiktaion: Cystit). Der Embryo bildet sich aus dem Cystit, und zwar als Schnürstück an einem Syndimychit (Arthrothecit) oder im Inneren von syntacten Syndimychiten (Endothecit). Als Teilstückbildungen kommen in Betracht:

a) Abschürungen von Dimychiten (Oidien) von längeren Fäden; hierher gehört auch das Sporit, die sog. Bakterienspore;

b) das Pseudothecit, ein arthrothecitähnliches, aber nicht aus dem Cystit entstandenes catatactes Syndimychit.

Bei der geschlechtlichen Fortpflanzung entstehen Gonite, die Mychomerite darstellen und aus denen männliche stark begeißelte und sehr lebhafte Spermite und weiblich, sehr schwach begeißelte und sehr wenig bewegliche Oite entstehen. Bei letzterem steht das wandständige Mychomer am Geißelpol und von der kugelförmigen Zelle etwas warzenförmig ab. Die Kopulation erfolgt an dem dem Mychomer gegenüberliegenden Pole des Oites. Die Gonite sind ohne erfolgte Kopulation nicht mehr lebensfähig.

Cyclogenie

Die Cyclogenie der Bakterien ist der auf eine meist ungeheuer große Zahl von Generationen verteilte Kreislauf der morphologischen Entwicklung von der morphologischen Einheit bis zum morphologischen Höhepunkt und wieder bis zur morphologischen Einheit. Die beiden Koordinaten der Entwicklung innerhalb der Cyclogenie sind: Vermehrung durch Teilung (Auxanogenie) und fortschreitende Entwicklung (Probaenogenie). Die einzelnen morphologischen Stufen (Stadien) der Entwicklung (des Aufbaues und Abbaues) sind die Cyclostadien. Hemmungen der Probaenogenie (Mochlose) können ein Fortschreiten der Cyclogenie verhindern, die Lösung dieser Hemmungen ist die Mochlolyse. Der Höhepunkt des Aufbaues ist die Culmination, das Cyclostadium der Culmination die Culminante. Die Summe aller Cyclostadien - aufsteigend (progressiv) und absteigend (degressiv) – bis zum Ausgangspunkt zurück ist die Cyclode. Die einzelnen Cyclostadien werden durch einen meist sehr lang fortdauernden Wechsel zweier Wuchsformen dargestellt. Die Cyclostadien der progressiven Cyclode sind besonders folgende: Das Basit ist der Wechsel von Mychit und Dimychit, das Phytit der Wechsel von Dimychit und Didimychit, das Ascit der Wechsel höherer Dimychosenverbände. Die Ascite zerfallen in zwei Gruppen, die catatacten Ascite und die syntacten Ascite. Zu ersteren gehören folgende: das Phytascit (der dünne Faden) kann sich bis zum langen Faden (Mycascit) verlängern; das Sporascit bildet Sporite, das Gonascit Gonidien, das Cystascit Cystite und Thecascit Thecite. Zu den syntacten Asciten gehört: das Synascit, dessen Mych sich auch quer zur Längsachse teilen können, sowie die beiden schon erwähnten Embryonenbildungen: Endothecit und Arthrothecit. In der degressiven Cyclode ist das Plastit das Cyclostadium, bei dem Dimychit und Mychit alternieren. Das Zoit ist schließlich ein (selten auftretendes) Symmychit, dessen Körperform willkürlich verändert werden kann und aus dem sich durch riesig schnell fortgesetzte Mychmitose lange Fäden (Pseudascit) bilden, die in kurzer Zeit zu Ketten (Desmen) von Phytiten zerfallen.

Bei pathogenen Bakterien ist die Virulenz meist an ein besonderes Cyclostadium gebunden (das Virostadium), das je nach Art des Organismus an irgendeiner Stelle der Cyclode gelegen sein kann.

Innerhalb jedes Cyclostadium treten noch mannigfaltig weitere durch morphologische, physiologische oder biologische Verschiedenheiten begründete Erscheinungsformen auf, die Formanten. Die einzelnen Faktoren (morphologischer, physiologischer und biologischer Natur) der Cyclostadien und Formanten sind die Designanten.

Stettin, 19.8.1916 [6, 74]

4.2 Der Krieg fordert seinen Tribut

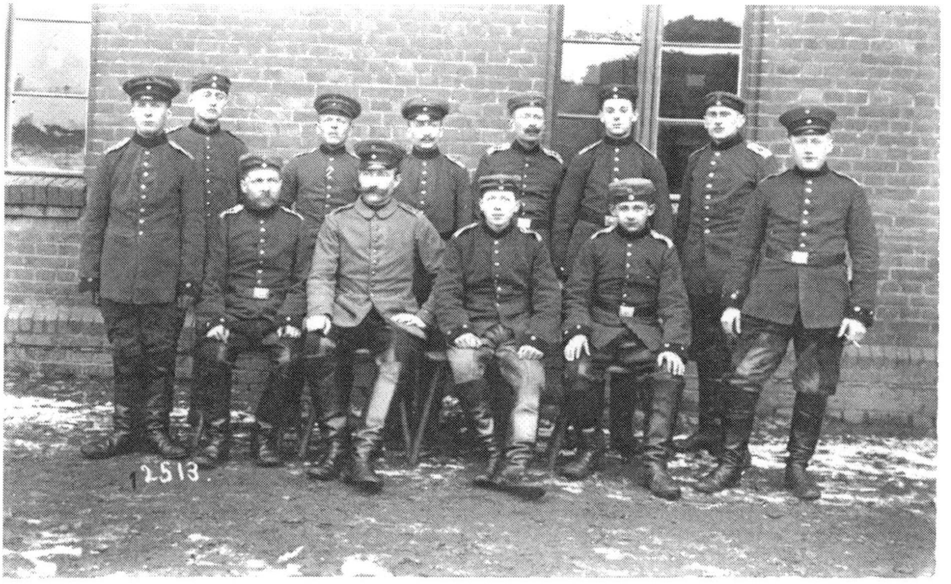

Abb. 5 Enderlein bei der Artillerie in Bromberg 1917, in der vorderen Reihe sitzend, 1. v. li. [229]

Bevor Enderlein seine bakteriologischen Untersuchungen fortsetzen konnte, wurde er im Februar 1917 zur Artillerie nach Bromberg versetzt. Ein Foto aus dieser Zeit [vgl. Abb. 5] dokumentiert den unerfreulichen Umstand, der anscheinend nicht lange andauerte, denn bald darauf erhielt er Marscherleichterung, als man ihn als Meteorologen bei den Luftschiffen in Darmstadt, Jüterbog und Karlshorst einsetzte, bevor er als Statistiker gebraucht wurde und man ihn wieder zum II. Armee Korps nach Stettin versetzte. Bis Dezember 1918 dauerte Enderleins freiwilliger Militärdienst, doch auch in den Kriegstagen publizierte er einige kleinere entomologische Arbeiten und einige Artikel über seine bakteriologischen Studien. Seine bakteriologischen Studien erschienen in den Jahrgängen von 1916 und 1917 in den „Sitzungsberichten der Gesellschaft naturforschender Freunde zu Berlin", dessen Ehrenmitglied Enderlein bereits seit 1900 war. [95, S. 388]

Die ersten drei Arbeiten seiner Publikationsreihe „Bakteriologische Studien"(I-IX) tragen die Titel: „Einige neue Bakterien aus der Verwandtschaft des Diphtherie-Erregers" [4], „Über polyätiologische Auffassung diphtherieartiger Erkrankungen"[5] und „Grundelemente der vergleichenden Morphologie und Biologie der Bakterien"[6], die dritte und wichtigste Arbeit, in der Enderlein die Methode der vergleichenden Morphologie in die Bakteriologie einführt und den Bakterien-Zyklus skizziert. „Ein neues Bakteriensystem auf vergleichend morphologischer Grundlage" [7] erschien im darauf folgenden Jahr. Teil fünf der bakteriologischen Studien „Über die geschlechtliche Fortpflanzung der Bakterien" [8] wurde erst nach Kriegsende im Beiheft zum „Botanischen Centralblatt" von 1921 abgedruckt. „Eine ganz unzugängliche Stelle" [164], befand Dr. Martin Hering, ein Mitarbeiter Enderleins. Deswegen veröffentlichte Hering in der Zeitschrift „Mikrokosmos" eine Zusammenfassung von Enderleins Befunden der geschlechtlichen Fortpflanzung der Bakterien, und machte sie einem breiteren Publikum zugänglich.

> *„Bei der Wichtigkeit des behandelten Gegenstandes erscheint ein Bericht über Enderleins Entdeckungen wünschenswert." [164]*

Nach dem Krieg nahm Enderlein die Stelle als Kustos am Zoologischen Museum der Universität Berlin an. Im April 1919 wurde er Leiter der Abteilung der Dipteren[22] und der Abteilung parasitischer Insekten. Am 17.5.1924 erfolgte Enderleins Ernennung zum Professor als Dienstbezeichnung[23]. [2] Beruflich hatte Enderlein viel erreicht. Bereits vor dem Krieg war er ein international bekannter und viel gesuchter Experte für die Bearbeitung von entomologischem Expeditionsmaterial. Schon damals hatte er über 200 entomologische Arbeiten veröffentlicht. Enderlein gehörte zu den Privilegierten seiner Zeit, in der andere mit dem Lohn ihrer Arbeit ihre Familien nicht haben ernähren können, sofern sie überhaupt eine Arbeit hatten. Der Gesundheitszustand der Mehrheit der deutschen Bevölkerung war denkbar schlecht, viele Menschen waren unterernährt und hausten in unzureichenden Unterkünften. Dies waren Lebensbedingungen, unter denen sich Seuchen auszubreiten pflegen. Auch Enderleins Familie blieb von den Folgen des Krieges nicht unberührt. Am 10.9.1920 verstarb seine Frau Anna an den Folgen einer Tuberkulose-Infektion. Ein Umstand, der Enderlein dazu bewogen haben mag, sich intensiv mit der Erforschung der Tuberkulose zu beschäftigen.

4.2.1 Carl Spengler

Bei einem Besuch seiner Frau in Davos hatte Enderlein Dr. med. Carl Spengler kennengelernt.[24] [246] [Zit. n. Abb. 1A] Carl Spengler (1860-1937) studierte in Zürich und Heidelberg Medizin. Sein Vater, Alexander Spengler, hatte Davos als Kurort für Lungenkranke begründet. Von daher hatte sich Carl Spengler bereits sehr früh auf die Erforschung und Behandlung der Tuberkulose spezialisiert. In seiner Assistentenzeit in der chirurgischen Abteilung der Universität in Straßburg befaßte sich Spengler zunächst mit der 1888 durch Heinrich Quincke eingeführten Thorakoplastik[25], die später von Ferdinand Sauerbruch weiterentwickelt wurde. Bald erkannte Spengler einen anderen Weg der Heilung der Tuberkulose: „Wir können die Behandlung auf chirurgischem Wege nur unterstützen", so hatte es Spengler 1890 auf dem Kongreß der „Gesellschaft Deutscher Naturforscher und Ärzte" in Bremen in seinem Vortrag „Zur Behandlung starrwandiger Höhlen der Lungenphthise[26] " formuliert. Er widmete sich von da an der Erprobung des von Robert Koch entwickelten Tuberkulins. [262] Spenglers Publikation von 1892, „Therapeutische und diagnostische Resultate der Tuberkulinbehandlung bei 41 Lungenkranken", hatte das Interesse Robert Kochs erregt. Von Koch 1892 nach Berlin geholt, gewann Spengler weitere Erkenntnisse auf dem Gebiet. Dort kam es auch zu bedeutsamen Begegnungen mit Emil von Behring[27] und dem Japaner Shibasaburo Kitasato[28].

Spengler arbeitete zwei Jahre in Berlin am Institut von Robert Koch. Nach Davos zurückgekehrt, widmete er sich wieder der Krankenbehandlung. Die nicht selten mit unberechenbaren, für den Patienten nachteiligen Reaktionen verbundenen Tuberkulin-Injektionen, brachten ihn auf den Gedanken der perkutanen Einreibung, die sich in der Folge auch diagnostisch als sehr nützlich erwies. Die Tuberkulinanwendung nach Spengler fand im In- und Ausland weite Verbreitung und wurde ihrer geringeren Toxizität wegen zur Grund-

---

[22] Dipteren: Fliegen und Mücken

[23] Über eine Lehrtätigkeit ist nichts bekannt.

[24] Teil eines Briefes an Dr. Windstoßer, 1. Seite und Datum fehlen, ein Faksimile des Briefes befindet sich im Anhang.

[25] Thorakoplastik: radikaler operativer Eingriff mit dem Ziel der Wiederherstellung oder Verbesserung der Lungenfunktion, der heutzutage nicht mehr durchgeführt wird.

[26] Lungenphtise: ältere Bezeichnung für Lungentuberkulose

[27] Emil von Behring (1854-1917) entwickelte das Diphterie- und Tetanus-Antitoxin. Er war der Mitbegründer der modernen Serum-Therapie, wofür er 1901 den ersten Nobelpreis für Medizin erhielt.[302]

[28] Shibasaburo Kitasato (1852-1931) gilt als der bedeutendste japanische Bakteriologe. Von 1885-1892 war er bei Robert Koch in Berlin tätig, 1890 entwickelte er zusammen mit von Behring das Diphtherie- und Tetanus-Antitoxin.[302]

lage weiterer Modifikationen. Eine wichtige Entdeckung von Spengler war die Unterscheidung zwischen dem Tuberkulin aus humanen und aus bovinen Tbc-Erreger-Kulturen, wobei sich das bovine Tuberkulin als das ungefährlichere bei vergleichbarer immunisierender Wirkung erwies. Bereits 1902 hatte Spengler atypische Tbc-Bakterien in „Splitter- und Sporenform" nachweisen können. 1910 gelang Antonio Fontes (Brasilien) die bakterienfreie Übertragung der Tuberkulose mit diesen atypischen Tbc-Formen, und im gleichen Jahr erschien eine bestätigende Arbeit von Hermann Dostal [292]. [188]

Es sind eine Reihe Verdienste Spenglers zu betonen, von denen auch Enderlein bei seinen späteren Tuberkuloseforschungen profitierte. So hob Paul A. Meckel, der nach dem Tod Spenglers dessen Firma übernahm, hervor:

> *„Sehr wertvoll ist die von Carl Spengler gemachte und schon 1902 publizierte und 1905 und 1907 weiter erläuterte Feststellung, daß der steigenden Abwehrkraft des Organismus eine unter dem Mikroskop festzustellende Degeneration der Tuberkelbazillen parallel läuft. 1905 fand Spengler die Pikrinmethode, eine Färbungsart, welche statt des bekannten blauen Untergrundes der Ziehlschen Methode einen blaßgelben Untergrund hat und sich hierdurch die Möglichkeit ergibt, selbst allerkleinste ‚Tuberkelbazillensplitter' (Sporenform des Erregers) unter dem Mikroskop zu erkennen. Daß es sich bei den Spenglerschen ‚Tuberkelbazillensplittern' um eine richtige Sporenform handelt, ist dadurch zu beweisen, daß diese ‚Splitter' auf geeigneten Nährboden gebracht, wieder zu vollvirulenten Tuberkelbazillen auswachsen. Diese Carl Spenglerschen Tuberkelbazillensplitter wurden später von Much ebenfalls gefunden und machten - wie Spengler 1919 hervorhob - unter der Bezeichnung ‚Muchsche Granula' die Runde." [372]*

Spengler erkannte ebenfalls die Bedeutung der Mischinfektionen. Durch Anzüchtung verschiedener Erreger aus dem Sputum von Tuberkulosekranken gelang ihm der Nachweis häufig vorkommender Mischinfektionen. 1911 erschien der Sammelband „Tuberkulose-und Syphilis-Arbeiten (1890-1911)" [436], herausgegeben von seinen Schülern und Freunden anläßlich seines 50. Geburtstages. Seine Schüler hatten beschlossen, sämtliche verstreuten und zum Teil vergriffenen Arbeiten gesammelt herauszugeben, um so die hervorragenden Forschungsergebnisse Carl Spenglers der ganzen Ärzteschaft zugänglich zu machen. [436, Vorwort]

Spengler gelang der Nachweis der engen Beziehung zwischen Tuberkelbakterien und Syphiliserregern, deren bakterielle Formen bei Tuberkulosekranken oft in Mischkultur anzutreffen waren. Auch der Erreger der Syphilis konnte, wie Spengler gezeigt hatte, in einer ultrakleinen Primitivform in den Zellen des Organismus nachgewiesen werden, auch dann, wenn eine Ansteckung mit dem Erreger während des Lebens nicht stattgefunden hatte. Es wurde von Spengler angenommen, daß die allgemeine Verbreitung der „Erb-Lues" ein Überbleibsel aus dem Anfang des 16. Jahrhunderts sei, wo die aus Amerika eingeschleppte Syphilis die Gesamtbevölkerung als akute Infektionskrankheit pandemisch durchseucht hatte. Wer dieser Infektionskrankheit damals nicht erlag, behielt eine „Resttoxikose" zurück, die über die Generationen weitergegeben wurde und nach Spengler später noch als „Erb-Virus" vorhanden sei. Die vom Organismus nicht überwundenen Bakterien-Toxine, seien sie ererbt oder erworben, verursachten kausal oder kokausal eine Anzahl therapieresistenter Krankheiten und Krankheitsdispositionen. [176]

Spengler entwickelte Immunsera, indem er Kaninchen mit verschiedenen Tuberkulosestämmen und den übrigen Krankheitserregern so lange impfte, bis er ein Immunserum von hohem Titer gewonnen hatte. Das Immunserum wurde noch mit dem Hämolysat des gewonnen Blutes versetzt, da Spengler der Ansicht war, daß die zellulären Abwehrkräfte genauso erforderlich wie die humoralen seien. Zudem versetzte er das Immunserum mit Ultrafiltraten von verschiedenen Erregerkulturen. Aus diesen Gemischen entstanden die als perkutane Einreibung verwendeten Immunkörper-Präparate, die sich sowohl diagnostisch als auch therapeutisch als sehr wertvoll erwiesen. [188]

Man hatte Carl Spengler häufig Unstetigkeit und Wechsel der Präparate vorgeworfen. Meckel verteidigte Spengler gegen diese Vorwürfe, indem er fragte: „Aber ist es Spengler zu verübeln, wenn er eigene gute Präparate beiseite schob, wenn und sobald er noch bessere herausgefunden hatte und sie zur Anwendung empfahl, nachdem er dieselben an sich und bei seinen Patienten (selbstverständlich erst nach zahllosen Tierversuchen) als therapeutisch noch wertvoller erkannt hatte?!" [372, S. 5]

Der Vorstellung Spenglers folgend entsprach der Wirkmechanismus seiner Immunkörper-Präparate einer kombinierten aktiven und passiven Immunisierung. Dem kranken und schwachen Patienten, der naturgemäß nicht mehr in der Lage sei, genügend eigene Abwehrstoffe bereitzustellen, würde durch die Immunkörper die fertigen Abwehrkräfte zur Verfügung gestellt. Es handele sich bei dieser Methode um eine den Körper nicht schwächende passive Immunisierung. [372, S. 4]

Meckel schrieb in einer Gedenkschrift zum 100. Geburtstag von Carl Spengler:

> *"...we should not forget how many research results this outstanding doctor and bacteriologist left to medicine, which have not been checked but are, all the same, refuted. I feel a personal obligation to keep alive the memory of Carl Spengler, not only because I owed him my life when I was his mortally ill patient in 1906, but also because this scientist, who has apparently become a very inconvenient collegue to many of the medical profession, is coming back to the foreground of tuberculosis and cancer discussions." [373]*

Wahrheitsliebend und kompromißlos habe sich Spengler nicht gescheut, Kritik an dem Tuberkulin Kochs zu üben, das letztendlich nicht die gewünschte Wirkung zeigte. Gleichwohl sahen die Schüler Spenglers seine Arbeiten „ganz auf dem festen Fundament der Kochschen Lehren aufgebaut." [436, Vorwort]

Noch waren jedoch nicht alle Rätsel um die Tuberkulose, der „weißen Pest", gelöst, einer heimtückischen Erkrankung, die sich in so verschiedenen Krankheitsverläufen darstellen konnte. Enderlein besaß Spenglers Werk über die „Tuberkulose- und Syphilis-Arbeiten (1890 - 1911)" [436]. Kurze Zeit später wird er die Splitter- und Sporenformen Spenglers als identisch mit dem Chondrit-Stadium[29] (Kleinkörnchen-Stadium) des Tuberkulose-Erregers erkennen. Doch noch hatte er nicht die Zeit, sich ausführlich mit der Tuberkulose zu beschäftigen. Erst 1927 wird sich ihm diese Gelegenheit bieten.

5 Die „Bakterien-Cyclogenie" und Enderleins Forschungen in den 20er Jahren

Bevor sich Enderlein eingehend mit der Tuberkulose beschäftigte, forschte er zu Beginn der 20er Jahre und in den folgenden Jahren auf seinem angestammten entomologischen Gebiet. Als Leiter der Abteilung für parasitische Insekten am Zoologischen Museum der Universität Berlin war er mit der Erforschung der Kriebelmückenplage betraut worden, die in Deutschland im Gebiet des Flusses Leine und ganz besonders auf dem Balkan der Viehzucht große Schäden zugefügt hatte. Im Auftrag und mit Unterstützung des Berliner Ministeriums für Landwirtschaft, Domänen und Forsten reiste Enderlein 1921 zu einem vierteljährigen Studienaufenthalt auf den Balkan. Seit dieser Zeit stand er dem Land

[29] Das Chondrit-Stadium stellt nach Enderlein das Primitivstadium der Bakterien dar.

Bulgarien als Berater in einschlägigen Fragen betreffend Tier- und Pflanzenschädlingen zur Verfügung. Die Erforschung der Kriebelmückenplage stand noch lange Zeit im Vordergrund seiner entomologischen Forschungen.

Am 11.1.1923 war in der Abendausgabe der „Deutschen Allgemeinen Zeitung" ein drei Spalten langer Artikel über Enderlein erschienen mit dem Titel „Neue Forschungen an Bakterien"[194]. Der Journalist Walter Hopp schreibt dort für ein größeres Publikum über Enderleins wichtige Entdeckung der Cyclogenie der Bakterien:

> *„Der Weltkrieg, der für das Studium der Seuchen und ihrer Bekämpfung eine Reihe wichtiger Ergebnisse zeitigte, hat auch die Entdeckung einschneidender Tatsachen der Biologie und Morphologie der Bakterien gebracht, die einem deutschen Forscher, Dr. Günther Enderlein, Kustos am Zoologischen Museum der Berliner Universität, gelungen ist. Enderlein war in den beiden ersten Kriegsjahren Bakteriologe des Sanitätsamtes des 2. Armeekorps in Stettin und gelangte hier während einer intensiven bakteriologischen Tätigkeit zunächst zu der Erkenntnis, daß der Choleraerreger ‚biologische Zyklen' bildet, also Formenreihen, die in einem Kreislauf sich wiederholen. Hieran schloß sich die Auffindung der männlichen und weiblichen Geschlechtsform und damit der geschlechtlichen Fortpflanzung des Choleraerregers, während bisher nur eine Fortpflanzung durch Teilung bekannt war, sodann der Nachweis und die Charakterisierung eines strukturell ganz eigenartigen ‚Kerns' der (einzelligen) Bakterie, endlich die Entwicklung einer weitreichenden Morphologie der Bakterien. Diese Arbeiten stellen die Bakterienkunde auf eine völlig neue Grundlage. Ihr weiterer Ausbau dürfte auch für die Praxis von größter Bedeutung werden, da die Virulenz gewisser Bakterienarten an bestimmte Stadien des Kreislaufs ihrer verschiedenen Formen gebunden sein mag." [194]*

Als sehr interessant beschreibt Hopp die Umstände, wie Enderlein von der Vorstellung der Cyclogenie der Bakterien zur Entdeckung der Geschlechtsformen gelangte. Hopp zitiert hierfür einen Abschnitt aus Enderleins Veröffentlichung „Über die geschlechtliche Fortpflanzung der Bakterien" [8]:

> *„Bereits gegen Ende des Jahres 1914 begann sich hierbei die Erkenntnis aufzudrängen, daß in diesem Vorstellungsbild an bestimmten Stellen immer wieder Lücken sich bemerkbar machten. So war es z. B. nicht verständlich, daß gewisse Erscheinungsformen, auf festen Nährboden ausgesät, sich als steril erwiesen, und so abgestorben erschienen, während die gleichen Formen nach kurzer Passage in flüssigem Nährboden (z. B. Peptonwasser) völlig lebenskräftige Individuen ergaben. An diesen Punkten wurde nun eine intensive morphologische Beobachtung eingesetzt. Es wurden Kulturen derartigen Materials in Peptonwasser nach der Aussaat alle Viertelstunden zunächst lebend, später gefärbt, beobachtet und zahlreiche Skizzen und genaue Messungen angefertigt. So wurde gewissermaßen ein morphologisches Kesseltreiben veranstaltet, das am 22. Februar 1915 mit der Entdeckung der männlichen und weiblichen Individuen und der Überzeugung endete, daß bei den Bakterien wirklich geschlechtliche Fortpflanzung stattfindet. Aber erst nach etwa achttägiger intensivster, oft stundenlanger Beobachtung gelang es mir, nachdem eine ganze Reihe von derartigen Vorgängen mir aus der Gesichtsebene entwichen waren, das erste Mal, tatsächlich auch eine Kopulation sicher zu beobachten, obgleich schon am 22. Februar die Werbungs- und Suchbewegungen des Männchens in den Vordergrund des Interesses gerückt waren. Während die Bewegungen gewöhnlicher Bakterienformen durchaus ziellos erscheinen, ist an dem männlichen Individuum (Spermit) nicht nur eine ganz bestimmte Rhythmik der Bewegung zu erkennen, sondern man bemerkt auch ein gewisses Suchen und Auswählen mit einem Ziele, das eine Spur Bewußtsein ahnen läßt. Dieses Fünkchen Bewußtsein löste im Erkennen all die Arbeiten und Forderungen aus, die zu einer wissenschaftlichen Erkenntnis nötig sind. War es doch sogleich klar, daß mit dem sexuellen Vorgang die morphologische Einheit entdeckt sein müsse und daß dann die Kopulation auch karyologisch (durch Feststellung der Zellkerne) erwiesen werden könne. Sofort einsetzende Versuche bestätigten dies schon am 4. April*

1915 auch karyologisch. Damit war gleichzeitig die Kerneinheit (das Mych) und die Zelleinheit (Mychit) festgestellt, die auch im Vergleich und im Gegensatz zum höheren Protozoenkern und zur Protozoenzelle Einheiten darstellen, wie in der Hauptarbeit[30] weiter begründet wird." [194]

1924 veröffentlichte der de Gruyter Verlag eine kleinere Arbeit von Enderlein mit dem Titel „Bemerkungen zur Systematik der Chondromyciden" [9]. 1925 erschien Enderleins Hauptwerk die „Bakterien-Cyclogenie" [10], ebenfalls bei de Gruyter. Gleich nach dem Erscheinen der „Bakterien-Cyclogenie", die sich an ein Fachpublikum richtete, schrieb Enderlein einen populärwissenschaftlich gehaltenen Aufsatz „Der Kreislauf der Bakterien-Entwicklung" [11], „zum Verständnis für Gymnasiasten", der in dem Jahrbuch „Wunder im Weltall" abgedruckt wurde. Im Unterschied zu seinen bisherigen Publikationen kommt Enderlein in diesem Aufsatz ganz ohne seine Terminologie aus. Für intensive bakteriologische Studien blieb ihm jedoch nur wenig Zeit, denn im April 1927 reiste er zu einem weiteren mehrmonatigen Studienaufenthalt in das Leinegebiet.[237] Und 1929 verbrachte er einen fünfmonatigen Studienaufenthalt auf den Kanarischen Inseln. Die Ergebnisse seiner Kriebelmücken-Studien wurden erst 1931 publiziert, die umfangreiche Arbeit trägt den Titel „Zur Beurteilung und Bekämpfung der Kriebelmücken-Schäden des Leinegebietes". [3]

5.1 Bakterien-Cyclogenie

Die „Bakterien-Cyclogenie"[10] ist das bakteriologische Hauptwerk von Enderlein. Es ist ein sehr anspruchvolles Werk. In der Einführung dieser Publikation stellt Enderlein den Satz voran: „Die vergleichende Morphologie ist die Grundlage aller Biologie." Er führte aus, daß die vergleichende Morphologie als Untersuchungsmethode der Biologen, immer mehr zugunsten der physiologisch-biologischen Forschungen ins Hintertreffen geraten sei. Die vergleichende Morphologie sei als etwas Nebensächliches betrachtet worden, zu Unrecht, wie er bemerkte, da sie

„... in Wirklichkeit die Grundlage der Biologie selbst darstellt und die Mutter aller phylogenetischen, ontogenetischen und systematischen Naturerkenntnis ist. Im Erkennen der Rhythmik alles organischen Geschehens liegt auch für dieses Forschungsgebiet das Fundament des Wissens. Die Grundbedingung für eine morphologische entwicklungsgeschichtliche Untersuchung ist die organische Kontinuität sukzessiver Entwicklungszustände." [10, S. 1]

Enderlein war auf Grund seiner vergleichend-morphologischen bakteriologischen Studien während des Ersten Weltkrieges zu der Überzeugung gelangt, daß die Bakteriologie auf völlig unzulänglicher Grundlage aufgebaut sei. Die Hauptmomente dieser falschen Erkenntnisrichtung deutete er mit drei knappen Worten an:

„Monomorphismus - Mutationslehre - Monocytismus."

Für die Arbeit hatte Enderlein sein gesamtes bakteriologisches Beobachtungsmaterial aus dem Ersten Weltkrieg ausgewertet. Auf Grund der differenten Deutungen der Untersuchungsbefunde empfahl Enderlein seine Arbeit „dem Wohlwollen des Spezialisten". Die Arbeit sei lediglich eine Skizze, „etwas anderes konnte es ja bei dem Umfange des Gebietes nicht sein". [10, S. 2] Der Ausbau und die Nachprüfung seien der speziellen Forschung überlassen.

„So möge aus dem Staube vergangener Jahrzehnte ein neuer, vergleichend morphologisch geklärter Pleomorphismus erstehen, der die Mutationlehre und den Monocytismus in der Bakteriologie verdrängt und die Cyclogenie und Pleocytismus an ihre Stelle setzt, damit

30 Enderlein bezieht sich hier auf seine Veröffentlichung „Bakterien-Cyclogenie"[10]

die Bakteriologie aus dem Stadium theoretischer Erklärungsversuche in den Zustand absoluten biologisch-morphologischen Wissens eintrete." [10, S. 2]

Zu seiner Terminologie bemerkte er folgendes:

„Vergleichend morphologisch scharf begrenzte Begriffe, die für eine verständliche Diskussion unentbehrlich sind, erheben die Bakteriologie zu einer vergleichend morphologischen Disziplin. So machte sich naturgemäß die Schöpfung einer ganzen Reihe Termini erforderlich, die ja wohl manchen anfangs von einem Versuche, in diese Materie einzudringen, abschrecken mögen. Aber das Wesen erkannter Begriffe kristallisiert als Name aus. Ohne eine scharfe vergleichend morphologische Nomenklatur ist es unmöglich, eine klare Vorstellung vom Wesen der Organismen zu erlangen. Ja selbst biologische Begriffe, wie die Mochlose[31], für die eine abschließende Erklärung und Erkenntnis nicht möglich war, sind durch den Namen fixiert, und es kann mit ihnen operiert werden. ,Denn eben wo Begriffe fehlen, da stellt ein Wort zur rechten Zeit sich ein.'[32]

Aber auch dieser mir anfangs theoretisch und unscharf erscheinende Begriff der Mochlose hat im Laufe der Zeit in meiner Vorstellung immer schärfer umgrenzte Gestalt angenommen, und der vergleichende Parallelismus derselben mit dem Lebensgang von Meloë[33], der von mir in den ein leitenden Seiten des Kapitels VII (Klassifikation) in einer viel späteren Eintragung herangezogen worden ist, hat noch alle übriggebliebenen Bedenken völlig zerstreut und auch für diesen Begriff die Reste von Theorie abfallen lassen." [10, S. 3]

Der Aufbau der Nomenklatur wurde erst mit dem Abschluß der ganzen Arbeit zu einer „denkbar möglichen Vereinfachung" entwickelt. Sie besäße eine weitgehende organische Beziehung zu ihrer Bedeutung in morphologischer und biologischer Hinsicht. Die Nomenklatur resultiere aus der Synthese nur weniger einfacher Worte, um bei den morphologisch komplizierten Begriffen nicht zu lange Wortgebilde in Erscheinung treten zu lassen. „Denn das Wesen aller Wissenschaften, sei die Gliederung der Materie. Nur so sei die zu einem tieferen Verständnis erforderliche Übersicht möglich." [10, S. 3]

Die Hauptresultate seiner bakteriologischen Studien faßte Enderlein wie folgt zusammen:

- Auffinden des Bakterienkernes: Mych (Urkern)
- Begründung einer vergleichenden Bakterien-Morphologie

---

31 Mochlose = Hemmung oder Riegelung. Der Begriff beschreibt das Verharren einer Bakterienart auf der gleichen Entwicklungsstufe. Die Bakterien können so über Monate, Jahre und Jahrzehnte immer nur die eine Wuchsform beibehalten. Sie vermehren sich dann ausschließlich durch Zweiteilung. Gelingt es die Mochlose aufzuheben, Mochlolyse genannt, tritt ein aufwärts gerichtetes Wachstum ein, hin zu komplexeren Organisationsformen.

32 Goethe: Faust I, Schülerszene

33 Meloë = sogenannter Maiwurm. Enderlein hatte am Beispiel des Maiwurms zum einen den Begriff „Mochlose" erklären wollen, indem er darstellte, wie komplex der Entwicklungszyklus einer Gattung sein kann und welche Abhängigkeiten von den verschiedenen Lebenswelten der einzelnen Entwicklungsphasen bestehen. Zum anderen war das Beispiel geeignet zu zeigen, daß ein scheinbar bekannter Organismus sich als etwas ganz anderes entpuppt. So war der sogenannte Maiwurm nur das erste Larvenstadium eines Insektes, das zunächst in Blüten und Pollen lebt, dann auf Bienen überspringt, um sich in ihr Nest einschleppen zu lassen. Dort tritt die Larve in ein zweites Stadium ein und wird plötzlich als Räuber tätig. Sie frißt die jungen Bienenlarven und läßt sich als Futterschmarotzer von den Bienen füttern, bis die Puppe und schließlich der fettgefressene Käfer sich aus ihr entwickelt. Die Mochlose sei biologisch nichts anderes als die Weigerung eines Bakterienorganismus, sich in ein folgendes Stadium fortzuentwickeln unter Bedingungen, die ihm in diesem Folgestadium gar nicht zusagen. Genauso verweigere die Larve der Meloë im 2. Larvenstadium weiter Blütenpollen zu verzehren. Nur sei die Larve gegenüber einem Bakterium im Nachteil, da sie verhungere, wenn sie keine Biene findet, der Bakterienorganismus könne sich hingegen weiter vermehren.

- Nachweis der Allgemeinheit der Gonidienbildung bei allen Bakterien als fundamentale Form asexueller Fruktifikation (bisher nur für einige Scheidenbakterien - Crenothrix und einige Sphaerotiliden - festgestellt)

- Nachweis der sexuellen Fortpflanzung der Bakterien

- Morphologischer Nachweis für das Sporit (die sogenannte Bakterienspore) als einem kleinen Seitenzweige eigene Sonderform einer Oidienbildung

- Feststellung der Cyclogenie der Bakterien und ihre diagnostische und therapeutische Bedeutung

- Feststellung der Mochlose und Mochlolyse

- Nachweis des cyclostatischen Momentes der Virulenz und Pathogenität (Virostadium).

- Als praktisches Resultat der cyclogenetischen Auffassung die polyätiologische Beurteilung diphtherieartiger Infektionen, gleichgültig, ob im Basit-, Phytit- oder im Cystascit-Stadium befindlich. [10, S. 3]

Im folgenden Kapitel gibt Enderlein einen geschichtlichen Überblick über die Morphologie, Cytologie und Entwicklung der Bakterien. Er bespricht die Arbeiten von etwa 250 Bakteriologen. Es geht um die Fragen, ob Bakterien einzellige oder mehrzellige Organismen sind, ob sie einen oder mehrere Kerne besitzen, ob sich das Zytoplasma bereits vom Karyoplasma abgeschieden hat, welche Bedeutung den Chromatinkörperchen zukommt, ob die Färbungen der Bakterienpräparate auch Rückschlüsse auf die chemische Zusammensetzung zulassen, und andere Fragen, die die unterschiedlichen Deutungen der biologischen und morphologischen Erscheinungen betreffen. Danach gibt Enderlein eine Übersicht über die Literatur der Erscheinungsformen der Bakterien. Er geht auf die Kontroverse zwischen Monomorphismus und Pleomorphismus ein, die sich ausschließlich auf die Frage der Wuchsformen bezieht. Es geht um die Frage, ob Bakterien nur eine Wuchsform haben, oder ob es Arten mit mehr als einer Wuchsform gibt. Es folgt ein historischer Abschnitt zur vergleichenden Morphologie und Biologie der Bakterien und zur Frage der Sexualität.

Enderlein analysiert, vergleicht und wertet die Untersuchungsergebnisse und Hypothesen der anderen Bakteriologen und interpretiert ihre Befunde seiner cyclogenetischen Auffassung entsprechend. Hierfür verwendet er seine Terminologie, und so bleiben seine Ausführungen zunächst unverständlich, denn auch der Blick in das beigefügte Glossar hilft nur bedingt weiter, da Enderlein seine Begriffe mit seinen eigenen Wortschöpfungen erklärt. Erst das dritte Kapitel ermöglicht einen Einstieg in die Materie; dort stellt Enderlein die Elemente seiner vergleichenden Cytologie und Morphologie der Bakterien vor.

5.1.1 Elemente der vergleichenden Cytologie der Bakterien

Dieses Kapitel hat Enderlein für den Nichtfachmann geschrieben; es sollte als Grundlage für das Verständnis seiner folgenden Ausführungen dienen. Es ist gegliedert in zwei Unterkapitel: *A. Generative Organellen* und *B. Somatische Organellen*.

Die generativen Organellen seien das Wesentliche der Bakterienzelle. Eine generative Organelle sei das Mych, der Urkern, der karyologische Bestandteil und der Träger des Lebens im Mychit, der Urzelle der Bakterie. In jedem Mychit fände sich jeweils nur ein Mych, das eine kugelförmige Gestalt besäße und stets wandständig gelagert sei.

> *„Der Nachweis, daß im Mychit das Mych tatsächlich immer wandständig ist, kann nur durch lange vergleichende Beobachtung festgestellt werden, da naturgemäß im mikroskopischen Präparate die größte Anzahl der Mychite das Mych gar nicht wandständig*

erscheinen läßt. Das Mych eines Atrophites[34] *scheint dabei optisch meist in allen möglichen Lagen entfernt vom Rand, was ja in der Durchsichtigkeit und der Kugelgestalt des Mychites begründet ist und leicht an der Hand von ausgestreuten mit je einem schwarzen Flecken bemalten Glaskugeln bestätigt werden kann." [10, S. 67]*

Den Durchmesser des Mych gab Enderlein mit 0,1-0,25 µm an; es enthalte kein Chromatin und sei nur wenig stärker als das Cytoplasma durch Fuchsin anfärbbar. Das gleiche gälte auch für die Färbung mit Methylenblau. Das Mych bestünde aus dem Mychin, was wiederum kein chemischer Begriff war, sondern ein substanzieller, da sich das Mych im gefärbtem Präparat als vollkommen homogene Masse darstellte.

Man muß sich vergegenwärtigen, daß Enderleins Forschungen in eine Zeit fielen, als man noch darüber diskutierte, ob Bakterien überhaupt einen Kern besäßen. Man betrachtete die Bakterien als dem Pflanzenreich zugehörig, und man war sich noch nicht sicher, welche Bedeutung den Nukleinsäuren und den Proteinen, die etwa in dem Verhältnis 1:2 in den Kernen pflanzlicher und tierischer Zellen vorkommen, zukamen. Enderlein erlangte die Vorstellung von dem Mych als Träger des Lebens durch seine experimentellen Untersuchungen. Die Schlußfolgerung, daß es sich bei dem Mych um eine kolloidale Masse handele, ohne jegliches Chromatin, resultierte aus seinen Beobachtungen bezüglich des Färbeverhaltens der Mych und dem Nachweis der Keimfähigkeit atrophischer Mychite. Ob und zu welchem Zeitpunkt der Entwicklung nun doch noch ein Rest Nukleinsäurematerial im Inneren der Mych sich verbergen mochte, das auf Grund seiner geringen Menge oder etwa seiner Lage im Inneren des Mych sich nicht darstellen ließ, konnte man damals nicht abschließend feststellen.

Um das Mych und auch um das gesamte Mychit, so konnte Enderlein beobachten, sammelten sich Reservestoffe an, die sogenannten Trophoconien, die das Mych und das Mychit mehr oder weniger dicht einhüllten. Enderlein war aufgefallen, daß bei gefärbten Bakterienpräparaten hin und wieder eine besondere Tatsache zu beobachten war:

„Es finden sich dann einzelne Individuen, welche die Farbe nur äußerst schwach annehmen oder bei der Gram'schen oder ähnlichen Färbungen die Gegenfarbe nicht annehmen, obgleich normale Individuen der gleichen Spezies grampositiv sind. Oft sind dann die Umrisse nur sehr schwach gefärbt. Derartige Präparate sind leicht geeignet, die Täuschung zu erwecken, als sei von den Bakterien eine Anzahl bei der Behandlung nach der Färbung vom Deckglas abgefallen und nur die Umrisse derselben als andeutende Farbsäume übriggeblieben. Bei genauer Tubuseinstellung ist aber stets festzustellen, daß diese erwähnten Bakterien-Individuen in ihrer ganzen Vollständigkeit vorliegen. Stammen derartige Präparate von Reinkulturen, so drängt sich auch leicht der Gedanke auf, als habe sich ein Fremdling eingeschlichen. Kulturelle Nachprüfungen widerlegen jedoch leicht diesen Verdacht. ... Zudem finden sich meistens bei sorgfältig vergleichenden Beobachtung alle Stufen der Übergänge von ungefärbten bis zu den stark gefärbten Individuen. Ja bei kettenbildenden Stäbchen- oder Kugelformen wie z. B. Streptococcus, findet man zuweilen alle diese Stadien in ganz bunter Reihe gemischt in einer einzigen Kette vereinigt."[10, S. 51 f.]

Enderlein verfolgte die verschiedenen Stadien des Schwundes der färbbaren Substanzen, und konnte beobachten, wie sich z. B. bei einem Kurzstäbchen (Dimychit) zuerst die mittlere Zone aufhellte und dann jeweils an den beiden Polen der Stäbchen eine kugelförmige, körnchenartige Ansammlung bestehen blieb. Bei den Mikrokokken war es nur ein Punkt, um den sich die färbbare Substanz gruppierte. Enderlein war auch aufgefallen, daß bei Bakterien, die sich am Anfang der Zellteilung befanden, ein allmähliches Verschwinden

[34] Atrophit = Mychit ohne anfärbbare Reservestoffe

der färbbaren Substanz eintrat, die sich dann nach oder mit der Teilung wieder anzusammeln begann.

„Der Verdacht ist somit gerechtfertigt, daß es sich bei den färbbaren Substanzen um Reservestoffe handelt, die bei dem Vorgang der Kernteilung verbraucht werden, einmal weil dann ein starker Energieverbrauch zur Bildung von zwei Kernen aus einem einsetzt und dann eine gleichzeitige Nahrungsaufnahme von außen ausgeschaltet sein dürfte." [10, S. 53]

Enderlein sah in den Reservestoffen eine Analogie zu den „Dotterelementen" höherer Zellen.

„Wenn es sich hier bei den Bakterien nun wirklich um dotterartige Reservestoffe handelt, so müßte auch an dotterreichen, also stark färbbaren und grampositiven Bakterien durch Aussetzen in den Hungerzustand eine künstliche Erzeugung solcher Exemplare, deren Dottergehalt reduziert oder auch völlig verbraucht ist, möglich sein. Dies ist denn auch an der Hand zahlreicher Versuche vielfach gelungen." [10, S. 54]

Zu diesem Zweck wurden Bakterien aus jungen Kulturen in einen hängenden Tropfen mit physiologischer Kochsalzlösung gebracht und durch Vaseline auf dem hohlgeschliffenen Objektträger luftdicht abgeschlossen.[35] Enderlein setzte die Bakterien so einem Hungerversuch aus. Die Objektträger mit den hängenden Tropfen wurden für drei bis sechs Tage im Dunkeln aufbewahrt und er fand seine Vermutung bestätigt. Er konnte den Verbrauch der färbbaren Substanz an den lebenden Individuen als auch an den gefärbten Präparaten nachweisen, sogar bei *Micrococcus aureus* häuften sich die gramnegativen Individuen bedeutend an.

„Bei stufenweiser Untersuchung der im hängenden Tropfen ohne Nahrung befindlichen Individuen läßt sich sogar feststellen, daß meist die im gelösten Zustande sich befindlichen Reservestoffe zuerst verbraucht werden, so z. B. das Mykol, die Lipoide etc. Es treten dann bei Formen, die eine sehr intensive und gleichmäßige Färbung aufweisen und so keine Farbkörner (Trophosome) erkennen lassen, diese Farbkörner deutlich hervor, während das Cytoplasma sich aufhellt." [10, S. 54 f.]

Diese winzigen ultramikroskopischen Partikelchen aus festeren Reservestoffen nannte er Trophoconien, ein morphologischer Begriff, kein chemischer, denn die Reservestoffe enthielten neben Nukleinsäuren, die meist an Eiweiß gebunden vorlagen, auch Fette und viele andere den Artbedürfnissen der verschiedenen Bakterien angepaßte Substanzen. Die Trophoconien unterteilte Enderlein in Trophosomen und Trophosomellen, je nachdem wie dicht das Mych von den Trophoconien eingehüllt wurde. Es ergab sich somit die morphologische Unterscheidung der Bakterien-Mychite nach dem Gehalt an Trophoconien. Es gab Mychite ohne anfärbbare Reservestoffe, die sogenannte dotterlose Zelle, das Atrophit, die dotterarme Zelle, das Miotrophit und die dotterreiche Zelle, das Pliotrophit. Für mehrkernige Bakterien, deren Mych ganz unterschiedliche Färbbarkeit im gleichen Individuum aufweisen konnten, bot sich die Unterscheidung nach Lage der Trophosome in den Bakterien an. Lag das Trophosom am Pol der Bakterie, bezeichnete er es als Telotrophosom, lag das Trophosom an irgendeiner anderen Stelle im Bakterium, nannte er es Ascotrophosom. [Vgl. Abb. 6]

Dem Cytoplasma kam nach Enderlein ebenfalls eine vorwiegend ernährende Funktion zu, also der Versorgung des Mychs mit Flüssigkeit und Nahrung, vor allem mit Eiweiß.

---

[35] Der hängende Tropfen findet heute noch in der Malaria-Diagnostik Verwendung. Für die Lebendbeobachtung von Mikroorganismen war diese Untersuchungstechnik von zentraler Bedeutung. Sie wurde von vielen Forschern angewandt und geht vermutlich auf Rudolf Leuckart zurück.

„Das Cytoplasma selbst besteht aus Eiweißbausteinen, die besonders folgende Aminosäuren darstellen, wie Tamura (1913/1914) nachwies: Arginin, Histidin, Lysin, r. u. l. Prolin, Valin, Tyrosin und Tryptophan. Hierzu kommen noch weitere Aminosäuren, die häufig bei den unterschiedlichen Arten verschieden sind. So weist Sclerothrix tuberculosis (Koch) noch Phenylalanin, Corynebacterium diphtheriae (Löffl.) noch Leuzin und Isoleuzin, vielleicht auch Adenin, auf." [10, S. 51]

Der Eiweißgehalt des Cytoplasma erwies sich als nicht konstant, je nach Lebensbedingungen war er großen quantitativen Schwankungen unterworfen.

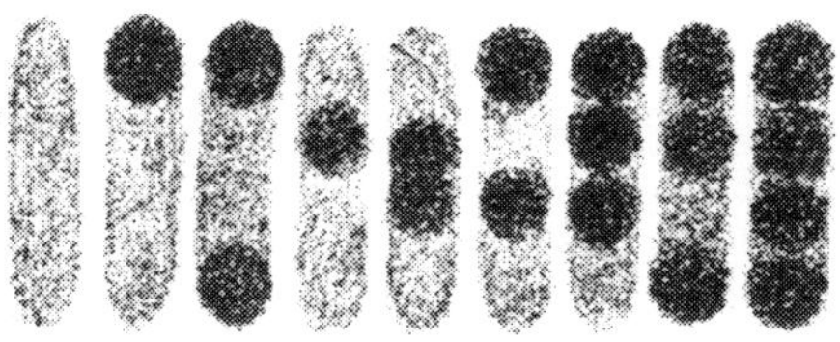

49. 50. 51. 52. 53. 54. 55. 56. 57.

Fig. 49—57. *Corynobacterium pseudodiphtheriticum* (Lehm. et Neum. 1899). Verschiedene Möglichkeiten der Anordnung der Trophosome im Didimychit. Vergr. 1 : 10 000.

Fig. 49. Atrophit. Keine Trophosome. — Fig. 50. 1 Telotrophosom. — Fig. 51. 2 Telotrophosome. — Fig. 52. 1 Ascotrophosom. — Fig. 53. 2 Ascotrophosome. — Fig. 54. 1 Telotrophosom und 1 Ascotrophosom. — Fig. 55. 1 Telotrophosom und 2 Ascotrophosome. — Fig. 56. 2 Telotrophosome und 1 Ascotrophosom. — Fig. 57. 4 Trophosome (2 Telotrophosome und 2 Ascotrophosome).

Abb. 6 Didimychite mit Trophosomen, Mych teilweise nicht angefärbt [10, S. 81]

Die Membran, als schützende Organelle der Bakterie, sah Enderlein als eine Art Abscheidungsprodukt des Cytoplasmas an. Ihm schien diese Ansicht gerechtfertigt durch den Nachweis, „daß aus einem Sporit[36] schlüpfendes Bakterienindividuum die alte Membran zurückläßt und sich eine neue bildet oder schon innerhalb der alten Hülle gebildet hat." [10, S. 61]

Die Membran stellte meist nur eine dünne Schicht dar, konnte jedoch durch die sich anschließende gallertartige Masse (Schleimhülle) eine beachtliche Dicke erreichen. Weitere cytologisch zu differenzierende Elemente waren die motorischen Organellen, die Bakteriengeißel und die undulierende Membran, die sich vereinzelt bei den Spirochaeten fand. Ferner fanden sich noch Vakuolen, denen Enderlein keine besondere Bedeutung beimaß, außer daß sie wohl Reservestoffe aufnehmen und exkretorische Funktionen ausüben würden. Über die Bedeutung der Farbstoffbildung in den Bakterien war sich Enderlein noch nicht ganz im klaren, er vermutete aber, daß es sich um ähnliche assimilatorische und respiratorische Tätigkeiten handeln könnte, wie sie von dem Chlorophyll oder dem Carotin in höheren Pflanzen bekannt waren.

Zusammenfassend unterschied Enderlein folgende Elemente der vergleichenden Cytologie der Bakterien:

[36] Das Sporit ist synonym mit dem Begriff der Bakterienspore.

- Generative Organellen mit dem Mych (Urkern) und dem Centriolit als lokomotorischem Kern.

- Somatische Organellen, untergliedert in trophische, protektive, motorische, respiratorische, assimilatorische und exkretorische Organellen.

Das Centriolit ist aus zweierlei Gründen besonders bemerkenswert. Nach Enderlein kam dem Centriolit die gleiche Bedeutung zu wie dem Centriol (= Centrosom) in der Metazoenzelle oder dem kinetischen bzw. lokomotorischen Kern (= Centrosom = Blepharoplast = Zentralkorn = Basalkörperchen) der Protozoen. Zwar war Enderlein der Nachweis eines Centriolits bei den normalen Bakterienformen nicht gelungen; er glaubte sie aber beim Spermit[37] des Cholera-Erregers nachgewiesen zu haben. Enderlein gab die Größe des Centrolits im Spermit des Cholera-Erregers mit etwa 0,01 bis 0,02 µm an; also einer Größenordnung von einem Hunderttausendstel bis einem Fünfzigtausendstel Millimeter. Dies war eine phantastisch kleine Größe, die Enderleins Kritikern zu phantastisch erschien. Die Vergrößerungen seiner Skizzen im Maßstab 1:10.000 oder gar 1:50.000 sorgten für viel Verwirrung. Oft genug waren sie der Grund für die Ablehnung seiner Arbeiten. Es wurde darüber spekuliert, ob Enderlein über ein besonderes Mikroskop verfügte, andere polemisierten, man müsse Enderleins Augen ein größeres Auflösungsvermögen zusprechen, als es die Gesetze der Optik erlaubten. Viele Kritiker, aber auch seine späteren Anhänger, hatten wohl den Abschnitt über die Meßbarkeit ultramikroskopischer Größen übersehen:

> *„Bei Messungen besonders winziger Größen mit dem Okularmikrometer kommt man nicht selten in die Lage, daß die zu messende Größe zwischen zwei Teilstrecken liegt. Bei großen Bruchteilen der Strecke zwischen zwei Teilstrecken wie 1/3 oder 1/4 kann man sich immerhin meist auf das Augenmaß verlassen. Je geringer dieser Bruchteil aber wird, um so unsicherer wird das Augenmaß im Verhältnis zum Mikrometer, um schließlich ganz zu versagen. Eine Methode, eine ziemlich genaue und direkte Messung doch noch zu ermöglichen, ist die folgende: In der direkten Umgebung der zu messenden Größe werden nicht nur alle gestaltlichen Größen des Objektes, sondern auch alle zufälligen Größen, wie optische Linien, Farbbröckel, Schmutzkörner etc. möglichst genau gemessen und so genau wie nur möglich auf ein Blatt Papier in einer Vergrößerung von 1:10000 oder 1:100000 eingezeichnet. In diese Zeichnung wird der zu messende winzige Teil genau eingezeichnet. Bald kommt man dabei auf den Standpunkt, daß eine geringe Vergrößerung derselben zu groß im Verhältnis zur Umgebung erscheint und eine geringe Verkleinerung zu klein. Wenn diese zwei eben genannten Größen nun mit einem Millimetermaß gemessen werden, erkennt man, daß die Differenzen beider nicht bedeutend sind. Wird nun der gleiche Vorgang an mehreren verschiedenen Objekten vorgenommen, so entsteht ein immer mehr begrenztes und sicheres Resultat. Die direkte Millimeterabmessung auf der Zeichnung wird dabei durch die angewendete Vergrößerung dividiert." [10, S. 120]*

Enderlein hatte sich demnach eines einfachen Verfahrens bedient, indem er die vorgefundenen Objekte vergrößerte, sie maßstabsgetreu in Relation zueinander setzte, um dann eine Vorstellung von der wahrscheinlichen Größe des winzigen, gerade noch wahrnehmbaren Elementes, zu bekommen.

5.1.2 Elemente der vergleichenden Morphologie der Bakterien

Die Elemente der vergleichenden Morphologie der Bakterien sind das Mychit, das Pliomychit und das Symmychit mit ihren jeweiligen Kerneinheiten Mych und Symmychon sowie deren Teilungsvorgänge. Nach Enderlein durchlaufen alle Bakterien eine Reihe von Entwicklungsstadien (Cyclostadien), ausgehend vom Mychit, der kugelförmigen Urzelle der

---

[37] Spermit: männlicher Halbkern, morphologisch ein winziges Körnchen mit anhängendem geißelartigem Gebilde.

Bakterien. Das Mychit sei die morphologische Einheit und der Baustein, aus denen alle Bakterien zusammengesetzt seien. Es bestünde aus einem Mych (Kern) und dem umgebenden Cytoplasma mit der umhüllenden Membran. Als Beispiel für ein Mychit führte Enderlein den *Micrococcus aureus* an. Mit Ausnahme der Mikrokokken, die nur ein einziges Mych besäßen, befänden sich in allen anderen Bakterienarten mindestens zwei bis mehrere Mych. Die Teilung der Mychite würde durch die Teilung der Mych selbst eingeleitet. Enderlein demonstrierte einen solchen Teilungsvorgang beispielhaft anhand des *Diplococcus intracellularis*, eines Meningitiserregers. [Vgl. Abb. 7] Den Teilungsvorgang selbst nannte er Mychomitose.

> *„Für den Nachweis der Mychomitose wäre besonders günstig eine Form, die von Natur schon zu einer starken Miotrophose[38] Neigung besitzt. Eine solche Form bietet sich z. B. im Diplococcus intracellularis (Weichselb. 1887), der ja gerade infolge seiner außerordentlich geringen Fähigkeit, Reservestoffe in Form von Trophoconien abzulagern, eine ganz besondere Empfindlichkeit gegenüber weniger günstigen Verhältnissen offenbart und infolge dessen leicht abstirbt, da er ein ausgesprochener Parasit ist. Bei etwa zweitägigen Kulturen findet man die Wuchsform des Mychites häufiger. Die letzten Reste von Trophoconien kann man mittels 5% Sodalösung durch Erhitzen des Deckglasausstriches weglösen, resp. Nachbehandlung mit Alkohol und Äther." [10, S. 68]*

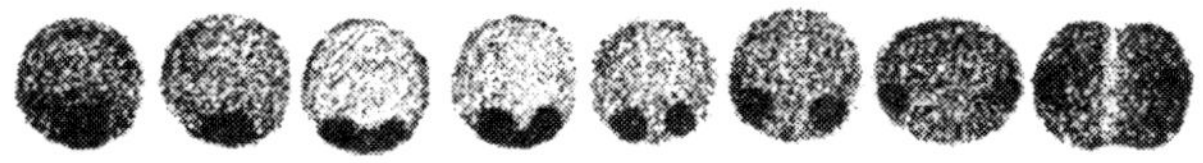

12. 13. 14. 15. 16. 17. 18. 19.

Fig. 12—19. *Diplococcus intracellularis* (Weichselb. 1887). Vergr. 10 000: 1.

Fig. 12. Mychit mit einfachem Mych. — Fig. 13. Mychit mit verbreitertem Mych. — Fig. 14. Mychit mit einem Mychozyg, bestehend aus 2 Tochtermych und einem verbindenden Mychomit. — Fig. 15. Die beiden Tochtermych werden durch Reduktion des Mychomit getrennt. — Fig. 16. Die beiden Tochtermych entfernen sich. — Fig. 17. Die beiden Tochtermych entfernen sich weiter. — Fig. 18. Die beiden Tochtermych nähern sich den Polen unter gleichzeitiger Streckung der Zelle. — Fig. 19. Nach Erreichung der Pole tritt die Zellteilung ein. Die beiden Tochtermychite sind noch gegeneinander abgeplattet (Diplomychit).

Abb. 7 Unvollständige Teilung eines Mychites mit der anschließenden Bildung eines Diplokokkus

Für den Teilungsvorgang plattete sich das Mych ab und streckte sich entlang der Zellwand in die Länge. An den Polen des langgestreckten Mych bildeten sich Verdickungen aus, die Tochter-Mych. Den verbindenden Teil zwischen den entstehenden Tochter-Mych nennt Enderlein Mychomit, den Verband aus Tochter-Mych und Mychomit nennt er Mychozyg (= Urkernbogen). Die Tochter-Mych wanderten entlang der Zellwand auseinander (= Mychostase = der Abstand der beiden Mych voneinander) unter Rückbildung des Mychozyg. Die Tochter-Mych positionierten sich an den gegenüber liegenden Polen, danach begann die Teilung der Bakterienzelle. Blieb die Teilung unvollständig, entstand ein Diplomychit (= Diplokokkus).

---

[38] Miotrophose: Neigung, wenig Reservestoffe um das Mych anzusammeln.

„Die entstandenen Tochtermychite stellen, so lange sie noch gegeneinander abgeplattet sind, ein Diplomychit dar. Als Beispiel eines Diplomychites sei der Diplococcus gonorrhoeae (Flügg.) angeführt. Dieser Zustand kann entweder durch weitere Entwicklung beider zur Kugelform abgelöst werden, er kann aber auch persistieren. Beides kann bei der vorliegenden Spezies eintreten. Eine derartige Entwicklung im Mychit kann durch alle Stadien der Formen für alle Bakterien nachgewiesen werden. Sie finden sich sowohl bei Micrococcus als auch bei Bacillus, Corynebacterium, Microspira etc. Sehr schöne derartige Bilder gibt z. B. der Choleraerreger, ferner auch der Typhuserreger, Syncrotis buccalis (Robin), viele Bacterium-Arten etc." [10, S. 69]

Die Teilungsvorgänge waren jedoch, wie Enderlein betonte, nur äußert schwer sichtbar zu machen. Man mußte geeignete atrophische Mychite finden, da die Trophoconien die Sicht auf die Vorgänge verdeckten. [Vgl. Abb. 8, Fig. 5] Unterblieb nach erfolgter Mychomitose (Kernteilung) die anschließende Zellteilung vollständig, entstand ein Dimychit (Kurzstäbchen) mit den nahe an den beiden Polen der länglichen Zelle gelegenen beiden Mych. [Vgl. Abb. 8, Fig. 2]

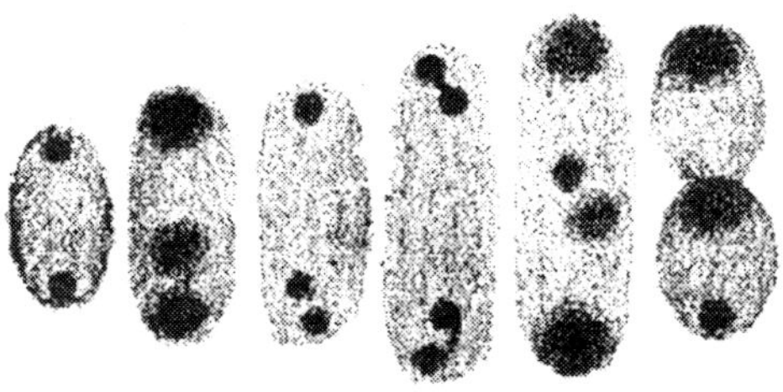

2. 3. 4. 5. 6. 7.

Fig. 2—7. *Eucystia pestis* (Yersin 1894). Pesterreger. Vergr. 10000 : 1. Exemplare aus menschlichem Blut eines Pestkranken.

Fig. 2. Dimychit. Die beiden Mych in Trophosomellen gehüllt. — Fig. 3. Didimychit. Drei der Mych in Trophosome gehüllt, das vierte Mych ohne Trophoconienhülle und daher an seiner Stelle nichts sichtbar. — Fig. 4. Das eine der beiden Mych geteilt, die Tochtermych noch nicht weiter auseinandergerückt; das andere ungeteilt oder, wenn schon geteilt, das Tochtermych ohne Trophoconienhülle. — Fig. 5. Didimychit; beide End-Mych kurz nach der Mychomitose. — Fig. 6. Didimychit; drei Mych in Trophosome, eine in eine Trophosomelle gehüllt. — Fig. 7. Die beiden jungen aus der Teilung des Didimychites entstandenen Dimychite; das obere mit nur einen Trophosom, das untere mit einem Trophosom und einer Trophosomelle.

Abb. 8 Dimychite und Didimychite des Pesterregers mit unterschiedlich stark angefärbten Trophoconien, teilweise mit hantelförmigen Teilungsfiguren [10, S. 56]

Jedes Bakterienindividuum mit mehr als einem Mych im Mychit, wurde von Enderlein mit dem übergeordneten Begriff Pliomychit bezeichnet. Die Vergesellschaftung von zwei Mychiten zu einer nächst größeren Einheit im Dimychit, stellte nach Enderlein die erste Stufe im phylogenetischen Aufstieg des Bakterienindividuums dar.

„Das Dimychit ist als morphologische Einheit der Baustein für alle höheren Stufen der Organisation der Bakterien. Im Verbande von Dimychiten ist jeder dieser Bausteine zweckmäßig mit einem besonderen Namen zu bezeichnen: Dimychose. Ebenso ist ein Mychit im Verbande innerhalb eines Dimychites oder einer Dimychose mit Mychose zu bezeichnen." [10, S. 73]

Der Abstand der Zentren des Mych in einem Dimychit oder in einer Dimychose nannte Enderlein Mychostase, sie konnte kurz (stenostat) oder lang (eurystat) sein. Die Unterscheidung war für die vergleichend morphologische Untersuchung von Wichtigkeit, um eine sichere Vorstellung über den Unterschied zwischen einem Dimychit und Dimychosen zu erlangen. So konnte z. B. ein Bakterienstäbchen je zwei polständige Mych, die ja nur durch die färbbaren Trophoconien sichtbar wurden, ein Dimychit vortäuschen, während es sich tatsächlich um eine Dimychose zweier Dimychite handelte, deren beiden mittleren Mych atrophisch, also unsichtbar waren.[Vgl. Abb. 6, Fig. 51] Der Verband von zwei Dimychiten wurde konsequenterweise Didimychit genannt. Ein Didimychit ist eine Zelle mit vier Mych, deren Lage im Bakterium Enderlein ein weiteres Unterscheidungskriterium bot. So konnten die Mych in der Längsachse, in einer Reihe hintereinander liegen (= katatakt, catatact) oder aber schräg oder quer zur Längsachse im Bakterium angeordnet sein (= syntakt, syntact). Durch die unterschiedliche Anfärbbarkeit und die unterschiedliche Lage der Mych in der Bakterienzelle könnten innerhalb einer Bakterienkultur recht verschieden aussehende Individuen vorkommen, denen in Wirklichkeit aber die gleiche morphologische Bedeutung zukommen würde.

Durch Vereinigung von mehr als zwei Dimychosen zu einem höheren Verband und Individuum, entstünde ein Syndimychit. Auf diese Weise bauten sich lange Stäbchenformen (Syndimychit, Synascit) und fadenförmige Bakterien (Mycascit) auf. Die Anordnung der Mych innerhalb der Syndimychite war auch hier wieder von besonderer Bedeutung, die Unterscheidung erlaubte Enderlein, die Gesetzmäßigkeit im Aufbau höherer Bakterienformen zu analysieren. Beispielhaft führte er die spiralig geschlängelte Bakterie eines Exemplars der *Treponema vincentii (Blanch. 1906)* an, die aus einer Kultur eines Tonsillenabstrichs eines an Angina Vincenti-Erkrankten stammte, ferner das Syndimychit von *Corynebacterium diphtheriae (Löffler)* und *Migulanum anthracis (Koch 1876)*, den Milzbrand-Erreger.

Dieser groben Untergliederung folgten noch weitere differenzierte Darstellungen. So erkannte Enderlein noch größere, annähernd kugelförmige Mychite mit mehr als einem Mych im Inneren, das heißt mit einem größeren Kern. Im Gegensatz zu den isoliert vorliegenden Mych der Pliomychite hätten sich bei solchen Mychiten die Mych zu einer neuen Einheit zusammengefügt. Diese Kerneinheit bezeichnet Enderlein mit dem Begriff Symmychon. Ein Mychit mit einem Symmychon ist ein Symmychit, also eine kugelförmige Bakterie mit einem vielwertigen (polydynamen) Kern. Die Bedeutung des vielwertigen Kerns untersuchte Enderlein in seiner späteren Abhandlungen „Über die Pliocyclodie der Bakterien" [18]. Neben den Bakterienformen mit den einfachen, den doppelten, mehreren und den vielwertigen Kerneinheiten, beschreibt Enderlein die Sexualzellen der Bakterien, bei deren Bildung das Mych jeweils zu einem Halbkern reduziert werde. Der Halbkern wird mit Mychomer bezeichnet, die Zelle mit einem Halbkern mit Mychomerit. Die Entwicklungsvorgänge werden im folgenden Kapitel besprochen.

5.1.3 Die Fortpflanzung der Bakterien

Die Fortpflanzung der Bakterien unterteilt Enderlein in a) ungeschlechtliche und in b) geschlechtliche Vermehrungsvorgänge.

> *„Da die geschlechtliche Fortpflanzung innerhalb einer vollständigen Cyclode[39] nur ein einziges Mal eintritt, erscheint sie wenig auffällig und ist nicht ohne weiteres zu erkennen. Es erscheint sicher, daß bei allen Bakterien eine geschlechtliche Fortpflanzung vorkommt. Die ungeschlechtliche Vermehrung tritt durch ihre ungeheure Produktivität so außerordentlich in den Vordergrund, daß bisher die geschlechtliche Fortpflanzung völlig übersehen worden ist." [10, S. 88]*

[39] Cyclode: Kreislauf; das einmalige Durchlaufen des cyclogenetischen Entwicklungsganges einer Bakterienart.

a) Die ungeschlechtliche Vermehrung der Bakterien

Die Vermehrung durch einfache Zweiteilung (= Monogonie) konnte Enderlein nur für die Mychite nachweisen. Bei allen anderen höheren Bakterienformen, bereits beim Dimychit (Kurzstäbchen) beginnend, handele es sich nicht mehr nur um eine einfache Zweiteilung, sondern es komme auch zu einem Zerfall der Bakterien in einzelne Bakterienzellverbände. Er ordnete diese Erscheinung der Gruppe der vegetativen Vermehrung zu und prägte dafür den Begriff der „Arthrogonie". Die Zerfallsprodukte der Bakterienverbände konnten gleich groß, gleichgestaltig und morphologisch gleichwertig sein (isomorphe Arthrogonie) oder ungleich groß, ungleichartig und morphologisch verschiedenwertig (heteromorphe Arthrogonie). Der Unterschied dieser beiden Erscheinungen steckte wieder im Detail. So wurden bei der Arthrogonie niemals entstandene Mychosen[40] voneinander getrennt. Die einzige Ausnahme bildete der Zerfall eines Dimychits in zwei Mychite. Die Unterscheidung war wiederum für die vergleichend-morphologische Bakterienklassifikation von Bedeutung. Es ergab sich daraus die Unterteilung der Bakterien in zwei Hauptgruppen, die der Monomychota und die der Dimychota. Zur Gruppe der Monomychota zählten nur die Gattungen *Micrococcus* und *Streptococcus*; bei den letzteren blieben die Teilungsprodukte lose aneinander hängen, so daß mehr oder weniger lange (zwei bis zahlreiche) Ketten (Desmen) entstanden. Zur Gruppe der Dimychota gehörten alle anderen Bakterien. Bei der heteromorphen Arthrogonie, der ungeschlechtlichen Vermehrung durch den Zerfall der Zellverbände in verschieden große, ungleichartige und morphologisch verschiedenwertige Teilstücke, ergab sich eine Mannigfaltigkeit der Erscheinungen in Gestalt, Größe und im morphologischen Aufbau, die Enderlein in drei Gruppen untergliederte:

1. die Fruktifikationen, 2. die Embryonenbildungen und 3. die Teilstückbildungen.

Die Einteilung läßt schon weitere Komplikationen erahnen. Als Fruktifikationen bezeichnete Enderlein die Ruhe- oder Dauerformen der Bakterien, die ein Mychit als morphologischen Baustein besaßen, mit Ausnahme der Bakterienspore, die er als ein mit einem eigenartigen Reservestoffkorn (ein winziges, stark lichtbrechendes Körnchen im Zentrum der Spore) angefülltes Dimychit erkannt hatte. Die eigentliche Fruchtform der Bakterien war nach Enderleins Auffassung die sogenannte Gonidie.[41]

Die Gonidie sei ein meist mit einer festeren Membran umhülltes kugelförmiges Mychit. Sie entstünde durch Abstoßung eines überzähligen Mychit nach Teilung nur eines Mych in einem Dimychit (oder in höheren Verbänden) und in der absteigenden Cyclode eines Dimychit. [10, S. 91] Sie könne von allen Dimychoten gebildet werden und war nach Enderlein die allgemeinste Fruchtform der Bakterien. Sie entstünde bei allen Reifungserscheinungen. Alle Bakterien der Gruppe der Dimychota könnten sehr leicht Gonidien ausbilden. Es gäbe viele Einflüsse, die die Reifung der Gonidien begünstigten, vor allem Ernährungsfaktoren, Wärme und Sonnenlicht, aber auch Einflüsse chemischer Natur würden die Reifung fördern. Damit sich eine Bakterienspore bilden könnte, müßten nach Enderleins Auffassung konsequenterweise erst alle Fruktifikationserscheinungen ausgeschaltet werden. Vergleichend-morphologisch entsprach die Gonidie der Pilzspore (Conidie und Ascospore). [10, S. 91]

Nach Art ihrer Entstehung unterteilte Enderlein die Gonidien in solche, die durch Zerfall eines Dimychites entstanden waren (Dichogonidien) und solche, die von höheren Verbänden abgestoßen wurden (Arthrogonidien). Nach Lage der Gonidien innerhalb des längeren oder kürzeren Bakterienstäbchens (Ascit) unterschied er die endständig gelegenen

---

[40] Mychose: der Verband zweier Mychite in einem Dimychit oder in einem höher entwickelten Bakterienstäbchen.

[41] Der Begriff Gonide stammte von dem Botaniker Ferdinand Cohn (1870).[10, S. 91]

Gonidien (Telogonidien) von den Gonidien, die an allen anderen Stellen im Bakterium vorkamen (Ascogonidien). Rein morphologisch unterschieden sich Mychite, Symmychite, Gonidien und Cystite nicht voneinander, die Unterscheidung ergab sich teilweise durch die unterschiedliche Größe und aus der genauen Beobachtung der Kulturen. Die Gonidienbildung sei von zahlreichen Bakteriologen beobachtet und beschrieben worden, allerdings mit anderen Namen bedacht und zum Teil verwechselt mit anderen von Enderlein differenzierten Elementen: „Die Granula Muchs[42] (1907/1908) sind z. T. Gonidien, z. T. Cystite und zum größten Teil Trophosome und Trophosomellen." [10, S. 92]

Eine Gonidie mit einem Symmychit ist ein Cystit. Auf Grund der vielwertigen Kerneinheit (Symmychon) in einem Cystit, könne aus einem Cystit, unter Überspringung eines großen Teiles der normalen Stadien-Entwicklung (Cyclogenie) direkt höhere Bakterienverbände (z. B. Ascite) gebildet werden.

> *„Das Cystit ist mit Sicherheit nur bei einigen phylogenetisch höher stehenden Dimychoten nachgewiesen. Cystitbildung ist bisher nur feststehend erwiesen bei Spirochaetiden, Microspiriden und den Sclerothrichiden, bei den Bakteriiden bisher nur bei der Gattung Eucystia (Yersin. pestis)." [10, S. 97]*

Das Cystit war meist viel größer als die Gonidie und besaß eine festere Membran, die bei der Keimung an mehreren Stellen platzen konnte. Nach Lage der Cystite wurden wiederum die Telocystite von den Ascocystiten unterschieden. Bei den phylogenetisch höher stehenden Bakterienverbänden, wie z. B. bei einigen syntakten Syndimychiten, vermutete Enderlein auch endogen gebildete Cystite (Endocystite). Die Cystite wurden nicht immer abgestoßen und konnten sich zu riesigen Kugeln entwickeln. Erfolgte eine fortwährende syntakte Teilung des Symmychon (polydynamer Kern) im Cystit, entstand das Athrothecit. Aus einem solchen Athrotheciten konnte sich bei günstigen Lebensbedingungen, unter völliger Ausschaltung der Cyclogenie, gleich ein höherer Bakterienverband (Ascit) entwickeln. Enderlein bezeichnete diesen Vorgang als Embryonenbildung, die zweite Form der ungeschlechtlichen Vermehrung.

Als dritte Variante der ungeschlechtlichen Vermehrung der Bakterien nannte Enderlein die Teilstückbildung. Bei der Teilstückbildung war ein Vorgang zu beobachten, bei denen längere Bakterienfäden, analog den Pilzfäden, in kürzere Teilstücke zerfielen. Den Begriff Oidie, der von Oskar Brefeld (1889) für den gleichen Vorgang bei Pilzen eingeführt worden war, verwendete Enderlein synonym für die Teilstückbildungen der Bakterien. Es konnte aber auch sein, daß sich das Teilstück, bevor es abfiel, noch im Verband zu einem Synascit entwickelte. Ein Synascit, das sich auf diese Weise entwickelt hatte, nannte Enderlein Pseudothecit. Die Pseudothecit-Bildung hatte er allerdings nur bei der Syncrotis buccalis (Robin) beobachtet [vgl. Abb. 9], ein Bakterium, das im Kapitel 6 näher vorgestellt wird.

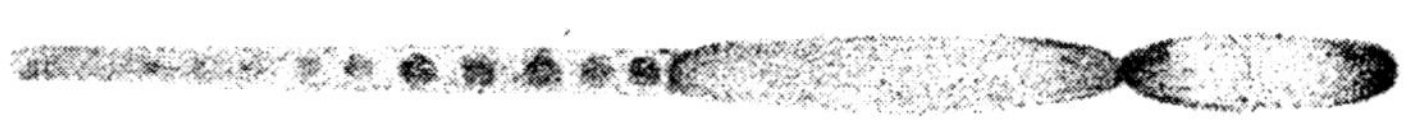

Fig. 128. *Syncrotis buccalis* (Robin) aus Sputum. Ascit mit Trophosom und zwei Pseudotheciten. Vergr. 1 : 5000.

Abb. 9 Mundbakterium Leptotrichia buccalis (Robin 1879) [10, S. 106]

---

[42] Hans Much (1880-1932) war viele Jahre Assistent von Emil von Behring. Much beschrieb in seinen Publikationen von 1907 und 1908 eine granuläre Form und eine Splitterform der Tuberkel-Bakterien, die als „Much'sche Granula" bekannt wurden. [382, 383]

b) Die sexuelle Fortpflanzung der Bakterien

Die geschlechtliche Fortpflanzung der Bakterien war eine bedeutende Feststellung. Zwar gab es vor Enderlein einige wenige Versuche anderer Bakteriologen, die sexuelle Fortpflanzung der Bakterien nachzuweisen, die jedoch erfolglos geblieben seien. Das lag nach Enderlein daran, daß man für solche Versuche Bakterien ausgewählt hatte, die sich auf einer höheren Entwicklungsstufe befanden, die sexuellen Vermehrungsvorgänge jedoch auf einer niederen Entwicklungsstufe der Bakterien stattfinden würden. Als Enderlein den Abschnitt über die sexuelle Fortpflanzung der Bakterien schrieb, waren ihm die Arbeiten von Löhnis und Almquist noch nicht bekannt. Er war erst in den Nachkriegsjahren auf ihre Arbeiten gestoßen und fügte ihre Publikationen in der Überarbeitung der „Bakterien-Cyclogenie" vor der Drucklegung in das Literaturverzeichnis ein und besprach ihre Arbeiten im Text. Die sexuelle Fortpflanzung wurde von Enderlein zunächst für den Cholera-Erreger, der damals *Microspira comma Schröter (1886)* hieß, beschrieben. Enderlein konnte an diesem Bakterium die einzelnen Cyclostadien mit ziemlicher Sicherheit und mit einem relativ geringeren Zeitverlust als bei anderen Arten demonstrieren. Die gleichen Vorgänge wurden von Enderlein jedoch auch für eine ganze Reihe anderer Bakterienarten festgestellt, bei einigen Bakterienarten gelang ihm dieser Nachweis allerdings nicht. Die Differenzierung der Gonidien in männliche und weibliche Individuen konnte experimentell herbeigeführt werden. Hierfür war es notwendig, die besonderen Bedürfnisse einer jeden Bakterienart zu kennen. Diese konnten jedoch nur experimentell ermittelt werden, und so war es Enderlein aus zeitlichen Gründen nicht möglich, für alle untersuchten Bakterien diejenigen Faktoren zu ermitteln, die das sexuelle Cyclostadium auszulösen vermochten. Er hatte eine Fülle anderer Ziele im Sinn und begnügte sich mit der Tatsache, daß ihm die Feststellung der sexuellen Vermehrung für einige Bakterienarten gelungen war.

Die männlichen und weiblichen Individuen bildeten sich aus sogenannten Goniten. Die Gonite wiederum waren aus den Gonidien hervorgegangen. Wenn die Gonidien unter Nahrungsmangel litten, besonders in älteren Kulturen, so verloren sie ihre Nahrungsreserven, die Trophoconien, durch Verbrauch, ein Vorgang, den Enderlein mit Atrophose bezeichnete. Ähnliche Resultate konnten auch durch Licht- oder Wärme-Einwirkung erzielt werden. Waren die Nahrungsreserven aufgebraucht, schloß sich die Teilung des Bakterienkerns an, die Mychomitose. Bei der normalen Mychomitose streckte sich das Mych in die Länge und schnürte sich in der Mitte zu zwei neuen Mych ab; erst danach erfolgte die Teilung der Mychite. Bei der Bildung des Gonits wurde das Tochter-Mych zu einer flachen Scheibe, die sich der Kugelfläche des Mychits anlagerte und endlich ganz verschwand. Das verbliebene Mychit besaß dann nur noch einen Halbkern, den Enderlein mit Mychomerit bezeichnete. Das Gonit übte noch keine bestimmten männlichen oder weiblichen Funktionen aus. Es wurde gebildet, wenn von außen keine Nahrung hinzukam. Enderlein erklärte den Vorgang damit, daß das Tochter-Mychomer, während der Bildung zur Ernährung des Mutter-Mychomer, verbraucht wurde. Daß es sich tatsächlich um halbwertige Kerne handelte, wurde bewiesen, in dem zum Gonit entwickelte ehemaligen Gonidien auf Nährböden ausgesät wurden. Sie keimten nicht mehr, und die Kultur blieb steril. Die Gonite waren aber nicht tot. Gab man ihnen die Gelegenheit, sich in flüssigen Nährmedien zu vereinigen, vermochten sie wieder typische Individuen und Kolonien der betreffenden Art zu bilden.

In der einschlägigen Fachliteratur wurden die Gonite als „zerfallene" oder auch „degenerierte" Kulturen angesehen, da sie besonders in älteren Kulturen auftraten. Enderlein konnte allerdings durch Zucht nachweisen, daß es sich beim Gonit um ein Mychomerit (geschlechtslose Halbkernzelle) der Gonidie und zwar vor der Entwicklung zum männlichen Spermit und weiblichen Oit handelte. Gonite waren allein nicht vermehrungsfähig und starben ab, sofern sich keine Bedingung für eine Kopulation einstellte. In Peptonwasser entwickelten sich die Gonite des Cholera-Erregers bei 37° C meist in fünf bis sieben Stunden zum männlichen oder weiblichen Geschlechtsindividuum. Das Spermit besaß eine lange und sehr kräftige Geißel und war sehr beweglich. Man konnte sie im hängenden Tropfen zwischen den nur schwach beweglichen Kugeln, den Oiten, „dahinjagen" sehen. Einzelne Phytite (die gewöhnlichen Stäbchenformen) erschienen wie Riesen unter den Zwergen der Spermite, und ihre an sich große Beweglichkeit erschien im Vergleich mit denen der Spermite sehr gering. Das Spermit bestand aus dem das Mychomer (Halbkern) enthaltenden Kopf, einem unbedeutenden Plasmarest (Verbindungsstück) und aus der langen und kräftigen Geißel. Am Ende des Verbindungsstückes lag ein Körnchen, das Centriolit, das nach Enderlein die Funktionen der Geißel regelte.

Das Oit war kugelförmig, das Mychomer ragte warzenartig über die Kugelfläche hinaus, die Geißel war schwach und kurz. Seine Beweglichkeit war gering und wurde nur stärker, wenn es vom Spermit angestoßen wurde. Das Spermit führte Bewegungen aus, mit denen es das Oit vor sich her stieß, so daß die Eigenbewegung des letzteren vergrößert wurde. Wenn das Spermit an ein gewöhnliches Stäbchen stieß, wendete es sich bald wieder ab; war es aber an ein Oit gekommen, so wechselte es in der Folge zwischen Anstoßen und Umkreisen ab. Dazwischen traten Ruhepausen auf, in denen man die Form des Spermites besonders gut erkannt werden konnte. Bei einem der Stöße an den Pol des Oits, der dem Mychomer gegenüberlag, entfernte sich das Spermit nicht wieder, sondern haftete fest dem Oit an und führte schüttelnde Bewegungen aus. Nach solchem Schütteln streckte sich das Oit eiförmig in die Länge, daraufhin drang das Spermit-Mychomer in das Oit ein, und beide Mychomere verschmolzen. Über das Verbleiben der Geißel konnte Enderlein nichts feststellen. Die ellipsoide Streckung des Oites sei analog der Bildung des Empfängnishügels beim tierischen Ei. Für die Beobachtung der Kopulation sei es vorteilhaft, ein ganz flach ausgestrichenes Peptonwassertröpfchen als hängenden Tropfen zu benutzen. Der Abschluß mit Vaseline mußte vollständig sein, und die Abblendung mittels Irisblende mußte, wie bei allen diesen subtilen Untersuchungen, so stark wie nur irgend möglich sein. Erst nach langen vergeblichen Bemühen war Enderlein die Beobachtung des ganzen Kopulationsverlaufs geglückt.

> *„Anfangs deuchte mir in dem Befunde, daß der Eintrittspunkt des Spermites in das Oit an dem entgegengesetzt zum Mychomer des Oites gelegenen Pole sich befand, entweder eine falsche Beobachtung oder ein Widerspruch zu liegen, da ja zu einer Vereinigung der beiden Mychomere jeder andere Weg als der nähere und bequemere erschien. Da sich aber immer wieder die gleichen Befunde wiederholten, versuchte ich zunächst, in der Literatur ähnliche Erscheinungen aus einem anderen Gebiete der lebenden Natur aufzufinden. Da im allgemeinen die Kerne der Eizellen im Zentrum liegen oder wenigstens nicht wandständig sind, kommt eine derartige Frage selten in Betracht. Dies ist jedoch der Fall bei den Eiern von gewissen Krebsen, z. B. den Cyclopiden, bei den der Eikern ebenfalls wandständig ist. Hier ist dann auch tatsächlich festgestellt worden, daß ebenfalls das Spermatozoon an dem Gegenpol zum Kern in die Eizelle eindringt und sich durch das Zellplasma hindurch seinen Weg zum Eikern bahnt." [10, S. 127]*

Es gab aber anscheinend noch andere sexuelle Vermehrungsvorgänge zu beobachten, die Enderlein zu diesem frühen Zeitpunkt noch nicht tiefer erkundet hatte und nur kurz von ihm, mit dem Hinweis auf Löhnis, erwähnt werden. So gab es auch die Vereinigung gleichwertiger Gonite, ein Vorgang, den Löhnis als Konjunktion bezeichnete.

> *„Dieses Zusammenfließen von Individuen, wie ich es bei Bakterien aus verschiedenen niedrigeren Gruppen und Kokken beobachtet habe, und für das ich die Möglichkeit von Kopulation der sich nähernden Mychomer in Betracht zog, hat gleichzeitig auch Löhnis beobachtet und es ‚symplastic stage' genannt. Dieses symplastische Stadium, noch präziser das ‚Symplast', hat zweifellos eine sehr große Bedeutung, die ich früher unterschätzt habe, die aber der erfahrene und weitsichtige Bakteriologe Löhnis mit Recht besonders hervorhebt."[10, S. 123]*

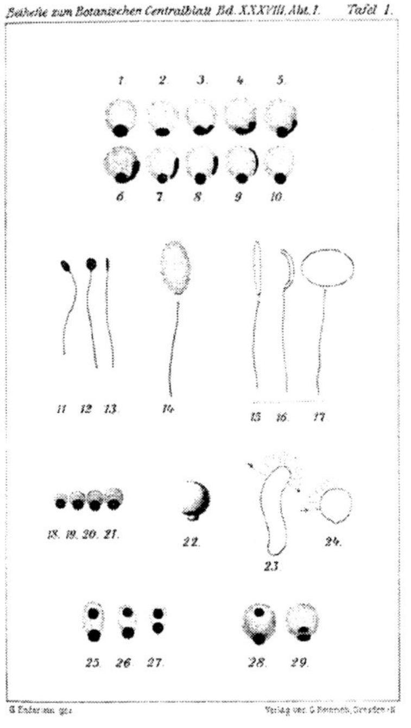

Tafelerklärung.

Fig. 1—10. *Microspira comma* Schröt. 1886. (Cholera-Erreger.) Histogenese des Gonites aus der Gonidie. Vergr. 10 000 : 1.

Fig. 11—17. *Microspira comma* Schröt. 1886. (Cholera-Erreger.) Spermite.

Fig. 11. Von der Breitseite aus; vollständig. Ovale Kopfform. Vergr. 10 000 : 1.

Fig. 12. Von der Breitseite aus; vollständig. Kreisrunde Kopfform. Vergr. 10 000 : 1.

Fig. 13. Von der Schmalseite aus; vollständig. Vergr. 10 000 : 1.

Fig. 14. Von der Breitseite aus; Geißel unvollständig. Vergr. 50 000 : 1.

Fig. 15. Von der Schmalseite aus; Kopf ungekrümmt. Geißel unvollständig. Vergr. 50 000 : 1.

Fig. 16. Von der Schmalseite aus; Kopf gekrümmt. Geißel unvollständig. Vergr. 50 000 : 1.

Fig. 17. Von der Breitseite aus; Kopf gekrümmt. Geißel unvollständig. Vergr. 50 000 : 1.

Fig. 18—21. *Microspira comma* Schröt. 1886. (Cholera-Erreger.) Mikrogonite. Vergr. 10 000 : 1.

Fig. 22. *Microspira comma* Schröt. 1886. (Cholera-Erreger.) Oit. Körperlich gezeichnet. Vergr. 10 000 : 1.

Fig. 23. *Microspira comma* Schröt. 1886. Didimychit (gewöhnliches Cholerastäbchen) mit der Bewegungskurve eines Spermites gegen dasselbe. Vergr. 10 000 : 1.

Fig. 24. *Microspira comma* Schröt. 1886. Oit mit der Bewegungskurve eines Spermites gegen dasselbe. Vergr. 10 000 : 1.

Fig. 25. *Microspira comma* Schröt. 1886. (Cholera-Erreger.) M i k r o - O i t mit Mychromer des Spermites. Vergr. 10 000 : 1.

Fig. 26. Desgl., ein anderes Exemplar derselben Erscheinung. Vergr. 10 000 : 1.

Fig. 27. Desgl., sehr kleines M i k r o - O i t mit dem Mychomer des Spermites. Vergr. 10 000 : 1.

Fig. 28. Desgl., M a k r o - O i t mit dem Mychomer des Spermites. Vergr. 10 000 : 1.

Fig. 29. Desgl., M a k r o - O i t mit dem Mychomer des Spermites kurz vor der Vereinigung. Vergr. 10 000 : 1.

Abb. 10 Die geschlechtliche Fortpflanzung der Bakterien [8, S. 73]

5.1.4 Die Cyclogenie der Bakterien

Nach der Besprechung der vergleichend-morphologischen Elemente der Bakterien-Cyclogenie und der Beschreibung der verschieden Formen der Fortpflanzung der Bakterien folgt die Darstellung der Cyclogenie selbst. Enderlein gibt folgende Definition:

> *„Die Cyclogenie der Bakterien ist der Kreislauf der morphologischen Entwicklung durch die Summe aller Generationen mit der einfachsten morphologischen Einheit (Mych resp. Mychomerit) beginnend bis zum höchsten morphologischen Aufbau, welcher der einzelnen Spezies zukommt, und endet wieder mit der Einheit (Mychit resp. Mychomerit)."*
>
> *[10, S. 129]*

Nach Enderlein bestimmen zwei ursächliche Faktoren die Cyclogenie. Das sind zum einen die inneren Ursachen, die er als kausale Faktoren bezeichnet, und zum anderen die äußeren Ursachen, die als konditionelle Faktoren auf die Entwicklungsvorgänge einwirken. Die kausalen Faktoren der Cyclogenie sind die morphologischen Elemente. Die konditionellen Faktoren sind die Umgebungsbedingungen mit den jeweiligen biologischen-, chemischen- und physikalischen Einflüssen.

Die einzelnen Stadien des morphologischen Aufbaues oder Abbaues der Bakterien nennt Enderlein Cyclostadien. Der Begriff des Cyclostadiums umfaßt ein Stadium der Cyclode, das durch das Alternieren zweier morphologischer Wuchsformen charakterisiert ist. Der Begriff des Cyclostadiums hat nichts mit der äußeren Gestalt der Bakterien zu tun, sondern bezieht sich ausschließlich auf den inneren morphologischen Aufbau, d.h. den Bausteinen Mychit und Dimychit. Die einzelnen Cyclostadien müßten immer in morphologisch voneinander ableitbarer Anordnung aufeinander folgen. Das einmalige Durchlaufen eines ganzen Entwicklungsgangs nennt Enderlein Cyclode. Eine Cyclode ist zusammengesetzt aus zwei differenten Formen der Entwicklung, zum einen aus einer immerfort stattfindenden Zweiteilung und einer gleichzeitigen, meist sehr langsamen, fortschreitenden Entwicklung zur nächst höheren Wuchsform. Die vermehrende Entwicklung nennt Enderlein Auxanogenie, die fortschreitende Entwicklung Probaenogenie. In Abhängigkeit von den äußeren Lebensbedingungen könne die fortschreitende Entwicklung sehr rasch vonstatten gehen (euprobaen) oder nur sehr langsam (bradybaen). Jede Bakterienform besäße einen individuellen Höhepunkt im morphologischen Aufbau, über den es sich nicht weiter hinaus entwickeln könne. Einen solchen Höhepunkt, der sich in irgendeinem Cyclostadium befinden könne, bezeichnet er als Kulminante. Die ideale, vollständige Cyclode würde mit der geschlechtlichen Vereinigung zweier Mychomeren (Spermit und Oit) beginnen, erreiche die Kulminante und würde wieder mit der Mychomerbildung enden. Die Mychomerbildung könne aber auch infolge direkter Keimung der Gonidien unterbleiben. Wenn die Kulminante innerhalb einer Cyclode nicht erreicht werde und damit die absteigende Entwicklung früher eintrete, dann bezeichnet Enderlein das höchste erreichte Cyclostadium mit dem Begriff Konkulminante. Die Bakterien könnten für Tage, Wochen, Monate, teils sogar für Jahre und Jahrzehnte im gleichen Cyclostadium beständig bleiben, ohne irgendeine Tendenz zu zeigen, sich in die eine oder andere Richtung hin zu entwickeln. Dieses Ausschalten der Aufwärtsentwicklung (Probaenogenie) nennt Enderlein Mochlose.

> *„Dieses Ausschalten der Probaenogenie, die Mochlose genannt, ist unter gleichen äußeren Bedingungen, wie sie bei der in der medizinischen Praxis üblichen Bakterienkultur stets geboten wird, das gewöhnliche. Die Bakterien vegetieren dann unter diesen gleichbleibenden Verhältnissen Wochen, Monate und noch viel länger immer in dem gleichen Cyclostadium, ohne auch nur eine Spur in der Probaenogenie vorwärtszukommen. An der Mochlose ist die Bakteriologie haften geblieben. Die allgemeine Kenntnis der Bakterien bezieht sich immer auf einen Zustand der Mochlose, zumal ja auch die parasitäre Lebensweise derartige gleichartige Bedingungen für die Bakterien bietet und in zahl-*

reichen Fällen eine Mochlose veranlaßt. An das parasitäre Cyclostadium ist häufig die Pathogenität und die Virulenz gebunden; dieses Cyclostadium ist das Virostadium."[43]
[10, S. 131]

Ein Voranschreiten der Cyclode sei nur durch das Aufheben der Hemmung (Mochlolyse) möglich. Das Auffinden der hemmenden Faktoren sei jedoch eine zeitraubende Beschäftigung. Die verschiedenen Cyclostadien werden von Enderlein mit Namen belegt und jeweils gesondert besprochen. Das Cyclostadium, in dem sich die morphologischen Elemente Mychit und Dimychit abwechseln nennt Enderlein das Basit. Alternieren Mychit und Diplomychit, bezeichnet er das Stadium mit Basoit. Wechseln Dimychit und Didimychit einander ab, wird das Stadium mit Phytit bezeichnet, und wechseln Didimychit und Syndimychit einander ab, erhält das Cyclostadium den Namen Ascit. Die Bezeichnung Ascit gilt aber nur für diejenigen Bakterien, deren Kerne (Mych) in einer Reihe hintereinander liegen (katatakte Anordnung). Die höheren Bakterienzellverbände (Dimychosen) mit zwei- oder mehrreihig angeordneten Kernen (syntakte Anordnung) erhalten die Bezeichnung Synascit. Das Cyclostadium, in welchem der Höhepunkt (Kulmination) der Cyclode erreicht wird, ist die Kulminante, die in irgendeinen der Cyclostadien der aufsteigenden (progressiven) Cyclode liegen könne. Bei höher stehenden Bakterien könne eine zweite Kulminante auftreten, die Konkulminante. Das Hauptstadium der absteigenden (degressiven) Cyclode nennt Enderlein Plastit, bei dem sich die morphologischen Einheiten Dimychit und Mychit abwechseln, wie im Basit-Stadium. Die Reihenfolge der Cyclostadien sei bei jeder untersuchten Bakterienart die gleiche, wo auch immer die Kulminante liegen mochte. Von zwei Cyclostadien nehme die eine eine mehr proximale (Prostase), die andere eine mehr distale Stellung (Metastase) ein. Durch die Einführung von Vorsilben werden die Cyclostadien von Enderlein noch näher charakterisiert. Die Vorsilbe pro- bezeichnet das erste Cyclostadium der Gruppe, die Vorsilbe ana- das darauffolgende Cyclostadium, die Vorsilbe cata- das degressive Cyclostadium. Die Cyclostadien werden noch weiter differenziert, indem die Wörter, die eine morphologische Bedeutung besitzen, der Bezeichnung des Cyclostadiums vorangestellt werden. Für das sporenbildende Bakterienstäbchen (Ascit) ergibt sich z. B. der zusammengesetzte Name Sporascit, für das gonidienbildende Ascit Gonascit, für das cystitbildende Ascit Cystascit und das thecittragende Ascit wird zum Thecascit usw. Die Einteilung der Cyclostadien erfuhr in den nächsten Jahren und Jahrzehnten weitere Differenzierungen und Erweiterungen.

Diese Erläuterungen sollen dem Leser eine Vorstellung von Enderleins Arbeitsweise vermitteln. Enderlein schuf mit dem Fortschreiten seiner Untersuchungen immer neue Begriffe, die in der Regel nur in der Erstpublikation erklärt werden. Die „Bakterien-Cyclogenie" erfuhr so eine ständige Erweiterung, wie in den folgenden Kapiteln weiter ausgeführt wird.

Nun kurz einige Ausführungen zu den konditionellen Faktoren, die nach Enderlein auf die Cyclogenie der Bakterien einwirken. Die konditionellen Faktoren werden von Enderlein mit den übergeordneten Begriffen Trophomorphosen, Chemomorphosen, Thermomorphosen, Aeromorphosen, Photomorphosen und Elektromorphosen bezeichnet. Die Trophomorphosen sind Erscheinungsformen innerhalb der Cyclogenie, die durch die Art der Ernährung direkt bedingt werden, d. h. die Abhängigkeit des Wachstums und der Entwicklung der Bakterien auf festen oder flüssigen Nährböden, der Art der Nährböden, der Wuchsformen nach Tierpassage oder in Symbiose mit anderen Bakterienarten. Mit Chemomorphosen bezeichnet Enderlein Erscheinungsformen, die durch chemische

[43] Das Virostadium war ein häufig mißverstandener Begriff. Besonders in der späteren Literatur wurde der Begriff mit den erst viel später entdeckten Viren verwechselt. Mit Virostadium bezeichnete Enderlein ganz allgemein das pathogene Stadium des Mikroorganismus.

Einflüsse herbeigeführt wurden. Alkalische Nährböden schienen die Bildung von Gonidien zu begünstigen, Säuren würden vor allem die Bildung der Kulminante begünstigten. Verschiedene Salze würden sich ebenfalls auf die Bildung der Kulminante auswirken, aber auch auf die Bildung höherer Fruktifikationen. Die Einwirkung von Giften habe sehr unterschiedliche Ergebnisse gebracht, die Enderlein aus verschiedenen Publikationen anderer Autoren entnahm. Bei den Thermomorphosen handelte es sich um Änderungen des Wachstums- und Entwicklungsverhaltens in Abhängigkeit von der Temperatur. Bei den Aeromorphosen wurden Veränderungen der Kulturen durch die Zufuhr verschiedener Gase erzeugt und ihr aerobes und anaerobes Wachstum untersucht. Die Auswirkung von Licht wurde bei den Photomorphosen untersucht. Hierbei stellte sich heraus, daß entgegen der allgemeinen Annahme Sonnenlicht nur auf manche pathogene Bakterienarten schädigend wirkte. Die Einwirkung von elektrischen Wechselströmen konnte sich z. B. auf die Farbstoffbildung auswirken, hinterließ aber keine bleibenden Änderungen. [10, S. 209-223]

5.1.5 Enderleins Überlegungen zur Evolutionsgenetik

Anhand der Ausführungen über die grundlegenden Elemente der Bakterienmorphologie begann Enderlein, die Bakterien unter den vergleichend-morphologischen Gesichtspunkten neu zu klassifizieren. Er machte sich Gedanken über die Phylogenie der Bakterien, ihrer Beziehung zu anderen niederen Organismen, so zu den Pilzen, den Cyanophyceen, den Protozoen und Metazoen. Er entwickelte eine tabellarische Übersicht zu den Entwicklungsmöglichkeiten der Monomychota und Dimychota, der beiden Hauptgruppen seiner Bakterien-Klassifikation. Er erarbeitete einen Stammbaum der Bakterienfamilien und einen Stammbaum der Organismenstämme, die er eingehend besprach und mit Beispielen belegte. Ein Thema aus dem Kapitel über die Beziehungen der Mychota zu den Metamychota ist hervorzuheben. In dem Abschnitt über die Phylogenie des Zellkernes und der Zelle widerlegt Enderlein seine Annahme, daß das Mych die karyologische Ureinheit der Bakterienzelle sei. Er führt aus:

> *„Das Grundprinzip der phyletischen Entwicklung der Lebewesen ist das Fortschreiten vom Einfachen zum Zusammengesetzten. Daß dieses Prinzip auch schon in den elementaren Bausteinen des Lebens, in den Zellen wirksam ist, trat schon in den vorstehenden Durchführungen klar zutage. Im Folgenden soll nun noch das System der einfachen Summierung in der caryologischen und cytologischen Entwicklung bei dem phyletischen Aufsteigen der lebenden Organismen in großen Zügen angedeutet werden." [10, S. 311]*

Die Tatsache, daß sich bei der sexuellen Fortpflanzung der Bakterien die vermeintliche Urkerneinheit Mych auf die Größe eines Halbkernes verringert, stellte für ihn einen wichtigen Einwand gegen seine ursprüngliche Hypothese dar, daß das Mych die Urkerneinheit sei. Eine letzte Einheit würde eben keine Halbkerne mehr bilden können. Viel wichtiger als dieser Einwand erschien ihm aber die Tatsache der Anwesenheit des Centrolits zu sein, das er im Spermit des Cholera-Erreger meinte gefunden zu haben, selbst wenn es sich dabei nur um ein winziges Derivat des Mych handelte. Er überlegte, ob nicht das Centrolit als morphologische Einheit betrachtet werden könne und einen Schritt weiter gedacht, auch als selbständiger Organismus betrachtet werden könne. Das Mych erschien dann aus solchen winzigen morphologischen Einheiten zusammengesetzt. Für diese hypothetische morphologische Urkerneinheit konstruierte er den zunächst theoretischen Begriff „Protit".

„Nimmt man zunächst an, das Protit sei die Ur-Caryomone[44] , die morphologisch-biologische Ureinheit, so soll zunächst die Frage aufgeworfen werden: Wie sieht ein derartiges Wesen aus?" [10, S. 313]

Die Größe würde etwa zwischen 0,01 und 0,02 µm liegen, und ein Cytoplasma würde vollständig fehlen, da ja schon bei den niedrig stehenden Stufen des Mychits, wie z. B. bei den Microgoniten, das Cytoplasma nur dürftig ausgebildet sei. Die Protite müßten sich demnach gleich zum Symprotit vereinigen, und ein weiteres Erfordernis wäre die Ungeschlechtlichkeit, da ja keine Halbkernbildung mehr möglich sei.

„Substanziell würde das Protit ausschließlich aus Mychin bestehen und somit eine homogene, völlig gleichmäßig färbbare und infolge der Unfähigkeit des Mychin, Reservestoffe aus der Gruppe der Nukleinsäure, Lipoide, Phosphatide usw. in sich abzulagern, mit Methylenblau unfärbbare oder fast unfärbbare Masse in Form eines winzigen Kügelchens darstellen. Mangels der Fähigkeit, Reservestofflüssigkeit und Reservestoffe aufzuspeichern, würde im allgemeinen eine außerordentliche Abhängigkeit von günstigen Ernährungsverhältnissen ergeben, sofern dieser Einheit nicht besondere Widerstandsfähigkeiten zukämen, besonders auch die Fähigkeit des Eintrocknens. Der Mangel an Cytoplasma resultiert schließlich die Unmöglichkeit, Geißeln zu bilden, also die Unbeweglichkeit." [10, S. 314]

Um zu beweisen, daß es in der Natur auch wieder Beispiele von Organismen gäbe, die belegten, daß ein zunächst theoretisch entwickelter Begriff wie z. B. „Protit", auch praktische Bedeutung habe, führte Enderlein die Organismengruppe der sogenannten Chlamydozoen an, zu denen er die Erreger von Masern, Scharlach, Fleckfieber und Maul- und Klauenseuche zählte. Die Annahme der Symprotite erschien ihm auf Grund seiner Betrachtungen als zwingend. Nur sie konnten der Ausgangspunkt des Mych und Mychits gewesen sein. Der Frage nachgehend, ob das Protit wirklich als biologische Ureinheit aufzufassen sei, oder ob noch niedrigere Einheiten möglich seien, verwies Enderlein auf die Größe der Moleküle[45], die zwischen 0,001 und 0,0001 µm angegeben wurden. Da Enderlein die Größe des Protits (Centrolits) mit 0,01 bis 0,02 µm festgestellt hatte, ergab sich daraus, daß etwa 100 bis 200 Moleküle in einem Protit zusammengelagert sein mußten.

Enderlein hatte sich Gedanken über den morphologischen Aufbau der Kerne gemacht und entwarf eine Tabelle, in der er die hypothetische Entwicklung der sich organisierenden Kerne der Lebensformen schematisch gliederte, angefangen bei der Grundstufe Protit über vier weitere Grundstufen der Kernentwicklung: 1. Mych, 2. Athron, 3. Caryon und 4. Polycaryon. Das Mych entspricht den Kernäquivalenten der Bakterien, das Athron entspräche dem Kern einer Protozoe, das Caryon wäre der uns bekannte Kern der eukaryoten Zelle, und einem Polycaryon begegne man in den mehrkernigen Riesenzellen, wie sie z. B. in den Megakaryozyten vorkommen. Die dazugehörigen Zellformen bezeichnete er mit Mychit, Athrit, Cytit und Syncytit.

Enderlein folgte den Grundgedanken einer Wissenschaft, die von ihm Polismatologie genannt wurde, die Lehre, daß alle Lebewesen ihre Entstehung der Staatenbildung einfacher Lebewesen verdanken.

„Lebewesen bleiben aus Gründen der gleichen Entstehung, der gleichen Ernährung etc. anfangs zufällig aneinander hängen, dann vergesellschaften sie sich, bilden Verbände und schließlich Staaten. Mit dem Staat ist der erste Beginn einer Einheit geschaffen, der

---

[44] Ur-Caryomone: Urkerneinheit

[45] Nach W. Thomson (1889) und August Weismann (1892) wurde die Größe des Moleküls auf vier Wegen bestimmt: 1. Durch die Modulation des Lichtes, 2. durch die Erscheinungen der Kontakt-Elektrizität, 3. durch die Kapillar-Attraktion und 4. durch die kinetische Theorie der Gase.[Zit. n. 10, S. 314]

schließlich in einer neuen Einheit gipfelt, mit der ein völlig einheitlicher Organismus, ein Individuum in Erscheinung tritt, aus dem nicht ein einziges Glied, im Ursprung selbst ein Individuum, heraustreten kann." [10, S. 316]

Auch wenn es in der Natur zahllose Beispiele der Staatenbildungen gäbe, bei dem es nie zu einer Entwicklung einer neuen Einheit gekommen sei, „so ist doch die Verstaatlichung von Lebewesen der fundamentalste Weg der Natur, aus niederen Organisationsstufen höhere bilden zu lassen." [10, S. 317] Enderlein erinnerte an die Verstaatlichung von Pilzen und Algen zu ganz anderen Organismen, den Flechten. [Vgl. 380] Waren bei den Flechten die Einheiten, die Bausteine aus denen sich der neue Organismus gebildet hatte, noch klar zu erkennen und zu isolieren, gestaltete es sich bei den höheren Organismen schon beträchtlich schwieriger. „Der Weg der Erkenntnis liegt nur in der vergleichenden Morphologie und muß zunächst an jeder Stufe einzeln ansetzen, bis sich schließlich alles zu einem Ganzen fügt." [10, S. 317] Im Metazoon zum Beispiel würden die Zellen die Einheiten der Verstaatlichung darstellen. Diese Zellen seien jedoch als Cytite Organisationsstufen niederer lebender Gebilde, worüber der Kern noch Rechenschaft ablege, auch wenn sich der Nachweis mit zunehmender Komplexität der Organismen immer schwieriger darstelle. Betrachtete man den Kern vergleichend-morphologisch, dann entsprachen das Mych, das Athron und das Caryon Stufen der Kernentwicklung. Alle diese drei Stufen betrachtete Enderlein als prinzipielle Organisationsstufen, die jeweils eine Einheit darstellen würden, und für die er den Sammelbegriff Caryomone (Kerneinheiten) einführte. Entsprechend führte er für die drei Zellstufen Mychit, Athrit, Cytit, die bisher alle mit Zelle bezeichnet wurden, den umfassenden Begriff Cytomone (Zelleinheiten) ein.

Das Wesen der Verstaatlichungsvorgänge im Werdegang der lebenden Organismen versuchte Enderlein durch die Fixierung weiterer Begriffe zu differenzieren. So war das Cytopolisma die Vereinigung (Verstaatlichung) von zwei oder mehr Cytomonen, das Caryopolisma die Vereinigung von zwei oder mehr Caryomonen in einer einzigen Zelle. Enderlein ermittelte zwölf Hauptstufen und zwei Nebenstufen der Verstaatlichung, die das phyletische Prinzip der Natur aufzeigen würden. Die Stufengruppen könnten auch bis in den mikroskopische Bereich fortgesetzt gedacht werden, bis hin zum Atom um schließlich beim Elektron zu enden. [10, S. 316-327]

5.1.6 Bakterien-Cyclogenie - Konsequenzen für die Medizin

Im letzten Kapitel der „Bakterien-Cyclogenie" legt Enderlein die Bedeutung der Cyclogenie der Bakterien für die Medizin dar. Im Vordergrund stehen therapeutische und diagnostische Überlegungen. Von therapeutischer Bedeutung sei das Virulenz-Stadium einer pathogenen Bakterienart, das Enderlein mit „Virostadium" bezeichnet. Das Virostadium ist dasjenige Cyclostadium einer pathogenen Bakterienart, das der medizinische Bakteriologe in seinen Kulturen nachzuweisen versuche. Alle elektiven Kulturmethoden und alle spezifischen Nährböden zielen nach Enderlein auf die reine Darstellung des Virostadiums ab. Hinzu käme das ausschließliche Operieren mit nur frischen Kulturen, so daß selten andere Cyclostadien als das Virostadium sich zeigen könne. Trat aber diese Möglichkeit dennoch ein, so habe der medizinische Bakteriologe, in Unkenntnis der zyklischen Entwicklungsvorgänge, die Art nicht identifizieren können. Abweichende Wuchsformen habe man daher als Verunreinigungen, Mutations- oder Involutionsformen interpretiert. Enderlein verdeutlichte dieses Problem am Beispiel der Diphtherie- und Cholera-Erreger.

„Daß die Cyclostadien, welche nicht das Virostadium darstellen, nicht virulent sind, ist z. B. leicht am Choleraerreger festzustellen. Finden sich bei Personen, welche Cholera

überstanden haben, noch Choleraerreger, so sind sie stets im Cataphytitstadium[46] *oder auch seltener im Gonascitstadium oder schon als Gonidien. Besonders das Cataphytitstadium zeichnet sich dadurch aus, daß die Stäbchen plumper, nur sehr schwach gekrümmt sind. Eine ganz auffällige Erscheinung tritt gerade beim Cataphytitstadium leicht ein. Benutzt man unverdünntes Carbolfuchsin zur Färbung, so tritt fast bei allen Individuen Plasmolyse ein, so daß sie ganz deformiert im Präparat gar nicht mehr als Stäbchen erkennbar sind. Stark gefärbte Stellen wechseln mit hellen, fast ungefärbten Stellen ab. Es handelt sich aber hier nicht um Trophosome und atrophische Mychosen, sondern es sind starke Schrumpfungserscheinungen. Diese Plasmolyse tritt bei den Anaphytiten*[47] *nicht ein." [10, S. 331]*

Aus dieser Beobachtung ließen sich therapeutische und epidemiologische Konsequenzen ableiten. Anhand der Plasmolysereaktion konnte z. B. festgestellt werden, ob der Erreger noch virulent war oder bereits in Regression vorlag, und so eventuell als potentielle Vakzine dienen konnte. Andere Forscher hatten bereits erkannt, daß die Stoffwechselprodukte der Bakterien sich hemmend auf ihre eigene Virulenz auswirkten. Daher würden sich in alten Kulturen in der Virulenz stark abgeschwächte Formen finden. Diesen Umstand machte man sich bei der Herstellung von Impfstoffen bereits zunutze. Aber auch verschiedene Giftstoffe vermochten avirulente Formen hervorzubringen.

„Welche Cyclostadien bei den einzelnen pathogenen Organismen keine Virulenz besitzen und welche konditionellen Faktoren zur Erzeugung derselben im menschlichen Organismus am geeignetsten sind, derartige Feststellungen kämen als Ziele spezieller medizinischer Forschung in Betracht." [10, S. 334]

Vom Standpunkt der Cyclognie aus betrachtet, wäre es jedoch möglich, direkt am Parasiten diejenigen konditionellen Faktoren zu erproben, die geeignet seien, ein vom Virostadium abweichendes Cyclostadium zu erhalten, das dann im Organismus leichter bekämpft werden könne. Die diagnostische Bedeutung der Cyclogenie lag nach Enderlein im Erkennen der Entwicklungsvorgänge und der Formenvariabilität der Bakterien. Am Beispiel des Diphtherie-Erregers führte er aus, wie es in Unkenntnis dieser Vorgänge immer wieder zu Verwechslungen zwischen dem echten Diphtherie-Erreger und dem Pseudodiphtherie-Erreger gekommen war, und er legte dar, wie sich die einzelnen Stämme vergleichend-morphologisch differenzieren ließen. Diesen allgemeinen und theoretischen Ausführungen folgte zu Beginn der 30er Jahre ein praktisches Beispiel an Hand des Tuberkulose-Erregers.

5.2 Erste Anerkennungen und weiterführende Studien

Am 10.11.1925 schrieb Almquist in einem Brief an Enderlein: „Nach Ihren sechs Schriften zu urteilen, scheint es mir, als hätten Sie aus einer tiefen, klaren Quelle geschöpft." [Zit. n. 248] Und einem Monat später am 13.12.1925 kommentierte Almquist die „Bakterien-Cyclogenie" [10]: „Das Buch ist für Mediziner und Chemiker sicherlich nicht leicht zu verdauen; sie müssen sich aber in biologische Fragen einarbeiten. Jetzt sprechen sie von der Biologie, ohne ABC zu verstehen." [Zit. n. 248]

Drei Jahre nach der Veröffentlichung der „Bakterien-Cyclogenie", am 12.12.1928, wurde Enderlein zum Ehrenmitglied der „Mikrobiologischen Gesellschaft" in Wien gewählt. Im gleichen Jahr trat er dort als Herausgeber des „Archivs für klassifikatorische und phylogenetische Entomologie" in Erscheinung. Er pflegte viele internationale Kontakte mit Biologen und Ärzten in ganz Europa und Amerika; dabei war sein internationaler Ruf als Entomologe von Vorteil. Er sprach fließend französisch und englisch und er beherrschte die

[46] Das Cataphytstadium ist das erste abbauende Entwicklungsstadium beim Choleraerreger.

[47] Das Anaphytitstadium ist das Virostadium des Choleraerregers.

lateinische und altgriechische Sprache. Er hatte Freunde in der ganzen Welt, und so wurde seine „Bakterien-Cyclogenie" sehr rasch auch im Ausland bekannt.[48] 1929 waren auf dem Mikrobiologischen Kongreß in Warschau Enderleins Forschungsergebnisse Gegenstand „tagelanger Diskussionen", und im Jahr 1930 wurde er zu einem Biologen-Kongreß in Pittsburgh eingeladen.

> *„Ich konnte dort sogleich feststellen, in wie weitem Maße meine ‚Bakterien-Cyclogenie' eine weite Anerkennung auch in den USA genoß, so daß man mich sogleich am Anfang zum zweiten Vorsitzenden gewählt hatte und bei der Empfangsbegrüßung durch den Direktor Dr. Holland mit den Worten begrüßt wurde: ‚Ich begrüße Sie alle die 5000 Teilnehmer, die Sie aus aller Welt hier zusammengekommen sind, indem ich Herrn Professor Dr. Günther Enderlein aus Berlin die Hand schüttele.'" [123, S. 7]*

1928 war die Arbeit „Über die Grenzgebiete zwischen Bakterien und Prototen" [13] erschienen. In der Einführung schreibt Enderlein:

> *„In den drei Jahren seit dem Erscheinen der Bakterien-Cyclogenie haben diese Auffassungen über die Entwicklung der Bakterien immer mehr Anerkennung gefunden, die anfängliche Ablehnung ist immer mehr zurückgedrängt worden, und die anfängliche Zurückhaltung ist mehr und mehr gewichen. Da diese günstige Entwicklung für die Weiterentwicklung der Bakteriologie und der Kenntnis der subvisiblen und invisiblen Organismen von fundamentaler Bedeutung ist, dürfte es an der Zeit sein, ein Organ zu schaffen, in dem Baustein zu Baustein an diesem Gebäude zusammengetragen wird. So sollen die ‚Abhandlungen über die Cyclogenie der Bakterien' besonders eine Stätte sein für Bearbeitungen von Monographien cyclogenetischer Vorgänge. Einzelne Arten oder Artengruppen in ihrem cyclodischen Verhalten auf das eingehendste zu prüfen, soll das Programm sein, dem dieses Organ zur Verfügung steht. Aber auch der allein und ausschließlich auf dieser Basis überhaupt möglichen Klassifikation der Bakterien und Prototen soll hier eine Stätte geschaffen werden. Da eine wissenschaftliche Klärung dieser Fundamentalfragen das Hauptziel darstellt, wird auch sachlicher Kritik im ablehnenden Sinne hier gern Platz geboten." [13]*

Es erschien jedoch nur dieses einzige Heft der angestrebten Schriftenreihe „Abhandlungen über die Cyclogenie der Bakterien". Die Prototen über die Enderlein in der Abhandlung „Über die Grenzgebiete zwischen Bakterien und Prototen" [13] spricht, sind nicht zu verwechseln mit den Protozoen, sondern sie stellen nach Enderlein die Vorstufen zu den Bakterien dar. Enderlein hatte in der „Bakterien-Cyclogenie" [10] bereits die Gruppe der Protota klassifiziert. Er bezeichnet sie, auf Grund ihres Färbeverhaltens, als homogene Eiweißmasse, die nur aus Kernsubstanz (Linin)[49] zusammengesetzt sei. Die Prototen würden ebenfalls eine Gruppe von Ur-Organismen darstellen, denen allerdings das Zellplasma und damit der flüssige Nähreiweißvorrat fehle sowie die Fähigkeit sich fortzubewegen. Auf Grund des fehlenden Zellplasmas könne man bei den Erscheinungen der Protota, im Gegensatz zu den Mychota (Gruppe der Bakterien), nicht mehr von einer Zelle sprechen. Der Mangel an flüssigen Reservestoffen bedinge, daß die Protota entweder absolut abhängig von flüssigen Nährmedien seien oder aber eine stark entwickelte Fähigkeit des Eintrocknens besitzen müßten. Diese Fähigkeiten würden z. B. die Chlamydozoen besitzen, zu denen die Erreger der Trachome zählen. Zur Gruppe der Protota zählte Enderlein auch die Erreger

---

[48] Eine englische Ausgabe der „Bakterien-Cyclogenie", die zu Enderleins Lebzeiten veröffentlicht wurde, konnte bibliographisch nicht ermittelt werden. In einem Brief an Hinckel, M.d.R., erklärt Enderlein, daß es Angebote aus Amerika gegeben habe, die „Bakterien-Cyclogenie" zu übersetzen, er hätte aber die Druckkosten tragen müssen, und dies sei ihm finanziell nicht möglich gewesen.[248]

[49] Sammelbezeichnung für die Eiweißstoffe im Kern.

von Pocken, Masern, Maul- und Klauenseuche, Rickettsien und ebenso die Bakteriophagen[50].

> *„Daß die Bacteriophagen, ebenfalls unfärbbar und zunächst noch invisibel, gleichfalls Protota darstellen, erscheint nach dem heutigen Stand der bereits umfangreichen Literatur über dieses junge Gebiet zweifellos." [10, S. 329]*

Damals stand die Methode der Röntgen-Kristallographie[51] für diese Art der Untersuchung noch nicht zur Verfügung, Erst 1934 konnte Desmond Bernal zeigen, daß große Moleküle, wie sie die Proteine darstellen, mit Hilfe dieser Methode analysiert werden können. Um sich den invisiblen Formen zu nähern, bediente man sich in den 20er Jahren der Photographie mit ultravioletten Strahlen und indirekter Nachweismethoden. Indirekte Nachweismethoden waren z. B. die unbegrenzte Übertragbarkeit in Serien, die Möglichkeit der Zählung der bakteriophagen Elemente im Plattenverfahren, oder der Nachweis, daß sich Bakteriophagen an bestimmte chemische Substanzen, wie z. B. Glycerin anpassen können. Das Virus der Maul- und Klauenseuche (MKS) wurde von Paul Frosch[52] und Dahmen 1924 mit Hilfe der Photographie mittels ultravioletter Strahlung festgestellt. [13, S. 4] Nicht zuletzt gab es noch den Nachweis der Infektiosität von bakterienfreien Ultrafiltraten, die im Tierversuch zur Auslösung spezifischer Erkrankungen führten, von denen man zunächst dachte, sie seien bakterieller Genese. Es ergaben sich somit für Enderlein viele Indizien für das Vorhandensein ultra-mikroskopischer Organismen. In der Arbeit „Über die Grenzgebiete zwischen Bakterien und Prototen" [13] ist Enderlein der Frage der Beziehung dieser beiden Gruppen von Organismen nachgegangen. In der „Bakterien-Cyclogenie" hatte er bereits versucht, die Beziehungen der Bakterien zu höheren Organismen, wie den Pilzen, Protozoen und Metazoen darzustellen. Analog dazu stellte sich für ihn die Frage, ob sich nicht auch bei den ultramikroskopischen Organismen Formen finden würden, die über ihre Grenzen hinweg ins Reich der Bakterienorganismen hineinreichten. „Tatsächlich scheinen auch hierfür Beweise schon vorzuliegen." [13, S. 4] Enderlein erwähnt in diesem Zusammenhang zwei Werke von Prof. Dr. med. Hans Herzog, der ihn kurze Zeit später bei seinen Tuberkulose-Studien unterstützte.

Die zwei Arbeiten Herzogs tragen die Titel „Über die Natur des Trachom-Erregers"(1910) [333] und „Die Involutionsformen des Gonococcus Neißer und ihre Rolle als intraepitheliale Zellparasiten"(1913) [334]. Herzog hatte die Entwicklung sowohl des Gonorrhoe-Erregers als auch des Trachom-Erregers eingehend studiert und ihre Entwicklung ganz im cyclogenetischen Sinne Enderleins erkannt; aber auch seine Entdeckungen blieben damals unbeachtet. Bei beiden Erregern konnte er intrazelluläre Diplokokken nachweisen, und er nahm an, daß es sich zumindest um sehr nahestehende Spezies handelte. Bei dem Erreger der Gonorrhoe fanden sich Mikrogonokokken und Makrogonokokken, demnach die gewöhnlichen Doppelkugeln der akuten Gonorrhoe. Die Mikrogonokokken entsprachen Enderleins Probasit-Stadium, bei dem die Kugel (Mychit) vorherrscht. Das Teilungsstadium, die Doppelkugel (Diplomychit), bestand nur für kurze Zeit und konnte daher relativ selten beobachtet werden. Das Probasit-Stadium fand sich jedoch auch bei dem Erreger des Trachoms. Der gesamte Trachom-Körper schien aus solchen winzigen Probasiten (Mikrokokken) zu bestehen. Das Probasit-Stadium stellte auch

---

[50] 1917 hatte Félix Hubert D'Herelle eine „unsichtbare Mikrobe" beschrieben, die Bakterien angriff, und führte für dieses Phänomen den Begriff der Bakteriophagie ein.

[51] 1912 hatte Lawrence Bragg entdeckt, daß Röntgenstrahlen dazu benutzt werden können, die Struktur einfacher kristalliner Substanzen zu untersuchen. Dies führte später zu der Entdeckung der Röntgen-Kristallographie.

[52] Paul Frosch (1860-1928) hatte zusammen mit Friedrich Löffler (1852-1915) 1897 nachgewiesen, daß die Maul- und Klauenseuche durch ein filtrierbares Virus erzeugt wird.

bei diesem Erreger das „Viro-Stadium" (Stadium der Infektiosität) dar. Bei der Blennorrhoe, besonders der Ophthalmo-Blennorrhoe, fand sich das gleiche Stadium, und nur in ganz jungen Kulturen konnte auch das Basoit-Stadium (das Vorherrschen der Diplokokken) beobachtet werden. Auffällig war auch, daß der Gonorrhoe-Erreger und der Trachom-Erreger, wie auch alle anderen Arten dieser Gruppe und ganz besonders der Meningitis-Erreger, gramnegativ waren. Enderlein erklärte dies durch den mehr oder weniger großen Mangel an Reservestoffen, das wiederum sei ein Indiz für die parasitäre Lebensweise des Erregers. Eine Ausnahme machte der *Diplococcus crassus (v. Lingelsheim)*, der kein ausgesprochener Parasit war und sich von daher auch einfacher kultivieren ließ. Dieser Erreger eines Katarrhs stellte sich durch die Anhäufung von Reservestoffen mehr oder weniger grampositiv dar. Der Erreger ging mit einer schwächeren Form der Genickstarre einher, was z. B. während des Ersten Weltkrieges in einem Lazarett in Stralsund bei einer Massen-Erkrankung an gewöhnlichem Katarrh zu einer Verwechslung mit dem echten Meningitis-Erregers geführt habe. [13, S. 6]

Auch der *Diplococcus catarrhalis (R. Pfeiffer)* hatte in seiner chronischen Form das Viro-Stadium im Probasit, und beim Erreger der Gonorrhoe wurden im Verlauf die Basite im chronischen Stadium immer kleiner und kleiner, bis sie dann als Probasite die Fähigkeit erlangen würden, in die Blutbahnen einzudringen, um an Stellen mit geringerer Zirkulation auszufallen und dort Komplikationen zu erzeugen, wie etwa im Kniegelenk (Arthritis gonorrhoica). Bei der akuten Gonorrhoe herrschten die normalen Doppelkugeln vor, die dem Basoit-Stadium Enderleins entsprachen. Das gleiche galt für die ganz frischen Trachomfälle.

Herzog hatte in seinem ersten Werk, infolge der übereinstimmenden Entwicklungsvorgänge des Trachom-Erregers mit dem *Diplococcus gonorrhoeae (Neißer)*, die spezifische Identität beider Erreger angenommen, ging aber dieser Frage in seinem zweiten Werk nicht weiter nach. Für Enderlein war es jedoch unstrittig, daß Herzog die systematische Stellung des Trachom-Erregers richtig erkannt hatte.

Die vier angesprochenen Erreger, der Diplococcus gonorrhoeae, der Diplococcus catarrhalis, der Diplococcus intracellularis und der Trachom-Erreger seien sich im Verlauf ihrer Entwicklung und in ihrer Pathogenität sehr ähnlich. Das klinische Bild entspräche bei allen vier Erregern dem eines Katarrhs, und auch die Histologie ergäbe ein typisches Bild. Enderlein schlußfolgerte, daß es bei den vier genannten Erregern, die ja heute zwei verschiedenen Gruppen von Erregern zugeordnet werden, den Viren und den Bakterien, verwandtschaftliche Beziehungen geben müßte. Er stellte sich die Frage nach der vergleichend-morphologischen Bedeutung, der an der Grenze des Sichtbaren stehenden winzigen Kugeln, die von Herzog mit einem Durchmesser von ca. 0,2 µm angegeben wurden. Um dieser Frage nachzugehen, rekapitulierte Enderlein in seinem Aufsatz „Über die Grenzgebiete zwischen Bakterien und Prototen" [13] einige Befunde aus der „Bakterien-Cyclogenie" [10]. Es hatte sich gezeigt, daß beim Übergang von den „subvisiblen" (gerade noch sichtbaren) Formen zu den sogenannten „invisiblen" Formen das Verhältnis von Zellplasma zu Zellkern im Mychit (Bakterienkugel) immer mehr und mehr abnahm. Bei den Microgonidien und Microgoniten (Fruktifikationsformen der Bakterien) war zuweilen nur noch eine winzige Kalotte Zellplasma übrig geblieben. Dahingegen war bei vielen Invisiblen eine durchgängige Homogenität der Masse festgestellt worden, die nur durch Fuchsin schwach dargestellt werden konnte und keinerlei andere Kernfärbung annahm. Dieser Umstand hatte Enderlein damals veranlaßt, einen reinen Kernstoff (Mychin, Linin) zu postulieren, die „Urkernsubstanz". Ein Urkern ohne die Eiweißreservestoffe des Zellplasmas und der Zellplasmahülle ist dann ein zelloser Kern, den Enderlein mit Symprotit bezeichnet. Die Symprotite ließen sich wiederum in noch kleinere Bausteine zerlegen, den Protiten. Die zellosen Kerne stellten offenbar eine Gruppe ultramikroskopischer Organismen dar, für die Enderlein die Gruppenbezeichnung Protota gefunden hatte. Er führte beispielhaft vier Erreger an, die er in Größe und Gestalt zum Vergleich nebeneinander stellte. [Abb. 11]

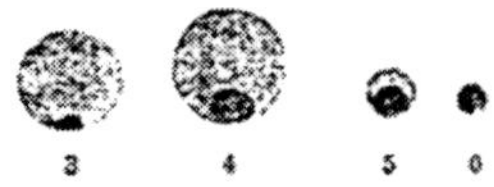

Fig. 3. *Micrococcus aureus* (Rosenb.). Mychit. Vergr. 10000 : 1.
Fig. 4. *Diplococcus intracellularis* (Weichselb.) [Genickstarre-Erreger], Mychit. Vergr. 10000 : 1.
Fig. 5. *Microspira comma* (Schröt.) [Cholera-Erreger], Microgonit mit nur ganz kleiner Zellplasma-Kalotte. Vergr. 10000 : 1.
Fig. 6. *Chlamydozoon variolae* (Prow.) [Pocken-Erreger]. Besonders großes Symprotit (ohne jede Spur von Zellplasma; nur Kernsubstanz). Vergr. 10000 : 1.

Bemerkung: Die Zeichnungen sind nach Messungen in dieser zehntausendfachen Vergrößerung gezeichnet, da sie kleiner überhaupt nicht klar wiedergegeben werden können: in einer gewissen Entfernung vom Auge betrachtet, und zwar etwa in Armlänge abstehend, sieht man das Bild in 1000facher Vergrößerung, also etwa das Bild, wie es im Mikroskop erscheint.

Abb. 11 Vergleichend-morphologische Gegenüberstellung verschiedener Krankheitserreger [13]

Die Frage, die nun in den Brennpunkt von Enderleins Interesse rückte, war: Welche von diesen winzigen Kugeln gehört zu den Prototen und welche waren bereits Mychite? Auf Grund der Cyclogenie war ihm bekannt, daß die verschiedensten Formen Stadien einer Entwicklungsreihe (Cyclode) sein konnten, von denen jedes Stadium für sich durch unzählige Generationen hindurch gleichartig bestehen bleiben konnte. Konnte das Protit oder das Symprotit, als kernplasmaloses Individuum, vielleicht an oberster Stufe in die Cyclode der Bakterien eingereiht werden? Wäre es möglich, daß die Bakterien ihr Ausgangs-Cyclostadium im Symprotit hätten, das zugleich Wuchsform und auch Cyclostadium darstelle? Der Vergleich der Kerngrößen gab Enderlein einen gewissen Anhalt für seine Vermutung, ebenso die Tatsache, daß nach dem Befall der Wirtszelle durch die Diplokokken mit nachfolgender Zerstörung der Zelle und Aussaat der intrazellulären Kolonien des Erregers diese zunehmend vor den Augen des Betrachters sich aufzulösen schienen bzw. unsichtbar wurden.

Enderlein forderte nun „subtilste Untersuchungen", um festzustellen, ob für die Diplokokkus-Gruppe bereits das Symprotit-Stadium in Frage käme. Er nahm an, daß für den *Diplococcus catarrhalis (R. Pfeiffer)* ein Schnupfenvirus als dessen Symprotit-Stadium in Frage käme. [13, S. 12] Es gab demnach noch einen großen Forschungsbedarf. Eines schien jedoch bereits gesichert: Ein Erreger konnte in zwei verschiedenen Stadien eine Krankheit hervorrufen.

> *„Ich möchte hierfür nur ein einziges Beispiel anführen, bei dem dies zutrifft, nämlich den Erreger des Scharlachs, den Streptococcus haemolyticus scarlatinae. Gerade von diesem Krankheitserreger ist das filtrierbare Virus neben typischen Streptococcen beobachtet worden, und der Mangel cyclogenetischer Einsicht und geeigneter Untersuchungsmethoden haben endlose Kontroversen veranlaßt (cf. auch Friedmann, Die Übertragung des Scharlachs. Dt. Med. Wochenschr. 52, 1926, p. 2147-2150). Aber gerade hier scheint es mir sehr wahrscheinlich zu sein, daß die Cyclode aus zwei Cyclostadien besteht, von denen das erste das Symprotit, das zweite das Probasit darstellt. Gerade solche vergleichend morphologischen und systematischen Gesichtspunkte über die Natur des Erregers sind, wie ich es vorstehend für die Diplococcus-Gruppe gezeigt habe, von*

fundamentaler Bedeutung für die Ätiologie der Krankheiten, ihre Prophylaxe und ihre Therapie." [13, S. 12]

In den nachfolgenden Publikationen von Enderlein gibt es keine weiteren Untersuchungen über die Diplokokkus-Gruppe. Er entwickelte jedoch in den 40er Jahren ein immunbiologisches Präparat zur Behandlung von Katarrhen der oberen Luftwege, das sogenannte „Katarrh-Chondritin Enderlein". Es wurde aus dem Schimmelpilz *Penicillium roqueforti (Thom)* gewonnen und bestand aus den Kolloiden der Protitphase dieses Schimmelpilzes. [184, S. 22]

6 Enderleins Forschungen in den 30er Jahren

Aufbauend auf den gewonnen Erkenntnissen, die Enderlein in seiner „Bakterien-Cyclogenie" skizziert hatte, folgten spezielle Untersuchungen der beschriebenen Erscheinungsformen. In den „Sitzungsberichten der Gesellschaft naturforschender Freunde zu Berlin" erschien 1930 der Aufsatz „Über die Rhythmik des Formenwechsels der Bakterien" [14], in dem Enderlein nochmals schematisch die einzelnen Cyclostadien verdeutlichte. 1931 publizierte er den Aufsatz über „Die biologische Bedeutung der Gonite, Gonidien und Cystite der Bakterien" [17], der in derselben Zeitschrift erschien. Enderlein fügte dem Aufsatz eine gedruckte Bemerkung bei, aus der hervorgeht, daß Prof. Dr. Hugo Miehe, Direktor des Botanischen Instituts der Landwirtschaftlichen Hochschule in Berlin, die Veröffentlichung dieser Arbeit im „Centralblatt für Bakteriologie" abgelehnt hatte: „... weil ich solche reinen Spekulationen nicht für wichtig genug halte, um damit das Zentralblatt zu belasten." [Zit. n.17]

Noch kurz zuvor wurden Enderleins Arbeiten im „Centralblatt für Bakteriologie" veröffentlicht, doch 1930 war Felix Löhnis verstorben und seine Nachfolger standen dem Pleomorphismus offensichtlich ablehnend gegenüber. Da Enderlein keine Ablehnung und unsachliche Kritik duldete, pflegte er derartigen Stellungnahmen auch immer zu begegnen. So war Enderleins Antwort auf die Ablehnung ein Brief, den er von dem amerikanischen Bakteriologen Professor Dr. S. A. Petroff, New York, Direktor des Trudeau Sanatorium Research Clinical Institute, bekommen hatte:

> *"I recollect how the scientific world looked upon your investigation as absurd and visionary, but you must feel very much gratified that after a laps of fifteen years or more the facts that you called attention to so many years ago, are true. At present, practically all American bacteriologists look upon your work as one of the most important contributions since Pasteur's and Koch's discoveries." [Zit. n. 17, Beiblatt mit Bemerkungen zu dem Artikel]*

Die Eintragungen in „Kürschners Deutschem Gelehrten-Kalender" lassen vermuten, daß Enderlein weitere Sanktionen hinnehmen mußte. So wird sein Name und die „Bakterien-Cyclogenie" in der Ausgabe von 1925 erwähnt, und in der Ausgabe von 1931 werden zusätzlich einige seiner entomologischen Arbeiten genannt. Er erscheint als Herausgeber von zwei Schriftenreihen, dem „Archiv für klassifikatorische und phylogenetische Entomologie" sowie der „Abhandlungen über die Cyclogenie der Bakterien". In der Ausgabe von 1940/41 fehlt jegliche Eintragung. [358]

Enderlein ließ sich nicht beirren und setzte seine bakteriologischen Studien fort. Er hatte bereits bei der Niederschrift des Manuskriptes für die „Bakterien-Cyclogenie" erkannt, daß er mit einer einfachen Cyclode, dem einfachen Kreislauf der Bakterien, der Vielfalt und verwirrend komplizierten Fülle von Aufbaumöglichkeiten der Bakterien, nicht gerecht werden konnte. Eine Vielzahl ablehnender Stellungnahmen, die er nach der Veröffentlichung der

„Bakterien-Cyclogenie" erhalten hatte, machte ihm dies noch deutlicher. Auch wenn er für die ablehnende Haltung der in der Praxis tätigen mikrobiologischen Laborärzte ein gewisses Verständnis aufbrachte, da die Untersuchungen kompliziert und aufwendig waren, so war sie doch vom wissenschaftlichen Gesichtspunkt aus keineswegs gerechtfertigt, zumal er nicht der einzige Forscher war, der ein zyklisches Wachstum der Bakterien hatte nachweisen können. Enderlein suchte daher nach weiterführenden Erklärungen für die beobachteten abweichenden Entwicklungsprozesse. Rein theoretisch hatte er eine Antwort parat, die aber ohne ein wirkliches Beispiel aus der Organismenwelt sich nur als eine zusätzliche theoretische Komplikation geeignet hätte. Die zusätzliche Komplikation, an die er gedacht hatte, war die „heterovalente Verdoppelung der Cyclode". Der Zufall spielte Enderlein ein Bakterium zu, dessen komplexe Vielfalt seiner Wuchsformen ihm den Schlüssel zum Verständnis und zugleich das Demonstrationsobjekt einer solchen Komplikation bot. Das Bakterium mit den Namen *Leptotrichia buccalis (Robin)*[53] , lebt im Mund und den anschließenden Organräumen des Menschen und tritt gelegentlich als Krankheitserreger auf. [18]

6.1 Leptotrichia buccalis (Robin)

Enderlein hatte bereits 1925 in der „Bakterien-Cyclogenie" auf das vielgestaltige Wachstum dieser Bakterienart hingewiesen, damals noch unter den älteren Namen *Syncrotis buccalis (Robin)*. [10, S. 185, S. 199-221, S. 248] Enderlein fand dieses interessante Bakterium in großer Anzahl in einem Sputum, das ihm am 25.2.1931 zugesandt wurde. [18, S. 90] Er hatte eigentlich ganz andere Ziele im Sinn, als er begann, die einzelnen Bakterien aus der reichhaltigen Mundflora zu isolieren. Er erwartete, ganz unterschiedliche Bakterienarten in den Kulturen wiederzufinden, und so war er sehr erstaunt, als die Kulturen des ausgestrichenen Sputums sich als Reinkulturen entpuppten. Eine Kolonie dieser Reinkultur verwendete er zur Weiterzucht und konnte dabei feststellen, „daß das ganz ungewöhnlich bunte Erscheinungsbild von den verschiedensten Bakterienwuchsformen des Ausgangssputums ausschließlich der Ausdruck eines sehr polymorphen Entwicklungscyclus darstellte. Testkulturen hiervon stehen jedermann gern zur Verfügung." [18, S. 90][vgl. Abb. 12]

In der „Bakterien-Cyclogenie" hatte Enderlein festgestellt, daß sich das syntakte Ascit (Bakterienstäbchen mit mehrreihig angeordneten Kernelementen) direkt aus dem katatakten Ascit (Langstäbchen mit hintereinander in einer Reihe gelegenen Kernelementen) entwickeln konnte. Die hintereinander angeordneten Mych konnten sich an jeder Stelle im Langstäbchen quer zur Achse teilen und damit das syntakte Stäbchen bilden.

Während diese Entwicklung einen Vorgang der gleichen Cyclode darstellte, bestand bei der *Leptotrichia buccalis* noch eine weitere Möglichkeit, nämlich eine folgende zweite Cyclode im syntakten Entwicklungskreislauf. Es gab demnach zwei zyklische Entwicklungsmöglichkeiten, bei denen die Einheiten der Mychite jeweils zu einer Cyclode aufsteigen konnten, die sich aber in ihrer Kernwertigkeit und Dynamik erheblich unterschieden. Die Beschreibung dieses zusätzlichen Entwicklungsvorgangs verbarg Enderlein hinter dem Begriff der „heterovalenten Verdoppelung der Cyclode".

Es ist mühsam, Enderleins Ausführungen zu folgen. Doch seine Erkenntnisse über die Entwicklungsvielfalt dieser Mikrobenart sind wichtig. Letztendlich führten sie ihn über die Bakteriologie zur Humoralpathologie und damit zu einem grundlegenden Verständnis von Gesundheit und Krankheit (vgl. Kapitel 9.5.1).

[53] *Leptotrichia buccalis (Robin 1853) Trevisan 1879* gehört zur Familie der Bacteroidaceae. Es ist ein anaerobes gramnegatives Bakterium, das zur normalen Bakterienflora des Menschen gehört. Es besiedelt die Mundhöhle und findet sich in Zahnplaques.

Die Entwicklung der *Leptotrichia buccalis* skizzierte Enderlein wie folgt: Auf der ersten Abbildung, die Enderlein für die didaktische Darstellung seiner Ausführungen ausgewählt hatte, sah man das bunte Bild der verschiedenen Wuchsformen, die sich bereits in einer eintägigen Kultur zeigten [Abb. 12]. Neben den Elementen der einfachen Cyclode, also den Mychiten, Dimychiten, Didimychiten, Tetradimychiten und katatakten Syndimychiten, sieht man auf der Abbildung auch die größeren und plumper wirkenden dicken Stäbchenformen, die Enderlein mit dem Begriff „syntakte Ascite" bezeichnete. Die Bakterienformen der einfachen Cyclode besaßen einen einfachen, gewöhnlichen (coenoiden) Kern. Alle diese Formen bildeten Gonidien aus, besonders in anaeroben Kulturen, und folgten stets dem gleichen Kreislauf.

Bildüberschrift im Original: „mehrwertige Syndimychit, welch letzteres sich zu sehr langen Fäden auszuziehen vermag; alle diese Formen besitzen einen coenoiden Kern"

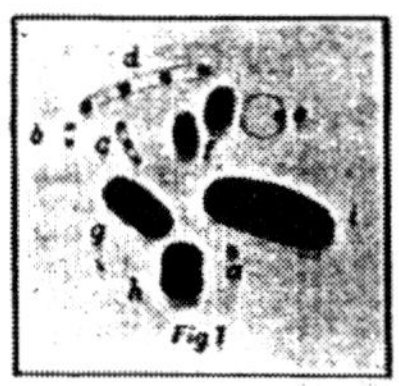

Fig. 1. *Leptotrichia buccalis* (Robin). **Vergr. ca. 5000 : 1.**
(1 tägige Kultur).

a = Dimychit.
b = Didimychit.
c = Tetradimychit.
d = catataktes Syndimychit.
e = Mychit.
f = **zwei syntakte Ascite.**
g = **größeres syntaktes Ascit.**
h = **kurzes syntaktes Ascit in Teilung (diplococcenartig!).**
i = **größeres syntaktes Ascit.**

Abb. 12 Leptotrichia buccalis: eintägige Reinkultur aus einem Sputum [18]

Ein ganz anderes Bild ergab sich aber, wenn sich an das Entwicklungsstadium des katatakten Langstäbchens (Ascit) das Stadium anschloß, das Enderlein in Anlehnung an Löhnis mit Symplast [363, S. 166-196] bezeichnete. In der Überarbeitung seiner „Bakterien-Cyclogenie" hatte Enderlein das Symplast-Stadium nachträglich eingeführt.[10, S. 122-124] Zwar hatte er schon vor 1925 das Zusammenfließen von Bakterien beobachten können, besonders in den Kulturen der Gattungen *Mikrokokkus* und *Streptokokku*s, und zog dabei die Möglichkeit der Kopulation in Betracht, aber trotz aller Bemühungen und trotz aller Aufmerksamkeit in dieser Richtung war es ihm damals nicht geglückt, die Kopulation freier Mych im Symplast zu beobachten. Er sprach daher nur vorsichtig die Vermutung aus, daß es sich dabei um Kopulationsvorgänge handeln könnte; für eindeutige Belege fehlten ihm damals noch die folgenden Untersuchungen.

In der Kultur der *Leptotrichia buccalis* bot sich ihm nun ein günstiges Objekt für die Darstellung des Symplasts, und es gelang ihm die Beobachtung der Kern- und Zellverschmelzungen [Abb. 13]. Der Vorgang hatte folgenden Verlauf: Das Langstäbchen begann anzuschwellen und schlang sich wurmartig zusammen. Die einzelnen Mychosen nahmen dabei immer mehr eine Kugelform an. Dabei isolierten sie sich immer weiter voneinander, um sich wieder einander anzunähern und mit Mychosen derselben oder eines anderen Stäbchens zu verkleben. Ein Vorgang, bei dem sich die Mychosen gegeneinander abplatteten und damit die Verschmelzung anbahnten. Gleichartige Vorgänge hatte bereits Löhnis bei anderen Bakterienarten beobachtet.[18, S. 92, 363, 166-196]

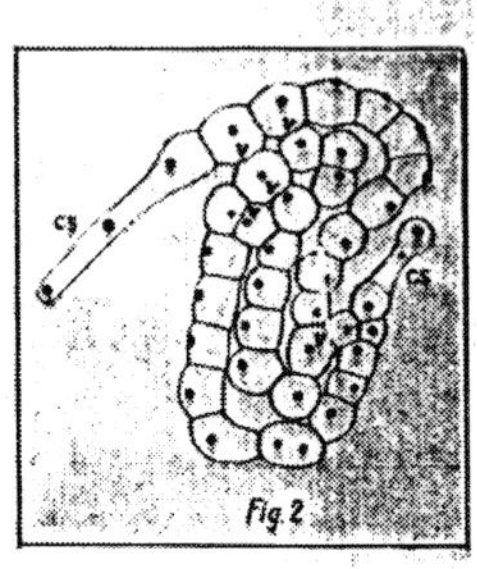

Fig. 2. *Leptotrichia buccalis* (Robin). Eintägige Kultur. Symplast, aus Langstäbchen entstanden; ca. 5000 : 1. Isolierung der einzelnen Mychosen. cs = Endteile des catatakten Syndimychites die noch wenig angeschwollen und noch nicht zerfallen sind. v = Zellverschmelzungen und z. T. Kernannäherungen. Zellgrenzen viel feiner, als es die Abbildung wiedergibt.

Abb. 13 Leptotrichia buccalis: Bildung eines Symplast [18]

Den Vorgang, den auch Löhnis als sexuelle Kernverschmelzung gedeutet hatte, schloß sich der vollkommene Zerfall der Einheiten, der Mychite, an. Diese Mychite ergaben nun in der weiteren Kultur einen ganz andersartigen Aufbau, nämlich den der syntakten Cyclode, der jegliche katatakten Wuchsformen fehlten. Enderleins Erklärung für dieses Phänomen war, daß durch den sexuellen Akt der Kernverschmelzung die Wertigkeit des Kerns (Dynamovalenz) eine höhere geworden war.

Eine einfache Verdopplung der diploiden Kerne hatte Enderlein zuvor auf Grund der Labilität einer solchen Kernwertigkeit ausgeschlossen. Mit der Verschmelzung der freien Mychite im Symplast mußte eine abermalige Erhöhung der Kernwertigkeit erfolgt sein, die sich nicht nur in der Quantität der Kernelemente unterschied, sondern auch entwicklungsgeschichtlich ganz andersartige Vorgänge auslöste. Einen solchen Kern nannte Enderlein „hypervalent" (überwertig), ein Spezialfall war der „polyvalente" (vielwertige) Kern. Der höheren Wertigkeit des Kerns entsprach dann auch die merklich größere Form der Mych und der Zelle selbst.

Nach den ersten Teilungsvorgängen der hypervalenten Mychite folgte die Weiterentwicklung im Aufbau der syntakten Syndimychite sehr schnell. Enderlein beschrieb den Vorgang als geradezu explosiv und zwar bis zu einem Stäbchen mit acht Mych (Langstäbchen). Dabei besaß die Zelle auch noch mit vier Kernen eine Kugelform, im Gegensatz zur einfachen Cyclode. Die Mych konnten mehr oder weniger dicht mit Trophosomen (Reservestoffhülle) umhüllt sein, also sehr stark bis mäßig oder gar nicht anfärbbar sein. Die Entwicklung ging dann über das syntakte Kurzstäbchen, das sich teilweise einschnüren konnte und so einen diplokokkenartigen Eindruck erweckte.

Von der Mundschleimhaut konnte Enderlein weitere Wuchsformen isolieren, die sonst nur selten in sehr alten Kulturen auftraten. Es handelte sich dabei um dicke lange fadenförmige Bakterien, die anschwellen konnten, um wieder in kurze scheibenartige Teilstücke zu zerfallen. Aus solchen zerfallenen Teilstücken konnte Enderlein wieder syntakte Syndimychite kultivieren. Die Mych drängten sich in solchen syntakten Kurzstäbchen immer dichter zusammen, und um sie herum lagerten sich die in der ganzen Zelle verteilten Trophosomen. Das Zytoplasma wurde dadurch immer durchscheinender, und die Mych mit den Teilungsvorgängen stellten sich immer deutlicher dar. Nach der Anhäufung der Reservestoffe um das Mych folgte nun das Anschwellen der Mych selbst bis zum Cystit, so daß die Zelle schließlich platzte. Im weiteren Verlauf blieben von der ursprünglichen Zelle nur die Cystite und einzelne Gonidien übrig.

Eine weitere Besonderheit dieser Bakterienart war die Bildung der endogenen Fruktifikationen. Das bedeutete, daß sich die Cystite und Gonidien im Inneren der syntakten Stäbchen bildeten, in einer Art Fruchtbehälter, die Enderlein „Merothecite" nannte. Das besondere an dieser Erscheinung war, daß sich im Verlauf des Zerfalls des Merothecits eine neue Hüllmembran um die Endocystite und Endogonidien bildete. Das Endocystit wuchs wieder zu einem syntakten Stäbchen aus. Von den Endogonidien vermutete Enderlein, daß sie in die katatakte Cyclode eintreten würden. Die Gonidien auch dieser Bakterienart bildeten sich in aeroben Kulturen selten, dagegen häufig in anaeroben Kulturen.

Enderlein stellte sich nun die Frage, wie es sein konnte, daß der eine Organismus unter den gleichen Bedingungen quasi alle oder zumindest einen großen Teil der Erscheinungsformen der komplizierten Cyclogenie entwickelte, während ein anderer Organismus unter den gleichen Verhältnissen oft nur ein einziges Cyclostadium ausbildete. Zur Beantwortung dieser Frage führte er zwei neue Begriffe ein: die Isobie und die Heterobie.

Die Isobie ist die Erscheinung, bei der alle oder mehrere Cyclostadien einer Bakterienart unter den gleichen Lebensbedingungen hervorgebracht werden. Stark isobe Arten, wie z. B. *Leptotrichia buccalis*, besäßen eine große Anzahl von Wuchsformen unter gleichbleibenden äußeren Lebensbedingungen. Die Heterobie stellt die Erscheinung dar, bei der die Entwicklung der differenten Cyclostadien von verschiedenen Lebensbedingungen abhängig ist. Die meisten Bakterienarten seien mehr oder weniger heterob, d. h. daß unter gleichbleibenden äußeren Lebensbedingungen meist nur ein Cyclostadium ausgebildet werde, und die Bakterienart sich in diesem Zustande gewöhnlich nur durch einfache Teilungsvorgänge (Auxanogenie) vermehre.

> *„Die Heterobie ist die Klippe der Bakteriologie seit mehr als 50 Jahren. Man hat sich zwar aus biologischer Erkenntnis heraus damit abgefunden, daß unter den Mückenlarven im Wasser sich nicht auch die Mücken selbst, daß unter den Honigbienen an den Blüten sich nicht auch deren Larven tummeln. Wie aber hat sich der Bakteriolog von 1931 mit den gleichen biologischen Erscheinungen beiden Bakterien abgefunden?" [18, S. 101]*

Am Beispiel der *Leptotrichia buccalis* konnte Enderlein die Heterovalenz der Cyclode zeigen, bei der die Gesamt-Cyclode aus zwei verschiedenwertigen Cycloden bestand. Das Determinierende war die Valenz, die Wertigkeit der Mych.

> *„Wie schon für die einzelnen Cyclostadien die verschiedensten biologischen und physiologischen Eigenschaften charakteristisch sein können, so steigert sich dies ins Uferlose mit der Möglichkeit, die Kerngröße nach oben zu potenzieren oder nach unten zu verkleinern." [18, S. 101]*

Somit ergab sich, daß der Entwicklungsgang der Bakterien nicht nur von zwei Koordinaten bestimmt wurde, nämlich 1. der Auxanogenie (Vermehrung durch einfache Zweiteilung) und 2. der Probaenogenie (der fortschreitenden Entwicklung durch die verschiedenen Fruktifikationsformen), sondern zusätzlich von einer dritten Koordinate, der Dynamogenie (dem Aufbau der Kernwertigkeit).

Enderlein führte gemeinsam mit dem bereits erwähnten Hans Herzog von der Universität Berlin Studien mit humanen und bovinen Tuberkulose-Erregern durch, bei denen sie die

Teilungsvorgänge der Symprotite (der zellplasmalosen Kerne) feststellen konnten. Ein solches Cyclostadium hatte Enderlein in seiner Abhandlung „Über die Grenzgebiete zwischen den Bakterien und Prototen" [13] gefordert, doch konnte er sie damals aber noch nicht nachweisen. Ein solcher Nachweis gelang nun mit den Tuberkulose-Erregern. (Siehe Kapitel 6.2.2)

Durch die dritte Koordinate, dem Aufbau der Kernwertigkeit, der Dynamogenie, kommen nach Enderlein für die Gesamt-Cyclode zwei Entwicklungsgänge in Betracht:

- die Gruppe der chondroiden Cycloden mit dem Symprotit- oder Chondrit-Stadium[54] und
- die Gruppe der mychoiden Cycloden mit den anderen beschriebenen Cyclostadien.

Die Kerngröße schien für beide Gruppen der determinierende Faktor für die morphologischen, biologischen und physiologischen Eigenschaften darzustellen. Die Dynamogenie konnte Enderlein nicht so deutlich differenzieren, wie es ihm für die Auxanogenie und die Probaenogenie möglich war. Die Kernwertigkeit konnte sich zwischen cryptovalent, d. h. an der Grenze der Sichtbarkeit bei etwa 0,01 - 0,03 µm und darunter liegen und sich bis zu gigantovalent, für ungewöhnlich große Symprotite und Mych, mit einer Größe von etwa 0,5 bis 1 µm steigern. Um trotzdem Begriffe für die Kernwertigkeit (Dynamovalenz) zu fixieren, schlug Enderlein folgende Termini vor: cryptovalent - microvalent - oligovalent – hypomesovalent - mesovalent - hypermesovalent - pliovalent - macrovalent - gigantovalent.[55]

Zum Vergleich der einzelnen Wertigkeiten untereinander schlug Enderlein noch folgende Bezeichnungen vor: hypovalent (unterwertig), coenovalent (gewöhnlichwertig), hypervalent (überwertig) und polyvalent (vielwertig).

Die Kernwertigkeit konnte somit nur eine relative Größe darstellen; trotzdem müsse sie innerhalb der einzelnen Arten möglichst einheitlich angewandt werden, forderte Enderlein. Die Kernwertigkeit stellte einen wesentlichen Faktor im Entwicklungsgang der Bakterien dar, verkomplizierte jedoch die Interpretation und Zuordnung der Wuchsformen. So konnte z. B. ein hypermesovalentes Cystit identisch mit einem pliovalenten Basit sein, je nachdem von welchem Ausgangspunkt der Cyclode man das Gebilde betrachtete. Derartige Feststellungen konnten somit nur durch die laufende Beobachtung der Kulturen getroffen werden. [18, S. 103]

6.2 Der Tuberkuloseforscher Enderlein

In dem Aufsatz „Über die Rhythmik des Formenwechsels der Bakterien" [14] von 1930 beklagte Enderlein:

> *„Man sollte der Meinung sein, daß führende bakteriologische und hygienische Organe angesichts der im höchsten Grade bedenklichen Mißerfolge bei der Anwendung des Calmette-Verfahrens einer biologisch begründeten Auffassung des Polymorphismus und der Variabilität der Bakterien als Entwicklungsvorgänge besonderes Interesse entgegenbringen würden. Das scheint aber nur sehr beschränkt der Fall zu sein. Denn der*

---

[54] Chondrit-Stadium = Kleinkörnchen-Stadium. Im Chondrit-Stadium wechselten die Wuchsformen Symprotit und Filum einander ab. Die Fila sind fadenförmig erscheinende, aneinander gereihte Protite, die sich unter dem Mikroskop nur bei maximaler Abblendung der Iris und durch Manipulation am Objekttisch mittels Mikrometerschraube und manchmal mit Hilfe des geeigneten Daumendrucks, für kurze Zeit durch Aufblitzen zu erkennen geben, und erst durch Dickenwachstum als durchscheinende, zunächst fadenförmige, später netzartige Strukturen erkannt werden können.

[55] Die Termini können wie folgt übersetzt werden: verborgenwertig, kleinwertig, geringwertig, untermittelwertig, mittelwertig, übermittelwertig, vielwertig, großwertig, sehr großwertig.

vorstehende Artikel wurde sowohl von der Schriftleitung des Centralblattes für Bakteriologie (Gustav Fischer, Jena) und des Archiv's für Microbiologie (Julius Springer, Berlin), als auch von zwei der drei Herausgeber des Archiv's für Hygiene und Bakteriologie (Oldenburg, München u. Berlin) abgelehnt. Dies zur Orientierung für spätere Generationen!" [14, S. 204]

1931 publizierte Enderlein die Ergebnisse seiner Tuberkuloseforschung im ersten Heft der von ihm herausgegebenen Schriftenreihe „Archiv für Entwicklungsgeschichte der Bakterien". Er konnte kein offizielles Fachorgan finden, das seine bakteriologischen Arbeiten veröffentlicht hätte. Es gelang ihm lediglich die Veröffentlichung von einem Artikel „Irrweg der Tuberkulose-Forschung" [21] im „Tagebuch", einer Zeitschrift für Kultur und Politik. Das Ignorieren seiner bakteriologischen Erkenntnisse forderte jedoch bereits erste Opfer, bedingt durch die Impfungen mit der Tuberkulose-Vakzine der französischen Bakteriologen Albert Calmette (1863-1933) und Camille Guérin (1872-1961). Enderlein war mit seinen Warnungen und Mahnungen auf taube Ohren gestoßen. Ein Jahr zuvor hatte er darauf hingewiesen:

„Es ist eine der vornehmsten Pflichten für jeden Hygieniker, der sich mit der Einimpfung lebender pathogener Bakterien in den menschlichen Körper befaßt, sei er nun von der Illusion befangen, er habe eine artfremde Erscheinung dieses Organismus erreicht oder nicht, sich mit dem Wesen der Mochlose und Mochlolyse vertraut zu machen." [14, S. 204]

Die „Münchner medizinische Wochenschrift" veröffentlichte schließlich 1931 einen Artikel von Enderlein mit dem Titel „Die biologischen Gründe der Mißerfolge der Calmette-Impfung" [20]. Dort erklärt Enderlein unter Verwendung seiner anspruchsvollen Nomenklatur, warum der von Calmette entwickelte Impfstoff untauglich und sogar gefährlich sei. Am Beispiel der Tuberkulose zeigte sich der Wert der Feststellung des dreifachen Koordinatensystems im Entwicklungsgang der Bakterien:

der vermehrenden Entwicklung durch Zweiteilung (Auxanogenie),
der aufbauenden Entwicklung (Probaenogenie) und
dem Aufbau des Kernapparates (Dynamogenie)

Nach Enderlein war es auf Grund der komplexen Entwicklungsvorgänge der Bakterien jederzeit möglich, daß eine Erregerkultur, bei der es scheinbar gelungen war sie in eine harmlose Form zu überführen, die alte Virulenz zurückerlangte; und so wandte er sich mit entschiedenen Worten gegen Calmette:

„Wenn der Bakteriologe vermeint, durch laboratorielle Kunstgriffe etwas ganz Neues - eine Mutation - geschaffen, gewissermaßen in der Retorte ein neues Wesen erzeugt zu haben, so ist dies eine Illusion. Einer solchen hat sich auch Calmette hingegeben. Denn für eine Deutung dieser ganz alltäglichen normalen Entwicklungsvorgänge kommt weder Mutation noch Modifikation in Frage. Mit gleichem Rechte könnte man eine Fliege eine Mutation oder Modifikation ihrer Made und die Henne eine Mutation oder Modifikation des Eis nennen." [19, S. 27]

Die Forscher S. A. Petroff [391], Hans Much und viele andere hatten zeigen können, daß der Calmette-Stamm keine konstante Erscheinung war, wie es seine Verteidiger behaupteten, sondern sehr leicht seine gefährliche virulente Form abspalten konnte. Schon die Zucht auf Eier-Nährboden löste diesen Vorgang in kürzester Zeit aus. Vom Standpunkt der Entwicklungsgeschichte der Bakterien war der Nachweis der Inkonstanz des Calmette-Stamms schon von vornherein zu erwarten gewesen. In der „Bakterien-Cyclogenie" [10] und den nachfolgenden Publikationen hatte Enderlein Schritt für Schritt den gesetzmäßigen Aufbau eines sich über Generationen verteilenden Entwicklungssystems der Bakterien erkannt. Von den zahlreichen Entwicklungsstadien einer pathogenen Bakterie war meist nur ein einziges virulent, dieses Stadium bezeichnete Enderlein mit dem Begriff „Gift-Stadium" oder auch „Virus-Stadium". Zwischen diesem und den übrigen Stadien, gab es eine Anzahl von Entwicklungsbarrieren (Mochlosen), während der sich der Bakterienorganismus dauernd in dem gleichen Stadium nur durch Zweiteilung vermehrte. Unter gleichbleibenden Lebensbedingungen konnte ein solches avirulentes Stadium für lange Zeit, für Monate und sogar Jahre erhalten bleiben, aber es war kein andauernder Zustand, denn die unterschiedlichsten Einwirkungen konnten dem Bakterien-Organismus die Gelegenheit geben, bestehende Hemmnisse zu überwinden. Dies geschah nun auch mit dem auf Kartoffel-Galle-Nährboden gezüchteten BCG-Stamm Calmettes, eines hochvirulenten Rindertuberkelbazillus-Stamms.

> *„Bei der Zucht des Tuberkel-Bazillus auf Kartoffel-Galle-Nährboden handelt es sich um eine zeitweilige Unterdrückung aller höherwertigen Entwicklungsformen einschließlich der säurefesten Form, so daß ein Gemisch von Formen bleibt, das auch die allerwinzigsten Körnchen enthält; dies habe auch ich immer wieder bei Prüfung dieser Rindergalle-Kartoffel-Zuchten der virulenten Warmblüter-Tuberkelbazillen nachweisen können; dazu sind aber keineswegs, wie Calmette vermeinte, 13 Jahre erforderlich, sondern selbst eine solche Kultur von nur wenigen Wochen besitzt die gleiche Zusammensetzung und die gleiche biologische Bedeutung, wie ich durch eigene, angestellte Versuchsreihen nachgewiesen habe." [19, S. 29]*

Mit einem einfachen Experiment ließ sich demonstrieren, in welch kurzer Zeit ein erneutes Umschlagen in die virulente Form vonstatten gehen konnte:

> *„In einem Tropfen 5%-iger Sodalösung wurden in einer solchen unterwertigen Entwicklungsform, einem nicht säurefesten (also blau gefärbten) sehr kleinkernigen Symplast innerhalb von 5 Minuten durch Kernverschmelzung säurefeste (also rot gefärbte), d. h. typische Tuberkelbazillen-Formen erzeugt." [19, S. 30]*

Genau das sei dann auch bei den Kindern geschehen, die 1930 in Lübeck mit dem oralen BCG-Impfstoff behandelt worden waren. Von den damals 251 geimpften Säuglingen starben 77 in den nächsten Tagen. [400] Die BCG-Impfungen hatten weltweit hunderte dokumentierte Todesopfer gefordert. Anläßlich der Tragödie des Lübecker Kindersterbens von 1930 hatte sich in Berlin der „Reichsbund zur Bekämpfung der Tuberkulose e.V." gegründet, deren verantwortlicher Sprecher Dr. med. Walther Kröner in Berlin war. In Enderleins Unterlagen befinden sich zwei Aufklärungsschriften von Kröner [355, 356], die der „Arbeitsausschuß zur Verfolgung der Lübecker Kindertötung" 1930 und 1932 herausbrachte. Der „Reichsbund zur Bekämpfung der Tuberkulose e.V." hatte es sich zur Aufgabe gemacht, die Lübecker Tragödie durch die Sammlung von Material, durch wahrheitsgemäße Information der Öffentlichkeit, durch Kontrolle der die Untersuchung führenden Instanzen, aufzuklären und sicher zu stellen, „..., daß nichts vertuscht und nichts beschönigt wird, was öffentlich gebrandmarkt und gerichtlich gesühnt werden muß." [355, S. 2]

> *„Wie notwendig diese Kontrolle ist, soll die vorliegende Arbeit von Dr. med. Kröner zeigen. An Hand erdrückenden Beweismaterials, von jedem nachzuprüfen, führt er den unwiderleglichen Nachweis, daß der Calmette-Impfstoff (‚BCG', Bazillus Calmette-Guérin), bereits so wie er von Calmette geliefert wird, schädlich, ja oft ein tödliches Gift ist; daß die Untersuchung des Lübecker Skandals auf ein falsches Geleis geschoben werden soll und die Informationen der gutachterlichen Stellen an die Presse im wesentlichen irreführend sind." [355, S. 2]*

In welcher Weise Reklame für das Calmette-Verfahren getrieben wurde, möge folgender Abdruck des sogenannten **„gelben Flugblattes“** zeigen, das in Lübeck der Bevölkerung (auch auf dem Standesamt) im Februar 1930 zugestellt wurde:

Kampf gegen die Tuberkulose

An Tuberkulose sterben 25 Prozent der Kinder, deren Eltern tuberkulös sind, oder die in einer Familie aufwachsen, in der ein Tuberkulöser lebt.

An ihr sterben auch früher oder später viele Kinder gesunder Eltern, die in gesunder Umgebung aufwachsen, aber gelegentlich der Ansteckung durch Fremde ausgesetzt sind.

Deshalb tut alles, um Eure Kinder vor dieser Krankheit zu schützen. In erster Linie müssen Kinder, abgesehen von einer gesunden Erziehung, aufs strengste von ansteckenden tuberkulösen Kranken ferngehalten werden. Außerdem seid Ihr aber auch in der Lage, dafür zu sorgen, daß eine trotzdem erfolgte Ansteckung geringere Gefahren mit sich bringt, indem Ihr in den ersten Lebenstagen bei Eurem Kinde das Calmettesche Mittel anwendet, das Euch kostenlos durch Euren Arzt oder Eure Hebamme besorgt wird.

Dieses Schutzmittel ist völlig unschädlich: irgendwelche gesundheitliche Störungen hat es nicht zur Folge.

Es wird den Säuglingen als einfaches Getränk verabfolgt. Vorbedingung ist, daß dies in den ersten zehn Lebenstagen geschieht. Aerzte und Hebammen geben Anweisung dafür; sie nehmen auch Euren Antrag auf kostenlose Abgabe des Mittels entgegen.

Tut alles für die Gesundheit und das Leben Eurer Kinder; wendet das Calmettesche Mittel an, einerlei, ob Eure Kinder in tuberkulöser Umgebung aufwachsen oder nicht.

Lübeck.

Das Gesundheitsamt. Die Tuberkulosefürsorge.

Preßgesetzl. verantwortlich: Dr. Jos. Meyer, Berlin NO. 18.
Amerikan. Copyright by: Berliner Arbeitsausschuß z. Verfolgung der Lübecker Kindertötung, Berlin SO. 36 (W. Bonek).
Uebersetzungsrecht in alle Sprachen vorbehalten!
Nachdruck — bei Quellenangabe, mit Uebersendung eines Belegexemplars — erwünscht!

Druck von Arthur Lehmann Berlin SW. 11

16

Abb. 14 Aufruf zur BCG-Impfung 1930 [355]

Um einige Hintergründe der Ereignisse kurz zu rekapitulieren: Damals wurde in einer groß angelegten Kampagne für die Impfung nach dem Calmette-Verfahren geworben. Die Harmlosigkeit und die Schutzwirkung dieser oralen BCG-Impfung wurde ausdrücklich hervorgehoben und das Mittel kostenlos zur Verfügung gestellt [Abb. 14]. Für die aufgetretenen Impfzwischenfälle - eine häufige Form war die Miliartuberkulose und das Auftreten tuberkulöser Hirnhautentzündung - wollte man zunächst die behandelnden Ärzte allein verantwortlich machen. Später versuchte man die Zwischenfälle mit verunreinigten Kulturen zu erklären. Hauptangeklagte im „Calmette-Prozeß", der am 12.10. 1931 vor der 2. Großen Strafkammer des Landgerichts Lübeck stattfand, waren der Leiter des Lübecker Gesundheitsamtes Ernst Altstaedt und Georg Deycke, der Direktor des Allgemeinen Krankenhauses in Lübeck. Deycke hatte aus dem Pasteur-Institut eine Original-BCG-Kultur bezogen und daraus den Impfstoff entwickelt. Obwohl es nie völlig geklärt werden konnte, wie es zur Verunreinigung des BCG-Impfstoffs gekommen war, wurden die Angeklagten wegen fahrlässiger Tötung und Körperverletzung zu zwei Jahren und zu 15 Monaten Gefängnis verurteilt. In der Urteilsbegründung hieß es, die Sicherheitsmaßnahmen in dem Labor seien nicht ausreichend gewesen und hätten nicht den Sicherheitsstandards entsprochen. Eine Revision und ein Gnadengesuch wurden abgewiesen. [400] Kröner sah die Hauptschuldigen jedoch an anderer Stelle.

> *„Die Hauptschuldigen des Lübecker Unglücks sitzen in Berlin und Paris, und zwar an höchsten Stellen, und sind ungeheuerlicherweise Schuldige und Richter (d. h. Gutachter) zugleich. Sie haben das größte Interesse daran, daß die Wahrheit nicht aufkommt, denn sie tragen die Verantwortung für die Anwendung des tödlichen BCG. Der Erfolg: Irreführung der Öffentlichkeit und Totschweigen des bereits den betreffenden Stellen zugänglich gemachten, für Calmette vernichtenden Materials durch die maßgebenden Stellen und seitens der tonangebenden Presse."[355, S. 3]*
>
> *„Der Hauptschuldige jedoch, neben dem die Wahrheit beugenden Calmette, ist das repräsentative Fachinstitut Deutschlands, das Institut Robert Koch, resp. dessen Direktor, Geh. Med.-Rat Prof. Dr. Neufeld, der Epigone des großen Koch, der die Stirn gehabt hat, trotz seines Wissens um die zahllosen Schädigungen kurz vor Ausbruch der Lübecker Katastrophe dem Reichsgesundheitsamt die allgemeine Einführung der Impfung für ganz Deutschland wärmstens zu empfehlen; er, dessen Abteilungsleiter jetzt als Gutachter für Lübeck fungieren und sich noch immer schützend vor den mörderischen BCG stellen und seine Anwendung für unbedenklich erklären." [355, S. 13]*

Die Tragödie gewann noch an zusätzlicher Dramatik, wenn man bedenkt, daß es bereits damals eine wirksame Behandlungsmethode der Tuberkulose, in Form der sogenannten „Friedmann-Vaccine", gab.

6.2.1 Die Schildkrötentuberkulose-Vakzine

Bei der „Friedmann-Vaccine" handelte es sich um einen avirulenten Riesenmeeresschildkröten-Kaltblütertuberkulose-Erreger. Der Grund für die Avirulenz des Kaltblütertuberkelbazillus lag nach Enderlein in der vom humanen und bovinen Tuberkelbazillus verschiedenen Cyclogenie begründet. Das hatten umfangreiche Untersuchungen an diesen Erregern gezeigt.

Die Tuberkulose war spätestens seit 1927 Gegenstand von Enderleins speziellen bakteriologischen Untersuchungen. Prof. Dr. med. Hans Herzog hatte Enderlein sein Laboratorium für die Tuberkulose-Studien zur Verfügung gestellt. Von ihm erhielt er auch eine Reinkultur des humanen Tbc-Stammes aus dem Robert Koch-Institut. Von Dr. med. Max von Niessen aus Dresden bekam er einen weiteren humanen Tbc-Stamm in Reinkultur, und Friedrich Franz Friedmann, Berlin, übersandte Enderlein Sputa Tuberkulosekranker, aus denen Enderlein verschiedene Tuberkulose-Erreger-Stämme isolierte und weiter züchtete. Drei weitere Stämme bekam er von Prof. Dr. Walther Kruse vom Hygiene-Institut in Leipzig. Ferner standen ihm zwei bovine Stämme des BCG-Stammes zur Verfügung und ein Meeresschildkröten-Tuberkelbazillus-Stamm, den er von Friedmann bekommen hatte. [26, S. 55-56] Über seine Untersuchungen zu den Friedmann-Impfungen schreibt Enderlein:

> *„Seit längerer Zeit erhielt ich reichliches Auswurf-Material von offenen Lungentuberkulösen vor und nach der Behandlung mit den Friedmann'schen Schildkrötentuberkelbazillen. Ich habe nun den Einfluß der Friedmann-Bazillen auf den humanen (menschlichen) Tuberkelbazillus im menschlichen Körper verfolgt. In jedem typischen Sputum von offener Lungentuberkulose findet sich – neben anderen Wuchsformen des Tuberkulose-Erregers - dasjenige Entwicklungsstadium des Tuberkelbakteriums, das der höchsten Lebensintensität des Tuberkelbazillus gegenüber dem menschlichen Körper entspricht. Dies ist der Höhepunkt der Entwicklung des säurefesten, in der Kontrastfärbung rot gefärbten, Kreislaufs, das sich in einem fortdauernden Wechsel von - aus 16 Kugeleinheiten bestehenden - Sechzehnerstäbchen und Achterstäbchen vermehrt. Dieses Stadium ist das Gift-Test-Stadium (Virus-Test-Stadium) der aktiven Tuberkulose. Zu dieser Wuchsform treten bei schweren Fällen mit fortschreitendem, zersetzendem Gewebszerfall auch noch in größerer Häufigkeit andere Wuchsformen hinzu. ... Ganz überraschende Resultate erhält man nun, wenn man der bakteriologischen Untersuchung solcher Fälle mit typischem Gift-Test-Stadium (Linit) vor der Behandlung mit dem Friedmann'schen Schildkrötenbazillus eine Kontroll-Untersuchung etwa 8-14 Wochen nach der Heilimpfung folgen läßt. Schon eine einzige Impfung verändert das Entwicklungsstadium des Tuberkelbazillus in den allermeisten Fällen entscheidend abwärts, und zwar vom Stadium des Fadenstäbchens (Linit), dem Gift-Test-Stadium, zum Stäbchen-Stadium (Rhabdit), das sich in fortdauerndem Wechsel von Achterstäbchen und Viererstäbchen entwickelt und vermehrt. ... Die giftige Form des Sechzehnerstäbchens ist nach der Friedmann-Behandlung somit deutlich reduziert, häufig auch schon vollkommen ausgeschaltet. ... Parallel gehen wesentliche, häufig erstaunliche klinische Besserungen. Es kommen jedoch auch Fälle vor, bei denen bereits nach der ersten Impfung ein noch weiteres Fortschreiten in dem absteigenden Teil des Entwicklungskreislaufes, demnach eine noch weitergehenden Schwächung bis zum Stadium des Kurzstäbchens (Phytit), dem Wechsel zwischen Viererstäbchen und Zweierstäbchen, eingetreten ist ... - Aus den beobachteten Wirkungen der Friedmann'schen Schildkrötenbazillen-Impfung auf die Entwicklungsvorgänge des Koch'schen Tuberkelbazillus im menschlichen Körper ergibt sich mit Bestimmtheit, daß durch eine einzige Impfung in der Regel die Entwicklung der Tuberkelbazillen so stark gehemmt wird, daß sie nicht mehr zum Gift-Test-Stadium fortschreiten." [19, S. 30]*

Zusammenfassend stellte Enderlein fest:

> *„Je länger man sich aber den Erkenntnissen der Entwicklungsgeschichte der Bakterien zu verschließen versucht, um so schlimmer werden die Konsequenzen sein, wofür die Calmette-Katastrophen in der ganzen Welt (Lübeck, Breslau, Frankreich, Schweiz, Schweden, Bulgarien, Italien, Holland, Griechenland, Spanien, Chile, Canada usw.) nur ein Beispiel sind. Im Friedmann-Verfahren dagegen wird nicht nur dem gesunden Säugling prophylaktisch, sondern vor allem dem tuberkulosekranken Menschen, der bereits den gefährlichen Tuberkelbazillus beherbergt, therapeutisch der Friedmann-Bazillus einverleibt, der auf Grund seiner vollkommenen Unschädlichkeit und auf Grund seiner vom humanen und bovinen Tuberkelbazillus verschiedenen Zyklogenie die Erfolge verständlich macht, die mit ihm erzielt wurden und werden... Das ideale Ziel zur Bekämpfung jeder schädlichen Bakterien überhaupt stellt das Auffinden der ihr im System möglichst nahestehenden unschädlichen Bakterienart dar, mit der man den ganzen Körper an die Ausbildung der Abwehrkräfte zur Beteiligung bringt. Und der Friedmann-Bazillus stellt diese ideale Art für den Koch'schen Tuberkelbazillus dar." [19, S. 32][Abb. 15]*

Diese Anforderung an einen tauglichen Tuberkulose-Impfstoff habe Robert Koch persönlich gestellt, und er habe ihn im Grunde genommen auch entdeckt. Das behauptet zumindest Enderlein in einer seiner späteren Publikationen. [48, S. 50]

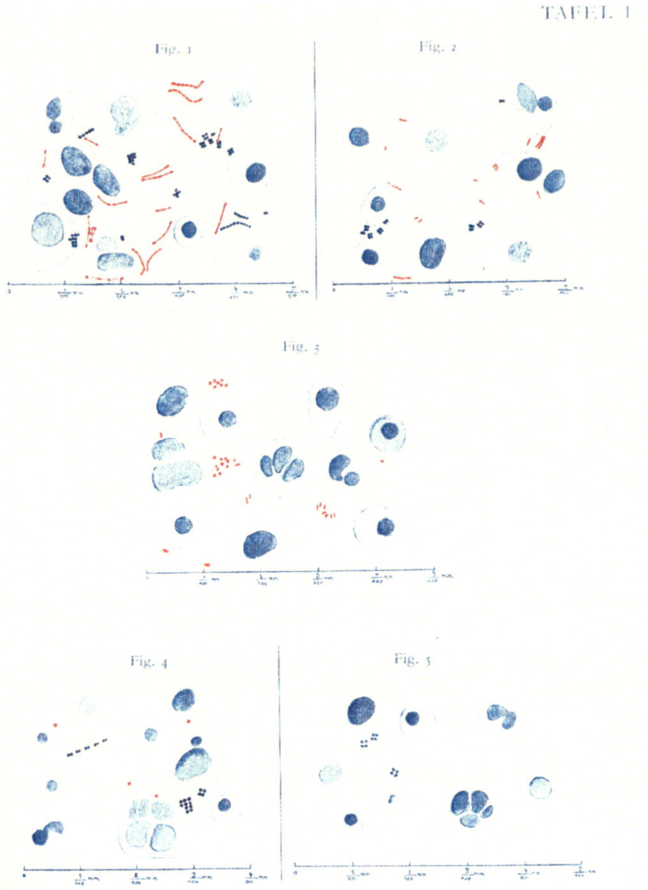

Allmähliche Zerstörung und Auflösung der menschlichen (Koch'schen) Tuberkelbazillen im Lungenauswurf von Patienten als Folge der Injektion des Friedmann-Mittels

Figuren-Erklärung von Tafel 1.

Figur 1. Auswurf eines Patienten mit offener Lungentuberkulose vor der Behandlung mit dem Friedmannschen Mittel. Vergrößerung ca 1000 : 1. Man sieht die langen, für das krankheitserregende, hochpathogene Stadium charakteristischen säurefesten (roten) Bazillenformen (Sechzehnerstäbchen) des menschlichen Tuberkelbazillus, außerdem noch andere, aber harmlosere (blaue) Bakterien, und zwar Mikrokokken und Streptokokken.

Figur 2. Auswurf desselben Patienten 2 Monate nach der Friedmann-Impfung bei gleicher Vergrößerung: Die für das Gift-Test-Stadium charakteristischen langausgewachsenen säurefesten (roten) Bazillenformen sind bereits vollkommen beseitigt. Man sieht nur noch ganz geschwächte, reduzierte Hemmungsformen des Tuberkelbazillus. In diesen Stadien (Achter-, Vierer- und Zweier-Stäbchen) beobachtet man auch klinisch bereits wesentliche Besserungen.

Figur 3. Weitere Reduktionen des Tuberkelbazillus. Sehr kurze (Zweier-)Stäbchen und Kügelchen (Gonidien).

Figur 4. Auswurf eines der Heilung nahen Patienten mit den letzten sichtbaren Zerfallsformen (Gonidien) des Tuberkelbazillus, hier im Bild repräsentiert durch vier säurefeste (rote) Kügelchen.

Figur 5. Auswurf des Patienten 4 Monate nach der Friedmann-Impfung. Vollständiger Schwund der (säurefesten) Tuberkelbazillen, auch ihrer letzten Zerfallsformen.

Abb. 15 Abbau der Tuberkelerreger, Enderleins Darstellung der Sputumuntersuchung nach der Impfung mit der „Friedmann-Vaccine" [19]

Der „Friedmann-Bazillus" war in Wahrheit ein Politikum[56], dessen Hintergründe Enderlein zu einem späteren Zeitpunkt rekonstruierte und im zweiten Heft seiner Schriftenreihe „Immunobiologica" veröffentlichte.[45, 46, 48, 49]

Demnach begann die Geschichte 1902, als im Berliner Aquarium eine Riesenmeeresschildkröte[57] verendete. Der Kadaver gelangte in das Biologisch-Anatomische Institut der Berliner Universität zu Prof. Dr. Oskar Hertwig und ging damit in staatlichen Besitz über. Im Biologisch-Anatomischen Institut der Universität Berlin nahm der Assistent Dr. med. Heinrich Poll die Schildkröte im Empfang. Friedmann berichtete später darüber in einer dreispaltigen Veröffentlichung des „Oldenburger Tageblattes" vom 17.4.1920.

> *„Herr Dr. Poll, der die erste Schildkröte im Empfang genommen und in meiner Abwesenheit seziert hatte, überließ mir das wertvolle Lungenmaterial sowie seinen Sektionsbefund." [Zit. n. 49, S. 63]*

Aus der Lunge dieser an Kaltblütertuberkulose eingegangenen Riesenmeeresschildkröte wurde Bakterienmaterial entnommen und an das Hygienische Institut der Universität Berlin gesandt. Robert Koch habe sehr bald die außerordentliche Bedeutung dieses Bakteriums erkannt. Da in der damaligen Zeit die Mittel und die Räumlichkeiten dieses Institutes noch sehr beschränkt waren - ein „Robert Koch-Institut" gab es damals noch nicht - erließ Koch eine Umfrage, ob sich vielleicht jemand fände, der der überaus großen Bedeutung, die er diesem Kaltblüterparasiten beimesse, durch geeignete Züchtungen und Untersuchungen Rechnung tragen würde. So kam es, daß der Reichsgraf Johann Georg von Oppersdorff sein ganzes Gut in Oberglogau (Oberschlesien) mit Tausenden von Rindern Robert Koch zur Verfügung stellte. Als Mitglied des Reichstages und des Preußischen Herrenhauses, dem auch Robert Koch angehörte, hatte sich von Oppersdorff sein ganzes Leben hindurch als Mäzen für medizinische Fragen betätigt und auch früher bereits ähnliche Versuche an Rindern nach der „von Behringschen Methode" durchführen lassen. In diesem Sinne sei auch die Absicht von Oppersdorff zu verstehen gewesen, als er im Jahre 1904 die Kulturen Friedmanns vergleichsweise zu seinen Impfversuchen bei seinen Rindern mit heranzog. Die Kulturen stammten aus dem Labor des Bakteriologen Dr. phil. Max Piorkowski. Oppersdorff hatte auf seinem Hofgut in Oberglogau Laboratorien eingerichtet, das benötigte Hilfspersonal und einen Veterinärarzt angestellt sowie Arbeitsplätze für junge Ärzte eingerichtet, die das Interesse hatten, die Frage der Verwendung der Kaltblütertuberkulosebazillen als Heil- und Impfstoffe, experimentell, in wissenschaftlicher Form, zu klären. Unter diesen jungen Ärzten befand sich auch Friedrich Franz Friedmann, und zwar in den Jahren 1905 bis 1908. In einem Brief vom 1.10.1903 aus Rhodesien habe jedoch Robert Koch bereits die Arbeiten Friedmanns über die Schildkrötentuberkulose an seinem Institut abgelehnt mit dem Hinweis: „... weil Dr. ... daselbst schon auf diesem Gebiete arbeitet, ... also Kollisionen wohl kaum zu vermeiden sind, wenn von verschiedenen

---

[56] 2002 erschien eine Biographie über Friedrich Franz Friedmann, in der die Autorin, Petra Werner, das ereignisreiche Leben von Friedmann in seinem Kampf gegen die Tuberkulose schildert. In seinen Memoiren verschweigt Friedmann seinen Aufenthalt auf dem Hofgut des Reichsgrafen von Oppersdorff in den Jahren 1905-1908. Friedmann, der anfangs eine freundschaftliche Beziehung zu von Oppersdorff und Enderlein unterhielt, erhob ab Mitte der 30er Jahre schwere Vorwürfe gegen beide. Enderlein habe mit einem Fälscher zusammengearbeitet und als Leiter der Qualitäskontrolle bei der Firma Sanum in Berlin seit 1934, nach Ablauf des Patentschutzes, ein Ersatz-Präparat („Utilin") für die Friedmann-Vakzine „Anningzochin" hergestellt. [450, S. 225-227] Friedmann bezeichnete Enderlein als „Rattenkönig" unter den Fälschern, der von der Regierung 1934 nur deshalb eine Herstellungsgenehmigung bekommen habe, weil er ein altes NSDAP-Mitglied gewesen sei. Enderlein habe Friedmann jedoch immer wieder versichert, er habe das „Utilin" nur hergestellt, weil die „Friedmann-Vakzine" nicht mehr erhältlich war. Der Streit sei noch 1952 öffentlich in Flugblättern, Zeitungs- und Zeitschriftenartikeln ausgetragen worden. [450, S. 266f] In Enderleins Nachlaß fanden sich keine Unterlagen hierzu.

[57] Riesen-Meeresschildkröte: Thalassochelis caretta L. 1768, syn. T. corticata Girard 1859

Personen an einem und denselben Institute über denselben Gegenstand gearbeitet wird." [Zit. n. 49, S. 66]

In Frankreich arbeitete Léon Joly ebenfalls an einem Kaltblütertuberkulose-Impfstoff, dem ART[58], mit den Kulturen, die ebenfalls aus der Lunge der verstorbenen Meeresschildkröte stammten. Damals gelangte das Material außer zu Robert Koch auch noch an das „Institut für experimentelle Therapie" zu Paul Ehrlich in Frankfurt am Main, und eine weitere Kultur ging nach Frankreich.

Am Biologisch-Anatomischen Institut der Universität Berlin war, nach den Angaben von Friedmann, kurze Zeit später, am 3.1.1903, eine zweite Riesenmeeresschildkröte aus dem Berliner Aquarium eingetroffen, die gleichfalls an Kaltblütertuberkulose eingegangen war und deren Tod Friedmann schon vorausgeahnt hatte. Die Schildkröte wurde von Friedmann seziert. Er diagnostizierte eine doppelseitige Lungentuberkulose und entnahm Gewebeproben. Das Lungenmaterial wurde nach Angaben von Friedmann in das benachbarte Institut des Bakteriologen Max Piorkowski gebracht. Dieser isolierte für Friedmann den Bazillus und kultivierte ihn etwa ein halbes Jahr lang in Reinkultur. Diese Kultur wurde zum Ausgangsstamm der Friedmann-Vakzine, die Friedmann während der Zeit zwischen 1905 bis 1908 auf dem Hofgut von Oppersdorff erprobte. An Friedmann richtete sich später der Vorwurf der Täuschung und des Betruges. Das ging aus einer Veröffentlichung von Oppersdorff aus dem Jahr 1948 hervor. [387]

Demnach ergaben sich die ersten Streitigkeiten zwischen Friedmann und Max Piorkowski erst am 6.11.1912, nachdem Friedmann einen Vortrag vor der „Berliner Medizinischen Gesellschaft" [309] gehalten hatte; und erneut 1918, nachdem die Friedmann-Vakzine fünf Jahre klinisch getestet und als erfolgversprechend eingestuft worden war. Die Streitigkeiten wären „reichlich post festum" ausgetragen worden, konstatierte Enderlein. Enderlein, der oft genug den Finger erhob, wenn es darum ging, die Priorität eines Entdeckers festzustellen, ergriff im Falle Friedmann einseitig Partei für diesen.

Graf von Oppersdorff, der 1918 nach Frankreich übergesiedelt war, brach in dem 1945 erschienenen Buch von Léon Joly „L'Emulsion Bacillaire ART dans le traitement de la Tuberculose" [342] sein Schweigen und nahm in dem Vorwort zu den damaligen Ereignissen Stellung. „Unglücklicherweise wurden Robert Koch und ich selbst getäuscht! Die Arbeiten, welche ich erleichterte, nahmen nicht den Lauf, den wir gewünscht haben würden." [Zit. n. 49, S. 65] Und 1948 schrieb von Oppersdorff:

> *„Durch seine Haltung seinen Mitarbeitern gegenüber, durch sein unwissenschaftliches Benehmen, durch seine verworrenen und mysteriösen Erklärungen, durch seine Verstöße und besonders durch seine vollkommen ungerechtfertigten Ansprüche brachte unser Gast die große Majorität seiner Mitarbeiter von einem Heilmittel ab, dessen Erfolge gleich zu Beginn ohne Übertreibung die günstigsten waren. Dieser Mediziner war Dr. Friedmann."*
>
> *[Zit. n. 49, S. 65]*

Diese ganzen Vorwürfe empfand Enderlein persönlich als ziemlich belanglos und höchstens von historischem Interesse, da man in den ersten fünf Jahren nach dem Auffinden des Kaltblütertuberkulose-Erregers noch gar nicht ahnen konnte, welche große Bedeutung das gefundene Material einmal erlangen würde. Von daher meinte Enderlein, sei es durchaus am Platze, sowohl Friedmann als auch Piorkowski Entdeckerverdienste an dem zweiten Kaltblütertuberkulose-Stamm zuzusprechen, zumal Friedmann „große Verdienste um diese Heilweise trotz alledem erworben hat, wenn er auch sich der Illusion hingegeben hatte, er könne mit diesem Mittel die Tuberkulose vollkommen ausrotten." [49, S. 67]

---

[58] Die Abkürzung steht für Bacille-Acido-Resistant de Tortue [Zit. n. 168, S. 41]

Enderlein erhob jedoch den Vorwurf, daß die Beschuldigungen und Ächtungen der Person Friedmann auch das Heilmittel getroffen hätten, zum Unglück der Patienten. Man hatte Friedmann 1914 vorgeworfen, seine Präparate seien mit Streptokokken und Staphylokokken verunreinigt. Ein Vorwurf, den Friedmann nicht abwehren konnte, denn die Kokkenformen waren ja tatsächlich vorhanden. Enderlein sah den Grund für das Auftreten der Kokkenformen jedoch in der Cyclogenie der Tuberkelbazillen begründet, und so erklärte er:

> *„Die Ursache aller dieser Fehlurteile liegt auf dem Gebiete des Monomorphismus. Denn nur eine pleomorphistische Beurteilung aller dieser Probleme ermöglicht ein Verständnis derselben auf ent-wicklungsgeschichtlicher Grundlage. So besaß auch Friedmann keine Handhabe, gegen die vollkommen irrigen Vorwürfe der gesamten Medizin, seine diesbezüglichen Präparate seien unrein und mit Streptokokken bzw. Staphylokokken untermischt, grundsätzlich aufzutreten. Denn alle diese Vorwürfe in der denkwürdigen Sitzung der Medizinischen Gesellschaft vom 10. Juni 1914. [345, 346] ... und später von vielen anderen immer und immer wiederholt, sind vollkommen zu Unrecht erhoben worden. Die inkriminierte Form der Bakterienkugeln gehört dem Basitstadium an."*
>
> *[49, S. 67]*

Das Basitstadium ist das Stadium, in dem Kokkenformen und Kurzstäbchen ausgebildet werden; es würde bei diesem Kaltblütertuberkulose-Stamm sehr häufig auftreten. Der Unterschied zwischen dem Friedmann-Stamm und dem ART-Stamm, den Enderlein von seinem Freund Léon Joly aus Paris erhalten hatte, lag in der Dynamovalenz (Kernwertigkeit) der Schildkrötenbazillen begründet. Nach Enderlein war die Dynamovalenz der ausschlaggebende Faktor für die Virulenz und Pathogenität eines Krankheitserregers. Der Aufbau der Kerneinheiten ging zudem einher mit der Säurefestigkeit der Tuberkulose-Erreger. Enderlein nahm an, daß bei den Kaltblüter-Tuberkelbazillen der beiden Riesen-Meeresschildkröten von 1902 und 1903 von Anfang an Unterschiede hinsichtlich der Kernvalenzen beider Stämme vorhanden gewesen sein mußten. Daraus erklärten sich die Unterschiede in den Zuchtreihen und die unterschiedlichen Reaktion auf den Organismus. Enderlein hatte die Originalkulturen aus dem Institut von Friedmann in Leipzig seit 1927 züchterisch und vergleichend-morphologisch untersucht, die leichte Züchtbarkeit auf Nähragarböden nachgewiesen und die Kulturen später über ein viertel Jahrhundert in Reinkultur erhalten können, weshalb auch der Vorwurf der Verunreinigung abwegig erscheinen muß. Im Gegensatz dazu wuchs der ART-Stamm auf Nähragar nur äußerst kümmerlich, während er auf Eiernährböden reichlich wuchs, starke Säurefestigkeit besaß und auch ansonsten große Ähnlichkeit mit den Kolonien des echten Tuberkuloseerregers aufwies.

Enderlein hatte noch zwei weitere Stämme aus der Schweiz untersucht, die sich in der Valenz (Dynamovalenz) zu den beiden anderen abgrenzen ließen. Aus einem der Schweizer Stämme stellte Enderlein später selbst eine „Schildkröten-Vaccine" („SV") her. Eine weitere Kaltblütertuberkulose-Vakzine, deren Produktion Enderlein als Leiter der Qualitätskontrolle bei der Firma Sanum in Berlin seit 1939 kontrollierte, war das „Utilin". Das „Utilin" wurde aus einer Original-Friedmann-Kultur aus dem Robert Koch-Institut hergestellt. [160]

Es hatte sich gezeigt, daß bei den verschieden tuberkulösen Krankheitszuständen die verschiedenen Kernvalenzen von therapeutischer Bedeutung waren.[59] Vier Hauptvalenzen

---

[59] In den 30er Jahren hatte sich die „Arbeitsgemeinschaft zum Studium der Schildkrötentuberkulose-Vaccine" (ASV) gebildet. Dem wissenschaftlichen Ausschuß der ASV gehörten neben Enderlein folgende Ärzte an: Dr. med. Dumas, Facharzt für Lungenkrankheiten und Fürsorgearzt, Leipzig; Med.-Rat Dr. med. Bruno Gettkant, Stadtrat und Fürsorgearzt, Berlin; Dr. med. Klokow, Berlin; Dr. med. Walther Kröner, homöopathischer Arzt, Berlin; Dr. med. Riedlin, Freiburg; Prof. Dr. med. Selter, Facharzt für Kinderkrankheiten, Solingen; Chefarzt Dr. med. Worthmann, Facharzt für Innere Krankheiten, Schweidnitz. Korrespondierende Mitglieder waren: Dr. med. Bunge, Facharzt für Lungenkrankheiten, Buenos Aires; und Med.-Rat Dr. med. Szalai, Fürsorgearzt, Budapest. [239]

hatten sich mit der Zeit herauskristallisiert, die Enderlein mit SV. Valenz I, II, III und IV bezeichnete. [49, S. 68] SV. Val. I war die stärkste und mehr oder weniger säurefeste Form, denn parallel zur Valenz verlief auch der Grad in der Ausprägung der Säurefestigkeit. Es ergab sich die Reihenfolge SV. Val. I für den französischen ART-Stamm, SV. Val. II für die Originalform des Friedmann-Stamms, SV. Val. III für den Schweizer Stamm, aus dem Enderlein seine „Schildkröten-Vaccine" herstellte, und SV. Val. IV für das „Utilin", das fast nicht säurefest war und von Friedmann gänzlich abgelehnt wurde. Ganz zu Unrecht, wie Enderlein meinte:

„So ist vor allem die schwächste Valenz IV, die dem ‚Utilin' entspricht, geradezu ein speziell günstiges Therapeutikum für schwächliche Patienten und für schwierige Fälle der Lungen-Tbc, weil sich diese Form durch ihre einschleichende Wirksamkeit hierfür in ganz besonders hervorragender Weise eignet und somit auch gleichzeitig dem Anfänger in dieser immunbiologischen Heilweise die Möglichkeit bietet, ohne das allergeringste Risiko Erfolge zu erzielen. Ja, es gibt sogar eine ganze Reihe von Ärzten, die die Injektionen hierbei vollkommen vermeiden, ausschließlich mit Schildkröten-Vaccine-Kapseln oral behandeln und selbst bei schwersten Krankheitsfällen überaus beachtliche Erfolge zu erzielen vermögen." [49, S. 68]

Zu Friedmann und seinem Mittel ist noch zu sagen, daß trotz aller Verleumdungen, denen Friedmann ausgesetzt war, sein Heilmittel millionenfach bei Tier und Mensch erfolgreich angewandt wurde. Nachdem man die Unschädlichkeit und Harmlosigkeit der Schildkröten-Vakzine unzählige Male im Tierversuch nachgewiesen hatte, entschloß sich Friedmann, die Vakzine auch am Menschen zu erproben.

„Ich beschloß daher, den Versuch zu wagen und die Wirkung des Bazillus auch am Menschen zu erproben. Nachdem auch von anderen Autoren, den Professoren Orth, Aronson und Klebs bestätigt worden war, daß die mit meinem Impfstoff vorbehandelten und dann mit giftigen menschlichen Tuberkelbazillen infizierten Tiere einen erheblichen Immunitätsschutz zeigten, mindestens um ein Vielfaches länger lebten als die nicht vorbehandelten Kontrolltiere, spritzte ich den Impfstoff, der aus Reinkulturen der Schildkrötentuberkelbazillen hergestellt ist, 1907 und 1909 einem gesunden Menschen ein, nämlich mir selbst. Nachdem so die völlige Unschädlichkeit des Mittels auch für den Menschen erwiesen war, bat ich, da ich selbst nach mehrjähriger Assistententätigkeit an den medizinischen Universitäts-Kliniken der Berliner Charité und in Kiel damals keine eigene Praxis ausübte, sondern nur wissenschaftlich experimentell arbeitete, 1909 Geheimrat Prof. Dr. C. L. Schleich, mir Tuberkulosefälle aus seiner Praxis zu überweisen. Ich werde nie den mitleidig-lächelnden, skeptischen Blick vergessen, mit dem er mir erwiderte: ‚Was? Tuberkulose wollen Sie heilen? Na, das werden Sie wohl bald wieder aufgeben!' Erst längeren Versicherungen meinerseits, daß mein Mittel vollkommen unschädlich sei, daß ich es vielen gesunden und tuberkulösen Tieren und auch mir selbst eingespritzt habe, versprach er mir schließlich, mir zunächst einen Fall probeweise zuzuschicken." [310, S. 11 f.]

Die erste Patientin, die Friedmann behandeln konnte, war eine Frau, die an Lungentuberkulose mit starken Lungenblutungen litt. Gleichzeitig litt die bettlägerige Frau auch noch an einer fistelnden Hüftgelenktuberkulose und dem tuberkulösen Zerfall einiger Halslymphdrüsen. Die Frau konnte innerhalb von drei Monaten geheilt werden und blieb seitdem gesund.

„Die erste Heilung - mittlerweile sind ihr ja viele, viele Hunderttausende, ja Millionen gefolgt – löste ein großes Glücksgefühl in mir aus. Die Frau hat sich im Laufe der Jahre immer wieder, wenn sie aus ihrem Wohnort im Braunschweigischen, wohin sie übersiedelte, nach Berlin kam, zum letzten mal vor 1 1/2 Jahren, vorgestellt. Sie ist seit 22 Jahren völlig gesund geblieben." [310, S. 13]

Auf Grund der Anschuldigungen, die Vakzine sei mit Streptokokken und Staphylokokken verunreinigt, war ein Gutachten in Auftrag gegeben worden, das von Paul Ehrlich 1914 erstellt worden war. Das Gutachten war durchaus positiv für die Schildkröten-Vakzine ausgefallen und bescheinigte zudem die Unschädlichkeit des Impfstoffes. Das war zumindest die Interpretation der Friedmann-Anhänger. Das Gutachten von Ehrlich wurde jedoch nicht veröffentlicht. Enderlein berichtet:

> *„Aber bereits damals brachte es der Ministerialdirektor Kirchner in Berlin fertig, die Bekanntgabe des durchaus positiv für die Schildkröten-Vaccine und seine Unschädlichkeit 1914 sich einsetzenden Gutachtens von Geh.-Rat Ehrlich zu hintertreiben, indem er es für fünf Jahre einfach unterschlug, und erst das Zufallbringen Kirchners wegen dieser skandalösen Manipulationen brachte dieses Dokument aus dessen Schublade ans Tageslicht und ermöglichte die Publikation desselben im Amtsblatt 1919. Daraufhin wurden endlich von der Preußischen Nationalversammlung Verhandlungen eingeleitet, die 1921 nach einer dreitägigen Schildkröten-Vaccine-Debatte im Preußischen Landtag zu einer für die Schildkröten-Vaccine sehr günstigen Parlamentsdiskussion führte, wobei auf Grund glänzender Beurteilung durch eine Reihe von Ärzten, die Erfahrungen mit der Schildkröten-Vaccine gesammelt hatten, eine allgemeine Verwendung dieses segensreichen Mittels beschlossen wurde. Doch eine Veröffentlichung der Ergebnisse dieser Landtagsuntersuchung mußte von gewisser Seite her unter allen Umständen hintertrieben werden, und so wurden die Parlamentsstenogramme einfach ‚entwendet', um zu verhindern, daß sie in die Hände der Berichterstatter fielen." [48, S. 50]*

Doch auch diese Hintertreibung konnte nicht verhindern, daß die Friedmann-Vakzine weiterhin erfolgreich in der Praxis angewandt wurde. In der Veterinärmedizin wurde die keimabbauende Wirkung der Schildkröten-Vakzine ebenso erfolgreich in der Behandlung verwandter Erreger eingesetzt. Nach Bestätigung zahlreicher Veterinärmediziner konnte z. B. bei der Actinomycose, der Strahlenpilzerkrankung der Rinder, in 95-98 % eine Heilung erzielt werden. Es war damals das einzige wirksame Heilmittel für diese Erkrankung, so daß selbst ausgesprochene Friedmann-Gegner, wie zum Beispiel Ferdinand Sauerbruch, dieses Mittel für die Behandlung der beim Menschen selten auftretenden Erkrankung an der Charité einsetzte und auch seine Hühner damit impfte. [48, S. 50 u. 59]

Sowohl Walther Kröner als auch Enderlein berichten, daß sich in der Friedmann-Literatur einige Dutzend Statistiken fänden, die sich jeweils über Hunderte bis Tausende von Fällen erstreckten. Die größte Anzahl von Beobachtungen machte der ungarische Fürsorgearzt Dr. med. Eugen Szalai, mit dem Enderlein freundschaftlich verbunden war. Szalai hatte 1925 begonnen, Reihenimpfungen mit den Friedmann-Mittel an 20.000 Tuberkulösen und Tuberkulose-Gefährdeten in Pesterzsebet, einem Armenvorort von Budapest, durchzuführen. In diesem Vorort herrschte großes Elend. Ein Viertel der Bevölkerung war arbeitslos und ohne jede Unterstützung. Das Wohnungselend war unbeschreiblich, neun bis zehn Menschen hausten in einem unhygienischen, verdreckten Raum, dicht an dicht mit den Tuberkulösen, mit denen sie sich nicht selten auch das Bett teilten. Die Ernährung war unsagbar dürftig, und es gab auch keine Kanalisation. Die Tuberkulosesterblichkeit lag um das Vier- bis Fünffache höher als in Deutschland und an der Spitze Europas. Unter diesen Bedingungen begann Szalai sein Sanierungswerk mit dem Friedmann-Programm. Nur 20 % der Impfbedürftigen beteiligte sich an dem freiwilligen Programm, trotzdem gelang es Szalai bis Ende 1931, die Tuberkulosesterblichkeit um 55 % zu senken. [335, S. 55-60] Die Statistik wurde von dem Medizinalstatistiker des Reichsgesundheitsamtes, Dr. med. Emil Roesle, durchgeführt, der in seinem Gutachten den Erfolg des Impfprogramms in Pesterzsebet anerkannte. Er empfahl dringend die nochmalige Nachprüfung der Statistik, die jedoch ausblieb, ebenso wie eine Wiederholung eines solchen Impfprogramms in Deutschland.

1926 hatte Enderlein Friedmann gegenüber in einem persönlichen Gespräch geäußert, daß er sich darüber im Klaren sein müsse, daß es nicht darum ginge, gegen denkende Menschen ins Feld zu ziehen, sondern gegen in ungezählte Sanatorien, Pharmazie- und Serumindustrien investierte Millionen. Von daher schien sein Kampf wenig aussichtsreich. [48, S. 61]

Trotz der Ächtung gab es weltweit Tausende Anhänger der Friedmann-Methode. Bekannte Namen waren darunter wie der bereits erwähnte Chirurg und „Schöpfer der Lokalanästhesie" Carl Ludwig Schleich, der mehr als 2.000 Tuberkulosekranke erfolgreich mit der Friedmann-Vakzine behandelte. Schleich, der seine anfängliche Skepsis fallen gelassen hatte, erklärte nun: „Das Friedmannsche Mittel ist das verblüffendste Heilmittel der gesamten Medizin." [Zit. n. 310, S. 13]. Auch der Entdecker des Ruhrbazillus Prof. Dr. med. Walther Kruse, Ordinarius für Hygiene in Leipzig, unterstützte Friedmann. Unter seiner Kontrolle wurde das Friedmann-Heilmittel im „Tuberkulose-Heilstoffwerk" Leipzig hergestellt. [356, S. 29]

Nach der Veröffentlichung des Artikels in der „Münchner Medizinischen Wochenschrift" [20], in dem sich Enderlein gegen den Calmette-Impfstoff und für das Friedmann-Mittel aussprach, sah er sich vielen Anfeindungen ausgesetzt. Aber, so befand Enderlein:

> *„Die Gesetze der Logik in der Natur sind nicht durch diktatorische Geste und Tonfall zu stürzen. Es ist daher die allerhöchste Zeit, daß die monomorphistisch eingestellten Bakteriologen und Botaniker ernstlich einmal daran denken, die Fundamente ihres Wissen zu revidieren." [29, S. 123]*

Calmette habe sich durch das Zugeständnis einer theoretischen Möglichkeit der Wandelbarkeit seines BCG-Impfstoffs im biologischen Sinne bereits „rehabilitiert", jedoch werde weiterhin an der „doktrinären monomorphistischen Bakteriologie" festgehalten, stellte Enderlein fest. Er führte eine scharfe Gegenrede zu den Stellungnahmen von Prof. Dr. med. Fred Neufeld, dem Nachfolger von Robert Koch am Robert Koch-Institut. Neufeld hatte 1931 in der „Deutschen Medizinischen Wochenschrift" in einer „Kritischen Umschau" Enderleins bakteriologische Arbeiten kommentiert. Unter der Überschrift „Weltenwende in der Bakteriologie?" [171] nahm Neufeld Stellung zu Enderleins „Bakterien-Cyclogenie" [10] und seinen Untersuchungen an den Tuberkulose- und Pockenerregern, die Enderlein im Heft 1 des „Archivs für Entwicklungsgeschichte der Bakterien" veröffentlicht hatte. So lange Enderlein sich lediglich darauf beschränkt habe, atypische Wuchsformen von Bakterien als Entwicklungs- oder Sexualstadien zu deuten, denen er sonderbare Namen gegeben habe, solange hätten die Bakteriologen auch keinen Anlaß gehabt, sich mit seinen Arbeiten zu beschäftigen, erklärte Neufeld dort. Nun aber habe Enderlein weitere Arbeiten veröffentlicht, die von einem seiner Mitarbeiter, Martin Hering, in der „Deutschen Allgemeinen Zeitung" vom 13.10.1931 und 18.10.1931, einem breiten Publikum als Sensation dargeboten worden wäre. Neufeld kommentierte:

> *„Es ist nicht das erstemal, daß Autoren, denen die Anerkennung der Fachgenossen versagt bleibt –meist weil sie sich, wie in den Fällen von Niessen und Enderlein, auf ein Gebiet begeben, dessen Technik sie nicht beherrschen - durch Zeitungspropaganda und Polemiken, durch Eingaben an die Ministerien usw. die Aufmerksamkeit auf sich und ihre Arbeiten zu ziehen suchen. Das ist menschlich begreiflich, und man läßt die Betreffenden meist gewähren, bis sich nach kurzer Zeit auch das Interesse des Publikums von selbst anderen Sensationen zuwendet. Im vorliegenden Fall hat aber die Propaganda einen ungewöhnlichen Umfang und ungewöhnliche Formen angenommen, vor allem aber handelt es sich um praktisch hochwichtige Dinge; daher erschien es geboten, sich endlich auch von fachmännischer Seite damit zu befassen. Dann muß man leider auch das Mitgefühl beiseitesetzen, daß niemand Männern wie von Niessen und Enderlein versagen wird, die zweifellos im besten Glauben einen jahrelangen Kampf gegen die*

Gleichgültigkeit der Fachleute geführt und sich dabei in die Rolle des Verkannten und Unterdrückten derart eingelebt haben, daß sie keiner Belehrung mehr zugänglich sind." [171, S. 1989]

Neufeld kritisierte neben dem Fehlen von technischen Daten in Enderleins Arbeiten dessen großspurige Formulierungen wie z. B. „mit wissenschaftlicher Sicherheit erwiesen". Auch die Leichtigkeit, mit der Enderlein die großen Herausforderungen der Bakteriologie „in der denkbar günstigsten Form gelöst" habe, war Neufeld einen Kommentar wert. Und ob man S. A. Petroff, der „Kronzeuge gegen Calmette", als „einen der bekanntesten amerikanischen Bakteriologen" bezeichnen könne, ließ Neufeld offen. Er beendete seine Kritik an Enderlein mit einem Zitat von Goethe:

„Ein Quidam sagt: ‚Ich bin von keiner Schule;/Kein Meister lebt, mit dem ich buhle;/Auch bin ich weit davon entfernt,/Daß ich von Toten was gelernt.'/Das heißt, daß ich ihn recht verstand:/Ich bin ein Narr auf eigne Hand." [Zit. n. 171, S. 1989]

Das Zitat war Neufelds Antwort auf das Goethe-Zitat „Mikroskope und Fernröhre verwirren eigentlich den reinen Menschensinn" [Zit. n. 22, S. 1], das Enderlein der Einführung in das „Archiv für Entwicklungsgeschichte der Bakterien" voranstellte. Auf die Bemerkungen von Neufeld erwiderte Enderlein:

„...von Seiten der doktrinären monomorphistischen Bakteriologie (wie beispielsweise auch die ‚Kritische Umschau' eines Neufeld) der einzig mögliche Weg, nämlich der einer Nachprüfung, der ja in der Kürze der verstrichenen Zeit in diesem Falle gleichfalls gar nicht möglich war, durch leere Worte, aprioristische Stellungnahme und persönliche Beschimpfungen (wie die eines Neufeld) ersetzt wird, so bleibt mir auch jede Entgegnung erspart. Es genügt daher allein, auf solche Documenta biologica der Bakteriologie des 20. Jahrhunderts hinzuweisen, die in allerstärkstem Gegensatz stehen zu dem universellen Sinne eines Robert Koch, der auch selbst den pliomorphistischen Gegnern in den von ihm geleiteten Zeitschriften das Wort einräumte, unter ihnen keinem geringeren als dem nordischen Altmeister der Bakteriologie Almquist, der als einer der ersten es wagte, den Weg des Pliomorphismus seit 1870 wieder zu betreten, und damit als einer der ersten ‚von Toten was gelernt' hat, von denen jene anscheinend nichts zu lernen haben! Wenn daher von jener Seite (Neufeld) her persönliche Verunglimpfungen allerschwerster Art anstelle von sachlichen Einwänden dargeboten werden, so mag solchen Entgleisungen das Wort des großen Weisen entgegengehalten werden, ein Vorwurf, der vor fast zwei Jahrtausenden einem ganzen Volke galt, und der heute für jene (Neufeld) gilt: ‚Sie haben Augen und sehen nicht, sie haben Ohren und hören nicht.' Und was die Frage der Entscheidung anbetrifft, ob die Bakterienentwicklung entweder gestaltlich stabil oder eine kreisläufig bewegliche ist, so stehe ich keineswegs allein, wie man (Neufeld) irrtümlich vermeint, sondern weiß mich eins mit allen jenen Forschern auf der ganzen Erde als beste Freunde, die heute positive pliomorphistische Forschung getrieben haben, deren Zahl viel größer ist, als man (Neufeld) irrtümlich vermeint, und die allesamt mit mir ausrufen: ‚Und sie bewegt sich doch!'." [29, S. 123-124]

Die Schriftleitung der „Deutschen Medizinischen Wochenschrift" druckte eine kurze und sachlich gehaltene Entgegnung von Enderlein ab sowie das „Schlußwort hierzu" von Neufeld. [171, S. 2185]. Neufeld blieb bei seiner Einschätzung der Enderleinschen Arbeiten:

„Die außerordentlich weitgehenden praktischen Schlußfolgerungen, die man aus derartig mangelhaft begründeten Umwandlungsversuchen gezogen hat, sind neben der grotesken Zeitungspropaganda für mich der Grund gewesen, mich mit diesen Arbeiten überhaupt zu befassen." [171, S. 2185]

In dem 1933 erschienenen Heft 2 des „Archivs für Entwicklungsgeschichte der Bakterien" stellte Enderlein fest: „Das Rad der Zeit ist wohl über die Katastrophe von Lübeck hinweggerollt." [30, S. 162] Trotz der weiteren zahlreichen Mißerfolge der Calmette-Impfung war man nicht gewillt, den pleomorphistischen Ansätzen auch anderer Forscher Gehör zu schenken. So traf die Ablehnung nicht nur Enderlein, sondern auch H. Bernstein [131], der das Chondrit-Stadium (Kleinkörnchen-Stadium) aus jedem säurefesten Tuberkelbazillus hatte bestätigen können, ebenso der Nachweis der bazillären Entwicklungsformen bei Pilzen durch Sebastian Szathmary [182]. Beide Autoren mußten sich mit einer Veröffentlichung in der populärwissenschaftlichen Zeitschrift „Mikrokosmos" begnügen. Auch andere Arbeiten, wie die von Hollande „Über den Polymorphismus des Tuberkelbacillus und anderer pathogenen Bakterien", der völlig unabhängig von Enderlein die gleichen sexuellen Fortpflanzungserscheinungen der Tuberkuloseerreger beobachtet und abgebildet habe, sei nicht beachtet worden.

„In zwei Minuten könnte der ganze Zauber des Monomorphismus erledigt sein, lediglich durch eine Nachprüfung, etwa wie sie Bernstein ausführte und ‚vorbildlich einfach' nannte; aber Jahrzehnte lang werden fortdauernd solche biologischen Tatsachen mit ‚Theorie und Hypothese' bezeichnet, einzig und allein, um die als Tatsachen regierende rein gedanklich erfundene ‚Spekulation' des Monomorphismus zu conservieren. Aber die Bakterien unterstellen sich nicht dem falsch konstruierten Unveränderlichkeitsprinzip, sondern einem Naturgesetz, daß alles was ist, ein dauerndes Geschehen darstellt und damit sich verändert und entwickelt. Denn die zwingenden Tatsachen des Pliomorphismus sind zu allen Zeiten absichtlich, bewußt, mit voller Überlegung und mit Methode unterdrückt worden, während der Monomorphismus nur dadurch immer am Leben gehalten wurde, daß man den letzten biologischen Folgerungen durch erkünstelte Problemstellung aus dem Wege ging. Ein Beweis hierfür ist eigentlich überflüssig, denn seit 60 Jahren ist die gesamte Literatur voll von Tatsachen, die jeden Monomorphismus vollkommen ausschließen." [30, S. 164]

Enderlein forderte im Interesse der Volksgesundheit eine „Bakteriologische Forschungsanstalt" zur Erforschung der biologischen Heilverfahren. Er dachte an einen interdisziplinären Forschungsansatz in der Bakteriologie und an die Schaffung einer mikrobiologischen Datenbank.

„Hierzu wären Forscher aus allen Gebieten der einschlägigen Biologie heranzuziehen, wie allgemeine Biologen, Zoologen, Botaniker, Mediziner, Histologen, Allgemein-Bakteriologen, Microbiologen, Vertreter der angewandten Bakteriologie in Technik und Heilkunde, wie besonders des Gärungsgewerbes, der Milchbakteriologie etc., bei denen sich bereits seit langer Zeit ein weites Verständnis für die Wichtigkeit entwicklungsgeschichtlicher Fragen offenbarte, ferner tierärztliche und medizinische Bakteriologen." [30, S. 169]

Solche Forderungen fanden jedoch kein Gehör an maßgeblicher Stelle. Das Gegenteil war eingetreten; man hielt eine Diskussion seiner Abhandlungen für unnötig. Der Kampf um die Friedmann-Vakzine hatte damit aber immer noch kein Ende gefunden. Er hatte ein langes Nachspiel bis in die 50er Jahre hinein. Enderlein hielt am 22.5.1949 einen Vortrag „Über die potenzierte Vaccinenbehandlung der Tuberkulose" vor der „Vereinigung der französischen Ärzte" in Paris. Dorthin pflegte Enderlein enge Kontakte durch seine Freundschaft mit Léon Joly und von Oppersdorff.

„Auf Grund einer besonderen Einladung der Vereinigung französischer Ärzte und mit ausdrücklicher Genehmigung der französischen Militärregierung in Deutschland wurde Professor Enderlein aufgefordert, über die von ihm angestellten Forschungen und Erkenntnisse auf dem Gebiete der Bekämpfung der Tuberkulose im immunbiologischen Sinne vor französischen Ärzten zu sprechen. Es ist daher mit aller Bestimmtheit

anzunehmen, daß dieser Vortrag für die deutsche Ärzteschaft von großem Interesse sein wird, trotz allen Erfahrungen, daß im Auslande die Erkenntnisse schneller zur Anwendung in der Seuchenbekämpfung kommen, als dies in Deutschland der Fall ist." [45, S. 36]

Joly selbst hatte am 7.11.1948 einen Vortrag vor der Gesellschaft gehalten, in dem er über die Geschichte und die Erfolge in Frankreich mit den durchgeführten intrakutanen Injektionen der ART-Vakzine berichtete. Obgleich der Wirkmechanismus dieses Mittels, das sich nach Enderlein lediglich in der Valenz seiner Kerneinheiten von denen der anderen Schildkrötentuberkulose-Vakzine unterschied, nicht völlig geklärt war, wies Enderlein darauf hin, daß das gesamte Immunsystem angesprochen werde. Folgende Wirkmechanismen stellte er fest:

- Die direkte Anregung der spezifischen Abwehrvorgänge auf dem Wege über die cutivisceralen Reflexe im Sinne von Henry Head;

- die Absorptionsfähigkeit hinsichtlich Fermentgifte anderer Bakterien;

- die Verdrängungsfähigkeit pathogenen Bakterien gegenüber durch eigene Hypergenese. [45 S. 34]

Der gleiche Vortrag wie in Paris wurde stellvertretend für Enderlein von dem Medizinstudenten Klaus Gisevius am 11.6.1949 auf einer Veranstaltung des „Biologischen Kulturkreises" im „Haus der Lebensreform" in Berlin-Nikolassee gehalten. Dort anwesend war auch der damalige Präsident des Robert Koch-Institutes Prof. Dr. med. Bruno Harms. In der Abschrift eines Zeitungsausschnitts aus dem Berliner „Telegraf" vom 12.6.1949 wird unter der Überschrift „Die infizierte Riesenschildkröte" berichtet:

„Im ‚Haus der Lebensreform' in Nikolassee wurde eine Vortragsreihe des Biologischen Kulturkreises, der aus der Lebensreformbewegung hervorgegangen ist, eröffnet. Das menschliche Leben in allen wesentlichen Punkten zu erneuern und natürlich zu gestalten, bezeichnete der erste Vorsitzende, Hugo Hertwig, als Ziel des Biologischen Kulturkreises. Ein Schüler von Professor Dr. Enderlein, der wegen Erkrankung nicht, wie vorgesehen, über ‚Die biologische Behandlung der Tuberkulose' referieren konnte, verlas das Manuskript eines von Enderlein auf dem Seuchenkongreß in Paris gehaltenen Vortrages. Enderlein lehnt die Calmette-Impfung ab und berichtet über die Abwehr- und Heilerfolge bei Tuberkulose mit dem Schildkrötenpräparat Utilin und anderen von ihm hergestellten biologischen Präparaten. Der Vortrag blieb wegen seiner unpopulären Form für den größten Teil der Zuhörer völlig unverständlich. In der Diskussion bedauerte Dr. Harms, daß der Biologische Kulturkreis, der durchaus Unterstützung verdiene, wenn er sich um eine neue Lebensform bemühe, dem ‚Reklamevortrag eines Mannes Platz gibt, der allgemein von der Wissenschaft abgelehnt wird'. Seine Mittel, so sagte Dr. Harms, würden als völlig unwirksam und sogar schädigend angesehen. Einen Schildkröten-tuberkelbazillus gebe es nicht. Die 1902 im Aquarium des Berliner Zoo verendete Riesenschildkröte sei durch einen Tbc-kranken Wärter infiziert worden." [Zit. n. 46, S. 37]

Nun war es aber kein anderer als Robert Koch selbst, der dem Fund des Kaltblütertuberkulosebazillus im Jahr 1902 eine so große therapeutische Bedeutung beigemessen hatte. Auf seine Anregung hin, so die Darstellung Enderleins, hatte der Reichsgraf von Oppersdorff sein großes Gut in Oberschlesien für Züchtungszwecke zur Verfügung gestellt. Auch die Behauptung, es gäbe keinen Schildkrötentuberkulosebazillus, war nicht richtig. Die Kaltblütertuberkelbazillen stellen eine große Gruppe von Arten dar, die von zahlreichen differenten Spezies aus Fischen, Fröschen, Blindschleichen und Schildkröten isoliert und am Robert Koch-Institut, bereits zu Robert Kochs Zeiten, eingehend untersucht wurden. Sie unterscheiden sich von dem menschlichen Tuberkelbazillus u. a. dadurch, daß sie sehr leicht bei Zimmertemperatur und darunter zu züchten sind. Die unwahren Behauptungen über den Kaltblütertuberkuloseerreger und der Friedmann-Vakzine gingen auf Dr. med. Alfred

Knapp zurück, der mit der finanziellen Unterstützung der NSV (Nationalsozialistischer Volksbund) 1935 einen Betrag in Höhe von 80.000 RM für eine Publikation [348] erhalten habe, die in einer Auflagenstärke von 200.000 Exemplaren unter das Volk gebracht werden sollte. [46, S. 37] Es war ein verleumderisches Werk gegen Friedmann, und selbst zur damaligen Zeit (1937) konnte ein Gerichtsurteil gegen Knapp erwirkt werden, das die Verbreitung seines Werkes verbot und die Vernichtung der Exemplare anordnete. Dr. med. Freiherr Alexander von Seld gab 1936 im Selbstverlag ein Buch heraus mit dem Titel „Dokumente zu Friedmanns Kampf gegen die Tuberkulose, zugleich eine Entgegnung auf das Knapp'sche Buch" [181], in dem er die Anschuldigungen Knapps Punkt für Punkt als unhaltbar widerlegte.

Von Seld und Enderlein hatten sich etwa Mitte der 30er Jahre kennengelernt, als von Seld zum Zwecke der Gründung einer Zeitung nach Berlin gereist war. Von Seld schrieb später zwei Artikel für den Band 2 des „Archivs für Entwicklungsgeschichte der Bakterien", der 1944 erscheinen sollte; doch ist es fraglich, ob er jemals publiziert wurde. In Enderleins Hinterlassenschaften finden sich nur noch Auszüge des Bandes.[37, 38, 39, 40, 433, S. 22-23] Freiherr von Seld hatte eine latente Form der Lungentuberkulose entdeckt, „Latentia" genannt, die er durch die Perkussion der Lungenfelder in Form von „stummen Feldern" zu diagnostizieren vermochte, wofür er um 1940 von der Ärztekammer Hamburg als „Volksschädling" verurteilt worden sei. [87, S. 273] Zeitgleich mit Alfred Knapps Schmähschrift [348] wurde aber auch die Schrift „Die besiegte Tuberkulose" [335], herausgegeben von der „Internationalen Anti-Tuberkulose-Liga Sektion Deutschland", ohne jedes richterliche Urteil durch die Gestapo beschlagnahmt und vernichtet. Die Schrift stellt eine Sammlung ärztlicher und fachärztlicher Gutachten dar und enthält Berichte über die mit dem Tuberkuloseheilmittel von Friedmann erzielten Heilerfolge im In- und Ausland. Darin abgedruckt ist auch der Artikel von Enderlein über die „Die biologisch-bakteriologischen Gründe der Mißerfolge der Calmette-Impfung einerseits, der Erfolge der Friedmann-Impfung andererseits". [19]

Daß die Äußerungen von Bruno Harms im Jahr 1949 nicht den Tatsachen entsprachen, davon hatte Hans Harmsen, Direktor des Hygienischen Institutes in Hamburg, Enderlein in Kenntnis gesetzt. Harmsen berichtete Enderlein über den Mikrobiologischen Kongreß, der im September 1949 in Frankfurt am Main stattfand:

> *„Es zeigt sich, daß die gegenwärtig noch gültigen Anschauungen und Klassifikationen fragwürdig geworden sind, und daß in den meisten Bakterien jetzt Kerne und neben den einfachen Teilungsvorgängen jetzt auch geschlechtliche Prozesse sichtbar gemacht werden konnten. Auch der Übergang von Viren in größere Formen ist beobachtet, wie auch der umgekehrte Prozeß. So wurde der Begriff Cyclogenie ohne Nennung Ihres Namens als schon feststehend und selbstverständlich verwandt." [Zit. n. 46, S. 37]*

Für Enderlein handelte es sich bei der Attacke seitens des Robert Koch-Institutes im Jahr 1949 um die Fortsetzung eines Skandals, der sich zu diesem Zeitpunkt bereits über die Dauer von drei Jahrzehnten erstreckte. Er hatte angenommen, daß die Zeiten doktrinärer Diktatur nun endgültig vorbei seien, aber weit gefehlt. Man hatte ihm gesagt, daß im Mai 1946, in der „Deutschen Zentralverwaltung für das Gesundheitswesen" in Berlin, eine Geheimsitzung stattgefunden habe, mit dem Ziel, in einer Publikation vor dem Friedmann-Mittel zu warnen und ein Verbot desselben zu erreichen. Der Vizepräsident der „Zentralstelle für immunbiologische Krankheitsbekämpfung", Prof. Dr. W. Beyer, hatte eine Anfrage von Enderlein zunächst verneint. Er war der Meinung, daß in der heutigen Zeit keine solchen geheimen Sitzungen mehr stattfinden sollten. Wenn es eine solche Sitzung gegeben hätte, dann wäre es ihm als Vorsitzenden der Schriftleitung bekannt gewesen. Als ihn Enderlein am 18.5.1946 aber persönlich aufsuchte, eröffnete Beyer ihm, daß eine solche Sitzung sehr wohl stattgefunden habe, wie er nachträglich in Erfahrung bringen konnte. Auf

Grund eines Gutachtens von Carl Clauberg[60] wären eine Anzahl Mediziner des Instituts zusammen gekommen, und eine Schrift gegen die Schildkröten-Vakzine sei ausgearbeitet worden. Als Enderlein daraufhin antwortete, daß ein Gutachten eines Nazis auch nicht die allergeringste Beweiskraft besitzen könne, wurden ihm eine Reihe älterer Gutachten vorgehalten, die Enderlein zur Genüge bekannt waren. Enderlein begründete seine Zweifel an der Beweiskraft dieser Gutachten damit, daß die „Die besiegte Tuberkulose" von Friedrich Franz Friedmann und anderen Autoren, in der Enderlein seine Untersuchungen zur Reduktion der höheren zu niederen Entwicklungsphasen des Erregers nach der Schildkröten-Vakzine-Behandlung beschrieben hatte, ohne jedes richterliche Urteil von der Gestapo beschlagnahmt und vernichtet worden sei. Ebenso war man ja auch mit der Richtigstellung von Alexander von Seld auf das nachweislich verleumderische Buch von Alfred Knapp verfahren. Enderlein hielt Beyer vor:

> *„Ja glaubt man denn wirklich mit einem solchen übergeduldigen Stück Papieres tausende allerbeste Ärzte in Deutschland und auf der ganzen Erde zu Schwindlern bzw. zu Idioten abstempeln zu können! Und das mit einem Machwerk, das aus der übelsten und durch Gerichtsurteil als solche dokumentierte Verleumdungsbroschüre von Knapp zusammengekleistert wurde. Prominente Ärzte der ganzen Welt, wie Dr. Andreade (Mexico), Dr. von Barza (Budapest), Prof. Dr. Belfanti (Milano), Dr. Blaschke, Dr. Augusto Bunge (Buenos Aires), Dr. B. F. ten Gate (Rotterdam), Dr. Daniel (Marseille), Dr. Dessenis (Chile), Dr. W. Devrient (Berlin), Dr. Dörrenberg (Soest), Dr. E. Fröhlich (Schweiz), Medizinalrat Dr. B. Gettkant (Berlin), Dr. Hervé (Paris), Geh.-Rat Prof. Dr. Jessen (Davos), Dir. Joly (Paris), Dr. Kaufmann (Szeged), Prof. Dr. Köllicker, Geh.-Rat Prof. Dr. Krauss (Berlin), Prof. Dr. Kruse (Leipzig), Dr. Lester (Dänemark), Dr. A. Leschke (Stuttgart), Dr. Meier-Neff (Schweiz), Dr. Möslin (Basel), Dr. W. Naundorff (Dresden), Dr. Pouptis (Athen), Dr. Riedlin (Freiburg i.Br.), Dr. Schleich (Berlin), Dr. Schmidt, Dr. Schwarz (Denta), Prof. Dr. Paul Selter (Solingen), Dr. Constantin Simionesco (Frankreich), Dr. Siméonow, Prof. Dr. Steïanoff (Sofia), Dr. Szalai (Budapest), Dr. Worthmann (Schweidnitz), Dr. N. Zett (Memmingen) und tausend anderen wäre es in jahre- und jahrzehntelanger Arbeit nicht aufgefallen, daß sie mit einem Mittel arbeiteten, welches bei der Behandlung der Tuberkulose unwirksam ist!" [48, S. 54]*

Folgt man den Ausführungen Enderleins, dann hatte der rumänische Arzt Simionesco 1932 hervorgehoben, daß das Mittel bei der Knochentuberkulose nahezu hundertprozentige Heilung erzielte. Ähnlich soll es sich bei der Nieren-, Gelenk- und Genitaltuberkulose verhalten haben. Simionesco habe 1930 in Frankreich (Berck-Plage) 320 Patienten mit Knochentuberkulose behandelt, die vorher jahrelang erfolglos therapiert worden seien. Bereits nach vier Monaten hätten 120 dieser Patienten als geheilt entlassen werden können, und das Schicksal der Gliedmaßenamputation sei ihnen erspart geblieben. [335, S. 47] Dieser Erfolg sei Simionesco allerdings mißgönnt worden. Auf Betreiben des Subdirektors des Instituts Pasteur, Calmette, seien die Impfungen sofort abgebrochen und die Einfuhr der Schildkröten-Vakzine nach Frankreich untersagt worden. Enderlein führte weiter aus, daß es vor 1933 eine erwiesene Tatsache gewesen sei, daß der von Szalai unternommene Sanierungsversuch in Ungarn eine der „hervorragendsten Offenbarungen in der ganzen Medizinalhistorie" darstellte. Durch die falschen und lügenhaften Berichte des Nazis Knapp seien die Verdienste Szalais und Friedmanns herabgewürdigt worden, und man hätte auch

[60] Prof. Dr. med. Carl Clauberg, Chefarzt der Frauenklinik Königshütte, erprobte im Auftrag von Heinrich Himmler an jüdischen Frauen und „Zigeunerinnen" in Auschwitz und Ravensbrück ein Verfahren zur Sterilisierung, in deren Folge viele Frauen starben. In der Sowjetunion wurde Clauberg 1948 zu 25 Jahren Haft verurteilt, im Zuge der „Spätheimkehrer-Regelung" zwischen Bonn und Moskau wurde er 1955 in die Bundesrepublik entlassen. Erneut verhaftet, starb er kurz vor seinem Prozeß. In ihrer Chronik über den Nürnberger Prozeß gegen führende SS-Ärzte bezeichnen Alexander Mitscherlich und Fred Mielke Clauberg als einen Mann von abnormen, verwerflichem und asozialem Charakter.[381, S. 299]

nicht davor zurückgeschreckt, sich über das Gutachten und die eidesstattliche Erklärung vom 15.6.1935 des bekannten deutschen Statistikers Emil Roesle hinwegzusetzen. [Zit. n. 48, S. 57] Über Knapp wußte Enderlein, daß, nachdem in einem Reichsgerichtsurteil das Verbot seines Machwerkes ausgesprochen worden war, er schließlich von den Nazis wegen seines Doppelspiels als Spitzel „liquidiert" wurde. Clauberg und Knapp, das wären nun die Gewährsmänner, auf die sich das Robert Koch-Institut „mit Feuereifer gestürzt" habe, allen voran Fred Neufeld, der Institutsnachfolger Robert Kochs. Während des Nationalsozialismus habe sich der „brutalste Haß" über alles und jeden ergossen, der etwas mit Friedmann zu tun hatte. Kaum ein „unscheinbares Anleitungsbüchlein" wäre ohne eine Warnung vor dem Friedmann-Mittel ausgekommen, und jede angehende Krankenschwester sei eingehend darüber informiert worden. Nicht wenigen Friedmann-Ärzten habe man Amt und Brot genommen. So wurde z. B. die umfangreiche Bibliothek über Schäden des Impfwesens von Max von Niessen (Dresden) von den Nazis in einem Akt der Willkür, wider Recht und Gesetz, beschlagnahmt. Der wissenschaftlich und persönlich geschädigte Niessen fuhr damals eigens nach Berlin, um sich beim zuständigen Ministerium über die Ungesetzlichkeit dieser Maßnahme zu beschweren. Die Antwort, die er bekam, sei geradezu klassisch für die damaligen Verhältnisse gewesen. Zynisch hätte man ihm dort geantwortet: „Sie haben vollkommen recht mit dem, was Sie sagen! Und was gedenken Sie hierbei noch zu tun?" [159, S. 183] Nur durch Flucht habe sich Friedmann 1937 vor dem Naziterror retten können. [48, S. 58] Es sei ein unglaubliches Verbrechen an der Menschheit begangen worden. Millionen von Menschen seien um ihre Gesundheit und um ihr Leben betrogen worden. Enderlein hoffte 1947: „..., jetzt endlich ist der Tag für eine gesunde Demokratie gekommen, reinen Tisch zu machen gegen einen Irrsinn, der seit Jahrzehnten die Gesundung Tausender verhindert hat." [48, S. 61]

Enderlein konnte in dem Gespräch mit Prof. Beyer nichts erreichen; seine Bemühungen um die Anerkennung der „Friedmann-Vakzine" waren vergeblich. So brachte er die Entdeckungsgeschichte der Schildkrötentuberkulose-Vakzine 1947 zu Papier und veröffentlichte sie in dem zweiten Heft seiner Schriftenreihe „Immunobiologica" [45, 46, 48, 49]. Das „Utilin", die Schildkrötentuberkulose-Vakzine, die er mit „SV. Val IV" als schwächste Form der verschiedenen Kaltblütertuberkulose-Vakzinen eingestuft hatte, produzierte Enderlein als Herstellungsleiter der Firma Sanum in Berlin weiter.

6.2.2 Der Tuberkelbazillus - ein Entwicklungsstadium eines Aspergillus-Schimmels?

Enderleins Beitrag zur Tuberkuloseforschung erstreckte sich nicht „nur" in der Untersuchung der Schildkrötentuberkulose-Vakzine. Das Interessante an den Tuberkulose-Erregern war, daß man an ihnen das „Chondrit-Stadium" als auch das „Mycascit-Stadium" leicht demonstrieren konnte. Diese Feststellung war von epidemiologischer und medizinischer Bedeutung. In dem ersten Heft der Schriftenreihe „Archiv für Entwicklungsgeschichte der Bakterien" schrieb Enderlein u. a. über „Die biologischen Gründe der Erfolge sanitärer Wohnverhältnisse bei der Bekämpfung der Tuberkulose" [23], über „Die verschiedenen Formen der sexuellen Fortpflanzung bei den Bakterien" [25] und über „Die biologischen Unterlagen der Tuberkulose-Infektion. 1. Über die wahre pathogene Entwicklungsform des Tuberkelbacillus" [26]. Enderlein hatte für den Tuberkelbazillus züchterisch und vergleichend-morphologisch beweisen können, was bereits Ernst Almquist ausgesprochen hatte, nämlich daß es sich bei den Bakterien um „unvollständig bekannte Pilze" handelt. [257] Der Koch'sche Tuberkelbazillus war nach Enderlein eine Erscheinungs- und Entwicklungsform des *Aspergillus niger (van Tieghem)*, einem Schimmel aus der Familie der Aspergillaceen. Obwohl Enderlein schreibt, daß dies nur eine vorläufige Mitteilung sei, hatte er seine Behauptung nicht leichtfertig aufgestellt. Es gab zunächst mehrere Hinweise, die ihn schließlich dazu bewogen haben, die eigenartige Beziehung dieser beiden Organismen zu untersuchen.

Im Mycascit-Stadium des Tuberkelbazillus, das von Metschnikow und Magron als „actinomycoseartige Form" bezeichnet worden war und sich als nichtsäurefest darstellte, traten bereits höhere Fruchtformen auf, die Enderlein mit Cystite, Thecite und Chondrothecite bezeichnete. Sie saßen meist auf den gestielten Seitenzweigen. Auffallend ähnlich war der Vorgang des Auseinanderfallens der reifen Fruchtformen, der Thecite, die Enderlein auch bei dem Aspergillus-Schimmel hatte beobachten können. Hinzu kam, daß er sich daran erinnerte, daß er die gleichen Thecite oft genug im Sputum von vielen Tausenden an Tbc-Erkrankten gefunden hatte. Er hatte sie damals aber nicht in Verbindung mit dem Tuberkulose-Erreger gebracht, obgleich sie sich meist säurefest anfärbten. Er dachte auch noch nicht an einen Zusammenhang, als sich in aller Regelmäßigkeit auf den ca. vier bis sechs Monaten alten Reinkulturen des humanen Tuberkelbazillus immer wieder ein schwarzbraun oder anders gefärbter Schimmel aus der Gattung Aspergillus zeigte. Der Schimmel hätte ja leicht mit dem Staub in Form von Conidien beim Öffnen und Schließen der Reagenzröhrchen auf die Kultur gelangt sein können. Auch als sich immer nur je eine bestimmte Gattung Aspergillus bei den verschiedenen Tbc-Stämmen zeigte, dachte Enderlein eher an eine Verunreinigung der Watte, die zum Verschließen der Reagenzröhrchen verwendet wurde, als an einen Zusammenhang.

> *„Als aber bei weiteren Reinkulturen des Tbc-Bacillus in niedrigen Cyclostadien sich zeigte, daß diese winzigen Schimmelrasen meist gleichzeitig von einer kleineren oder größeren Kolonie des Tuberkulose-Erregers ihren Ausgang nahmen, wurden diese näher untersucht und dabei gefunden, daß die Conidien des Aspergillus eine sich aufdrängende und überraschende Ähnlichkeit mit den Theciten des Mycascites des Tuberkulose-Erregers und mit jenen Gebilden im Sputum der Tuberkulosekranken hatten. Nur keimten eben aus den Theciten des Tuberkulose-Mycascites wieder Mycascite und aus den Conidien des Aspergillus wieder Schimmelrasen, wie zahlreiche Zuchten ergaben. So schien diese Angelegenheit erledigt, denn die Tatsache allein, daß sich immer wieder ein Aspergillus zeigte, konnte ja nimmermehr als Anlaß für eine ernstliche Bezugnahme auf den Tuberkelbacillus dienen, sondern die selbstverständliche Deutung war eben eine Deutung als Verunreinigung der Kultur durch Schimmelkeime." [23, S. 8-9]*

Die eigenartigen Beziehungen der Fruchtformen gaben Enderlein aber „Grund genug zur Beunruhigung", und so verfolgte er lange Zeit weitere Aspergillus-Zuchten aus Conidien-Aussaaten. Seltsamerweise zeigten sich bei diesen Zuchten immer wieder Bazillen, teils im Basit-Stadium, teils auch in höheren Cyclostadien, die den Tuberkelbazillus äußerst ähnlich waren und auch eine säurefeste Form aufwiesen. Enderlein dachte zuerst eher an eine Verschleppung der Tuberkelkeime oder an Symbiose oder Parasitismus, etwa im Sinne der Bakteriophagen von D'Herelle, als an irgendeine nähere Beziehung. Aber die Sache schien ihm wichtig genug, um eingehender studiert zu werden. Er untersuchte daraufhin drei verschiedene Tuberkulose-Stämme. Es hatte sich gezeigt, daß sich im Verlauf der Kultur verschiedene Aspergillus-Schimmel herauszüchten ließen. Aus dem humanen Tbc-Stamm aus dem Robert Koch-Institut züchtete er den *Aspergillus niger (van Tieghem)*, aus dem humanen Tbc-Stamm aus Dresden von Max von Niessen isolierte er den *Aspergillus flavus (Link)* und aus einem dritten Stamm, den Enderlein selbst aus einem Tbc-Sputum isoliert hatte, züchtete er den *Aspergillus fumigatus (Fresen)*. Enderlein wollte nun den Kreislauf der genannten Aspergillus-Arten studieren. Dafür nahm er ganz vorsichtig die Conidien von einzelnen, die Kulturoberfläche überragenden Conidienträgern ab und säte sie neu aus. Dabei konnte er feststellen, daß auch beim Aspergillus in den verschiedenen Entwicklungsstadien Symprotite, also plasmalose Körnchen mit unterschiedlicher Kernwertigkeit, auf die verschiedenste Weise gebildet wurden. Das Chondrit-Stadium, das

Enderlein bei den Tuberkulose-Erregern gefunden hatte, fand sich also auch bei den Aspergillus-Schimmel als niedrigste Entwicklungsstufe, eine „... Tatsache, die von fundamentaler Wichtigkeit ist, zumal schon im hängenden Tropfen zahlreiche Copulationen dieser Symprotite (Körnchenformen) und ihrer sofort sich anschließenden stärkeren Vermehrung beobachtet werden konnten." [23, S. 11]

Enderlein begann Mikrokulturen von den Aspergillus-Conidien anzufertigen. Dafür impfte er wenige Conidien auf mit Agar beschichtete Objektträger oder gab einzelne oder mehrere Conidien in winzige Mengen Nährlösung auf hohlgeschliffene Objektträger, die sofort versiegelt wurden, und untersuchte sie anschließend im hängenden Tropfen. Durch diese Techniken konnte er jede Kontamination mit Fremdkeimen kontrollieren. Die Keimung der Conidien des Aspergillus-Schimmels erfolgte bei Zimmertemperatur sehr bald. Enderlein konnte das Auskeimen der Chondrite der Conidien beobachten, bei denen die größeren hochvalenten Mych die Conidie verließen. Dabei sah er, wie bereits in diesem frühen Stadium sich die Symprotite und Fila, die das Chondrit-Stadium charakterisierten, an den wandständigen Mych ausbildeten. Er nannte diesen Vorgang die „Keimung der Ecto-Symprotite".

> *„Die Keimung dieser Ecto-Symprotite der Conidien der Aspergillus-Schimmel erfolgt nun im hängenden Tropfen physiologischer Kochsalzlösung (wie auch in jeder Nährflüssigkeit und jedem festen Nährboden) sofort, und zwar innerhalb weniger Minuten, wenn sich zunächst auch nicht alle Ecto-Symprotite daran beteiligen. Es sind so auch die Conidien der Aspergillus-Schimmel ein sehr schönes Demonstrationsobjekt für das Chondritstadium, zumal hier die Symprotite ganz besonders groß und leicht zu sehen sind, und zwar auch ohne Immersionssysteme. In wenigen Minuten erfolgt auch die Copulation der Symprotite und anschließend die weitere kräftige Entwicklung des Chondritstadiums. Da eine Keimung der Aspergillus-Conidien in physiologischer Kochsalzlösung nicht erfolgt, so kann man bereits diese in wenigen Minuten erlangte Chondrite zum Ausgang von Chondritkulturen und zwar am besten bei Zimmertemperaturen machen, von denen man nur am nächsten Tag oder am zweiten Tage wieder Neukulturen abimpfen muß."*
> *[23, S. 13-14]*

Enderlein konnte feststellen, daß bei jeder Weiterzucht der Aspergillus-Keimlinge zu dem Aspergillus-Schimmel die Fähigkeit, Chondrite zu bilden beibehalten wurde.

> *„Das Bemerkenswerteste bei der Weiterzucht der Aspergillus-Keimlinge ist die Tatsache, daß der Aspergillus-Schimmel in keinem seiner weiteren Entwicklungsvorgänge die Fähigkeit verliert, Chondrite zu bilden. Es ist vielmehr das allerfundamentalste Bedürfnis des Aspergillus-Organismus, diese morphologischen Einheiten in immer größeren Massen und immer auf neue erschöpfendere Weise zu erzeugen, das in der Bildung der Chondrascellen und Chondrocysten gipfelt." [23, S. 19]*

Die Bildung der Chondrite und ihre Kopulation konnten erheblich durch Erwärmung beschleunigt werden. Dafür genügte schon eine kräftige Beleuchtungslampe für die mikroskopische Untersuchung der Mikrokulturen. So konnte Enderlein die Chondritbildung und die einsetzende Kopulation am lebenden Präparat mitverfolgen. Die Chondrite wurden in aller Vorsicht isoliert und neue Mikrokulturen abgeimpft. Das konnte mit zweitägigen Kulturen erfolgen, aber auch von älteren, bis zu zwanzig Tage alten Kulturen konnte das Chondrit-Stadium erfolgreich abgeimpft werden. Als Nährboden waren Nutrose-Agar sowie Glycerin-Agar brauchbar. Die Entwicklung erfolgte bei Zimmertemperatur als auch bei 37° C. Bei Zimmertemperatur entwickelten sich schon nach eintägiger Kultur winzige Kolonien, die bereits mit der Lupe gesehen werden konnten. Mittels der Reaktionsprüfung mit 5 % Sodalösung ließen sich die winzigen Körnchen des Chondrit-Stadiums noch weiter auflösen, so daß nur noch eine fast homogene Materie beobachtet werden konnte. Die Chondritkulturen traten, je nach Stamm, bei Zimmertemperatur nach 11 Tagen bis einigen Wochen in das Stadium des atrophischen Basites ein. In dieser Zeit hatte sich um das Symprotit das Plasma gebildet und wurde somit zum Mych im Mychit. Die weitere Entwicklung zum Zweierstäbchen (Dimychit), Viererstäbchen (Didimychit) und Achterstäbchen (Tetradimychit), also der Eintritt in das Phytit- und Rhabdit-Stadium, konnte sich sehr schnell anschließen, in anderen Fällen konnte es um Wochen länger dauern. Die Säurefestigkeit wurde zum Teil schon im Chondritstadium erreicht. Für die Weiterzucht der höheren säurefesten Verbände war es zweckmäßig, die Kulturen dem Brutschrank bei 37° C zu überlassen. [23, S. 18]

Am einfachsten erfolgte die Entstehung des Basitstadiums aus dem Chondrit von *Aspergillus niger van Tieghe*m. Bei anderen Aspergillusarten konnte dieser Vorgang Monate in Anspruch nehmen. Dafür war dann das Basitstadium beim *Aspergillus fumigatus* beständiger und zeigte eine besonders starke Anreicherung der Dynamovalenz. Insgesamt schwankten die Ablaufzeiten bei jeder Zucht und schienen ziemlich unberechenbar. Die Zucht des Tuberkelbazillus aus den Conidien des Aspergillus-Schimmels gelang also nur über den Umweg über das Chondrit-Stadium. Im ersten Schritt erfolgte die Keimung der Ecto-Symprotite der Aspergillus-Conidien. Im zweiten Schritt teilten sich die Ecto-Symprotite fortwährend unter Ausbildung von Symprotiten und Fila zu netzartig verknüpften Strukturen, dem Chondrit-Stadium. In einem dritten Schritt entwickelten sich aus den Symprotiten des Chondrit-Stadiums die säurefesten tuberkelähnlichen Bazillenformen. Die Entwicklung erfolgte über die bekannten Cyclostadien. Die Tuberkelbazillen wuchsen zu längeren Mycelfäden aus, an deren Enden sich dann kurze Abschnürungen bildeten, die schließlich einzelne oder mehrere Gonidien produzierten. Das geschah durch Herauswachsen winziger Kügelchen mit je einem Mych, das sich schnell und in bekannter Weise durch Teilung vermehrte. Die Abschnürungen entsprachen vergleichend morphologisch bereits den Sterigmen, Conidien und Conidienträgern, die dann durch Vereinigungen und distales Anschwellen die reifen Conidien hervorbrachten. Während die primitiven Conidienträger und Conidienköpfe sich in der Nährflüssigkeit befanden oder dicht der Oberfläche der festen Nährböden auflagen, so erhoben sich dieselben, je nach Höhepunkt der Entwicklungsmöglichkeit, immer weiter in den umgebenden Luftraum empor und erweckten so immer mehr den Eindruck von freistehenden winzigen Pilzen. Das Mycel, das die primitiven Conidienträger und Conidien produzierte, blieb für eine gewisse Zeit in dem gleichen Entwicklungsstadium. Auch in diesem Stadium herrschte nach Enderlein das Entwicklungsprinzip der Probaenogenie, wonach alles das, was zu erwerben ist, erst allmählich aufgebaut und ausgebaut wird. Ein solches primitives Stadium gipfelte in der Anhäufung vieler hunderter Sterigmen und Conidienketten, die, strahlenförmig nach allen Seiten sich ausbreitend, im flüssigen Nährmedium kugelförmige Gebilde formten, die man schließlich mit der Lupe, bei *Aspergillus niger (van Tieghem)* auch mit dem bloßen Auge betrachten konnte.

Die Farbe der Conidien beherrschte den Mycelrasen vollkommen, war aber nicht spezifisch konstant. Die Größe der Conidien selbst schien eine konstantere Größe zu sein. Die Farbe, vermutete Enderlein, könnte ein Indikator für eine andere Dynamovalenz sein. Die Weiterentwicklung erfolgte über die Bildung der Perithecien (Ascusfruktifikation), einer schraubenförmigen Krümmung am distalen Ende eines freistehenden Mycelfadens. Dieser Vorgang ließ sich wie folgt veranschaulichen: Hebt man einen langen Faden in der Mitte hoch, dann umwickeln sich die beiden Enden basalwärts umeinander. Im Verlauf dieser Aufknäuelung bilden sich Seitenäste, die z. T. wieder mit dem Hauptast verschmelzen. So etwa konnte man sich die Bildung der Perithecie vorstellen, die sich in den flüssigen Nährmedien vollzog. Der Knäuel wurde im Verlauf immer dichter und komplizierter aufgewickelt, bis er sich schließlich über den Nährboden erhob. Die größten Formen waren dann wieder mit der Lupe zu sehen. Das Mycel mit den Perithecien gab es mit und ohne Conidien.

Zu Beginn ließen sich noch die herausstehenden Windungen der Mycelfäden und in ihrer reifen Form auch die Asci mit den acht Sporen erkennen, die sich höckerig von der Oberfläche abhoben. Im Verlauf der probaenogenetischen Entwicklung glättete sich die Oberfläche zunehmend unter Bildung einer Hülle (Peridie). Nach Enderlein war die biologische Bedeutung der Perithecie die des Symplastes. Am Beispiel der *Leptotrichia buccalis (Robin)* hatte er die Bedeutung der Aufwicklung bei der Symplastbildung zeigen können.

> *„Auch bei der Perithecie ist der Zweck der Aufwicklung, wie bei der Symplastbildung, möglichst große Berührungsflächen zwischen den einzelnen Mycelfäden zu erzeugen, um eine vielseitige Verschmelzung und anschließende Kopulation der Kernelemente, hier der gigantovalenten Mych, zu erzielen." [23, S. 22]*

In älteren Kulturen, in etwa drei Wochen alter Glycerinbouillon, traten regelmäßig in einem Teil der Mycelfäden im Inneren mit Flüssigkeit gefüllte Hohlräume auf mit einem Durchmesser von 1,6 - 3,5 µm. Der ganze Mycelfaden stellte dann einen Hohlschlauch dar, gleich einem mit Flüssigkeit angefüllten Gang. Ein solches Gebilde nannte Enderlein Chondrascelle. In der Flüssigkeit befanden sich frei bewegliche Chondrite (Endochondrite), die in tanzender Bewegung den Hohlraum durchstreiften und hier zur Kopulation schritten. Mycelen, die Chondrascellen bildeten, neigten auch stark zur Konjugation mit Mycelen anderer Keimlinge. Unter Verschmelzung der Chondrascellen trat die Kopulation der Chondrite der verschieden Mycelen ein. Die Chondrascellen konnten auch stark anschwellen und dicke wurstartige Blasen bilden, die Chondrocysten. Diese platzten schließlich in einem Längsriß und entließen die sich massenhaft im Inneren gebildeten Chondrite in die Umgebung. Die Bildung von sogenannten Chondrophoren war bei der Gattung Aspergillus ebenfalls häufig: In den Endteilen junger Mycelfäden vermehrten sich die Mych, die noch nicht randständig gelagert waren, sehr rasch. Aus diesen entwickelte sich das Chondrit-Stadium. Solche Mycelen erweckten den Eindruck, als seien sie mit Büscheln oder Besen besetzt.

Enderlein war nicht der erste Forscher, der eine genetische Beziehung der Tuberkelbazillen zu den Schimmelpilzen der Gattung Aspergillus aufgezeigt hatte. So verwies Enderlein in einer späteren Veröffentlichung auf die Arbeiten von Albert Vaudremer (1912) und Jules Tissot (1926), die gleichartige Beziehungen feststellen konnten. [45, S. 33] Eine Beziehung zwischen den Arbeiten von Tissot und Enderlein hatte auch die Schriftleitung der Zeitschrift „Mikrokosmos" feststellen können.

> *„Als wir im Mikrokosmos XX, 1926/27, S. 73 [320] u. f. über die aufsehenerregenden Untersuchungen des französischen Forschers Prof. J. Tissot über ‚Die Konstitution tierischer und pflanzlicher Organismen und die Ursachen über Krankheiten' berichteten, gingen uns einige ablehnende Zuschriften zu und dann war es still. Und nun erscheinen auf einmal gleich zwei Arbeiten des deutschen Forschers Prof. Dr. Enderlein, die sehr zu denken geben. Wenn das wahr wäre! Welche Aussichten würden sich aus diesen neuen Anschauungen über die Zusammenhänge zwischen Bakterien und Schimmelpilzen für die Bekämpfung der Krankheiten und Seuchen eröffnen! Freilich müßten wir in der Bakteriologie gewaltig umlernen, die doch auf der Idee der Unveränderlichkeit der einzelnen Bakterienarten aufgebaut ist. Man soll aber deshalb die Arbeiten anerkannter Forscher nicht totschweigen, auch wenn sie gegen die herrschende Überzeugung gerichtet sind; wir haben in den Naturwissenschaften schon oft Umstürze festgewurzelter Meinungen erlebt, warum nicht auch in der Bakteriologie. Und daher glauben wir im Sinne der Leser zu handeln, wenn wir den Aufsatz von Dr. Hering hier veröffentlichen. Vielleicht fühlt sich mancher unserer Leser veranlaßt, eine kritische Prüfung vorzunehmen." [165, S. 112-113]*

Martin Hering, ein langjähriger Mitarbeiter von Enderlein, hatte in seinem Artikel „Bakterien als Entwicklungsstadien von Schimmelpilzen" [165] auf Enderleins Publikationen „Die biologischen Gründe der Erfolge sanitärer Wohnverhältnisse bei der Bekämpfung der Tuberkulose" [23] und „Der Pocken-Erreger auch ein Entwicklungsstadium eines Schimmel-Organismus" [24] Bezug genommen. Hering skizziert in seinem Aufsatz den festgestellten Entwicklungskreislauf eines Bakteriums schematisch (vgl. Abb. 16):

„Jedes Chondrit (4) muß als ein Elementarkern der Bakterien angesehen werden; im Verlaufe seiner Entwicklung bildet es einen Eiweißstoff um sich aus, so ist die erste Bakterienzelle, das Mychit (so nennt Enderlein die Zelleinheit), entstanden (5). Diese Mychite sind die gewöhnlich als Kokken bezeichneten Erscheinungsformen der Bakterien. Durch fortgesetzte Kopulationen erwirbt das Mych (so nennt Enderlein die Kerneinheit) eine immer höhere Valenz seines Kernes, und je nach der erlangten Dynamovalenz desselben ist es befähigt, weitere Entwicklungsstadien aus sich hervorgehen zu lassen. So kommen Zweier-, Vierer-, Achter- und Sechzehnerstäbchen zustande (6-8), Formen, die man ihrer Gestalt wegen schon als Bazillen bezeichnet. Kerne von einer besonderen Gigantovalenz sind sogar befähigt, Pinselschimmel (Penicillium) (9) und endlich wieder Gießkannenschimmel (Aspergillus) (1) zu bilden, womit der Kreislauf des Tuberkulose-Bazillus geschlossen ist. Es muß besonders betont werden, daß nicht ein Stadium in das andere direkt überführt werden kann; hochentwickelte Gebilde wie die Achterstäbchen und das Penicillium stellen Sackgassen dar; sie können nicht in andere Wuchsformen hinübergezüchtet werden, das muß vielmehr immer erst auf dem Umwege über das Chondritstadium geschehen. Dieses ist aber von jeder Wuchsform zu erhalten; nie verliert beispielsweise der Schimmel die Fähigkeit der Chondritbildung, wie auch durch geeignete Behandlung der Bazillen (mit 5%iger Sodalösung) wieder eine Auflösung der hochvalent gewordenen Kerne in Chondrite erreicht werden kann... In allen Fällen sind aber die Chondrite die Elementar-Bausteine, aus denen sich alle Entwicklungsstadien des Bakteriums und des Schimmels aufbauen." [165, S. 113-114]

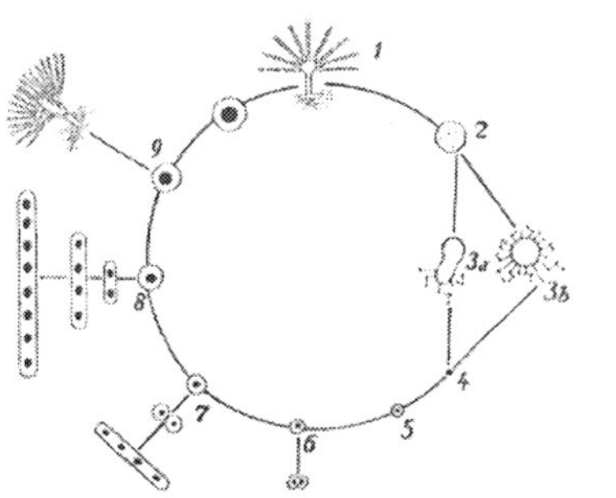

Schema des Entwicklungskreislaufes eines Bakteriums. – 1 = *Aspergillus*-Schimmel mit Konidien. 2 = Einzelne Konidie mit Außenkörnchen. 3a = Auskeimende Konidie mit Chondrit-bildung am Ende des Keimes. 3b = Chondritbildung bei der nicht keimenden Konidie. 4 = Einzelnes Chondrit. 5 = Durch Anlagerung von Plasma zum Mychit gewordenes Chondrit. 6–8 = Bildung von Zweier-, Vierer- und Achter-Stäbchen (Bazillen-Formen) aus den sich vergrößernden Mychiten. 9 = Entstehung eines *Penicillium*-Schimmels

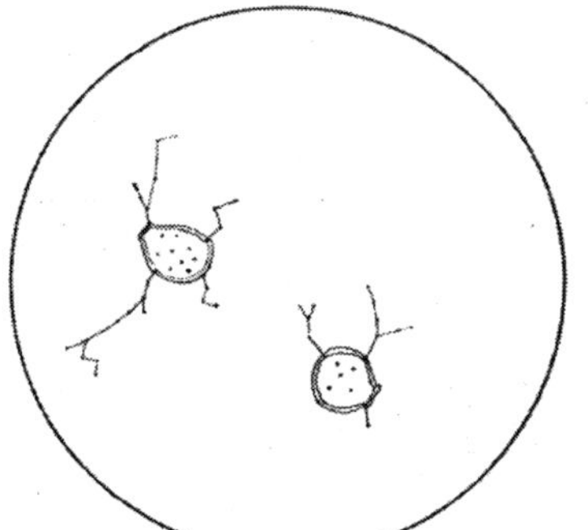

Abb. 3. Konidien des *Aspergillus niger* mit Chondritbildung

Abb. 16 Links im Bild: Schema eines Bakterien-Schimmel-Kreislaufs [165], rechts im Bild: Darstellung zweier Conidien mit Chondritbildung [131]

H. Bernstein verfaßte 1932/33 einen Beitrag zu Herings Aufsatz „Bakterien als Entwicklungsstadien von Schimmelpilzen" [131].

„Im Jahrgang XXV (Heft 7) des Mikrokosmos ist eine Arbeit von Dr. Martin Hering, Berlin, dem Mitarbeiter Professor Enderleins, erschienen. Dort wird auf Seite 113 das Schema des Entwicklungskreislaufes eines Bakteriums angegeben. Ich will hier nicht auf die Zusammenhänge eingehen, die nach der Ansicht Professor Enderleins zwischen dem Tuberkelbazillus und dem Aspergillus niger von Tiegh. bestehen, sondern ich möchte aus eigenen Experimenten an der Hand von Abbildungen dem Leser zeigen, daß die von Enderlein in seinen Arbeiten aufgestellten Entwicklungstheorien nicht einfach Gedankenspekulationen sind, wie man es an anderer Stelle bezeichnet hat, sondern daß man dabei mit Gebilden zu rechnen hat, die infolge ihrer Winzigkeit bisher nicht aufgefallen sind, sind es doch immerhin Größen, die bis zu 0,03 Mikron herabgehen." [131, S. 50]

Bernstein schildert, wie man vorgehen muß, wenn man aus einer Reinkultur des Tuberkelbazillus das Mycascit-Stadium darstellen will:

„Man nimmt einen sorgfältig gereinigten Objektträger und streicht eine winzige Spur der Kultur darauf aus. Diesen kaum sichtbaren Ausstrich bedeckt man mit einem Tropfen 5%iger Sodalösung und stellt das Ganze in den Brutschrank. Der Tropfen trocknet ein und die Soda kristallisiert aus. Nun tropft man darauf 12%ige Salpetersäure. Dadurch löst man die gebildeten Kristalle auf und fixiert gleichzeitig das Material. Vorsichtiges Abspülen mit destilliertem Wasser und nachfolgende Färbung nach der Ziehl-Neelsen Methode beendet die Manipulation." [131, S. 51]

Abbildung 17 zeigt das Mycascit-Stadium, das Bernstein von einer 21 Tage alten Glyzerin-Kartoffel-Kultur von dem Sputum eines Tuberkulosekranken erhalten hatte. Auch Bernstein zeichnete ein Gebilde, das von Enderlein mit „mikrovalenten Mycascit" bezeichnet worden war, und erklärte, wie die Bilder der stark vergrößerten Chondrite zustande kamen.

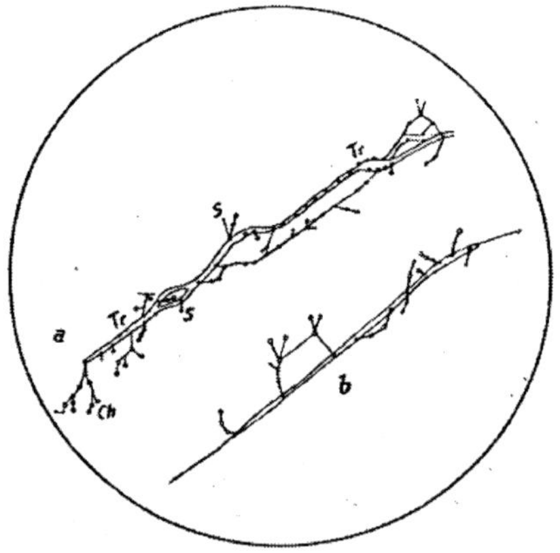

Abb. 1. a und b = mikrovalente Mycascite. Ch = Chondritseitenäste. Tr = Trophomyche. S = Symprotite, und zwar sind die kreisförmig gezeichneten säurefeste (im Präparat rotgefärbt) und die punktförmig gezeichneten nicht säurefeste (blaue) Symprotite

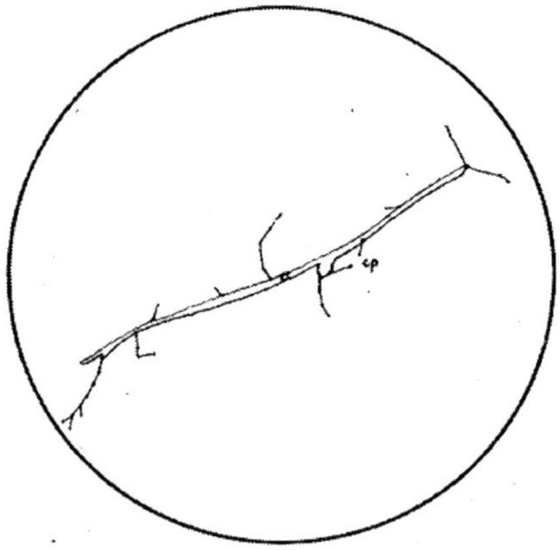

Abb. 2. Mycascitbildung im hängenden Tropfen. – cp = Kopulation zweier Chondrite

Abb. 17 Myzelbildung im hängenden Tropfen. Darstellungen von H. Bernstein [131]

„Die Symprotite, die Knöpfchen, nehmen gerade noch Farbstoff an, während die Fäden (Fila) höchst selten schwach gefärbt sind. Um sie sichtbar zu machen oder besser, um ihre Verlaufsrichtung festzulegen, muß man oft den Spiegel hin und herbewegen, um dann am Aufblitzen den Verlauf dieser optischen Linie festzulegen. Stunden mühsamer und das Auge ermüdender Arbeit sind notwendig, bis man eine Figur, wie sie in Abb. 1 dargestellt ist [vgl. Abb. 17], in ihrer Vollständigkeit zusammen hat. Es ist empfehlenswert, das Auge oft ausruhen zu lassen, denn schon nach kurzer Zeit ist die Empfindlichkeit des Auges herabgesetzt. Als Lichtquelle benütze ich eine Mattglasbirne von 100 Watt, Tageslicht ist zu schwach." [131, S. 51]

Einen engen genetischen Zusammenhang zwischen den Schimmelpilzen und den Tuberkelbazillen hatte auch der ungarische Privat Dozent, Dr. med. Sebastian Szathmáry, 1932 feststellen können.

„Enderleins Theorie ist zweifellos sehr hypothetisch und kompliziert. Sie führt uns in die ultramikroskopische Welt, zum unsichtbaren Protiten zurück, aus dem sie die Elementarkörnchen, den elementaren Mikroorganismus und daraus die Bakterien aufbaut. Das scheinbar Phantastische dieser Theorie schließt jedoch die Möglichkeit der Wahrheit nicht aus. Meine Untersuchungen scheinen für Enderleins Annahme zu sprechen; obgleich wir von ganz entgegengesetzten Grundsätzen ausgegangen sind und in jeder Hinsicht verschiedene Wege eingeschlagen haben, stimmen unsere Endergebnisse im wesentlichen, im Prinzip miteinander überein, namentlich darin, daß zwischen den Fadenpilzen und den Bakterien ein inniger genetischer Zusammenhang besteht." [182, S. 73]

Sollte der Tuberkelbazillus vielleicht doch ein Entwicklungsstadium eines Aspergillus-Schimmels sein? Es gab offensichtlich keine direkten Übergänge von der Bakterienform in die Schimmelform, trotzdem ließ sich ein Zusammenhang herstellen. Die Überführung der einen in die andere Wuchsform gelang über das Chondrit-Stadium. Die gleichen Einheiten, die einen Bakterienorganismus aufzubauen vermochten, konnten offenbar auch entwicklungsgeschichtlich höherstehende Mikroorganismen aufbauen, die Schimmel-Organismen. Enderlein sprach daher von der entwicklungsgeschichtlichen Einheit der „Chondrit-Bakterie-Schimmel-Organismen". Ob die aus Aspergillus-Schimmel gezüchteten Tuberkelbakterien auch eine Tuberkuloseinfektion herbeiführen konnten, darüber ist nichts bekannt.

6.2.3 Sexuelle Fortpflanzung des Tuberkuloseerregers

Wie auch bei anderen Bakterienarten gab es bei dem Tuberkuloseerreger neben der ungeschlechtlichen Vermehrung auch sexuelle Fortpflanzungsvorgänge.

„Die sexuelle Fortpflanzung spielt bei den Bakterien durch ihre mehr oder weniger gehäuften Folgen an einzelnen oder an zahlreichen Stellen der Gesamtcyclode eine ganz hervorragende Rolle, die an manchen Stellen in einem außerordentlich auffälligen Potenzieren der Dynamogenie gipfelt." [25, S. 41]

Mit jeder Kernvereinigung, die sich der Zellvereinigung anschloß, vergrößerte sich der Kern auf das doppelte seines ursprünglichen Volumens. Mit dem Anschwellen des Kerns nahm aber auch dessen Wertigkeit (Dynamovalenz) zu; damit war eine biologische und physiologische Anreicherung verbunden. Das Gleiche galt für die zellplasmalosen Symprotite. Diese Vorgänge waren nach Enderlein von fundamentaler Bedeutung, war doch das Ansteigen und die Abschwächung der Virulenz direkt abhängig von der Dynamovalenz des Kerns. Und auch ein anderes Phänomen ließ sich damit erklären, das Enderlein am lebenden Objekt im hängenden Tropfen unzählige Male hatte mitverfolgen können, nämlich die zahllose Vermehrung immer kleiner werdender Körnchen, die aus dem Chondrit des

Symplast, beim Tuberkuloseerreger auch aus dem Chondrit des Bakterien- und Mycel-Stadiums, in außerordentlich kurzer Zeit sternschnuppenartig erfolgen konnte. [Vgl. Abb. 18]

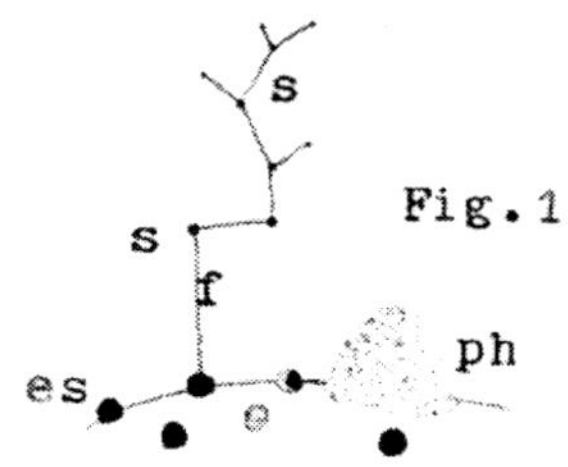

Fig. 1. *Aspergillus niger.* A small part of the wall of a conidy with 6 ectosymprotits, one of which forms a chondrit-stage. A seventh ectosymprotit has divided itself into protits (ph). Enlarged 10000 : 1.

Abb. 18 Aspergillus niger (van Tieghem), Zerfall eines Symprotites in kleinste Einheiten [34]

Solche explosiven Vermehrungen waren auf der Grundlage der normalen Vermehrungsvorgänge gar nicht zu erklären, wohl aber durch einen Zerfall der aus kleinsten Einheiten zusammengesetzten Kerne. Um eine Vorstellung von den freigesetzten Mengen kleinster Teilchen zu erhalten, gab Enderlein ein Rechenbeispiel: Die Symprotite im Chondrit-Stadium konnten eine festgestellte Größe von 1 µm erreichen. Ginge man davon aus, daß die Größe der kleinsten Kernbausteine (Protite) bei etwa 0,025 µm läge, dann wäre ein solches Symprotit aus 40.000 Protit-Kügelchen zusammengesetzt.

> *„Zu den - teils temperamentvollen, teils fanatischen - Einwänden über die Möglichkeit der Sichtbarmachung kleinster Teilchen in der Bakteriologie verweise ich auf die heutigen Anschauungen in der Optik, denen zufolge in keiner Weise die Sichtbarkeit von Größen unter der halben Wellenlänge (bei violett 0,198 µ) bestritten wird, sondern nur, daß dann ihre Größe allein aus dem Bilde zuverlässig ermittelt werden kann. Es ist somit der Größenschätzung, die nach oben zu naturgemäß begrenzt ist, nach unten zu keine Grenze gesetzt. Das heißt mit anderen Worten: ‚Die abgeschätzten Größen können auch noch kleiner sein.'" [17, S. 88]*

Enderlein nannte drei verschiedene Formen der sexuellen Vermehrung der Bakterien. Die primitivste Form nannte er Gametogamie, bei der sich die freien oder noch an Fila gebundener Symprotite vereinigten. Der gleiche Vorgang erfolgte auch bei den Mychiten. Hier vereinigten sich die Mych nach vorangegangener Zellverschmelzung. Die zweite Form der sexuellen Vermehrung nannte er Somatogamie. Dabei schwollen die kugelförmigen Einheiten (Mychosen), die nach Enderlein den Bakterienkörper aufbauen, in ihrer Gesamtheit oder in Teilen an und verklebten zu einem Symplast. Durch Aufwicklung oder Zusammenlegen von einem oder mehreren solcher Bakterien lösten sich im Verlauf die ursprünglich begrenzenden Membranen, und die Mych verhielten sich dann wie freie Gameten. Einen solchen Vorgang hatte Enderlein bereits am Beispiel der *Leptotrichia buccalis* beschrieben und abgebildet. Den dritten Vorgang, den Enderlein bei dem Tuberkelbazillus *Sclerothrix tuberculosis (Koch 1882)* beobachtet hatte, nannte er Gametangiogamie. Bei diesem

Vorgang bildeten sich die Gameten an den Ästen der verzweigten Mycascite, indem sich längere (androide) Zweige den kürzeren (gynoiden) ruhenden Zweigen näherten, worauf die gynoiden Zweige den androiden entgegen wuchsen, bis sich schließlich die beiden Kerne vereinigten. Auf diese Weise bildeten sich Brückenverbindungen, die die bizarren Formen des Mycels aufbauten. [Vgl. Abb. 19, Fig. 1] Der Vorgang der Gametangiogamie-Bildung war in jedem Alter einer Nutrose-Agar-Kultur im Mycascit-Stadium des Tbc-Bazillus häufig anzutreffen. Im Anschluß an die Verschmelzung der Gametenkerne erfolgte sehr rasch die Teilung der Mych, die die verschmolzene Zelle mehr oder weniger stark aufblähte. [Vgl. Abb. 19, Fig. 2 z1-z3] Die Weiterentwicklung konnte unterschiedlich verlaufen. Die Brücken verbreiterten sich zum Teil erheblich, und nicht selten trat die Entwicklung zu einem Thecit auf. [Vgl. Abb. 19, Fig. 9]. Bei den schnellen und starken Wachstumsvorgängen verbrauchten sich die Trophosomellen, und schließlich setzten die abbauenden Vorgänge ein, bei denen die Mych zunehmend an Wertigkeit verloren. Der obere Teil der Figur 12 in Abb. 19 demonstriert den Sprung in Richtung der cryptovalenten Mych.

> *„An diesem Objekt erkennt man, wie der Kernapparat durch endlose Kopulationen, die auch im Bild erkennbar sind, je tiefer man in die älteren Schichten geht (im Bild nach unten zu), immer größer und größer wird. Schließlich gelangt man an eine Schicht größerer Mych, die eine nahezu parallele Zone von gehäuften Teilungen einsetzen, denen nach der Basis zu, also in noch älteren Schichten, noch größere Kerne folgen, die mit Erscheinungen der Kopulation und der Teilung gemischt sind. Alle diese complicierten Vorgänge haben sich innerhalb von etwa 5 Minuten abgespielt." [25, S. 51 f.]*

Die komplexen Vorgänge der Gametangiogamie erfolgten in der mychoiden Cyclode des Tuberkel-Bazillus. In der chondroiden Cyclode ließ sich die primitivste Form der sexuellen Vermehrung, die Gametogamie, demonstrieren. Figur 13 in Abb. 19 zeigt die Vereinigung zweier Symplaste mit mesovalenten Kernen (oben im Bild) und pliovalenten Kernen (unten im Bild). Die Chondrite waren meist völlig unfärbbar, die größeren wiesen eine blasse Rötung bei der Ziehl-Färbung auf, besonders wenn größere Symprotite vorhanden waren. Enderlein hatte die Entstehung und das Wachstum der Chondrite zuerst bei anderen Bakterien gefunden und auch solche mit noch kleinerer Kernwertigkeit, also microvalente und cryptovalente Chondrite, beschrieben. Der Vorgang der Chondrit-Bildung war immer der gleiche. Man nahm geringe Mengen einer Bakterien-Kultur oder Conidien einer Schimmel-Kultur, brachte das Material in einen hängenden Tropfen und erhielt innerhalb von Minuten schnell anwachsende Mengen von Chondriten, die nach einem Tag im Mikroskop zu sehen waren, bei einigen Bakterienarten sogar mit der Lupe. Die Chondrite wurden abgeimpft und wiederum in einen hängenden Tropfen gebracht, so konnte ihr weiteres Wachstum genau beobachtet werden.

> *„Isolierte Chondrite wachsen im hängenden Tropfen schnell zu ganzen Systemen des Wechsels von Symprotiten und Filum aus, wie es Fig. 1 [vgl. Abb. 26] darstellt. Die Symprotite können bereits hier recht verschiedene Größen annehmen. Da beim Filum an den verschiedensten Stellen nacheinander erneute Körnchenbildung (Symprotit) einzusetzen vermag, ist der Schluß gerechtfertigt, daß es sich beim Filum um eine lineare Anordnung und Organisation der letzten Einheit, des Protites, handelt. Der Wechsel der zwei Wuchsformen des Chondritstadiums ist demnach ein Wechsel zwischen einer Wuchsform einer mit linearen Anordnung der Protite (Filum) und einer solchen mit dreidimensionaler Anordnung derselben (Symprotite). Der Durchmesser des Filums, etwa 0,02 µ oder noch darunter, ist somit auch der Durchmesser des freien Protites. Während aber das Filum, abgesehen von der Dunkelfeldbeleuchtung, meist nur bei Spiegelbewegung durch Aufblitzen sichtbar wird, ist vermutlich das Protit allein nicht mehr klar erkennbar; nur bei Anhäufung solcher entsteht eine chagrinierte Fläche, die aber ähnlich wie beim Filum auf die Lichtbrechungsvorgänge zurückzuführen sind."*
> *[31, S. 172]*

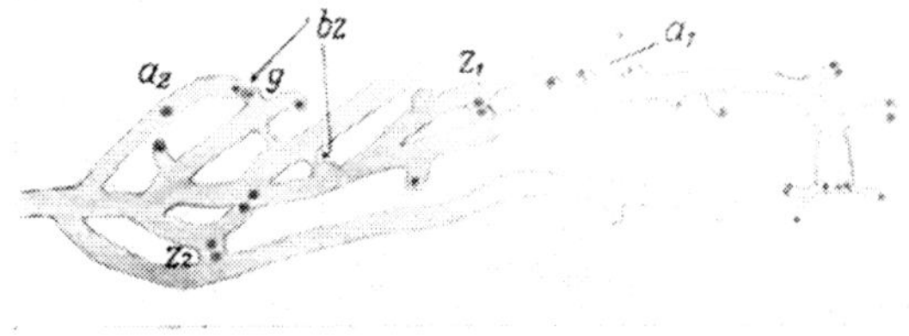

Fig. 1. *Sclerothrix tuberculosis* (Koch 1882), typ. human.
Teil eines Mycascites. Vergr. 6000 : 1.
a_1 = entstehende Androiden. a_2 = gekrümmtes Android. b = kürzere Gynoiden. g = Gynoiden. bz = beginnende Zytogamie. z = Zytogamie und bei z_1 = starke Annäherung der Gametenkerne.
(1/4 Jahr alte Nutrose-Agar-Kultur).

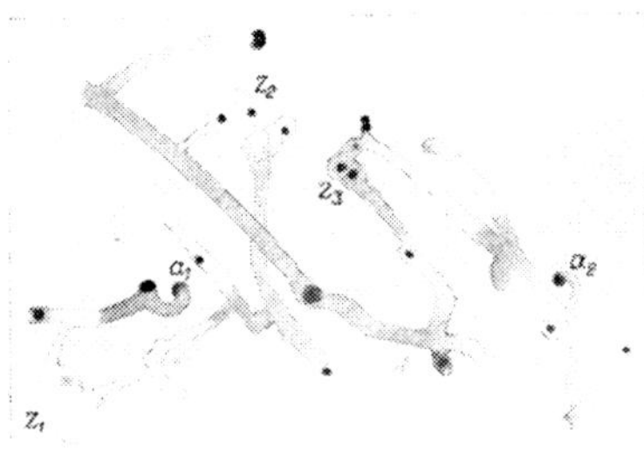

Fig. 2. *Sclerothrix tuberculosis* (Koch 1882) human.
Teile dreier Mycaseite, die durch eine, bezüglich zwei und drei Copulationen verschmolzen sind. Vergr. 6000 : 1.
a_1 und a_2 hakenförmige Krümmung der Enden der Androiden.
z_1—z_3 = drei Zytogamien.
(14-tägige Nutrose-Agar-Kultur).

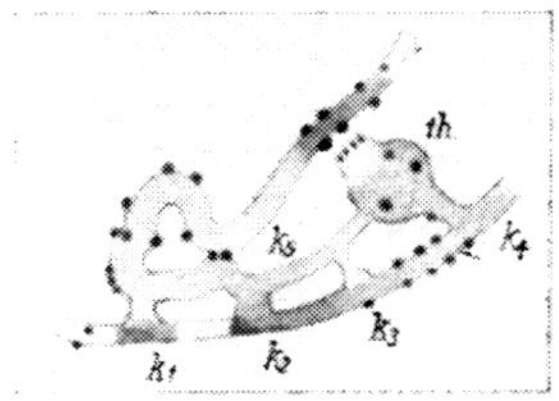

Fig. 9. *Sclerothrix tuberculosis* (Koch) human.
Mehrfache Copulation zwischen zwei Mycasciten. Vergr. 6000 : 1.
k_1—k_5 = 5 Copulations-Erscheinungen. th = Thecit.
(15 Tage alte Nutrose-Agar-Kultur).

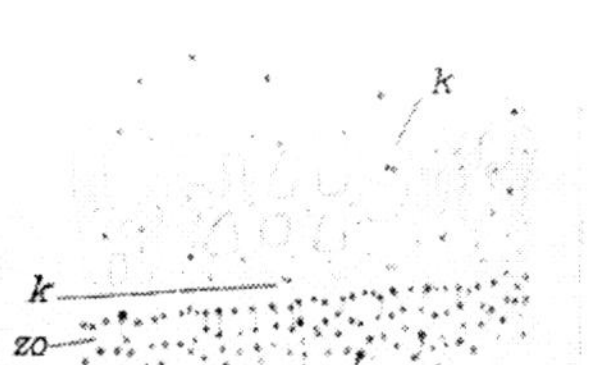

Fig. 12. *Sclerothix tuberculosis* (Koch 1882) human. Vergr. 10000 : 1.
Am Rande des Tropfens in physiologischer Kochsalzlösung aus den beigemischten mikrovalenten Mychiten einer 5 Tage alten untergärigen pliovalenten Phytit-Kultur auf Glycerin-Agar innerhalb von etwa 5 Minuten gebildet. Nahezu unfärbbar; nur die größeren Kerne des unteren Teiles sehr blaß rosa. k = Kopalationen. zo = Zone der Teilungshanteln. t = Teilungshantel.

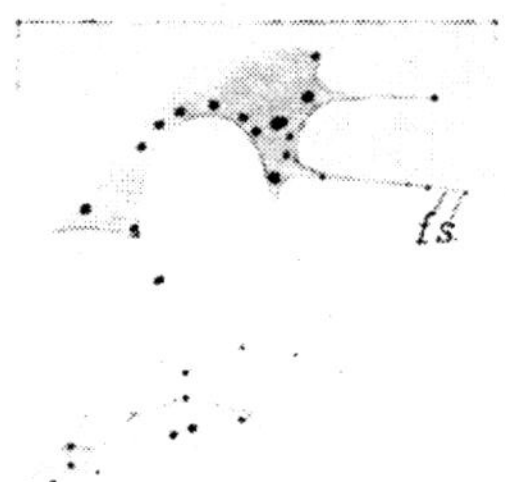

Fig. 13. *Sclerothrix tuberculosis* (Koch 1882) human. Vergr. 6000 : 1. Je ein Stück zweier Symplaste mit Chondritbildung und deren Kopulation an zwei Stellen. (Material aus 3 Monate alter Kultur stammend.) Im Präparate bis zum Eintrocknen, also in etwa 5 Minuten gebildet. s = Symprotit. f = Filum.

Abb. 19 Formen der sexuellen Fortpflanzung des humanen Tuberkuloseerregers [25]

Die auf einer dreidimensionalen Vereinigung und Organisation von Protiten beruhenden Symprotite häuften immer größere Massen von Protiten an. Wie auch das Dickenwachstum der Fila begrenzt war, so war auch die Größenzunahme der Körnchenbildung begrenzt. Nach einigen Tagen begannen die Symprotite sich unregelmäßig aufzulockern und Plasmamassen abzuscheiden, die die Symprotite in Form einer Kalotte umgaben, das Hüllplasma. Der Vorgang der Plasmabildung beruhte nach Enderlein auf der Abstoßung einzelner Protite.

„Die erste Phase der Vergesellschaftung zweier Entwicklungsphasen zu einer neuen Einheit ist vollzogen. Das Symprotit wird der wandständige Kern (Mych), die Protitanhäufung zum flüssigeren Plasma, dem Hüllplasma, und die neue Einheit ist das zellartige Mychit." [31, S. 178]

Die Vermehrung der Mychite erfolgte durch Teilung (auxanogene Entwicklung) und im Wechsel von Mychit und Dimychit. Im weiteren Verlauf der Probaenogenie entwickelten sich die weiteren Cyclostadien. Ausschlaggebend und von grundlegender Bedeutung für die Entwicklungsvorgänge der Bakterien war die Wertigkeit (Dynamovalenz) der Mych resp. Der Symprotite, denen vergleichend-morphologisch die gleiche Bedeutung zukam. Der Aufbau der Kerneinheit zur Vielheit sowohl von Symprotit als auch von Mych konnte durch Wachstum vor sich gehen, erfolgte aber vorherrschend durch endlos fortgesetzte Kopulationen (Kernvereinigungen).

Damit hatte Enderlein auch für den Tuberkuloseerreger den Nachweis erbracht, daß sich der gesamte Entwicklungskreislauf in einem dreifachen Koordinatensystem bewegte:

- der Auxanogenie, der vermehrenden Entwicklung durch fortwährende Zweiteilung;

- der Probaenogenie, der allmähliche Aufbau bis zum Höhepunkt (Kulminate) und dem Wiederabbau bis zur morphologischen Einheit;

- der Dynamogenie, dem Aufbau der Kernwertigkeit (Dynamovalenz).

Die Gesamt-Cyclogenie bestand demnach in einer Wechselwirkung dieser drei Entwicklungs-Koordinaten, die zu unterschiedlichen Zeitpunkten aktiv sein konnten. Je nachdem welche Koordinate vorherrschte, ergaben sich verschiedene Entwicklungsmöglichkeiten:

Mochlose: das alleinige Herrschen der Auxanogenie unter Ausschaltung (Hemmung) der Probaenogenie und Dynamogenie.

Ontogenie: alleiniges Herrschen der Probaenogenie unter Ausschaltung von Auxanogenie und Dynamogenie.

Isoforme Dynamogenie: alleiniges Herrschen der Dynamogenie unter Ausschaltung der Auxanogenie und Probaenogenie.

Auch das alleinige Ausschalten einer Koordinate kam vor. Enderlein gelang somit nicht nur die Zucht eines Aspergillus-Schimmels aus Tuberkelbakterien sowie umgekehrt die Zucht der säurefesten Tuberkelbakterien aus einem Aspergillus-Schimmel, sondern er drang auch bis zu dem Ursprung der letzten Lebenseinheiten vor, die er Protite und Symprotite nennt.

„In allen Einzelheiten des morphologischen Aufbaues wurde so, wie vorstehend skizziert, die ineinander übergehende Entwicklung vom Tuberkelbacillus zum Aspergillus-Schimmel und umgekehrt vom Aspergillus-Schimmel zum säurefesten Tuberkelbacillus Schritt für Schritt verfolgt und mit wissenschaftlicher Sicherheit erwiesen, so daß nicht der geringste Zweifel über eine solche Zusammengehörigkeit bestehen bleibt. Die Häufigkeit der Beobachtungen in beiden Richtungen lassen darüber keinen Zweifel mehr aufkommen." [23, S. 28]

6.2.4 Biologische Konsequenzen

Die spezifische Identität von Tuberkelbakterien und Aspergillus-Schimmel hätte vielfache Konsequenzen. Die Tuberkulose würde folglich nicht durch einen einzigen Organismus erzeugt, sondern von einer Gruppe nahe verwandter Organismen, von denen der *Aspergillus niger (van Tieghem)*, infolge seines intensiven Wachstumsvermögens, das sich auf Nährböden sowohl in der Tuberkelbazillenform als auch in der Schimmelform sehr stark bemerkbar mache und infolge der besonders hohen Dynamovalenz die gefährlichste Gattung sei. Enderlein beschreibt die epidemiologischen Konsequenzen seiner Untersuchungen:

> *„Was nun die Infektionsmöglichkeiten anbetrifft, so wird man zwar auch der Infektion mit Tuberkulose in der Bacillenform von Person zu Person vorläufig noch einen relativ großen Anteil zuerkennen müssen, wenn auch dieser allmählich im Laufe von Jahren durch den immer größer werdenden Zwang der Probaenogenie, der fortschreitenden Entwicklung Grenzen gesetzt sind. Der bei weitem größte Anteil der Infektionen mit Tuberkulose wird aber unter Zugrundelegung der Erkenntnis der biologischen Einheit von Tuberkelbacillus und Aspergillus-Schimmel bei Mensch und Tier dem Aspergillus-Schimmel zuzuschreiben sein. In Wohnung und Stall sind tausend Möglichkeiten an Wand und Fußboden, an Holz, Papier, Tapeten, Bildern, Streu, Stroh, Ernährungsmitteln, etc. etc. gegeben, die dem Schimmel günstige Gelegenheit zu uferlosem Wuchern darbieten und ungezählte Milliarden von Conidien mit ihren in wenigen Sekunden keimfähigen Chondriten der Schalenwand schwängern verderbenbringend dauernd die Luft und werden so dauernd den respiratorischen Organen zugeführt. Und umgekehrt sind die Sputa auf Straßen und Plätzen der Ausgang der Infektion mit Keimen an alle organischen Bestandteile von Stall und Wohnung, wo sie überall die Entwicklungsbedingungen zur Schimmel-Erscheinungsform finden. Denn wir haben gesehen, daß die Entwicklung des atrophischen Basites, das jedes Sputum eines an Tuberkulose Erkrankten, sei er von offener oder geschlossener Tuberkulose behaftet, in unvorstellbaren Mengen durchsetzt, so daß dies zum allergrößten Teile aus diesen Keimen besteht, durch die Abkühlung nicht nur nicht gehemmt, sondern sogar befördert wird und daß sogar die Vermehrung einsetzt. Trocknen solche Massen ein, so werden die einzelnen Bestandteile vom Wind nach Keller, Wohnung und Dachböden, Hof und Stall gebracht, wo sie durchaus in voller Lebensfähigkeit an Holz und Tapete, Papier, Büchern, Lebens- und Futtermitteln, kurz an jedem organischen Bestandteile sich zum Schimmelpilze entwickeln, wenn er nur eine Spur von Feuchtigkeit aufweist und sei es auch nur die geringste. Und hier ist der Kreislauf geschlossen, von diesem Schimmel werden dauernd, täglich, dem gesunden und dem kranken Menschen und Tier durch die Conidien die jüngsten Formen des Tuberkelbacillus, die Chondrite, zugetragen, die wieder von neuem den Kreislauf beginnen und so nie ein Überaltern der bereits im Körper befindlichen Tuberkelbacillen eintreten lassen, mit dem anderenfalls auf Grund des cyclogenetischen Grundgesetzes sicher zu rechnen wäre, wenn auch nur im Laufe der Zeit." [23, S. 28-29]*

Tatsächlich hatte sich die Sanierung der sanitären Verhältnisse als ein bedeutender Faktor in der Seuchenbekämpfung herausgestellt, ohne daß jedoch an den von Enderlein beschriebenen Zusammenhang gedacht wurde. Was nun den Impfstoff Calmettes betraf, so war zwar auch das Chondrit-Stadium der wichtigste Bestandteil des BCG-Stamms, aber aus diesem konnte sich sehr leicht wieder das gefährliche Basitstadium bilden, das sich probaenogenetisch weiterentwickelte und bereits in höherer Dynamovalenz säurefeste Elemente zu produzieren imstande war und somit schwere Erkrankungsfälle erzeugen konnte. Die Folgerungen aus den entwicklungsgeschichtlichen Vorgängen waren, daß das Basit-Stadium und das Chondrit-Stadium des Tuberkulose-Erregers tatsächlich die parasitären Zustände darstellten, und zwar gleich für Mensch und Säugetier. So wären es auch gleichzeitig jene Entwicklungsformen gewesen, die mit dem Calmette'schen BCG-Stamm dem Menschen eingeimpft worden seien. Die Dynamovalenz sei die ausschlaggebende Größe für die Höhe der Virulenz. So war es nach Enderlein günstiger für einen Organismus, wenn man microvalente Chondrite oder Basite zu Impfzwecken benutzte und nicht die hochvalente Form, wie sie etwa den Mych in einem säurefesten Stäbchen entsprach.

> *„Wenn man demnach die Ansicht glaubt vertreten zu können, mit einer Einimpfung einer geringvalenten also weniger virulenten Erscheinungsform die Widerstandskraft gegen Tuberkulose zu erhöhen - dann müßte aber auch ein Tuberkulosekranker mit ‚geschlossener Tuberkulose' widerstandsfähiger als ein ganz Gesunder sein!" [26, S. 102]*

Empfehlenswerter erschien es Enderlein, ein Chondrit-Stadium zur Einimpfung zu benutzen, das man aus dem Sputum eines Tbc-Kranken mit der „geschlossenen Form" isoliert hatte. Enderlein schien es aber im höchsten Grade fraglich, ob sich jemand freiwillig dazu hergeben würde. Viel zweckmäßiger erschien es, das aus den Ecto-Symprotiten der Aspergillus-Conidien gebildete Chondrit-Stadium zu benutzen. Diesen Überlegungen folgte einige Jahre später die Herstellung eines solchen Chondrit Präparates. Dazwischen lagen jedoch einige Jahre der Forschung auf einem noch ganz anderen Gebiet, der Krebsforschung.

6.3 Bakterien-Schimmel-Organismen

Enderlein fand nie die Zeit, innezuhalten und sein gesammeltes Material didaktisch aufzuarbeiten oder wenigstens in einer Sammlung geschlossen zur Verfügung zu stellen. Seine Ausführungen blieben zum größten Teil Skizzen, was bei der behandelten Materie auch nicht anders sein konnte, wie Enderlein selbst oft genug ausführte. Er erhob auch keinen Anspruch darauf, in allen seinen Deutungen bezüglich der Kulminanten der Bakterien-Schimmel-Organismen recht zu haben. Er selbst mußte sich immer wieder korrigieren, wenn es ihm gelang, doch noch eine weitere Mochlose zu durchbrechen (Mochlolyse). Aber das war im Prinzip nebensächlich in Anbetracht dessen, daß er durch die Einführung der vergleichenden Morphologie in die Bakteriologie den Schlüssel gefunden hatte, mit dem sich ihm ein Zugang zu der komplexen Vielfalt des Mikrokosmos eröffnete. Diese Methode gab ihm die Möglichkeit, ungeahnte Zusammenhänge in der Phylogenese und Ontogenese der Arten aufzudecken. Nachdem Enderlein den Zusammenhang zwischen Bakterien und Pilzen erkannt hatte, untersuchte er auch andere Bakterien auf eine mögliche Kulminante im Schimmel-Stadium.

> *„Wenn auch nicht alle Bakterien in einer Schimmelform culminieren werden, sondern vielfach ganz andersartige Culminantenformen bestehen, viele Formen in der bacterioformen Cyclode die Culminante aufweisen und naturgemäß schon allein aus phylogenetischen Gründen auch solche mit einer Chondrit-Culminante vorhanden sein werden, so scheint es sich doch bei allen Schimmeln um Endpunkte einer bacterioformen Entwicklungsreihe zu handeln." [27, S. 111]*

Sehr anschaulich sind Enderleins Untersuchungen der „Synoecie des Brotschimmels *Penicillium crustaceum (Link)* mit dem Menschen" [27], dessen Jugendform im *Micrococcus albus (Rosenbach 1884)* als ständiger Bewohner der menschlichen Haut anzutreffen ist. Die geschilderten Entwicklungsvorgänge waren genau die gleichen, wie bei den verschiedenen Aspergillus-Schimmeln, nur waren die Ecto-Symprotite der Conidien des Penicillium-Schimmels wesentlich kleiner. Das galt auch für das Basit-Stadium und die Stäbchenformen. Die Conidien hatten, genau wie die der Gattung Aspergillus, die Fähigkeit, aus den Mych Chondrit-Stadien in großen Mengen zu produzieren.

> *„Der Kreislauf dieses Penicillium-Organismus ist demnach der Folgende. Die Conidien des während der wärmeren Jahreszeit überall im Haus anzutreffenden Grün-Schimmels*

gelangen auf die menschliche Haut. Hier keimen augenblicklich die Ectosymprotite und das Chondritstadium entwickelt sich in der oberen Schicht der Epidermis sehr schnell zum typischen Micrococcus, der auch hier ein Thecit bezüglich ein Cystit darstellte, da auch hier ein microvalenter Cyclodenteil sich einschiebt. Eine Keimung der Conidien-Mycele selbst erfolgt auf der Haut nicht und ist im übrigen sehr ungleichmäßig. Andererseits ist wieder der Mensch mit den Jugendstadien des Schimmels in Form von dem typischen Micrococcus albus in seiner Epidermis der fortdauernde Überträger dieser Organismen auf Brot, Früchte und alle anderen Speisen durch bloße Berührung derselben, wo sich aus diesen Jugendständen die Schimmelform aufbaut." [27, S. 109]

Da die Micrococcus-Form in der menschlichen Haut im allgemeinen keine pathogene Eigenschaft hatte und davon auszugehen war, das ein solcher Organismus sich eine gewisse Stabilität angeeignet hatte, dürfte er auch dazu befähigt sein, andere Keime von der Haut fernzuhalten. Wenn das der Fall wäre, könnte man sogar von einer Symbiose sprechen, war Enderleins Schlußfolgerung. Da sich der Erreger auch immer in Wunden und Abszessen als Begleiter von zahlreichen anderen Eiterbakterien fand, konnte ihm ein benigner sanierender Effekt zukommen.

Enderlein führte weiter aus, daß man sich die vorherrschende Benignität der Arten der Gattung Penicillium und ihrer bakterioformen Jugendstadien bereits seit langen empirisch bei der Käseherstellung zunutze macht, z. B. bei der Herstellung von Gorgonzola-Käse mit Reinkulturen des *Penicillium roqueforti (Thom)*. Dabei werden Käse mit den Schimmeln und ihren Conidien besät, die Käse sind dann der Boden, auf dem die bakterioforme Teilcyclode sich zur Micrococcus-Form entwickelt, die dann wiederum den Boden für die Schimmelteilcyclode vorbereiten.

„Ja man ist noch viel weiter gegangen in diesem rein empirischen Erkennen. Man hat sogar die Abhängigkeit der bacterioformen Teilcyclode von dem Werte pH der Wasserstoffionen-Concentration erkannt und bringt die mit den specifischen Schimmelreinkulturen besäten Käse zur Verhinderung der Schimmelentwicklung und zur Begünstigung der bacterioformen Teilcyclode desselben, während der in Frankreich ‚le rouge' genannten Vegetationsgruppe zunächst in eine ammoniakalische, also alkalische, Atmosphäre in Kellerräume mit niedriger Temperatur. In einem späteren Stadium der Reifung des Käses übernimmt dann die Schimmelform weitere chemische Vorgänge. Diese biologische Bestätigung des Schimmel-Bakterien-Kreislaufes findet ihren Höhepunkt in der Tatsache, daß sich die pasteurisierten und mit Reinkulturen von Schimmel besäten Käse, also im Beginn ohne jede Bakterienflora, als die besten Käse herausgestellt haben, bei denen also die bakterienbildende Tätigkeit der Penicillium-Conidien unbewußt in Anwendung kam." [27, S. 110]

Es gibt viele Beispiele, die zeigen, daß sich die Menschen rein intuitiv auf empirischem Weg die Anwendung dieser Entwicklungszusammenhänge zunutze machten. So streuten bereits die alten Ägypter Schimmel in die Wunden und machten sich deren antibiotische Wirkung zu nutze. In Kolumbien und Mexiko ruderten die Indianer ihre Tuberkulosekranken hinaus aufs Meer, um sie mit dem Blut gefangener Riesenmeeresschildkröten zu kurieren. Und die Chinesen hatten lange bevor Edward Jenner die Kuhpocken entdeckte, den Schorf von eingetrockneten Pockenblasen, fein verrieben als Impfstoff in die Nase gerieben. [77, S. 130] Noch spannender gestaltete sich die Entdeckungsgeschichte eines weiteren Bakterien-Schimmel-Organismus, der sich in seiner Entwicklungsvielfalt als weitaus komplexer erweisen sollte. Es ist die verwickelte Entdeckungsgeschichte des Entwicklungskreislaufs des Bakterien-Schimmel-Organismus *Leptotrichia buccalis-Mucor racemosus*, die 1931 ihren Anfang nahm.

7 Der Krebsforscher Enderlein

1931 hatte Enderlein begonnen, sich mit Studien über die Möglichkeit eines mikrobiellen Krebsurhebers zu beschäftigen. Der spätere Nobelpreisträger Gerhard Domagk war mit dieser Fragestellung an ihn heran getreten. Etwas später versuchte auch der Danziger Krebsspezialist Dr. med. Egbert Frick Enderlein von der Notwendigkeit weiterer Untersuchungen zu überzeugen.

> *„Seinem zähen Beharren ist es vor allem zu verdanken, daß diese Studien zustande kamen, da ich zunächst mit der Begründung ablehnte, daß die Frage eines Krebserregers wie überhaupt die ganze Krebsfrage auf der Basis des herrschenden Monomorphismus niemals lösbar sein wird. Nur auf dem Boden des Pleomorphismus ist die Lösung der Krebsfrage möglich." [33, S. 185]*

Die Studien stellten sich jedoch als ziemlich aufwendig und langwierig heraus. Zudem war Enderlein damals mit der Kriebelmückenplage beschäftigt, und auch die Erforschung der Tuberkulose stand zunächst im Vordergrund seines Interesses. So dauerte es schließlich einige Jahre, bis Enderlein seine Studien zur biologischen Ursache der Krebsentstehung auf vergleichend-morphologischer Grundlage weit genug vorangetrieben hatte, um seine Ergebnisse zu veröffentlichen.

Enderlein berichtete 1937 zum ersten Mal über seine „Studien zum Krebsproblem", der Artikel erschien im dritten Heft des „Archivs für Entwicklungsgeschichte der Bakterien" [33]. Neben den Blutsera Krebskranker, die Enderlein von Domagk bekam, erhielt er auch von Frick aus Danzig eine größere Menge Geschwulstmaterialien, ebenso von Berliner Instituten. Dr. Tillmanns, Direktor des Berliner Diagnostischen Institutes der Krankenkassen, stellte ihm zum Vergleich eine Anzahl Blutproben von gesunden Menschen sowie Tierblut zur Verfügung.

> *„Das Material wurde lebend, ferner in Ausstrichen und in Kulturen untersucht; bei Tumor-Stückchen ergaben z. T. auch Zupf- und Quetschpräparate Aufschluß. Da bei der Betrachtung der morphologischen Elemente die vergleichenden Studien an anderen Bakterien mir sehr zustatten kamen, erkannte ich bald die vergleichend morphologische Bedeutung der einzelnen Formen und konnte so dieselben zu einem Kreislauf einordnen, wie er mir schon in mannigfaltiger Weise von anderen Organismen bekannt war. Nur ist hier die Reichhaltigkeit der Formen noch überraschender und größer, als bei den höchsten mir bekannten Bakterien. Auch beim Carcinom-Urheber zeigt es sich, daß alle jene als Ca.-Urheber beschriebenen Gattungen und Arten Formen und Stadien des Kreislaufes eines einzigen Organismus darstellen. Und dies sind auch die Gründe der mannigfaltigen Erscheinungsform der Carcinome, zumal auch für jedes Gewebeelement eine Sondereinstellung desselben gegenüber dem Parasiten und eine Sondereinstellung des Parasiten gegenüber dem Gewebselement Gründe genug sind für diese Mannigfaltigkeit." [33, S.185-186]*

Enderlein knüpfte mit seinen Studien an die alte, längst ad acta gelegte und für endgültig widerlegt geglaubte Theorie der parasitären Krebsentstehung an. Es ist anzunehmen, daß er sich bei seiner Recherche über die parasitäre Ätiologie des Krebses u. a. bei Jacob Wolff orientierte. Wolff publizierte von 1909 bis 1929 ein vierbändiges Werk über „Die Lehre von der Krebskrankheit von den ältesten Zeiten bis zur Gegenwart" [462]. Er hatte um 1900 den Entschluß gefaßt, alles, was man über die Krebskrankheit wußte, zusammenzustellen. Das hatte sich schnell als eine fast unmögliche Aufgabe herausgestellt, da sich das Material in ungeheurer Weise häufte. Es gab Tausende von Schriften, die die Krebskrankheit, teils in monographischer Form, teils verstreut in den verschiedensten Werken, behandelten. Doch Wolff war der Ansicht, daß sich die Mühe lohne, denn ein Krebsforscher müsse „unter allen Umständen über den historischen Entwicklungsgang der Krankheit, deren Ätiologie er zu ergründen sucht, unterrichtet sein." [462, Vorwort] Dies war anscheinend in keinem der vergangenen zwei Jahrhunderten je der Fall, denn schon Rudolf Virchow beklagte den Mangel an historischen Kenntnissen bei den Medizinern:

> *„Es ist eine der schlimmsten Zeiten unserer gegenwärtigen Entwicklungsperiode in der Medizin (1870!), daß die historische Kenntniß der Dinge mit jeder Generation von Studirenden abnimmt. Sogar von den selbständigen, jüngeren Arbeitern kann man in der Regel annehmen, daß ihr Wissen im höchsten Falle nur 3 -5 Jahre rückwärts reicht. Was vor 5 Jahren publiziert ist, existiert nicht." [Zit. n. 462, Vorwort]*

Zu Beginn des 20. Jahrhunderts vertraten noch zahlreiche Forscher die Ansicht einer parasitären Ätiologie des Krebses, die wohl die älteste Theorie der Krebsentstehung überhaupt darstellt. In den Anfängen der Krebsforschung war das Hauptbestreben der Krebsforscher gewesen, den Krebs histologisch und histogenetisch zu ergründen. Nachdem sich herausgestellt hatte, daß es sich beim Karzinom um eine vermeintliche epitheliale Neubildung handelt, die Krebszelle somit eine biologisch veränderte Epithelzelle darstellt, galt es, die Ursache für das plötzliche schrankenlose Wuchern der Zellen zu finden. Aber trotz aller aufgebrachter Mühe konnte man keine allgemeingültige Erklärung geben, und so stand man dem Problem lange ratlos gegenüber. Als aber durch die Errungenschaften der Bakteriologie so viele bis dahin ätiologisch rätselhafter Krankheiten erforscht werden konnten, lag es nahe, die Ursache der Krebskrankheit in der Welt der Mikroorganismen zu suchen. Man hatte Gründe genug, den Krebs zu den Krankheiten zu rechnen, die einer parasitären Ursache ihre Entstehung verdanken. Zunächst waren es die klinischen Beobachtungen, die Veranlassung gaben, den Krebs als eine Infektionskrankheit anzusehen. Vor allem im Endstadium der Erkrankung gab es viele Parallelen zu konsumierenden Infektionskrankheiten wie z. B. der Tuberkulose festzustellen. Im Verlauf der Krebsforschung wurden viele verschiedene Erreger, Viren, Bakterien, Pilze, Protozoen und sogar Würmer als potentielle Krebserreger angesprochen und wieder fallen gelassen.

Zum Streit über die Entstehung des Krebses hatte der Königsberger Onkologe Prof. Dr. med. Egbert Braatz bereits 1905 in einem Artikel „Zum Streit über die Entstehung des Krebses" geschrieben:

> *„Wenn die Anhänger der parasitären Krebsätiologie auch noch im Dunkeln tappen, so tasten sie doch sicher nach der richtigen Richtung. Die Gegner der parasitären Krebsätiologie tappen noch mehr im Dunkeln, aber entschieden nach der falschen Richtung." [Zit. n. 33, S. 186]*

Ferner hatte Braatz festgestellt: „Die Krebsgenese ist die älteste und zugleich eine der letzten noch übrigen Schanzen aus der Zeit, wo in der Pathologie die Körperzelle alles und der pathogene Keim nichts gewesen ist." [Zit. n. 33, S. 186] Enderlein erhielt von Braatz nach der Publikation seiner Krebs-Untersuchungen Unterstützung für seine Theorien. Braatz schrieb 1940 in einem Beitrag im Heft 4 des „Archivs für Entwicklungsgeschichte der Bakterien", einige einleitende Seiten, in der er Enderleins Studien zur Krebsentstehung würdigt:

> *„Es ist die grundlegende Entdeckung Enderlein's, daß er in den Jahren 1916 bis 1925 und später in seiner Bakterien-Cyclogenie den Pleomorphismus auf vergleichend-morphologischer Grundlage entwickelte, und 1937 diesen Beweis auch für den Krebsurheber erbrachte. Hatten sich einmal die Entdecker der sehr zahlreichen als Krebs-Erreger beschriebenen Organismen darauf versteift, daß allein ihre Entdeckung die richtige sei und damit alles andere bekämpften, so sahen die Gegner einer parasitären Krebsätiologie in diesen zahllosen verschiedenen Krebserregern Gründe genug, um von vornherein jede Möglichkeit einer Existenz eines solchen ins Lächerliche zu ziehen. Die*

Lösung dieses Dilemmas fiel Enderlein als Frucht seiner jahrzehntelangen Studien über die vergleichende Morphologie der Mikroorganismen zu." [134, S. 249]

Auch Braatz kam wie Enderlein zu dem Schluß, daß alle sich bekämpfenden Anhänger einer parasitären Krebsgenese recht hatten, denn die verschiedenen identifizierten Krebserreger stellten lediglich Entwicklungsstadien im Kreislauf einer einzigen Mikrobe dar, einer Mikrobe, die nur in ihrer hochvalenten Form, also mit einem größeren Kern, dazu in der Lage sei, Krebs beim Menschen zu erzeugen, während sie in ihrer geringvalenten Form nahezu symbiontische Eigenschaften habe. Daß der Parasit einmal als harmloser und unschädlicher Insasse im menschlichen Körper zu existieren vermochte, während er das andere Mal eine todbringende Geschwulst erzeuge, sei eben die bemerkenswerte Eigenschaft und Besonderheit dieses Erregers. Die Hypothese deckte sich vollkommen mit den Erfahrungen von Braatz an Krebspatienten. So führte er beispielhaft die Entwicklung eines Adenocarcinoms der Brustdrüse an, das sich gar nicht so selten an der Stelle entwickelte, an der man zuvor ein gutartiges Fibroadenom entfernt hatte. Legte man den Pleomorphismus der Mikroben zugrunde, dann erklärten sich die unterschiedlichen Auffassungen sehr leicht:

„Alle die vielseitigen Erscheinungsformen der Reaktion des menschlichen Organismus in seinen verschiedenen Geweben und des Parasiten in den verschiedenen Gewebeteilen ergeben diese Vielseitigkeit, die auch naturgemäß alle Differenzen der Erkrankungen wie bei Stoffwechsel-Erkrankungen (insbesondere Arthritis), bei Papillom, Ulcus ventriculi und Ulcus duodeni, bei vielen Geschwülsten und Schwellungen, bei Hämangiom einschließlich Teleangiektasien (Feuermäler), bei Mischgeschwülsten, bei Teratomen, bei Lymphangiom, Melanom (Geschwulst der Pigmentgewebe), Blastomen des Muskelgewebes (Leiomyome der glatten Muskelfasern und Rhabdomyome der quergestreiften Muskelfasern) und des Nervengewebes (Neurinoma), Riesen- und Rundzellensarcomen, sowie die bei Cysten der Zahnkeime und Zahnwurzeln, und viele andere pathologischen Formen, sind auch die Erscheinungsformen der Parasiten und inficierten Zellen, so weit beobachtet auch in der Infektion des Blutgewebes ausgedrückt." [33, S. 186]

Der im Blut und in den Krebsgeschwülsten gefundene Mikroorganismus war für Enderlein zu Beginn seiner Untersuchungen zunächst ein Parasit. Die eigentliche Bedeutung dieses ungewöhnlichen Erregers erkannte er erst in den folgenden Jahren, und so erklärte er:

„Ähnlich wie etwa der Pneumococcus, der Erreger der Pneumonie, eine allgemeine Verbreitung bei allen Menschen besitzt, ist auch der Krebserreger ein ganz allgemein verbreiteter Parasit, der bei geringer Infektion dem Menschen anscheinend sehr geringe Nachteile bringt. Abgesehen von erheblichen Differenzen der Resistenz bei verschiedenen Menschen und der Menge des inficierten Materials ist vor allem die Wertigkeit der Kerne (Dynamovalenz) des Parasiten von ausschlaggebender Bedeutung." [33, S. 187]

Im Blut jedes Menschen würden sich immer die Vorstufen des Krebsurhebers, in mehr oder weniger großer Anzahl finden, selbst das Blut des Embryos sei bereits infiziert. Enderlein skizzierte den Kreislauf des Krebs-Parasiten und versprach, daß weitere Mitteilungen „genetisch geordnet" erfolgen würden, und daß alle erforderlichen Notizen in den nachfolgenden Ausführungen eingeordnet werden würden, was ihm allerdings nicht gelang. Abgesehen von der Schwierigkeit der Thematik und der Problematik, die sich bei den Anzuchtversuchen ergaben, fand Enderlein seit den Publikationen seiner Tbc-Studien keine offizielle wissenschaftliche Fachzeitschrift mehr, die seine Arbeiten publiziert hätte. Das „Archiv der Entwicklungsgeschichte der Bakterien" erschien im Eigenverlag, den er auf den Namen seiner Tochter Erna Enderlein hatte registrieren lassen. Der Zweite Weltkrieg und die Schwierigkeiten, denen sich Enderlein in der Nachkriegszeit gegenüber sah, taten ihr Übriges. Kurzum, geordnete Mitteilungen sucht man bei Enderlein vergeblich.

7.1 Cyclogenie des Krebserregers

Der Aufsatz über den Kreislauf des Krebs-Urhebers [33] ist wie folgt gegliedert:

A. Vorstadien im Blut

1. Protit-Stadium
2. Chondrit-Stadium
   a. Das Chondrit-Stadium in der Blutflüssigkeit
   b. Das Chondrit-Stadium in den Erythrocyten
   c. Das Chondritstadium im Leucocyten
3. Bildung des Synascit-Stadiums im Blut und an den Erythrocyten
4. Die Infektion des embryonalen Blutes

B. Entwicklungsformen des Parasiten in den Krebs-Tumoren

1. Bildung höherer Verbände
2. Inficierte arteigene Körperzelle als Parasit
3. Krebszelle als artfremder Parasit
4. Die Endform der Entwicklungsreihe des Parasiten

C. Zur Nomenklatur des Krebsurhebers

D. Möglichkeiten für Auswertung der Kenntnis der Entwicklungsgeschichte des Parasiten für eine erfolgreiche Bekämpfung desselben

E. Biologischer Rückblick

F. Zur Diagnostik des Carcinoms

   a. Microscopische Blutuntersuchung
   b. Untersuchung von Tumoren
   c. Darstellung eines Beispieles der Reaktion im Blute eines Krebskranken auf immunbiologische Behandlung.

G. Beweise für die Existenz eines Krebsparasiten

Die Gliederung wurde für die folgenden Ausführungen übernommen:

A. Vorstadien im Blut

1. Protit-Stadium

Das Protit stellt nach Enderlein die letzte Einheit des Lebens dar. Es bestünde aus einem homogenen lebenden Klümpchen Kerneiweiß, dem schwer färbbaren Linin. Es sei die Einheit, die dem Chondrit-Stadium angehörige Wuchsform „Filum", also der linear angeordneten Vergesellschaftung zahlreicher Protite zu einem Faden. Der geringste Durchmesser eines solchen Filums wurde von Enderlein, auf Grund jahrelang durchgeführter Schätzungen, bei etwa 0,01 µm angenommen.

> *„Bei dieser Schätzung sei darauf hingewiesen, das Migula bereits 1899 die Geißeldicke nach mit Gerbsäure gebeizten Geißeln auf 0,05 µ schätzte. Die feinsten Formen der Fila erscheinen dem Auge nur durch Aufblitzen des an dem fadenförmigen Gebilde sich brechenden Lichtes, und es ist daher verständlich, daß die letzte Einheit (Protit), die diesen Faden zusammensetzt, dem Auge unsichtbar bleibt. Ein 3-dimensional 0,01 µ messendes Körperchen bleibt unsichtbar. Eine Zucht von Filtraten mit solchem Material ist hier wie auch bei einer Reihe von anderen Bakterienarten züchtbar, aber erst nach Wochen oder Monaten erscheinen größere Formen. Auch beim Krebs ist erkannt worden, daß solche Filtrate infektiös sind; sie enthalten demnach die letzte Einheit. Ähnlich wie beim Pockenmaterial ist es auch hier zweckmäßig, das Ca-Material in einem Mörser vor der Filtrierung stark zu zerreiben, da die sich in solchem Material in großer Menge bildenden Fila sich verfilzen und den Filter dann nicht passieren können. Eine Erhöhung des pH dürfte denselben Erfolg haben." [33, S. 188-189]*

Enderlein erwähnt die 1925 erschienen Arbeiten von Wilhelm Ewart Gye und Joseph Edwin Barnard, die als erste die Infektiosität der Filtrate von Krebsmaterial nachgewiesen und in der filtrierbaren Form des Parasiten ein invisibles Virus erkannt hätten.

2. Chondrit-Stadium

Das Chondrit-Stadium besteht nach Enderlein aus einem Wechsel der beiden Wuchsformen Filum, der eindimensionalen Anordnung der Protite und den Symprotiten, einer dreidimensionalen Anordnung von zahlreichen Protiten. Bei der Teilung bildeten sich verschieden gestaltete Hantelformen, die sehr häufig kettenartig aneinander hingen, wobei sich einzelne Fila teils spitz-, teils stumpfwinklig zueinander anordneten. Bei dem postulierten Krebs-Urheber könnten die Symprotite sehr groß werden und wären deutlich sichtbar. Sie seien nicht mehr kugelig, sondern etwas unregelmäßig bis abgerundet eckig. Auf Grund ihrer Größe und Form wären sie daher nicht zu verwechseln mit Symprotiten anderer Erreger. Die Länge der Fila konnte sehr stark variieren. Für die Aufzucht eignete sich am besten ein flüssiger Nährboden, z. B. Traubenzucker-Bouillon. Der Erreger vermehrte und vergrößerte sich zwar auch auf Agar, aber nur ausgesprochen langsam. Er wuchs dann meist auch nur einschichtig, sich locker auf der Agaroberfläche verteilend, ohne daß eine echte Kolonie-Bildung erfolgte. Verunreinigungen, etwa bei der Blutentnahme oder durch Diapedeses der fötalen Nabelschnur, schloß Enderlein abermals aus, waren doch erfahrungsgemäß alle sekundären Infektionen bisher nur von bakteriellen Erregern bekannt, nicht aber durch Infektionen in dem hier charakteristischen Chondrit-Stadium. Das Bakterien-Stadium sei durch Zucht jedoch aus diesen Stadium möglich. Das hatte Enderlein zuvor am Beispiel des Trachom-Erregers, des Pocken-Erregers (Paschen'sche Körperchen), des Tuberkulose-Erregers und des Grippe-Erregers zeigen können. Über die Zucht des Protites zum Chondrit-Stadium bei dem potentiellen Krebserreger verwies Enderlein auf den folgenden Abschnitt. [33, S. 190]

2 a. Das Chondrit-Stadium in der Blutflüssigkeit

Im Blut des gesunden wie des kranken Menschen würde man immer das Chondrit-Stadium antreffen, und zwar hauptsächlich in Form der winzigen Körnchen (Symprotite), die eine sehr lebhafte Beweglichkeit besäßen. Am besten seien sie lebend im Blut zu beobachten, wenn man etwas Blut in viel physiologischer Kochsalzlösung zwischen Deckglas und Objektträger auftragen würde. Färbungen würden sie nur sehr schwach annehmen, meistens würden sie ungefärbt bleiben. Die Beweglichkeit würde durch das Filum ausgelöst, das die Geißel des Symprotitkopfes darstelle. Es fänden sich im Blut aber noch weitere, sehr viel kleinere solcher Körnchen. So würden im Blut Gesunder und Kranker eine erheblich größere Anzahl solcher Symprotite bei Anwendung der Dunkelfeldbeleuchtung sichtbar werden. Sie seien dann aber untermischt mit zahlreichen Körnchen anderer Art, z. B. mit den aus dem Chylus stammenden sogenannten Haemoconien, die Fettpartikelchen und andere Ernährungsstoffe darstellen, die das Blutserum nach einer eingenommenen Mahlzeit auch makroskopisch sichtbar kalkig trüben würden. Im Blut von Krebskranken könnten die Symprotite erheblich an Größe zunehmen, und auch das anhängende Filum, also die Geißel, könnte sich beträchtlich verdicken, so daß sie bei Immersionsbetrachtung als schlängelnde „Schwänzchen" zu beobachten wären, zuweilen sogar bei schwächerer Vergrößerung. Solche Schwärmer erinnerten lebhaft an von oben betrachtete Kaulquappen. Eine Tatsache, die auch früheren Beobachtern nicht entgangen war.

> *„Die meisten als Bakteriophagen (Pettenkoferien) aufgefaßten lebhaften Körnchen (Schwärmer) sind diese - also arteigenen - Symprotite. Das scheinbare ‚Auffressen' von Bakterien durch sie ist in Wirklichkeit eine Copulation solcher Symprotite mit den zahlreichen wandständigen Kernen (Mych) der Bakterienformen, die dann, hierdurch stark belebt, den Bakterienkörper als größere Symprotite verlassen und so der residierende Bakterienkörper scheinbar abgetötet oder aufgefressen erscheint; davon kann aber gar*

nicht die Rede sein, denn in Wirklichkeit werden sie von den arteigenen Lebensträgern, den Kernen (Mych), verlassen. Auch diese Fehldeutung ist auf das Conto des Monomorphismus zu buchen. Diese Vorgänge erkannte übrigens bereits Löhnis; von mir selbst wurden diese Vorgänge seit 1915 oft beobachtet." [33, S. 192]

Diese Symprotite seien außerordentlich stark lichtbrechend und würden im Leben als wasserklarer leuchtender taumelnder Körper erscheinen.

„Die Beobachtung dieser winzigen Körperchen ist zahlreichen Forschern gelungen und deren Beziehung zur Krebserkrankung von ihnen erkannt worden. So beziehen sich die Beobachtungen von Thoma (1885), von F. J. Bosc (1898), Sudakewitsch, Lubarsch (1895), von Otto Schmidt (1903 etc. Schwärmer), von von Brehmer (1935) und vielen anderen auf diese." [33, S. 192]

Allerdings seien von diesen Forschern die Teilungsvorgänge nicht erkannt worden, die Enderlein auch für andere Bakterienarten hatte nachweisen können. Der Teilungsvorgang war auch hier der gleiche, am Ende eines mehr oder weniger langen Filums bildete sich ein neues Körnchen (Symprotit). Auf diese Weise entstanden hantelförmige Gebilde und verzweigte Strukturen. [Vgl. Abb. 20, Fig. 1-3]

„Bereits 1931 wurde von mir aus einer größeren Anzahl von steril entnommenen Blutsera von Krebskranken, die ich - wie schon bemerkt - Herrn Professor Dr. Domagk (Wuppertal-Elberfeld) verdankte, aus den dort enthaltenen invisiblen Protiten durch 2 ½ bis 3 Monate Züchtung das Chondrit-Stadium erhalten, wie es in Figur 1 und 2 abgebildet ist [vgl. Abb. 20]. Zunächst wurde in diesem bildlich dargestellten Falle Traubenzuckerbouillon benutzt (vom 7.9.1931 ab), dann Glycerin-Agar (vom 25.11. 1931 ab); das in Figur 1 abgebildete Chondrit stammt davon vom 25.11.1931. Behandelt wurden die Ausstriche mit Pepplerbeize, gefärbt mit Carbolfuchsin. Ein weiteres Präparat entstammt dann anschließend der gleichen Züchtung vom 29.11.1931 und ist in Figur 2 bildlich wiedergegeben."[33, S. 192 f.]

Über die Ergebnisse weiterer Zuchten des gleichen Materiales vom 30.11.1931 bis 3.12.1931 auf Nutrose-Agar wird auf den Abschnitt B 4 verwiesen, dort wird eine mögliche Endform der Entwicklungsreihe des Parasiten in Figur 29 dargestellt. [Vgl. Abb. 21, Fig. 29] Über das Chondrit-Stadium im Blut Krebskranker führt Enderlein weiter aus:

„Bei dem oft katastrophalen Abbau höherer Formen des Parasiten im Carcinomgewebe nach gewissen ärztlichen Behandlungen gelangen neben Protiten, microvalente Symprotite und Fila oft in riesigen Mengen in die Lymph- und Blutflüssigkeit. Letztere haben dann oft eine sehr lebhafte, wurmartige Beweglichkeit und zwar sowohl als Geißeln, als auch als Fila zwischen zwei Endsymprotiten. Bei diesen Formen bilden sich zuweilen solche mit reichlicher Neubildung von Tochtersymprotiten im Verlaufe des Filums, wie dies Figur 3 darstellt [vgl. Abb. 20]. Solche Bildungen, die auf einem Erythrocyten fußen oder auch frei in der Blutflüssigkeit enthalten sein können, weisen dann oft eine äußerst lebhafte Beweglichkeit auf, die in einem schlangenartigen Winden und Drehen besteht. Auch die oft streptococcenartigen massenhaften Ansammlungen von Parasiten in Abbauherden in der Leibeshöhle (Abscessen) bestehen aus solchen oder ähnlichen Formen, meist kurzen kräftigen Hanteln, die nach zweitägiger Reinkultur den von v. Brehmer reingezüchteten Organismus im Synascit-Stadium ergaben." [33, S. 193-194]

2 b. Das Chondrit-Stadium in den Erythrozyten

Das Chondrit-Stadium des postulierten Ca-Urhebers fand Enderlein nicht nur im Plasma, sondern auch in den Erythrozyten.

„Charakteristisch für inficierte Erythrocyten ist es, daß sie kurze Zeit nach der Entnahme des Blutes aus dem Körper eine eigenartige Schrumpfungsform annehmen, die

sogenannten ‚Stechapfelformen', die bisher immer als Erscheinung normaler Zellen gedeutet wurden. Bei völlig gesunden sporttreibenden Menschen im Kindesalter sind etwa 3 bis 5 % der Erythrocyten ‚Stechapfelformen', also - wie oben erwähnt - mit dem Parasiten inficiert; in späteren Alter nehmen sie mehr oder weniger stark zu. Ob auch weitere Erythrocyten ev. mit invisiblen Formen (Protiten) inficiert sind, ist nicht feststellbar. Carcinomkranke besitzen zu 80 %, meist 95 % bis 100 % der Erythrocyten in der inficierten ‚Stechapfelform'. Aber es treten auch gutartige Erkrankungen mit 100 % Infektion der Erythrocyten in Erscheinung, allerdings dann bei sehr geringer Wertigkeit (Dynamovalenz) der Symprotite (Fig. 5.)." [Vgl. Abb. 20] [33, S. 194]

Nach Konservierung des Blutausstrichs in Alkohol könnten die Schrumpfungserscheinungen nahezu aufgehoben werden, und nach Färbung mit Methylenblau würde man in den zapfenförmigen Ausstülpungen meist ein mehr oder weniger großes Symprotit erkennen können. Solche Symprotite fänden sich auch weiter im Inneren der Erythrozyten.

„Diese getüpfelten Erythrocyten sind wohl schon hier und da beobachtet worden. Schilling (1933) nennt diese Körnchen ‚Basophile Körnchen' und schließt die Möglichkeit einer parasitären Natur derselben nicht ganz aus. Die ‚Fila' dieses Chondrit-Stadiums im Innern des Erythrocyten sind gleichfalls sichtbar, da auch sie einen feinen Reservestoff-Überzug besitzen. Da allerdings naturgemäß der Verlauf dieser äußerst subtilen Körperchen nur ausnahmsweise parallel zur Tischebene des Microscopes sein kann neben uferlos vielen Richtungsmöglichkeiten, gehört Erfahrung des Microscopikers zu ihrer Feststellung. Man kann ihren Verlauf nur durch subtiles Heben und Senken des Tubus mit dem Auge verfolgen, und ein Bild von dem wirklichen Netzwerk eines stark inficierten Erythrocyten, wie etwa in Fig. 6 dargestellt [vgl. Abb. 20], ist ein Bild der Erkenntnis, das also nicht photographisch wiedergegeben werden kann, da es gewissermaßen einen Grundriß der Infektion darstellt, also Bilder aus verschiedenen Ebenen des Erythrocyten-Körpers in einem Bilde vereinigt." [33, S. 194 f.]

Lebende Chondrite (Symprotite und Fila) ließen sich sichtbar machen, wenn man das Blut (am besten das eines carcinomatösen Patienten) für 4 bis 6 Wochen steril in einem Reagenzröhrchen aufbewahrte. In dieser Zeit sei das Eiweißmaterial der Erythrozyten verbraucht, und der Blick auf die Chondrite wäre freigegeben. Den Einwand, es könnte sich dabei um innere Strukturen der Erythrozyten handeln, hielt Enderlein die Auskeimung von freien Chondriten aus den Höckern der stechapfelförmigen Erythrozyten entgegen. Dies sei ein sehr oft zu beobachtender Vorgang, der vor allem im Nativpräparat unter dem Deckglas zu beobachten wäre. Einen weiteren Beweis für die Existenz der Chondrite sah Enderlein in der Ausbildung und dem Aufbau von Bakterien im Synascit-Stadium [vgl. Abb. 20, 21, Fig. 10, 11-15, 16, 17]. Bei ausgesprochenen Carcinomfällen würden in den infizierten Erythrozyten macrovalente bis gigantovalente Symprotite auftreten, die nicht selten die Größe von etwa ¼ des Erythrozyten einnähmen. Sie glichen dem echten Bakteriensporit (Bakterienspore), weshalb sie Enderlein als „sporoide Symprotite" bezeichnete [vgl. Abb. 20, Fig. 7-8]. Die sporoiden Symprotite würden sich ebenfalls durch eine starke Lichtbrechung auszeichnen. Fehle die Reservestoffhülle, so würden sie als glaslinsenartiger glänzender farbloser Körper erscheinen. Diese Körper wären für das Carcinom charakteristisch und stellten damit ein mögliches diagnostisches Merkmal dar.

2 c. Das Chondrit-Stadium im Leukozyten

Neben den Erythrozyten seien auch die anderen Blutelemente von einer Infektion betroffen. Dabei mußte es sich nicht notwendigerweise um eine maligne Erkrankung handeln. Nicht selten konnte Enderlein die Infektion der Leukozyten beobachten. Der Kern wie auch das Zellplasma waren dann von einem dichten Netzwerk des Parasiten im Chondrit-Stadium durchsetzt. Einen mäßig stark befallenen Leukozyten zeigte er in der Fig. 9 [vgl. Abb. 21], und auch bei den Blutplättchen konnte Enderlein gelegentlich einen Befall beobachten.

3. Die Bildung des Synascit-Stadiums im Blut und an den Erythrozyten

Bewahrte Enderlein die Blutproben einige Zeit steril auf, so fand er in der Blutflüssigkeit nach etwa drei bis acht Tagen neben den Chondriten auch andere Entwicklungsformen, echte Bakterienkugeln (Mychite) und kurze Zweierstäbchen (Dimychite). Um die Symprotite und die kurzen Hanteln habe sich zunächst ein als Reservestoff dienendes Zellplasma aufgebaut; danach setzten die weiteren Entwicklungsvorgänge ein. Der Vorgang des Aufbaus eines Synasciten konnte am besten an den lebenden Erythrozyten beobachtet werden:

> *„Vital beobachtet man dort zunächst am Rande des Erythrocyten ein Körnchen (Symprotit) hervortreten, das sich allmählich vergrößert und schließlich zu einem deutlichen Bakterienstäbchen (Ascit) sich gestaltet, und zwar seltener zu einem dünneren Stäbchen mit einer Reihe hintereinander liegender Kernelemente gleich zu einem syntakten Ascit, dem Synascit (Fig.10 sa) [vgl. Abb. 20, Fig. 11-15]."[33, S. 198]*

Aus dem catatacten Ascit bildete sich später gleichfalls ein Synascit. Bei weiterem Verfolgen dieser Vorgänge am lebenden Objekt sah Enderlein schließlich, wie sich das Synascit von seiner Bildungsstätte löste. Es wäre außerordentlich beweglich und bewege sich auf dem Erythrocyten wurmartig fort. Es sei deshalb von seinem ersten Entdecker Otto Schmidt (1903) als „Würmchen" bezeichnet worden. Schmidt habe bereits 1903 diese „Würmchen" als Krebserreger gedeutet. „Später ist es von zahlreichen Beobachtern gesehen worden, so von Tissot (1926); von Brehmer (1934) bezeichnete sie als ‚Schläuche'. Schilling (1933) weist eine Auffassung als Parasit ab und nennt es ‚Pseudobakterie'." [33, S. 198] Das heraustretende Körperchen (vgl. Abb. 20, Fig. 11-15) könne sich an irgendeiner Stelle der Erythrocytenoberfläche befinden, mit Ausnahme der zentralen Eindellung, meist läge es aber am Rand. In dieser Form sei es bereits von Schilling gesehen und als „Randkörperchen" beschrieben worden [vgl. Abb. 24], ohne jedoch auf dessen Bedeutung eingegangen zu sein. Die Färbungen hätten ergeben, daß es sich dabei nicht mehr um ein Symprotit, sondern bereits um ein Mychit handelte. Die weitere Aufbaufolge ergab das Zweierstäbchen mit zwei durch ein Filum verbundene Kernapparate (Mych). Aus der freien Teilungshantel des Chondrit-Stadiums wäre somit eine in der Zelle liegende Teilungshantel des Kernapparates geworden. Durch mehrfache Teilungsvorgänge erfolgte die Bildung eines immer länger werdenden Bakterienschlauchs.

> *„Vielfach tritt auch eine Kopulation von einem auf einem Erythrocyten noch festsitzenden Ascit des Parasiten mit einem Symprotit in einem anderen Erythrocyten ein, wie die Figur 16 sa bildlich wiedergibt [vgl. Abb. 20]; diese Verankerung zweier oder mehr Erythrocyten durch Fila oder Ascit ist auch im frischen Blut, also im Nativpräparat, anzutreffen bez. zu beobachten. Abbildung 16 [vgl. Abb. 20] zeigt auch, daß die Anwesenheit von Synasciten auch bei gutartigen Geschwülsten auftreten kann, und nicht, wie dies von Brehmer (1934) meinte, für maligne Tumoren charakteristisch sei. Ja, bei genügender Geduld sind sie, wenn auch sehr vereinzelt, im Blute auch der allermeisten gesunden Menschen anzutreffen." [33, S. 200]*

Figur 17 in Abbildung 21 zeigt ein Synascit von mittlerer Größe, wie es auch im gesunden menschlichen Blut anzutreffen sei. Ein solches Synascit hätte noch nicht die erforderliche Dynamovalenz angereichert, um eine krankmachende Wirkung im Organismus zu erzielen. Enderlein bemerkte hierzu: „Auch diese schon höhere Form scheint in der Richtung einer Anpassung an den Wirt schon fast das Endziel eines jeden Parasitismus erreicht zu haben, nämlich ein Symbiont zu werden." [33, S. 200]

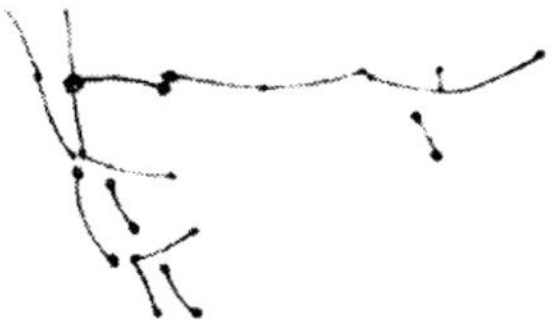

Fig. 1.
Chondrit-Stadium des Krebsurhebers aus dem Protit im Blutserum von Krebskrankem in ca. 2 ½ Monat gezüchtet. Vergr. 10 000 : 1.

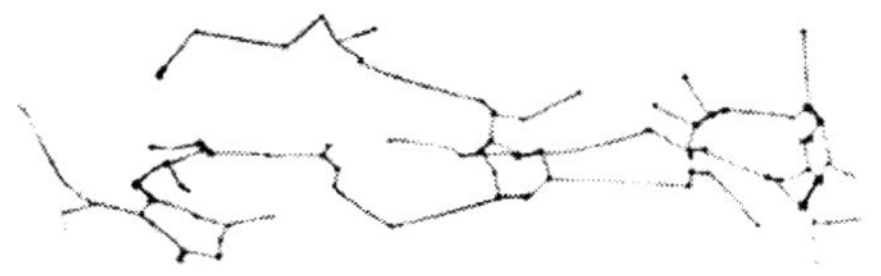

Fig. 2. Chondrit-Stadium des Krebserregers aus dem Protit aus Blutserum von Krebskrankem in ca. 2 ½ Monat gezüchtet. Vergr. 10000 : 1.

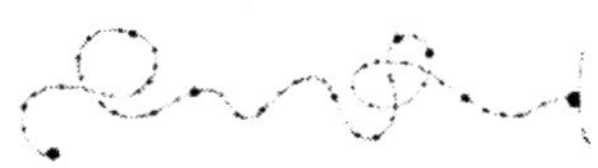

Fig. 3. Ca.-Erreger. Filum mit 2 Endsymprotiten und zahlreichen Tochtersymprotiten. (Faßt rechts auf Erythrocyten.) Verg. 3000 : 1.

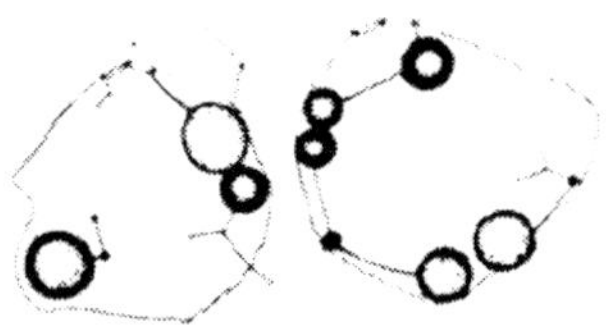

Fig. 7 Fig. 8

Fig. 7. u. 8. Erythrocyt aus Blut eines Ca.-Patienten mit Oesophagus-Carcinom. Sporoide Symprotite. Vergr. 2000 : 1.

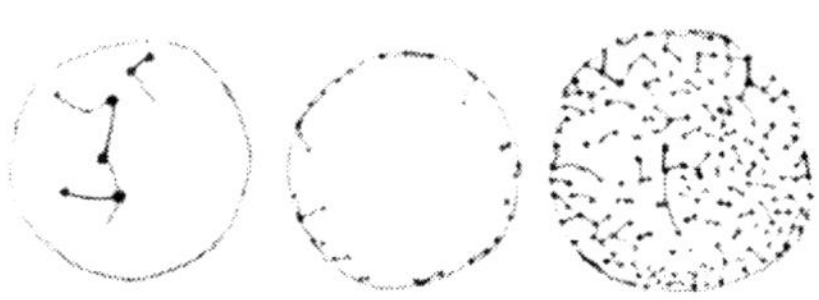

Fig. 4 Fig. 5 Fig. 6

Fig. 4. Erythrocyt mit Chondriten aus dem Blut eines ½ jährigen Kindes mit Hämangiom. Verg. 3000 : 1.
Fig. 5. und 6. desgl. eines Patienten mit Stoffwechselstörung und Leberschwellung. Vergr. 3000 : 1.

Fig. 11 Fig. 12 Fig. 13 Fig. 14 Fig. 15

Fig. 11—15. Bildung des Synascites am Rande eines Erythrocyten aus einer wandständigen einwertigen Bakterienkugel (Mychit). Vergr. 3000 : 1.

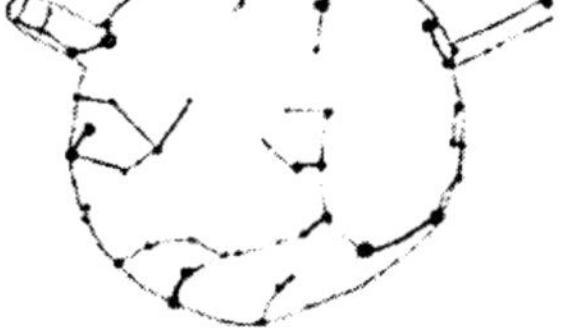

Fig. 10.
Erythrocyt aus Blut von Patient mit Magencarcinom mit 2 Asciten. ca. = catataktes Ascit. sa. = Synascit. Vergr. 3000 : 1.

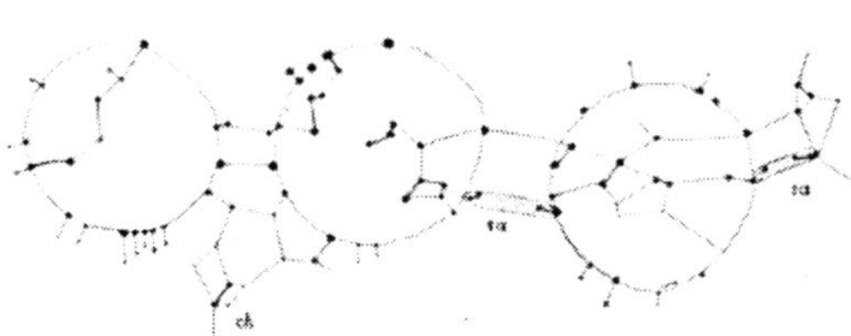

Fig. 16.
Erythrocyten aus Blut von Patient mit *Ulcus ventriculi*. Vergr. 3000 : 1. Verkoppelungen. sa = Synascit, ch = Chondritstadium.

Abb. 20 Entwicklungsstadien des potentiellen Krebserregers im Blut [33, S. 193, 195, 197-199]

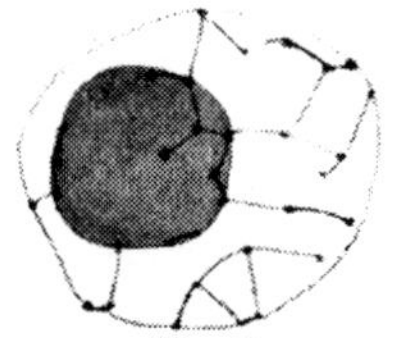

Fig. 9.
Leucocyt aus Blut eines Patienten mit Leberverwachsung. Vergr. 3000:1.

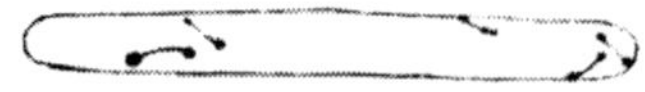

Fig 17. *Mucor neoformans* (Doyen 1902), der Krebsurheber. Kleines Synascit aus dem Blut eines Patienten mit cavernösem Hämangiom. Vergr. 3000 : 1.

Fig. 22.

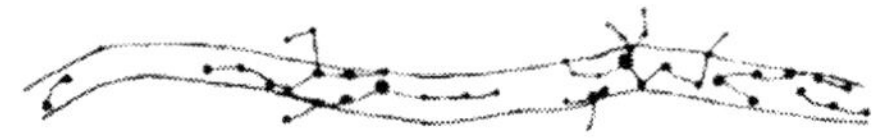

Fig. 23.

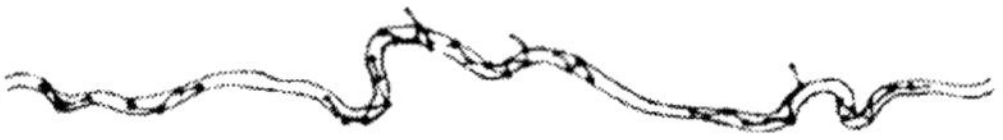

Fig. 22. Carcinomatöses ulceriertes Platten-Epithel der Portio vaginalis uteri. Stärkere Nervenfibrille mit Infektion des Chondritstadiums des Krebsarhebers. Vergr. etwa 2000—3000.

Fig. 23. desgl. Dünne Nervenfibrille mit gleicher Infektion. Aehnliche Vergrößerung.

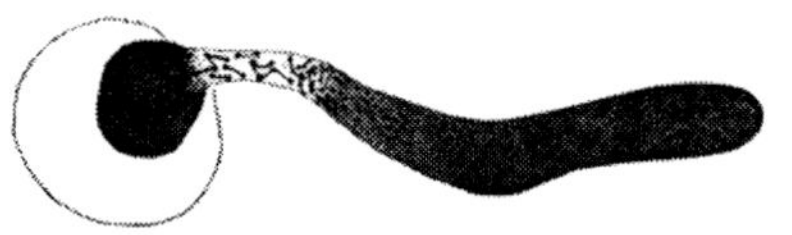

Fig. 27. Wirtszelle mit aus dem Kern auswachsenden Mycascitschlauches.

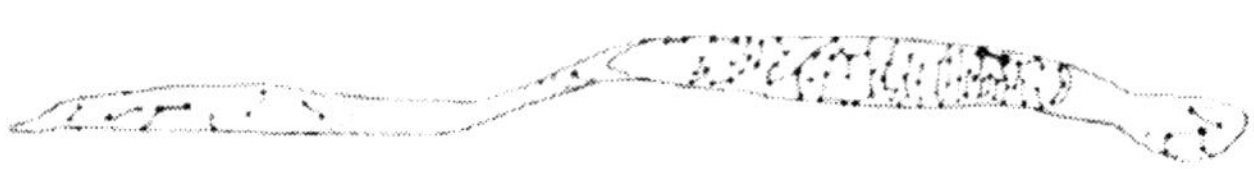

Fig. 28.
Pilzfaden aus Carcinom-Schnitt durch Struma vom Colon. (in der Mitte oben, seitlich unten angeschnitten. Verg. 3000: 1.

Fig. 29.

Krebs-Erreger. Keulenstäbchen mit starker kugeligen Endanschwellung in der Bildungsrichtung des Sporangiums. Gezüchtet aus Blutserum eines Krebskranken. Vergr. 6000 : 1.

(7. 9. 31—25. 11. 31 in Traubenzucker-Bouillon.
25. 11. 31—30. 11. 31 auf Glycerin-Agar.
30. 11. 31— 3. 12. 31 auf Nutrose-Agar).

Abb. 21 Fortgeschrittene Entwicklungsstadien des potentiellen Krebserregers im Blut [33, S. 197, 200, 208-210, 214]

Der ausschlaggebende Faktor für die Weiterentwicklung und den Aufbau der Kernwertigkeit (Dynamovalenz) war die Höhe der Wasserstoffionenkonzentration. Enderlein konnte die strenge Gesetzmäßigkeit der Aufbauvorgänge in Abhängigkeit von den pH-Verhältnissen in vitro eindeutig belegen. Allerdings erlaubten die physiologischen pH-Verhältnisse im Blut keine Übertragung der In-vitro-Befunde. Das wurde durch die immer exakter werdenden pH-Messungen im strömenden Blut deutlich. Es stellte sich bald heraus, daß es keine einfache Erklärung für die notwendigen Säurekonzentrationen und pH-Verschiebungen gab, die stattfinden mußten, um die parasitäre Entwicklung in den Erythrozyten zu erklären. Enderlein blieb die Erklärung für diesen scheinbaren Widerspruch bis zum Schluß schuldig.[61]

4. Die Infektion des embryonalen Blutes

Enderlein standen drei Blutproben fötalen Nabelschnurblutes zur Untersuchung zur Verfügung. Eine Probe stammte von einem durch Kaiserschnitt entbundenen Kind. Alle drei zeigten zu 100 % infizierte Erythrozyten, die zum Teil mit erheblichen Gestaltveränderungen einhergingen.

> *„Bei der starken Infektion des embryonalen Blutes ist mit der Möglichkeit zu rechnen, daß die Hemmungen des mit Sauerstoff unterernährten embryonalen Blutes eine wesentliche Veränderung des pH veranlassen, die wiederum der Entwicklung und Vermehrung des Parasiten die Wege ebnen." [33, S. 203]*

B. Entwicklungsformen des Parasiten in den Krebs-Tumoren

Das Chondrit-Stadium fand sich in großen Mengen in allen untersuchten Tumoren. Das Zellplasma und der Zellkern der Tumorzellen erschienen durchsetzt mit Symprotiten und Fila. Aber auch Synascite, wie sie aus den Blutuntersuchungen bekannt waren, kamen vor, wenn auch nicht so häufig. Ebenso alle Zwischenformen der bakterioformen Entwicklungsreihe, „die z. T. auch in der Zucht in Reinkultur zu erhalten sind und auch von von Brehmer abgebildet wurden, finden sich auch hier und da an und können auch in älterem Blut angetroffen werden. Zahlreiche Formen bildete auch Joseph Koch [318] ab, so z. B. atrophische Basite auf Taf. 3 Fig. 11." [33, S. 203] [vgl. Abb. 22]

Vergleichend-morphologisch sind nach Enderlein die Symprotite des Chondrit-Stadiums die gleichen Einheiten des Kerns, die auch alle pflanzlichen und tierischen Zellkerne aufbauen. Es handele sich dabei um die letzten Einheiten innerhalb der Chromosomen, jedoch fehle die Reservestoffhülle. Im Chromosom entspräche diese Einheit der „Chromiole", die wiederum bestünde aus dem Caryomych (Kerneiweiß) und Trophosomen (Reservestoffhülle bestehend aus Nucleinsäurederivaten und Lipoiden). Analog wäre die Einheit im Protozoenkern die „Chromidie", die aus Athromych und Trophosomen bestünde. Die Einheiten in der Bakterienzelle wären die Mych, die im ganzen Bakterienkörper verteilt wären, und auch ohne Reservestoffhülle auftreten könnten. Das Chondrit-Stadium in einem durch den postulierten Krebsurheber infiziertem Gewebekern, entspräche demnach einer artfremden „Chromiole".

---

[61] Die Lösung dieses Rätsels wurde erst Jahre nach dem Tod von Enderlein von dem privaten Schweizer Blut-und Mykoseforscher Bruno Haefeli gefunden. Haefeli hatte Enderlein Mitte der 60er Jahre aufgesucht und von ihm einige richtungsweisende Hinweise für seine weiteren Blutforschungen erhalten. Haefeli konnte zeigen, daß sich die Erythrozyten an der pH-Regulation beteiligen, indem sie als Auffangbecken für anfallende Säuren dienen. Die Säuren werden nach Haefeli in Vakuolen unter der Membran der Erythrozyten gespeichert. Stehen im Blut ausreichend Pufferkapazitäten zur Verfügung, dann lösen sich die Vakuolen tropfenförmig von den Erythrozyten ab und werden im Blut neutralisiert. Damit käme den Erythrozyten zum einen eine viel größere Pufferfunktion als bisher bekannt zu, zum anderen entstünde auf diese Weise in den Erythrozyten das erforderliche saure Mikromilieu, das nach Enderlein mit der pathogenen Aufwärtsentwicklung des Blutparasiten einhergeht. [146, S. 38 f., 327, S. 29 f.]

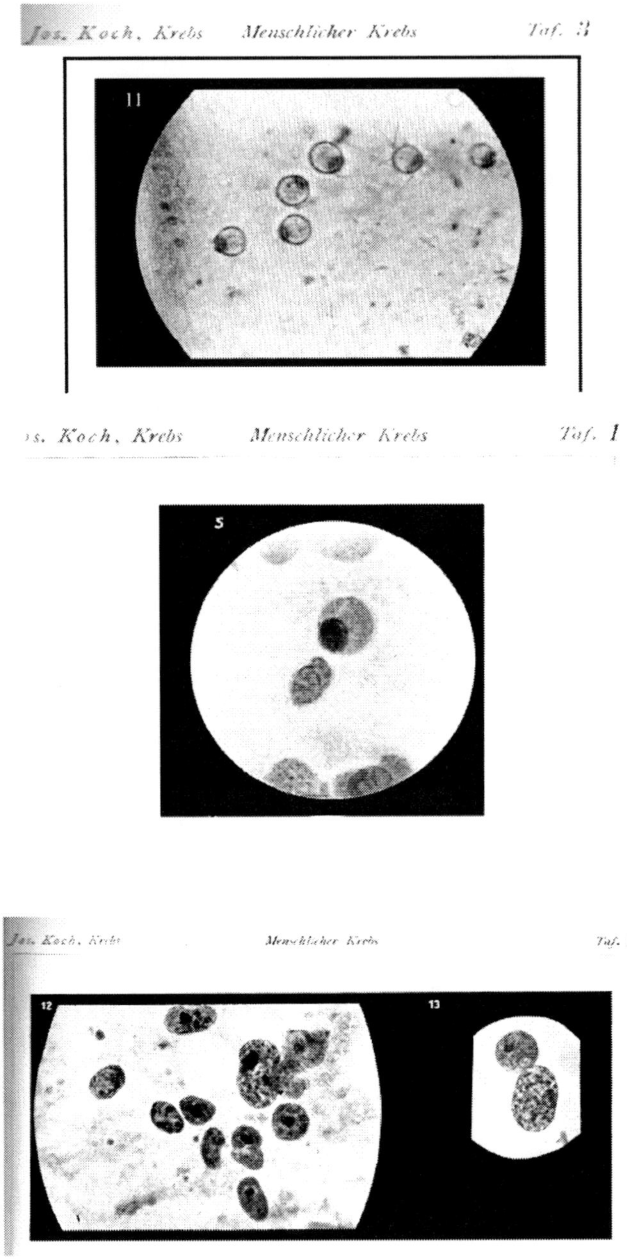

Abb. 22 Im Text zitierte Abbildungen von Joseph Koch mit der Darstellung der Krebsparasiten [349]

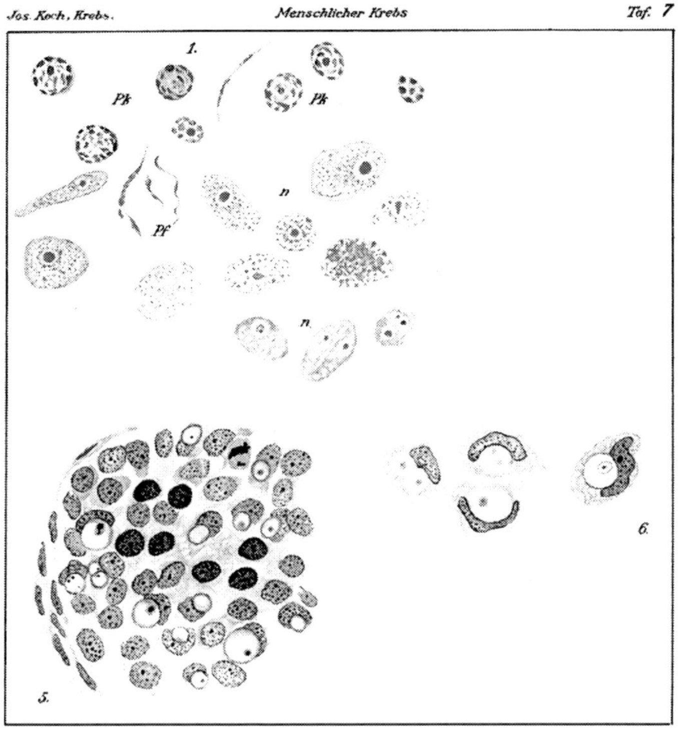

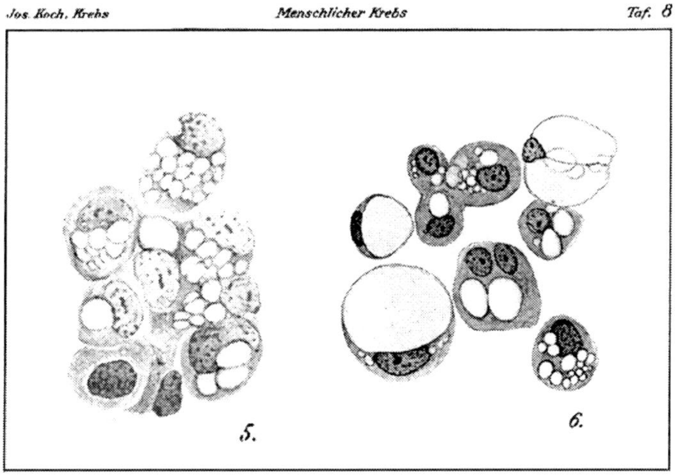

Abb. 23 Im Text zitierte Abbildungen von Joseph Koch mit der Darstellung der von Enderlein als Thecite beschriebenen Formen der Krebsparasiten [349]

„In Wirklichkeit entspricht also das Chondritstadium in einem durch den Krebsurheber inficiertem Gewebekern des Menschen einer artfremden Chromiole, und es setzt sich an die Stelle je einer solchen und verdrängt sie. Wie sehr es sich in diese Rolle eingefügt und eingelebt hat, ist auch durch die Tatsache zu erhärten, daß es sich frei in der Blutflüssigkeit des Menschen ohne jede Reservestoffhülle anfindet, während es bereits im Erythrocyten sich wie eine Chromiole benimmt, eine dünne Reservestoffschicht auf seiner Oberfläche ansammelt und sich gar in den Gewebskernen des Wirtes in die Kernteilungsfiguren der Mitosen mit einordnet, ja sich sogar dazu bequemt, wenn nur noch einzelne Chromiolen der Wirtszellen vorhanden sind und dann die Mimikry in grotesker Verzerrung nur noch ganz entfernt an ein normales Mitosenbild erinnert. Aber dabei darf man wiederum nicht vergessen, daß die Kernteilungsfiguren der Mitose überhaupt erst eine rein mechanische Folge der Rhythmik des Aufbaues und der Verstaatlichung von solchen Einheiten darstellen, wenn sie sich nach Größe gleichgestalten und auch in der Anzahl einem höheren Gesichtspunkte sich unterordnen." [33, S. 204]

In der Folge der Infektion sei das Gleichgewicht erst dann gestört, wenn die Größe der Parasiten-Symprotite sich nicht mehr nach diesem Prinzip einordnen würden, sondern diese sich zu „sporoiden Symprotiten" mehr und mehr vergrößern würden.

1. Bildung höherer Verbände

Die Bildung höherer Verbände ist eine Erscheinung, die seit längerer Zeit bekannt war und auch durch andere Forscher beschrieben wurde, so von Joseph Koch in seiner Monographie „Ursache und Entstehung des Krebses" [349]. Enderlein nahm in seinen Ausführungen Bezug auf die Abbildungen, die Koch von verschiedenen Zellen aus Carcinomgewebe gefertigt hatte. Sie zeigten die gleichen Entwicklungsformen, die auch Enderlein in Carcinomgeweben beobachtet hatte, so daß er aus Platzgründen auf die Photographien und Zeichnungen in Kochs Werk verwies. Im Unterschied zu Enderlein war Joseph Koch zwar Monomorphist, weshalb er eine Bakterie als Krebs-Urheber ausschloß, jedoch verfolgte auch er die Theorie einer parasitären Krebsgenese.

„Auch wenn bis jetzt eine parasitäre Ursache nicht überzeugend nachzuweisen war, besteht doch die Möglichkeit, daß eine solche, wie wir zeigen werden, existiert. So viel steht aber heute schon fest, daß diese infektiöse Ursache nicht unter den Bakterien zu suchen ist." [349, S. 7]

Der Ansatz, den Koch in seinen tumorzytologischen Untersuchungen verfolgte, bestand in der Vitalfärbung des Tumorgewebes. Dadurch erhielt er einen Überblick über die in der Krebsgeschwulst vorkommenden Zellen. So konnte er sie bestimmen, voneinander abgrenzen und feststellen, ob es sich bei den Zellen um arteigene Gewebszellen oder um artfremde zellartige Gebilde handelte, die auf Grund bestimmter Eigenschaften und Lebensvorgänge von den arteigen Gewebszellen zu trennen waren. Koch konnte sich noch nicht auf eine umfassende Zytologie des Krebses stützen, da ein solches Werk noch nicht existierte. Das Thema war zu umfangreich und schwierig, um es erschöpfend zu behandeln. So mußte er sich bescheiden und konzentrierte seine Aufmerksamkeit in erster Linie auf die auffallenden und von den Gewebszellen abweichenden Zellformen. Vergleichend-morphologische Elemente aus dem Entwicklungskreislauf des Krebserregers, die Enderlein auf den Abbildungen von Koch erkannte, wurden von Enderlein wie folgt gedeutet: Das Cystit, in diesem Fall eine mehr oder weniger vergrößerte kugelförmige Parasitenzelle mit einem mehrwertigen (polydynamen) Kern, fand sich in Zupf- und Quetschpräparaten von Tumormaterial. Koch stellte solche Zellen auf Tafel 1., Figur 5 dar. [Vgl. Abb. 22]

Das Thecit, das sich von dem Cystit durch eine mehr oder weniger große Anzahl von Kernapparaten unterschied, bildete meist große Blasen und kam frei oder im Innern der Zellen vor. [Vgl. Abb. 23, Taf. 7, Fig. 5-6] Von Leyden habe die gleichen Zellen 1901 als „Vogelaugenzellen" beschrieben, und Plimmer beschrieb 1899 Körperchen im inneren von Krebszellen, die später „Plimmer'sche Körperchen" genannt wurden. Behla habe 1907 die Plimmer'schen Körperchen als Bruchstücke aus dem Entwicklungszyklus des Krebsparasiten gedeutet. Und auch bei krebskranken Tieren seien diese Körperchen massenhaft gefunden worden. Die Thecite wären im Zellplasma gelagert, wodurch der Zellkern der Wirtszelle an den Rand gedrängt werde. [33, S. 205] „Cystit und Thecit hat Antoine Nebel gezüchtet und ihre Aufteilungsmöglichkeit in Chondrite dargestellt. Das dieser Cyclus als ‚Protozoe' aufgefaßt wurde, ist verständlich." [33, S. 205]

Bei den Chondrotheciten hatten sich die Kernapparate bis auf die Stufe der Protite und winzige Symprotite aufgeteilt, weshalb das Chondrothecit vollkommen leer erschien. Es fand sich vor allem in Züchtungen von altem Blut. Einzelne Chondrothecite schwollen oft zu auffälliger Größe an und drückten den Kern der Wirtszelle an die Wand. Derartige Zellen seien unter den Namen „Siegelringzellen" und als „Physaliden", von Virchow 1851 beschrieben, lange bekannt. Koch zeigte auf Tafel 8, Figur 5-6 [vgl. Abb. 23] charakteristische Chondrothecite.

Eine weitere Entwicklungsform war das Zoit, das Enderlein erstmals 1916 im Zusammenhang mit dem Cholera-Erreger nachgewiesen hatte. Das Zoit ähnelte dem Cystit, es hatte jedoch die Fähigkeit, seine Gestalt zu verändern und konnte sich fortbewegen. Der polyvalente Kern hatte infolge der dichten Linin-Mengen (Achromatin; Kerneiweiß) einen hellen Hof. Koch stellt auf Tafel 7, Figur 1n [vgl. Abb. 23] ein solches Zoit dar. Ein amöboides Sonderstadium, das Amoebit, sei von Behla (1907), Tissot (1926) und Dechow (1933) beschrieben worden. Nach Enderlein stellte es ein Thecit dar, das ebenfalls die Fähigkeit besaß, seine Gestalt zu verändern und Eigenbewegungen auszuführen. Auch Koch waren die amöboid beweglichen Zellen nicht entgangen. Er schreibt dazu:

> *„Neben dem biologischen Vorgang der Teilung und Vermehrung gibt es noch eine andere wichtige Erscheinung, die meine Auffassung bestätigt, daß die kleinen feinen Kerne besondere, selbständige, lebende Zellorganismen sind, nämlich das Vermögen, ihre Gestalt aktiv zu verändern. Tote oder degenerierte Zellkern dürften hierzu nicht imstande sein. Auch spricht manches dafür, daß sie sich, ebenso wie die kernartigen Körperchen, von denen noch die Rede sein wird, im Gewebe gregarinenartig[62] fortbewegen und ihren Standort wechseln können." [349, S. 63]*

Koch bildete das Amoebit auf Tafel 2, Figur 12-13 ab. [Vgl. Abb. 22] Auch Tissot habe 1926 das Amoebit aus einem Uteruskrebs beobachtet und abgebildet. Enderlein hatte, wie erwähnt, lediglich auf die Abbildungen in Joseph Kochs Werk verwiesen. Damit der Leser eine Vorstellung von den beschriebenen Entwicklungsformen erhält, habe ich die zitierten Abbildungen aus Kochs Monographie [349] zusammengestellt und in den Text eingefügt.

2. Infizierte arteigene Körperzelle als Parasit

In den Tumoren fanden sich je nach Krankheitsstadium meist alle Übergänge von der mehr oder weniger schwach infizierten Körperzelle bis hin zur stark infizierten Zelle und schließlich alle Formen des schrittweisen Verdrängens der Chromiolen des Wirtskernes bis zur reinen Parasitenzelle. Vergleichend-morphologisch entsprachen die Chromiolen, aus

[62] Gregarien gehören zur Ordnung der Sporentierchen; es sind Parasiten, die meist als Darmschmarotzer von Gliederüßern und Würmern auftreten.

denen die Zellkerne aufgebaut seien, den Symprotiten und Protiten. Diese drangen in den Kern ein, verdrängten und besetzten die Plätze der ortsständigen Chromiolen. Der Vorgang wiederhole sich bis zur Auflösung des ursprünglichen Kernapparates.

3. Krebszelle als artfremder Parasit

Die Entwicklung des Parasiten in der infizierten Zelle gipfelte in der völligen Ausschaltung der Chromiolen des Wirtskernes. In Zupfpräparaten fortgeschrittener Tumore ließen sich solche Entwicklungsstadien finden. Fig. 27 [vgl. Abb. 21] stellt eine Abbildung aus einem Quetschpräparat dar:

> *„Der Hals des aus dem Kern austretenden Schlauches enthält die Parasiten-Kernapparate, die also hier schon allein Mych-Hanteln darstellen, in weniger dichter Anordnung, so daß man hier die Verfolgung des Hantel-Systems leicht durchführen kann. Im übrigen Teil des langgestreckten Mycascitschlauches sind die Kernhanteln des Parasiten dicht gedrängt und zeigen, wie ein intensives Längenwachstum zum Pilzfaden vorbereitet wird."[33, S. 210]*

Um die Mycascit-Schläuche darzustellen, eignete sich vor allem das bindegewebige Struma des Tumorgewebes.

> *„Microscopische Schnitte durch ein solches durchsucht man nach längsgeschnittenen Pilzfäden, die meist zweimal, seltener dreimal angeschnitten sind. Ein solcher dreimal angeschnittener Pilzfaden wird in Fig. 28 [vgl. Abb. 21] abgebildet. Der Teil rechts der Mitte ist auf der Oberfläche längsgeschnitten, der Endteil rechts und links auf der Unterseite quer und schräg durchschnitten. Die Anschnitte zeigen klar und mit aller wissenschaftlichen Sicherheit das aus Mych-Hanteln bestehende Kernsystem eines Pilzes. Von einer Metazoenzelle kann aber auch nicht im Entferntesten die Rede sein."[33, S. 210]*

Ähnliche Mycelen habe auch Tissot (1926) abgebildet.

4. Die Endform der Entwicklungsreihe des Parasiten

Das Mycascit-Stadium stellte jedoch noch nicht den Endpunkt in der Entwicklung des Parasiten dar. Es fehlten die Fruktifikationsstände, die ein Kennzeichen höher stehender Pilze sind. Nachdem Enderlein in 2½ Monaten Kultur das Chondrit-Stadium aus dem Blut Krebskranker gezüchtet hatte, wurde der Nährboden gewechselt. Enderlein hatte einen Nutrose-Agar gewählt, auf denen sich bereits nach wenigen Tagen typische, wenn auch dünne Mycelfäden fanden. Zum Teil wiesen die Mycelfäden bereits Septierungen auf mit in der Nähe liegenden Trophoconien-Anhäufungen. Es fanden sich auch mehr oder weniger lange keulenförmige Stäbchen mit kugelig angeschwollenen Enden. [Vgl. Abb. 21, Fig. 29] Ähnlich winzige sporangienähnliche Wuchsformen fanden sich an jungen Mycelen, die sich aus den sporoiden Körnchen entwickelt hatten. Bei solchen jungen Mycelfäden war aber auch noch das frei aus dem Mycelkörper herauswachsende Chondrit-Netzwerk gut zu sehen und entsprach vollständig dem Bild der infizierten Erythrozyten, wobei sich bei den Erythrozyten das Chondrit-Netzsystem im Inneren befand. Bei den älteren Mycelfäden härtete sich die Außenwand und im Inneren bildete sich ein Zentralkanal, in dem sich die von der Innenwand des Kanals gelösten Symprotite unter lebhaften tanzenden Bewegungen miteinander vereinigten. Auch dieser Vorgang glich dem Verhalten des Chondrit-Stadiums im Blut.

Einzelne Symprotite in dem Chondrit-Hantel-Netzwerk, das auch von Brehmer aus Tumor-Material isoliert und zu Langstäbchen gezüchtet hatte, vergrößerten sich sehr stark und glichen als stark lichtbrechende Gebilde den sporoiden Symprotiten der infizierten Erythrozyten. Die Infektion der Erythrozyten mit den sporoiden Symprotiten stellte ein

Charakteristikum im Blut von Krebskranken dar. Später traten an den Enden der Mycelfäden sporangienartige Bildungen auf, die aber keine Sporen, sondern Ecto-Symprotite darstellten.

Um den Abschluß des Entwicklungskreislaufes dieses Organismus beobachten zu können, mußte man wenige von den vermeintlichen Sporen in einen durch Vaseline abgeschlossenen hängenden Tropfen physiologischer Kochsalzlösung bringen. Bereits nach kurzer Zeit war die Keimung der Symprotite und Chondrithanteln zu beobachten. Genau der gleiche Vorgang sei auch im menschlichen Blut zu beobachten.

> *„Nun hatte Otto Schmidt einen Mucor verwandten Pilz aus Tumoren gezüchtet, und später gibt er physiologische und morphologische Differenzen dieses Mucor racemosus an. Schon die überaus zahlreichen Entwicklungsformen des Krebsparasiten sprechen für einen Pilz, der eine höhere Stufe einnimmt, als die Aspergillaceen (Schimmelpilze) es sind. Es wurden zwar Einwände gegen die Ansicht O. Schmidts vorgebracht, aber die Erreichung der Endform der Entwicklungsreihe bedingt die höchstmögliche Form des Pilzmycels im höchsten Höhepunkt der Krankheit... Allerdings hat Tissot (1926) gleichfalls Penicillium aus Krebsmaterial neben Mucor gezüchtet; so daß man vorläufig die Möglichkeit einer Plio-Aetiologie nicht ganz von der Hand weisen kann."[33, S. 212]*

C. Zur Nomenklatur des Krebsurhebers

Enderlein vermochte zu diesem Zeitpunkt die Gattungszugehörigkeit des Bakterien-Schimmel-Organismus noch nicht endgültig zu klären. Er hielt es allerdings für wahrscheinlich, daß sich der *Mucor neoformans (Doyen 1902)* als der Krebserreger im Endstadium erweisen würde. Unter Berücksichtigung der Polymorphie dieses Parasiten seien Namen wie z. B. „Schwärmer" oder „Würmchen" hinfällig. Enderlein nennt die seiner Ansicht nach wissenschaftlich gültigen Namen, und gibt die chronologische Reihenfolge mit den Namen der Erstbeschreiber. Demnach wäre der gültige Gattungsname für den potentiellen Krebserreger Mucor (Micheli) Link und der Speziesname *Mucor neoformans (Doyen)*. Daneben nennt Enderlein die Art-Namen: *Micrococcus neoformans (Doyen 1902)*, *Myxamoeba buccalis (Dechow 1925)*, *Oncomyxa neoformans (Nebel 1932)*, *Siphonospora polymorpha (von Brehmer 1932)*, *Protozoon cancrosum (J. Koch 1936)* und *Bacillus tumefaciens (Smith-Blumenthal 1924)* von Erwin Smith und Ferdinand Blumenthal.

D. Möglichkeiten für Auswertung der Kenntnis der Entwicklungsgeschichte des Parasiten für eine erfolgreiche Bekämpfung desselben

Die Ursache für die Aufwärtsentwicklung des Parasiten sah Enderlein zunächst in einer durch Sauerstoffmangel verursachten pH-Veränderung. Diese könne den Anstoß zur Vermehrung der Chondrit-Stadien im Blut und Gewebe führen und den Brutplatz für höhere Valenzen der Parasitenformen bilden, die dann in der Lage wären, die Gewebszellen zu infizieren und sich in der beschriebenen Weise sukzessive des Wirtskernes zu bemächtigen. Was nun die Bekämpfung des Parasiten anbelangte, so schien Enderlein die Anwendung der pilzeigenen Abwehrstoffe nicht sinnvoll zu sein. Das hatten Otto Schmidt und Antoine Nebel auch schon versucht. Schmidt selbst hatte immer nur positive Resultate bekommen, wenn er Mucor-Stämme verwendete, die er zuvor aus Tumoren und Sarkomen gezüchtet hatte. Enderlein erklärte die Wirkung durch besondere Stoffe, die durch die Endform der Entwicklungsreihe gebildet wurden, die dann die Bildung anderer Formen der eigenen Entwicklungsreihe unterbanden. Das Hauptmoment sah er aber in der Veränderung des pH. Grundsätzlich könne man sich vorstellen, daß Extrakte verschiedener niederer Pilze einen solchen Effekt hervorrufen könnten, auch chemische Präparate könnten eine solche Wirkung besitzen. Enderlein hatte noch nicht daran gedacht, die Chondrite zu isolieren und als Vakzine aufzubereiten. Auch hielt er es für faktisch erwiesen, daß es sich bei dem Krebserreger nicht um den *Mucor racemosus (Fresen)* handelte, aus dem Otto Schmidt seine Präparate herstellte. Was er und Frick allerdings nach einer immunbiologischen Behandlung im Blut hatten beobachten können, bestand die Wirkung der Präparate von Schmidt in einem Abbau aller Entwicklungsstadien bis zur Primitivform, dem Protit-Stadium, das sich im Ausstrichpräparat als dichter Schleier zu erkennen gab.

E. Biologischer Rückblick

Die Anerkennung der von Wilhelm von Brehmer reingezüchteten Bakterienform aus dem Kreislauf des Blutparasiten, die von Brehmer mit *Siphonospora polymorpha von Brehmer* bezeichnete, stellte für Enderlein einen Schritt vorwärts in der Krebserregerfrage dar. Er bemerkte:

> *„Für den Dogmatiker unter den Bakteriologen gilt es jetzt, sich zu entscheiden, ob es ihm lieber ist, sich zum Pleomorphismus zu bekennen und damit zuzugeben, nur einen Organismus im ‚pseudosterilen' Blut unbeachtet gelassen zu haben, oder mit dem Monomorphismus Dutzende von parasitären Organismen übersehen zu haben."*
>
> *[33, S. 222]*

Um Mißverständnissen vorzubeugen betonte Enderlein, daß der von ihm beschriebene Entwicklungskreislauf von den subvisiblen Körnchen, den Symprotiten, ausging und nicht etwa von den Conidien, wie man vermuten könnte. [Vgl. hierzu Abb. 16]

> *„Denn diese winzigsten Körnchen sind nicht nur nicht beachtet worden, sondern vorherrschend überhaupt gar nicht gesehen worden! Eine ganze Welt allerwinzigster Erscheinungen und Vorgänge blieb unbeachtet. Man redet aneinander vorbei, wenn beide Seiten Verschiedenes meinen. Der Conidienkeim ist ja bereits ein neues Pilzmycel und hat es gar nicht nötig, erst diesen Zustand in lange Zeit dauernden Aufbauläufen zu erringen. Auf den Chondritaufbau aus dem Symprotit ist man eben ganz im Allgemeinen noch nicht aufmerksam geworden." [33, S. 222]*

F. Zur Diagnostik des Karzinoms

Enderlein führte zehn diagnostische Kriterien für die mikroskopische Blutuntersuchung auf. Die Ausführungen stellten eine vorläufige Skizze dar, denn eindeutige Feststellungen konnte er zu diesem Zeitpunkt noch nicht treffen. Im Blutbild ergaben sich verschiedene Anhaltspunkte, z. B. die Menge der Symprotite und Chondrithanteln in der Blutflüssigkeit, die Häufigkeit von Bakterienstäbchen, die Anzahl der infizierten Blutkörperchen und die Stärke des Befalls, die Anwesenheit der sogenannten „sporoiden Symprotite", der Grad der Deformation der Erythrozyten und schließlich die Dichte des Protitschleiers. Alle diese Entwicklungsformen im Blut konnten Hinweise auf eine Infektion geben. Einen besseren Überblick bot ein einfaches Zupfpräparat von Tumorgewebe. Dabei wurde das Material zwischen zwei Deckgläser gequetscht, in Alkohol gehärtet und anschließend mit Methylenblau gefärbt. Die Untersuchungen von Enderlein und Frick reichten selbstverständlich noch nicht für eine abschließende Beweisführung, aber für Enderlein bestand zumindest eine große Wahrscheinlichkeit, daß es sich bei dem Krebserreger um einen Spaltpilz[63] der Gattung Mucor handeln könnte. In einem Punkt war sich Enderlein jedoch sicher, die Krebsfrage stand am Scheideweg. Beharrte man weiter auf dem Dogma des Monomorphismus der Bakterien, bedeutete dies, auf jede Lösung der Krebsfrage zu verzichten.

G. Beweise für die Existenz eines Krebsparasiten

Als Beweise für die Existenz eines Krebsparasiten führte Enderlein zehn Argumente an:

> *„1. Das menschliche Blut ist nicht steril, sondern beherbergt in allen Fällen einen winzigen Parasiten; dieser ist bisher nicht erkannt worden, weil er dort hauptsächlich in einer bisher nicht beachteten Erscheinungsform der Bakterien sich anfindet, nämlich dem*

[63] Spaltpilz: ältere Bezeichnung für Bakterien

Chondritstadium, einem Entwicklungsstadium, das der primitivsten Form entspricht, wie es die Bakteriengeißel in Wirklichkeit darstellt. Die scheinbare Sterilität der Kulturen ist dadurch zu erklären, daß dieses Stadium als ausgesprochenster Parasit sich auf künstlichen Medien nur außerordentlich schwer und nur sehr langsam und dürftig weiter entwickelt. In steril entnommenem Blut entwickelt sich bei Zimmertemperatur im Laufe von Wochen ein lebhaftes Kleinleben.

2. Das Leben des Parasiten in den Erythrocyten erkennt man im frischen Blut durch seine Auskeimung in das Blutserum hinein zu freien Chondriten.

3. Die Beziehung der Infektion des Erythrocyten zur Krebserkrankung erweist sich aus der Steigerung von:

- Anzahl der infizierten Erythrocyten

- Anzahl der Parasiten in jedem infizierten Erythrocyten

- Wertigkeit (Dynamovalenz) bez. Größe der Erythrocyteneinschlüsse (sporoide Symprotite)

4. Die Bakterienform des Blutes (Synascit) zeigt durch seine lebendige Beweglichkeit seine Existenz als besonderes Lebewesen im Nativpräparat. Im gefärbten Präparat erkennt man die Beziehung der reinen Chondrithanteln zu den Kernhanteln (Mych-Hanteln) im Bakterienstab; beide sind vergleichend-morphologisch dasselbe. Sie stellen die Elemente des Bakterienaufbaues dar, was hier ganz besonders sicher zu beobachten ist, und durchaus nicht seine Schmarotzer (etwa Bakteriophagen, Pettenkoferien)

5. Freie und im Kern oder Zellplasma eingeschlossene Symprotite und Symprotithanteln finden sich auch im Tumor, meist in riesigen Mengen (cf. Zupfpräparat)

6. Synascite (Bakterienstäbchen) finden sich auch - wenn auch selten - aus den Tumorzellen und den Tumorkernen herauswachsend. Sie entsprechen auch den Synasciten der Reinkulturen, wie sie von Brehmer darstellte.

7. Höhere Formen des Bakterienaufbaues, wie Cystite, Thecite etc. sind auch kulturell im Blute (oder in Traubenzuckerbouillon etc.) zu erreichen und finden sich massenhaft in Tumoren frei oder im Zelleib.

8. In Schnitten durch Tumoren finden sich die höchsten im menschlichen Körper beobachteten Formen der Entwicklungsreihe des Parasiten, nämlich Pilzmycelien. Diese, sowie auch Übergänge dazu, sind auch im Zupfpräparat zu isolieren.

9. Auch aus den freien Symprotiten der Chondrite im Inneren des im heranreifenden Mycelfaden von Mucor (Rhizopus nigricans Ehrenb.) sich bildenden Zentralkanales können sich stark lichtbrechende „sporoide Symprotite" von auffällig vergrößertem Umfang bilden.

10. Ein dichtes Netzwerk von feinsten, kurzen, unter sich verfilzten Geißeln umgibt das ganze Mycascit und zwar sowohl gewisse Formen der aus Tumor-Material gezüchteten Synascite und Mycascite, also die dickeren und längeren Formen der Bakterienerscheinungen, als auch das noch jüngere Mycascit ohne Zentralkanal in Kulturen von Mucor (Rhizopus nigricans Ehrenb.)." [33, S. 227-228]

Die vielfältigen Erscheinungsformen im Kreislauf des potentiellen Krebs-Urhebers, wurden nach Enderlein von zahlreichen Beobachtern in größeren oder kleineren Teilausschnitten festgestellt und ließen sich nicht mehr „fortdisputieren". Daß es zahlreiche Erkrankungen gäbe, die zur Krebserkrankung gehören würden, ohne die Bildung von Tumoren einzuleiten, dafür sprächen die Arbeiten von Egbert Frick. Frick betrachtete die Krebsgeschwulst als ein Krankheitssymptom, im Sinne einer Stadien-Diagnose einer vermutlich viel umfassenderen Allgemeinerkrankung. Eine ganze Reihe völlig andersartiger Krankheitsbilder könne ätiologisch auf den potentiellen Krebs-Urheber zurückgeführt werden. Eine erhöhte Infektion der Erythrozyten konnte für viele Erkrankungen festgestellt werden. Selbst wenn es noch keine endgültigen Beweise gab, so gab es doch viele Hinweise auf einen pleomorphen Parasiten im Blut und seine Beteiligung an der Ausbildung unterschiedlichster Krankheitsbilder. Das folgende Kapitel faßt die vorliegenden Erkenntnisse zusammen.

7.2 Egbert Frick und seine Erkenntnisse zum Krebsproblem

Dr. med. Egbert Frick war Onkologe in Danzig und ein ehemaliger Schüler des Chirurgen Prof. Dr. med. Egbert Braatz (Königsberg). Braatz hatte 1895 in seinen Streitschriften gegen Rudolf Virchow diesem vorgeworfen, daß er bei der Begründung der Zellularpathologie die Rolle der Bakterien weithin ignoriert habe. Zu Beginn seiner ärztlichen Tätigkeit vertrat Frick noch die hochschulgerechte Auffassung einer „anti-parasitären" Ursache der Krebserkrankung. Die Erfolge in der Krebstherapie mit dem immunbiologischen Präparat „Novantimeristem" von Otto Schmidt, regten ihn zu eigenen Untersuchungen an, die ihn schließlich zu der Umbewertung seiner bisherigen Vorstellungen der Pathologie des Krebsleidens führten. Schmidt hatte 1904 einen Blutparasiten, ein Protozoon, für die Krebsentstehung verantwortlich gemacht, das er regelmäßig im Blut von Krebskranken und in Krebsgeschwülsten nachweisen konnte. Frick hatte es sich zur Aufgabe gemacht, diesen Mikroorganismus weiter zu erforschen und wandte sich 1931 an Enderlein. In dem Aufsatz „Zur medizinischen Auswirkung der von Enderlein gewonnenen Erkenntnisse der parasitären Krebsentstehung und des regelmäßigen Vorkommens der Vorstufen dieses Krebserregers im Blut des Menschen"[151] faßte Frick seinen persönlichen Erkenntnisweg zusammen:

> *„Die vorstehende Arbeit [33] macht uns eingehend mit den pleomorphen Entwicklungsstadien eines bisher noch wenig bekannten Bakteriums vertraut, dessen verschiedene Wuchsformen regelmäßig im Blut des Menschen und verschiedener Tiere nachgewiesen werden konnten. Es handelt sich wahrscheinlich um das älteste parasitäre Kleinlebewesen, das auf den Menschen überkommen ist und sich derartig seinem Wirtskörper angepaßt hat, daß es als ständiger Insasse des Bluts anzutreffen ist. Von der Wiege bis zur Bahre - im Mutterleib, im Leben und in der Leiche konnten wir die Mikroben im Blut des Menschen finden." [151, S. 230]*

Frick hatte sich bereits Anfang der 20er Jahre eingehend mit dem aufgefundenen Mikroorganismus im Blut beschäftigt. Er hatte die Gelegenheit, verschiedene Forscher persönlich kennenzulernen und sich vor Ort über den Stand ihrer Arbeiten zu informieren.

> *„Als ich mich über die Herstellung des von mir seit 1923 mit Erfolg angewandten Heilmittels gegen Krebs ‚Novantimeristem' nach San.-Rat Dr. Otto Schmidt erkundigte, lernte ich 1926 eine Reihe von Wuchsformen dieses Mikrobions kennen, das der Autor dieses Präparats als ein Protozoon beschrieben hat. Um die wissenschaftliche Auswertung der Immuntherapie bösartiger Geschwülste zu vervollkommnen und um ihre Grundprinzipien zur Anerkennung zu bringen, arbeitete ich mich, vom sporadisch-empirischen Erfolg ausgehend, hindurch bis zur methodischen Anwendung dieser medikamentösen Krebstherapie. Dabei war ich, angetrieben von den immer wieder erzielten Heilerfolgen, nachgerade auch stets bestrebt, maßgebliche Fachwissenschaftler für die Klärung des kausalen Zusammenhangs des Präparats mit der Krebsursache zu interessieren. In meinen Vorträgen im Ärzteverein Danzig 1926 und 1927 [439, 440] und Schneidemühl 1929 berichtete ich zunächst über eine Reihe von Erlebnissen mich selbst überraschender Krebsheilungen. Später erkannte ich, daß dieses Medikament nicht weniger bei anderen Krankheiten, besonders bei Ulcus ventriculi et duodeni und bei gewissen Arthritiden, ja sogar bei Epilepsie sich bewährte. Eigene Blutuntersuchungen belehrten mich darüber, daß die von OTTO SCHMIDT beschriebenen Krebserreger auch bei diesen Kranken vorkamen. Als ich dem Münchner Serumwerk (schon im Jahre 1928 und 1929) Blutproben zur Differentialdiagnose auf Magenkrebs und Magengeschwür einreichte, ohne vorherige Angabe der Diagnose, erhielt ich auch bei allen Ulcus-Fällen positive Unter-*

suchungsresultate mitgeteilt, die durch das Komplementbindungsverfahren auf Reinkulturen des Parasiten erzielt worden waren.

Nachdem mir die Arbeiten von von BREHMER und DECHOW bekannt geworden waren, die, unabhängig von OTTO SCHMIDT, offenbar wie auch frühere Autoren (BEHLA, NEBEL, u. a.) verschiedene Wuchsformen desselben Parasiten auch als Krebserreger beschrieben hatten, suchte ich alle diese Forscher, soweit sie noch lebten, persönlich auf, um ihre Forschungsergebnisse mit denen von OTTO SCHMIDT zu vergleichen. Dabei konnte ich meine Erfahrungen über das Vorkommen der Parasiten auch bei anderen Krankheiten, die bisher mit Krebs nicht in Verbindung gebracht worden waren, immer wieder bestätigt finden.

Von BREHMER hatte im Jahre 1932 diese Blutparasiten unter dem Namen „Siphonospora polymorpha' beschrieben. Schon in seinen ersten Arbeiten hatte er festgestellt, daß ihre Entwicklung zu höheren Virusformen, die er allein für die Krebsentstehung verantwortlich machte, von den feineren Säuregraddifferenzen des Blutes abhängig ist, die er mit dem von ihm und BÜCHELER konstruierten Apparat zu pH-Messung der Firma LAUTEN-SCHLÄGER im strömenden Blut messen konnte. Später konnte auch er sicherstellen, daß bei perniciöser Anämie, Arthritiden und anderen nicht mit maligner Tumorbildung einhergehenden Erkrankungen bestimmte Wuchsformen seiner ,Siphonospora polymorpha' ursächlich mitspielten. [151, S. 231]

Bei Dechow lernte Frick noch weitere Wuchsformen kennen, dieser zeigte ihm als ersten einen Aspergillus als Wuchsform dieses Blut-Parasiten. Dechow, mit dem Frick in ständigem Gedankenaustausch stand, publizierte einen Teil seiner Untersuchungsergebnisse im zweiten Heft des „Archivs für Entwicklungsgeschichte der Bakterien" [140, 141]. Frick faßte die von Dechow formulierten Unterschiede zwischen Krebszellen und gesundem Zellgewebe zusammen:

„DECHOW hatte besonders eindrucksvoll, wohl als erster, auch auf den Unterschied im biologischen Verhalten der normalen Zelle und der Krebszelle treffend hingewiesen, und ich will den Leser durch Zitat ganz besonders auf diese Feststellungen DECHOWs aufmerksam machen:

1. Die Körperzelle atmet - die Krebszelle gärt.

2. Die Körperzellen (mit Ausnahme der Blutzellen) können nur im Verbande wachsen und leben – die Krebszellen wachsen und vermehren sich auch einzeln!

3. Die Körperzellen wachsen nur auf arteigenem Plasma - die Krebszellen auf jedem anderen einigermaßen günstigen Nährboden.

4. Transplantierte Körperzellen, selbst Embryonalzellen gehen sehr bald ein – transplantierte Krebszellen wachsen weiter.

5. Die Körperzellen haben nur eine geringe Eigenbeweglichkeit - die Krebszellen eine sehr lebhafte.

6. Eine Körperzelle wird niemals eine andere Zelle auffressen - die Krebszelle erscheint dagegen als ausgesprochenes ***Raubtier****!*

7. Die Krebszellen zerfallen leichter als die Körperzellen.

8. Bei den Körperzellen haben wir gesetzmäßig geregelte Mitosen - bei den Tumorzellen häufig sehr unregelmäßige Mitosen mit schweren Chromosomenstörungen."

[151, S. 231 f. - Hervorhebung im Original]

In dem folgenden Abschnitten faßt Frick die Ereignisse zusammen, die dazu geführt hatten, daß die Krebserreger-Theorie in den 30er Jahren erneut heftig diskutiert wurde. Fricks Schilderungen dienten mir als Leitfaden für das Kapitel 7.3 „Über die Identität des Krebserregers". Frick führt aus:

„Auch DECHOW hat, wie JOSEPH KOCH, der DECHOWs Arbeiten wohl nicht gekannt hat, schon früher behauptet, daß die Krebszelle keineswegs eine Körperzelle, sondern die Amoebit-Form des Parasiten ist. JOSEPH KOCH beschreibt eingehend in zahlreichen Bildern diese heterologe ‚Cellula cancrosa' als spezifische Wuchsform seines Erregers, den er mit dem Klassennamen Protozoon glaubte klassifizieren zu dürfen (Protozoon cancrosum).

Während die Arbeiten DECHOWs, so wertvoll sie waren, fast unbekannt blieben, wurden die Forschungsergebnisse von BREHMERS, als dieser sie unter Bestätigung von VIKTOR SCHILLING einerseits, JANCKE und BÖRNER anderseits in der Med. Welt 1934 [133] bekannt gab, Gegenstand heftigster Kämpfe um die Krebsätiologie, zumal von BREHMER durch die Messung des pH im strömenden Blut weitere Unterlagen zur Prüfung der Krebsbereitschaft des Organismus gegeben hatte. Auch therapeutische Erfolge wurden nach und nach aus dem unter seiner Leitung arbeitenden Paracelsus-Institut bekannt, die durch Anwendung seiner bei der Behandlung von Infektionskrankheiten (Sepsis u.a.) bekannt geworden Bifo-Präparate (Bifosept und Bifotum) erzielt worden waren. - Auch ich hatte Gelegenheit, mich von der Wirksamkeit dieser Präparate zu überzeugen, wenn ich auch selbst noch nicht über eindeutige Dauererfolge berichten kann, weil ich nach wie vor das von mir als bewährt befunden ‚Novantimeristem' in erster Linie anwende."

[151, S. 232]

Der folgende Abschnitt erklärt, warum Enderlein auch noch in den 50er Jahren an seiner Auffassung festhielt, daß die Bakteriophagen dem Chondrit-Stadium des potentiellen Krebserregers angehören würden. Nachdem es als wissenschaftlich gesichert erschien, daß es sich bei den Phagen um Bakterien infizierende Viren handelt, dachten auch viele Anhänger von Enderlein, daß dieser sich geirrt habe. Der Hinweis von Frick auf die persönliche Bekanntschaft mit den Phagenforschern Kuhn und Ziegenspeck gibt einen Einblick in die Zusammenhänge.

„Ferner hatte ich schon vor Jahren mit den bekannten Phagenforschern PHILALETELES KUHN, Gießen, und HERMANN ZIEGENSPECK, Augsburg, Fühlung genommen. Letzterer zeigte mir sehr interessante Mikrofotos, die zweifelsfrei die gleichen Mikroorganismen zur Darstellung brachten, die ich jetzt im zyklischen Zusammenhang bei ENDERLEIN als Chondrit-Stadien des Krebserregers in Körnchen- und Hantelform kennengelernt habe. ZIEGENSPECK hatte Gelegenheit, gelegentlich eines gerichtlichen Gutachtens eingehende Züchtungsversuche mit dem von OTTO SCHMIDT beschriebenen Parasiten im Serumwerk München anzustellen. Er erklärte mir, daß es sich seiner Meinung nach nicht, wie andere Bakteriologen und Blutforscher behauptet haben, bei diesen Mikroorganismen um Fettkügelchen oder Hämokonien handele, sondern um wirkliche Kleinlebewesen, die im scheinbar sterilen Blut anzutreffen und auch aus Geschwülsten herauszuzüchten sind. Er hat sie als mit den früher eingehend von ihm bearbeiteten Phagen identisch erklärt, und es ist ihm gelungen, durch genaue polarimetische Messungen den Zuckerverbrauch dieser Mikroben in der Kultur und damit ihr Eigenleben nachzuweisen. Die Existenz dieser Kleinlebewesen im Blut, und zwar handelt es sich besonders um Symprotit- und Ascitstadien, wurde schließlich auch vom Reichsgesundheitsamt gelegentlich der Nachprüfung der von BREHMER'schen Behauptungen, die 1934 schon VIKTOR SCHILLING, JANCKE, BÖRNER u. a. teilweise anerkannt hatten, als Bakterien bestätigt, wenn auch ihr Zusammenhang mit der Krebsgenese in Abrede gestellt worden ist. Durch DECHOW, dessen Arbeiten schon 1925 und 1933 veröffentlicht sind, gelangte ich zum Studium der ‚Zyklogenie der Bakterien' und damit zu ENDERLEIN und der pleomorphen Anschauungsweise der mikrobiologischen Vorgänge." [151, S. 233]

Die Anerkennung von Enderleins Forschungen war für Frick nicht nur eine wissenschaftliche Förmlichkeit, es handelte sich dabei „um eine Umwertung in der Bakteriologie von unübersehbarer Tragweite, auch für das Wirken des Arztes bei der Behandlung sämtlicher Infektionskrankheiten". [151, S. 234]

Die Zusammenarbeit von Frick und Enderlein führte in Berlin in den 30er Jahren innerhalb kurzer Zeit zu grundlegenden Feststellungen. Es war klar, daß der Nachweis bakterieller Vorgänge im Blut sich auf den verschiedensten Gebieten der Medizin, der Stoffwechsellehre, der Immunbiologie und schließlich auf die Krebsforschung auswirken mußte. Frick erläutert:

> *„Daß dabei eine Reihe von Vorstellungen, die uns Ärzten von altersher geradezu als unerschütterlich galten, umgewertet werden, darf mich nicht hindern, die mit ENDERLEIN gemeinsam festgestellten Beobachtungen zu bestätigen und mit aller Entschiedenheit auch ihre Auswertung in der Medizin zu fordern. Sind doch diese Feststellungen von wesentlicher Bedeutung, für das Vorgehen des Arztes am Krankenbett - nicht nur bei Krebs, sondern allüberall bei jedem Krankheitsfall, insofern diese ubiquitären Parasiten tatsächlich im Blut eines jeden Menschen und zahlreicher Säugetiere vorkommen und darum auch unbedingt im biologischen sowie im pathologisch veränderten Stoffwechsel eine Rolle spielen müssen." [151, S. 235]*

Bei den zahlreichen Blutuntersuchungen, die Enderlein und Frick gemeinsam vornahmen, zeigte sich das Vorkommen des Blutparasiten ausnahmslos im Blut aller Menschen, bereits im Blut der Nabelschnur und im abortierten Ei war der Erreger nachweisbar. Es ließ sich damals noch nicht genau beurteilen, welche eventuell physiologische Rolle dem Blutparasiten zukam. Es gab Menschen, deren Blut nachweislich zu 70-80 % der Blutzellen mit den winzigen Wuchsformen besetzt waren, die aber angaben, sich völlig wohl und gesund zu fühlen. Somit schien zumindest die Möglichkeit einer Symbiose gegeben. Auf der anderen Seite fand man bei sehr gesunden, sporttreibenden Jugendlichen nur ca. 3-5 % infizierte Erythrozyten, womit der Verdacht berechtigt war, daß es einen Zusammenhang zwischen der Leistungsfähigkeit des Menschen und der Überlagerung der Erythrozyten mit den Chondriten des Parasiten bestand. Um diese Hypothesen zu bestätigen, waren jedoch Reihenuntersuchungen größeren Umfanges nötig. Die Blutuntersuchungen nach einer Immunbehandlung Krebskranker ergaben jedoch einen Einfluß auf die parasitären und symbiontischen Elemente. Frick schildert, wie die bakteriellen Elemente im Blut durch eine Immunbehandlung beeinflußt wurden:

> *„Nicht durchweg gleich im Sinne deutlichen Zurückgehens der Blutinfektion. In der Reaktion nach Immunspritzen scheint sich zunächst sogar eine Anreicherung des Blutes mit Parasiten einzustellen, eine Beobachtung, die auch von BREHMER bei Injektion seiner Bifo-Präparate angegeben hat. Es ist dieser Vorgang dadurch zu erklären, daß bei Abbau der Geschwulstelemente zahlreiche Jugendformen des Parasiten frei werden und in die Blutbahn gelangen." [151, S. 236]*

Bei zunehmender Besserung konnte eine Verringerung des Infektionsgrades eintreten, ein völliges Freiwerden des Bluts von Keimen konnten Frick und Enderlein bei immunbiologisch behandelten Krebskranken nicht feststellen. Auch bei Patienten, die die Krebskrankheit scheinbar völlig überwunden hatten, zeigten sich auch noch nach Jahren reichlich befallene Blutkörperchen und freie Mikroorganismen im Blut.

Nachdem Enderlein und Frick sichergestellt hatten, daß die Vorbedingungen für die Krebsgeschwulst in einer allgemeinen Blutinfektion bestanden, die sich bei jedem Menschen nachweisen ließ, konnte man beim Krebsgeschehen nicht mehr von einer Infektion oder Allgemeinerkrankung sprechen. Von einer Erkrankung konnte demnach erst gesprochen werden, wenn die Symbiose gestört war. Beim Tumor handelte es sich demnach um eine lokal auftretende Störung der Symbiose, die durch die unterschiedlichsten Reizwirkungen bedingt sein konnte.

Die normalen Resorptionsvorgänge der Phagozytose seitens der Mikro- und Makrophagen waren damals bereits recht gut bekannt. Legte man nun aber die festgestellten Tatsachen zu Grunde, daß das Blut mit parasitär eingestellten Wuchsformen eines ubiquitären Chondrit-Bakterie-Schimmel-Organismus durchsetzt war, so schien es sehr wahrscheinlich, daß abgestorbene Zellen, z. B. nach Hypoxien oder anderen Schädigungen, den Parasiten als Nahrung dienten, somit in Konkurrenz zu den Phagozyten standen. Man konnte sich dann vorstellen, daß die parasitären Wuchsformen sich dabei zu höheren, stärkeren Formen entwickelten und schließlich den Kampf gegen die anderen phagozytierenden Blutelemente gewannen. Frick bemerkt hierzu:

> *„Nicht die homologen Zellen sind ‚wild' geworden, sondern die artfremden Parasiten, die unter den geschilderten Voraussetzungen, anstatt sich nur am Stoffwechsel zu beteiligen, lytische Eigenschaften gegenüber Zellen ihres Wirtskörpers erwerben. In diesem Kampf werden die zu Parasiten gewordenen Mikroben für den Organismus besonders darum gefährlich, weil während der Symbiose der Zellen mit den niederen Formen des Abwehrsystems schon an diese Mikrobenspezies gewöhnt, also nicht alarmbereit ist, so daß die natürlichen Immunvorgänge meistens versagen, bzw. zu spät oder zu schwach einsetzen... - Diese zum Teil theoretischen Erwägungen haben gegenüber anderen früheren den Vorzug, daß sie sich mit den mikrobiologischen Befunden ENDERLEINs decken." [151, S. 238]*

Daß diese Mikroben auch bei der Blutgerinnung eine außerordentliche Rolle spielen, ergab sich nach Frick gleich auf den ersten Blick, wenn man sich die Arbeiten Enderleins über das Auswachsen des Chondrit-Stadiums aus den Blutzellen betrachtete. Eigentlich war es verwunderlich, daß es nicht in einem weit größeren Umfang zu Thrombosen käme, in Anbetracht der Mengen der auswachsenden Chondrit-Stadien des Blutparasiten, die im Dunkelfeld im Nativblut Krebskranker lebend beobachtet werden konnten. Unter diesen Gesichtspunkten mußte die Blutgerinnung vollkommen neu bewertet werden.

> *„So verlockend es ist, im Hinblick auf diese allgemein bestehende Blutinfektion alle möglichen Fragen des physiologischen und pathologischen Geschehens zu betrachten, so ist es doch nicht möglich, in dieser vorläufigen Veröffentlichung darauf näher einzugehen. In verschiedenster Richtung werden unsere mikrobiologischen Feststellungen Unterlagen schaffen für ein tieferes Verständnis der Vorgänge, die bisher ohne Berücksichtigung der allgemein bestehenden Blutinfektion bearbeitet worden sind." [151, S. 239]*

In seinen abschließenden Ausführungen beschreibt Frick die postmortalen Vorgänge im Blut. Enderlein und Frick bekamen vom Pathologischen Institut der Charité steril entnommenes venöses Leichenblut zur Untersuchung zur Verfügung gestellt. Wie erwartet konnten sie feststellen, daß sich die Autolyse der Leiche unter der Aufwärtsentwicklung des Blutparasiten vollzog. Die Untersuchungen an der Nabelschnur, die ihnen von der Geburtshilfe-Abteilung der Charité zur Verfügung gestellt worden waren, darunter auch eine von einem Säugling, der durch Kaiserschnitt entbunden worden war, ergaben die gleichen Resultate wie bei dem untersuchten Leichenblut. Durch „Unterbrechung der Lebensspannung" [151, S. 240], durch Störung oder Aufhören des Atmungs- und Ernährungsstoffwechsels und durch die Änderung der pH-Werte im Blut und im Gewebe wurde dem Blutparasiten die Möglichkeit der schnelleren Aufwärtsentwicklung (Probaenogenie) geboten, wodurch sie befähigt wurden, die Auflösungsprozesse der toten organischen Substanz zu betreiben.

Da sich der Blutbefund der Leiche und des embryonalen Lebens ähnelten, konnte dementsprechend die Blutinfektion die Ursache vieler Störungen sein. Die Störungen der Chromosomenteilung z. B. entstünden durch die an ihre Stelle tretenden parasitären Elemente, die auf diese Weise Mischgeschwülste und Mißbildungen verursachten. Multiple

Faktoren konnten das sensible Gleichgewicht zwischen den Blutparasiten und seinem Wirt stören. Chronische Diätfehler (z. B. Fleischüberfütterung, Mastdiät) oder andere toxische Schädigungen (z. B. Alkohol, Nikotin) führten dann zu einer Überlastung des Stoffwechsels. In der Folge käme es zu Mikrozirkulationsstörungen lebenswichtiger Organe, rezidivierenden entzündlichen Prozessen, narbigen Degenerationserscheinungen und Geschwulstbildungen.

„Die mikroskopische Blutuntersuchung auf Wuchsformen dieses stets im Blut befindlichen Parasiten dürfte daher für den Arzt fast in jedem Krankheitsfall ein wichtiger Indikator sein für die Schwere der Krankheitsnoxe - nicht nur bei Krebs, sondern ganz allgemein." [151, S. 241]

In der Auswertung aller Beobachtungen ergab sich ein Zusammenhang zwischen dem Auftreten der parasitären Erscheinungsformen des Blutparasiten und der Ausbildung unterschiedlicher Erkrankungen. Es gab auch eine hinreichende Erklärung für das Versagen des Immunsystems. Frick führt aus:

„Insofern dieses Bakterium in allerengstem Zusammenhang mit dem Organismus aufwächst und schließlich nach dem Tode wesentlich an der Autolyse der Leiche beteiligt ist, dürfte es verständlich sein, daß die Immunität gegen diese nichtsdestoweniger körperfremden Mikroorganismen, die sich weitgehend den Lebensbedingungen der homologen Zellen angepaßt haben, nur gering ist. Dementsprechend erleben wir es als Ärzte immer wieder, daß große maligne Geschwülste sich bei völligem Wohlbefinden des Erkrankten entwickeln können. Die Allgemeinreaktion auf die Krankheitsnoxe tritt erst sekundär ein. - Wenn in der Geschwulst erkrankte Zellen oder auch in ihrem Eigenleben beeinträchtigte Geschwulst-Mycelien zu Grunde gehen und dadurch Kernsubstanz als Körnchen (Symprotite) rückläufig in die Lymph- und Blutbahn gelangen und durch die zahlreichen aus der Geschwulst stammenden Symprotit- und Chondrit-Stadien das Blut überflutet wird, dann erst setzt die Metastasenentwicklung und schließlich die allgemeine Carcinomatose mit Kachexie und evtl., wenn die Abwehrkräfte ganz versagen, die miliare Geschwulstaussaat ein. - Krebs ist somit primär ein lokaler Verwesungsprozeß am Lebenden, sekundär eine unaufhaltsame chronische Blutseptikaemie." [151, S. 243]

Abschließend stellt Frick fest:

„Enderlein hat durch den mikrobiologischen Nachweis den uralten Streit um die parasitäre Krebsentstehung faktisch entschieden: Die schon so oft von Autoren beschriebenen Zyklen von Bakterien, Pilzen, Protozoen, Phagen oder sonstigen Krebserregern, gehören alle einem größeren Zyklus an, der in obiger Arbeit [33] zunächst in den Wuchsformen, die im Blutkörperchen, im Plasma, im Leucocyten und in der Krebsgeschwulst vorkommen, fortlaufend beschrieben worden ist. Durch die lückenlose Beobachtung des Aufbaues der Wuchsformen - der formativen Entwicklung vom Protit- bis zum Amoebit- und Mycelstadium - ist die Genese des elementaren Baues der Tumoren gesichert, und zwar unter genauester Feststellung der Wechselwirkung zwischen homologen und heterologen Blutelementen." [151, S. 244]

„Es ist ENDERLEIN in Schnittpräparaten, dann aber besonders auch in Zupfpräparaten gelungen, die Entstehung der sog. Krebszellen exakt zu beobachten, und jeder Nachprüfer, der in gleicher Weise vorgeht und im mikroskopischen Präparat die Vorgänge so systematisch betrachtet wie ENDERLEIN, muß das Gleiche feststellen. Die Krebsgeschwulst besteht aus Zellen, die von den Wuchsformen des Krebserregers durchsetzt sind, und aus Pilzmycelien, die an der Stelle der aufgezehrten Körperzellen sich ins Gewebe eingelagert haben!" [151, S. 245]

7.3 Über die Identität des Krebserregers

7.3.1 Hans Dechow

Einen wichtigen Beitrag zur Erforschung der parasitären Krebsentstehung lieferte 1933 Hans Dechow, der ebenso wie Adamkiewicz, Otto Schmidt und Joseph Koch eine sogenannte „Krebsprotozoe" als Ursache der Tumorentstehung entdeckt hatte. [140, 141] Dechow gelang die Zucht eines Pilzes der Gattung Aspergillus aus amöboiden Zellen, die er zuvor aus steril gewonnener Flüssigkeit aus Zahnwurzelzysten durch Zucht erhalten hatte. [140] Dechow beschrieb 1933 seine Untersuchungen zur Krebsgenese im Heft 2 des „Archivs für Entwicklungsgeschichte der Bakterien". Dechow war auf Umwegen zu seinen Krebsstudien gelangt. Als er das Problem der Karies der Zähne lösen wollte, war ihm aufgefallen, daß viele Erscheinungen der Karies auch beim Karzinom anzutreffen sind. Es gab anscheinend einige Parallelen zwischen beiden Krankheitsprozessen, die so außerordentlich typisch waren, daß Dechow meinte, man könne wie von einer „Karies dentium"[64] so auch von einer „Karies carnis"[65] sprechen. So verliefen beide pathologischen Vorgänge fieberfrei und ohne Entzündungszeichen, zumindest anfänglich. Bei beiden Erkrankungen werde neues Gewebe gebildet, was allerdings in dem starren Zahngewebe nach außen nicht in Erscheinung treten würde. Die Karies beginnt mit Kalkablagerungen an den Stellen der Schmelzschicht, auf die zuvor Säuren eingewirkt haben. In einem späteren Stadium wird von der Zahnpulpa her ein Dentinwall an den Wandungen unterhalb der kariösen Zone gebildet. Beide Krankheitserscheinungen hätten zudem eine extrem gewebsdestruierende Wirkung bis zum Tod, in einem Fall des Zahnes, im anderen Fall des ganzen Organismus. Typisch für beide sei auch die Eigenschaft, außerordentlich große Mengen Milchsäure zu bilden, die weit über dem läge, was ein normales Gewebe zu produzieren imstande sei; selbst unter hypoxischen Bedingungen würden diese Mengen nicht erreicht. Ferner fänden sich bei beiden Erkrankungen seltsam glänzende Körnchen, die sich bei der Karies in den Dentinkanälchen am Übergang zwischen gesundem und kariösem Dentin fanden. Beim Karzinom fanden sie sich als Zelleinschlüsse in den Karzinomzellen, über deren Identität es die unterschiedlichsten Ansichten gab, die von Artefakten, Öltröpfchen, Kalkkörnern bis zu Parasiten reichten. Bakterien fanden sich hingegen nur in den oberen, zerfallenen Schichten, aber niemals am Übergang vom gesunden zum erkrankten Gewebe. Trotzdem mußte der Erreger an dieser Übergangsstelle zu suchen sein, war doch bekannt, daß sich unweigerlich ein Rezidiv einstellt, wenn bei der Operation nicht weit genug im gesunden Gewebe exzidiert oder exkaviert wurde. Dechow nahm nun an, daß es für beide Erkrankungen einen spezifischen Erreger gab, und daß der Erreger für beide sogar derselbe war, wenn auch nicht in derselben Lebensform. Eine solche Hypothese schien ihm gerechtfertigt, da alle bisherigen Theorien über die Krebsentstehung sich letztendlich als untauglich herausgestellt hatten. Dechow trug einige Fakten zusammen die damals aus der Krebsforschung bekannt waren:

Man wußte z. B., daß man Tumorgewebe von Tier zu Tier transplantieren konnte, das sich dann im dem neuen Wirtsorganismus genau so weiter entwickelte wie an der Entnahmestelle. Im Gegensatz dazu ging normales transplantiertes Gewebe zugrunde. Man wußte auch, daß Geschwulstzellen über die Lymph- und Blutbahnen in weit entfernte Organe verschleppt werden und dort Metastasen bilden können. Auch war bekannt, daß die Tumorzellen unter Umständen die gleichen Produkte wie die Zellen ihres Ausgangsgewebes bilden können, z. B. Galle, Schleim, Kolloid und die gleichen Umwandlungen eingehen können, wie z. B. die Verhornung. Krebszellen unterscheiden sich zudem von normalen Zellen durch ihr autonomes Wachstum, durch die Atypie ihrer Zell- und Kernformen sowie

[64] Karies der Zähne

[65] Karies des Fleisches (gemeint ist das Körpergewebe)

deren Größe. Die Mitosen der Krebszellen sind pluripolar oder asymmetrisch, was allerdings kein ausschließliches Kriterium für die Krebszellen darstellt, denn man konnte asymmetrische Mitosen auch bei anderen pathologischen Prozessen beobachten. Über die verschiedenen Einschlüsse war man sich vollkommen im unklaren. Züchtete man explantiertes Krebsgewebe auf Nährböden, dann wuchsen zunächst alle Zellen, aber später überlebten nur die Tumorzellen.

Von den Teerpinselungen der Haut war bekannt, daß sich an der behandelten Stelle ein Karzinom entwickeln konnte. Und schließlich wußte man, daß die Tumorzellen aerob wie anaerob 10 % ihres Volumens an Milchsäure produzieren können, während normale Zellen lediglich maximal 1 % Milchsäure liefern, und das auch nur in der Erstickungsphase. Die gleiche Mengen Milchsäure wie die Tumorzellen konnten nur ganz junge Embryonalzellen liefern, und das auch nur zu Beginn des Experimentes.

Dechow begründete seine These, daß die Krebszelle der Parasit sei, mit einer Feststellung von Otto Warburg[66] Warburg habe hervorgehoben, daß sich die Krebszelle hinsichtlich der Gärung wie eine Hefezelle verhalten würde. Diese Feststellung war nicht nur für Dechows Entdeckungen von eminenter Wichtigkeit. Jeder Pilz liefert mindestens eine spezifische Säure. Bei einigen Pilzen, wie z. B. bei dem *Aspergillus niger (van Tieghem)*, ist die Säurebildung so stark ausgeprägt, daß man technische Verfahren entwickelte und die von dem Schimmel produzierte Zitronensäure in industriellen Mengen gewann. [80, S. 187] Das *Penicillium notatum (Westling)* sollte bald die heilsame Penicillinsäure liefern, und Enderlein hatte darauf hingewiesen, daß der Mucor große Mengen an Milchsäure produziere. Von den Schimmelpilzen war zudem bekannt, daß sie wie kein anderer Organismus die Fähigkeit der Anpassung besitzen. Es schien demnach nicht abwegig, einen Schimmelpilz als Krebserreger in Betracht zu ziehen.

Experimentelle Beweise, die für die Richtigkeit der Reiztheorie sprachen, gab es zu Genüge, und sie deckten sich zudem mit den klinischen Erfahrungen. Ob durch Teer, Ruß, Tabakrauch oder andere Noxen, ob durch chemische, thermische, traumatische oder parasitäre Einwirkungen, es kam anscheinend im Wesentlichen darauf an, daß das Gewebe längere Zeit hindurch geschädigt wurde. Die Gewebeoberfläche werde, so folgerte man, dadurch quasi chronisch wund gehalten und diene so dem Krebsparasiten als Mahlzeit. Ob der potentielle Krebserreger unter Umständen in der Lage sei, die gleichen Stoffwechselprodukte zu bilden wie die Zellen des Mutterbodens, auf denen sie wuchsen, z. B. Galle, Schleim, Kolloid usw. sei noch nicht abschließend geklärt. Dechow gab zu bedenken, daß dies jedoch der Fall sein könne. Es war bereits damals bekannt, daß Mikroorganismen über die gleichen Enzyme verfügen, wie die Zellen höher entwickelter Lebewesen. Dechow zitiert den Chemiker Hans Pringsheim (1876-1942), der darüber schrieb:

> *„Schon die Tatsache, daß die den Stoffwechsel beherrschenden Fermente in niederen und höheren Lebewesen identisch sind, erleichtert uns den Glauben an die Evolution der ersteren zu der letzteren, ja man möchte sie fast als Bedingung des Evolutionsgedanken hinstellen. In einzelnen Fällen haben die höheren Lebewesen spezielle Fermente ausgebildet und besonders die Spezifität ihrer Fermententwicklung durch deren Verlegung in besondere Organe erhöht ... Diese Anschauung wird noch durch die erstaunlich zu nennende Fermentproduktion bei einer und derselben Art niederer Organismen, ja bei einzelligen, erweitert." [Zit. n. 140, S. 139]*

[66] Der Chemiker Otto Heinrich Warburg (1883-1970) begann um 1918 mit seinen Forschungen über den Stoffwechsel von Krebszellen. Dabei beschäftigte er sich vor allem mit den Grundlagen der Zellatmung. Auf Grund seiner Untersuchungen an Tumoren entwickelte Warburg seine Theorie über die Krebsentstehung. Warburg sah in der Umstellung der Energiegewinnung von einem aeroben auf einen anaeroben Stoffwechsel der Krebszellen die Ursache der Krebsentstehung. [302, 377]

Unter Berücksichtigung der voranstehenden Ausführungen stellte Dechow abschließend fest, daß man die Abstammung der Krebszelle nicht kannte.

> *„Wenn zweifelsfrei erwiesen wäre, daß die Krebszellen Körperzellen sind, und es wird immer wieder mit aller Prägnanz betont, daß die Krebszellen Körperzellen sein müssen, dann wäre nach WARBURG das Karzinomproblem ein zellphysiologisches Problem im engeren Sinne und die Karzinomforschung würde sich in dem Sinne weiter entwickeln, wie sich die Physiologie der Körperzellen entwickelt." [140, S. 128]*

Dechows Untersuchungen gaben ihm aber Anlaß zur Vermutung, daß es sich bei den Krebszellen um artfremde Zellen handelt, die er als Aspergillusprotozoe bezeichnete. Während es Enderlein, Löhnis, Almquist u. a. mehrfach gelungen war, verschiedene Bakterien in ihre Schimmelform zu überführen, war es Dechow gelungen, die protozoenartige Form (Amoebit) eines Aspergillus, die er aus radikulären Zysten gewonnen hatte, bis zum Schimmel-Stadium zu züchten.

Dechow hatte die Bakterien als solche a priori für die Krebsentstehung ausgeschlossen, da sie ja nur in den oberen zerfallenen Schichten der erkrankten Gewebe vorkamen und leicht als Verunreinigungen angetroffen werden konnten. Auch andere Parasiten, die gelegentlich in Karzinomen beobachtet werden konnten, schloß er als Krebsurheber aus und wertete sie als zufällige Begleiterscheinung. Er fragte sich, warum z. B. Robert Koch sich nicht mit den Tumoren beschäftigt hatte und warum er seine sich sonst so glänzend bewährten Untersuchungsmethoden nicht auch auf die Erforschung des Krebses angewandt habe. Auf die gleiche Frage von Martin Kirchner soll Koch geantwortet haben: „Ich werde mich wohl hüten. Mit dem Krebs ist nichts zu machen." [Zit. n. 140, S. 129]

Mit den Forschungen Enderleins wurde verständlich, weshalb es nicht gelang, den Krebserreger reinzuzüchten, um dann mit dem reingezüchteten Organismus im Versuchstier wieder ein typisches Karzinom zu erzeugen, was ja notwendig gewesen wäre, um den endgültigen Beweis zu führen, daß der Parasit der spezifische Erreger ist. Um die Problematik, die es mit dem Krebs-Erreger auf sich hat, verständlicher zu machen, gab Dechow ein Beispiel. Er verglich den Krebs-Erreger mit dem Hallimasch (*Agaricus melleus*), einem bekannten Speisepilz, der in Laubwäldern auf faulen Baumstümpfen in der Größe eines Pfifferlings als harmloser Schmarotzer auftritt. Erscheint er aber in Fichtenkulturen, so ändert der Pilz sein Verhalten und entwickelt sich zu einem gefürchteten Parasiten, der das verästelte Wurzelwerk der Fichten durchzieht und auf die Nachbarstämme übergreift. Versuchte man die in den Fichten parasitisch auftretenden Elemente des Hallimaschs z. B. auf einer alten Holzlatte zu züchten, dann mußte man feststellen, daß hier der Pilz nicht die gefürchtete Rotfäule hervorbrachte, da ja die Holzlatte ganz andere Lebensbedingungen bot als das Wurzelwerk der Fichten. Statt der Rotfäule entwickelt sich der wohlschmeckende Speisepilz. Im übertragenen Sinne würde sich sowohl der Karies-Erreger als auch der Krebs-Erreger wie der Hallimasch verhalten. Sobald man versuchte, ihn auf toten Nährböden zu kultivieren, änderte er seine Lebensform und verlor seine parasitären Eigenschaften. Dechow hatte seine Aspergillusprotozoen aus Tumorgewebe gewonnen, indem er sie an den Stellen der Geschwulst entnahm, an denen keine bakteriellen Beimischungen vorhanden waren. Bereits sieben Jahre zuvor hatte er seine Entdeckung unter dem Titel „Myxamoeba buccalis, zweite Mitteilung. Die Aetiologie der radikulären Zysten"[67] veröffentlicht. Damals hatte er noch nicht genügend Beweise für seine Behauptung, daß die Zellen, die er aus gutartigen Geschwülsten gewonnen hatte, wozu er auch die Zysten zählte, identisch mit den Krebszellen seien. Enderleins „Bakterien-Cyclogenie" war für Dechow eine Art Offenbarung. Er schreibt:

---

[67] Die Arbeit konnte bibliographisch nicht ermittelt werden

„Es mag im ersten Augenblick unglaublich klingen, daß jemand einen Schimmelpilz zum Krebserreger stempeln will, und diese Arbeit wird von vielen Wissenschaftlern zuerst noch mit dem Prädikat ‚Verunreinigung' ad acta gelegt werden, jedoch in Gottes großer Welt ist nichts unmöglich und die Mimikry in der Natur ist oft so fein durchgebildet, daß es gar nicht verwunderlich erscheinen darf, daß pflanzliche Einzeller, die in dem menschlichen Körper in dem Gewebe auftreten, von den Pathologen und Physiologen für Körperzellen gehalten werden, noch dazu wo sie sich nicht nur morphologisch, sondern auch funktionell wie Körperzellen verhalten können." [140, S. 131]

Um das Krebsproblem zu lösen, war Dechow von der Überlegung ausgegangen, daß sich die Krebsgeschwulst niemals sofort nach einer Infektion mit dem Parasiten bilden konnte, es bedurfte immer einer gewissen Latenzzeit. Die Krebsgeschwulst stellte ein Endstadium dar; somit mußte aber auch ein gutartiges Vorstadium bestanden haben, mit einem ganz allmählichen Übergang zur Neubildung. Dieses Vorstadium zu ergründen, hatte sich Dechow zur Aufgabe gemacht. Da aber in der Literatur nur wenige Fälle beschrieben wurden, bei denen sich gutartige Geschwülste in bösartige verwandelten, ging Dechow von der Annahme aus, daß das Vorstadium sich in den unterschiedlichen chronischen Prozessen darstelle. Chronische Ekzeme, Epithelhyperplasien, Dermatitiden, nicht heilende Ulzera, entzündliche Papillome und andere pathologische, chronische Vorgänge, besonders granulomatöse Wucherungen, konnten die Vorläufer des Karzinoms darstellen. In den häufig vorkommenden Zahnwurzelgranulomen fand er zunächst günstige Objekte für seine Untersuchungen.

„Bestärkt wurde ich in meiner Annahme durch die Äußerungen Karl PARTSCH's, der anläßlich seiner umfangreichen wissenschaftlichen Bearbeitung des Gebietes der Granulome und Zysten gefunden hatte, daß die Leptotrichiaarten und die mit ihnen verwandten Fadenbakterien das Gewebe zur Wucherung anzuregen imstande wären." [140, S. 131]

Von den Leptotrichia-Arten hatte er die *Myxamoeba buccalis* bereits als Karies-Erreger beschrieben. Sie war identisch mit Enderleins *Leptotrichia buccalis*, deren ältere Bezeichnung *Syncrotis buccalis* war. Er hatte auch zeigen können, daß die *Myxamoeba buccalis* nicht am Wurzelkanal der Zähne Halt machte, sondern auch in der Lage war, in das Weichgewebe hinein zu wuchern. Im Laufe der Untersuchungen stellte sich allerdings heraus, daß die gewöhnlichen Granulome für exakte bakteriologische Studien wenig geeignet waren, da die Kulturen stets verunreinigt waren und es somit nicht möglich war, einen spezifischen Erreger herauszuzüchten. In den radikulären Zysten bot sich ihm ein besseres Untersuchungsobjekt.

„Man rechnet zwar die Zysten nicht zu den echten Geschwülsten, jedoch muß das Keimfeld in den Zysten unbedingt als proliferierendes Gewebe angesprochen werden, und somit gehört auch dieser Teil der Zysten zu den echten Geschwülsten." [140, S. 132]

Zwar hatten bereits einige Forscher vor ihm erfolglos versucht, aus dem serösen Zysteninhalt sowie aus der Zystenwand Mikroorganismen zu züchten, und sie damit durchweg als steril befunden. Dennoch nahm Dechow an, daß die Leptotrichia-Arten oder verwandte Fadenbakterien sich in der serösen Flüssigkeit finden müßten, wenn auch in einer anderen Lebensform. Dechow gewann den Zysteninhalt unter sterilen Kautelen. Er gab das Material sofort nach der Entnahme in ein speziell präpariertes steriles Ringschälchen und übergoß es mit heißem Agar. Das Ringschälchen wurde direkt danach luft- und wasserdicht mit einem Objektträger abgeschlossen, der mit Klebewachs versiegelt wurde. Als Kontrolle wurden zeitgleich leere Kulturschälchen mit Agar übergossen und in der Folgezeit genauso wie die mit Zysteninhalt präparierten Kulturen behandelt. Die fertig montierten Kulturen wurden mit den Objektträger nach unten in eine mit sterilem Wasser gefüllten Petrischale gestellt, womit nicht nur der Agar vor dem Austrocknen geschützt wurde, sondern auch die Kulturen in ihrem Wachstum gut beobachtet werden konnten. Die Kulturen wurden bei 30-35° C Innentemperatur bebrütet. Dechow beobachtete seine Kulturen in der Regel vier Tage. Am fünften Tag wurde ein Teil der gewachsenen Kulturen für die histologische Untersuchung gefärbt und fixiert, der andere Teil wurde überimpft. Dabei konnte er feststellen:

> *„Nach der ersten Überimpfung hatten die Zellen noch ihre schöne, runde ursprüngliche Form. Nach jeder weiteren Überimpfung traten jedoch Zellbilder auf, die darauf schließen ließen, daß es sich unmöglich um menschliche Körperzellen handeln könnte. Man würde die Zellen als degenerierende, absterbende Zellen ansehen können, wenn nicht einzelne typische Erscheinungen die Vermutung aufkommen ließen, daß die Zellen selbständige Lebewesen sein könnten, die sich anschickten, zur Erhaltung ihrer Art in ein neues Lebensstadium einzutreten. Die Lebensbedingungen, die ihnen auf dem kümmerlichen Agar geboten wurden, genügten nicht den Ansprüchen, auf die sie sich in dem menschlichen Organismus eingestellt hatten." [140, S. 135]*

Dechow betrachtete die Rundzellen, die er in den radikulären Zysten fand, als die ausgereifte Form des Erregers. Um eine Verwechslung mit den histiogenen[68] Rundzellen der Pathologen auszuschließen, benutzte er statt der Bezeichnung Rundzelle Enderleins Bezeichnung „Thecit". Die Thecite verstand Dechow als ein Entwicklungsstadium seiner Aspergillus-protozoe. Und da nach Hugo Ribbert die Zellen von gut- und bösartiger Tumoren prinzipiell nicht voneinander verschieden wären und Malignität und Benignität nur die Wachstumserscheinungen beträfen, hielt Dechow es für möglich, daß die Thecite der radikulären Zysten mit den Krebszellen identisch sein könnten. Ihm stellte sich nun die Frage, in welches Genus und in welche Spezies des botanischen Systems die Thecite einzugruppieren wären. Diese Fragen sollten ihm „die Kulturen selbst beantworten". [140, S. 136] Zu diesem Zweck überließ er sie ein halbes Jahr bei Zimmertemperatur sich selbst. Danach wurden die Deckgläschen von den Ringschälchen entfernt und mit Carbolfuchsin gefärbt.

> *„Die Untersuchung ergab, daß die Rundzellen vollständig verschwunden waren, und an dem Wachsrand einreihig rundherum winzige Schimmelpilze standen, während die Kontrollschälchen frei von Schimmelpilzen waren." [140, S. 136]*

Nachdem Dechow seine Arbeiten an mehreren Forschungsinstituten zur Durchsicht und Nachprüfung eingereicht hatte, bekam er zur Antwort, daß er seine Behauptungen beweisen müsse.

> *„Nun ist es freilich schwer, jemandem zu beweisen, daß ein Küken, das soeben aus einem Ei gekrochen ist, auch tatsächlich ein Küken ist; - aber noch schwerer wird es sein, zu beweisen, daß man ein Huhn in einen Hühnerhabicht umwandeln kann." [141, S. 143]*

Letztendlich blieben aber auch die Vertreter der Mutationstheorie in der Entstehung der Krebszelle einen klaren Beweis schuldig. Ein solcher Beweis wäre für ihn gewesen, wenn man z. B. die Karzinome, die durch die Teerpinselungen der Haut erzeugt worden waren, auch in vitro an gezüchtetem Epithelgewebe hätte zeigen können. Das war aber bisher nicht gelungen. Für die Reiztheorie - heute würde man sagen, die multifaktorielle Genese des Krebses - gab es eine Vielzahl experimenteller Beweise. Alle möglichen Einwirkungen mechanischer, chemischer, physikalischer, biologischer Natur konnten ein Gewebe schädigen und seine maligne Entartung vorbereiten. Enderlein hatte in der „Bakterien-Cyclogenie" von 1925, im Kapitel über die konditionellen Faktoren, bereits die

---

[68] histiogen: vom Gewebe abstammend

Veränderlichkeit in Wachstum und Entwicklung der Bakterien durch eine Vielzahl von Einflußfaktoren dargelegt. Somit stand die Reiztheorie in keinerlei Widerspruch zu Enderleins Forschung, im Gegenteil, war sie doch ein Fingerzeig mehr im Verständnis eines biologischen Krebsgeschehens.

Für die Nachforschungen über die Abstammung der Krebszelle von der Körperzelle boten sich zunächst die Gewebsschnitte an. Man hatte bereits um 1900 Tausende von Serienschnittbildern angefertigt, von winzigsten Tumoren mit nur vierzig Zellen angefangen bis hin zu den größten Wucherungen mit Riesenzellen und innerem und oberflächlichem Gewebszerfall. Bei der Untersuchung hatte man auf die unterschiedlichsten Aspekte der Zellerscheinungen Wert gelegt. Einmal war es der Größenunterschied der Zellen, ein anderes Mal stand der Kern im Mittelpunkt des Interesses. Die Struktur sowie die Metastruktur der Zellen wurde untersucht; ein anderes Mal legte man besonderes Gewicht auf die Anzahl und Beschaffenheit der Chromosomen. Die einen glaubten an eine „illegale Zellbefruchtung", andere nahmen schwere Chromosomenstörungen, Chromosomen-abnormitäten, verirrte Chromosomen und unregelmäßig gelagerte Chromosomen als Ursache der Krebszellbildung an. Doch mit den histologischen Bildern allein konnte man nicht den Beweis für die Abstammung der Krebszelle von der Körperzelle führen, und so versuchte man, weitere experimentelle Beweise zu finden. Man glaubte, in dem Nachweis der Artspezifität der Krebszellen einen solchen gefunden zu haben. Mit Präzipitationsreaktionen konnte Emil von Dungern z. B. einwandfrei den Nachweis erbringen, daß die Zellen eines Hasensarkoms auch nach mehreren Überimpfungen auf Kaninchen die Artspezifität der Hasenzellen behalten hatten. Auch hatte man zeigen können, daß gesetzmäßig die Tumoren aller endokrinen Drüsen noch verhältnismäßig lange ihre Hormonproduktion aufrechterhielten und erst mit fortschreitender Entdifferenzierung diese Fähigkeit verloren ging. Damit war zwar die Artspezifität der Krebszelle bewiesen, nicht jedoch deren Abstammung. Dechow gab zu bedenken:

> *„Wer möchte seine Hand dafür ins Feuer legen für die Richtigkeit der Behauptung, daß die Artspezifität von Hause aus den Zellen eigen gewesen und nicht erst erworben ist. Der Umstand, daß die Artspezifität im Laufe der Zeit verloren gehen kann, spricht doch sehr dafür, daß sie ebenso gut auch im Laufe der Zeit erworben werden kann. Die Rechnung ist hier ohne den Wirt gemacht, denn es muß berücksichtigt werden, daß es einzellige Organismen gibt, die ein sehr hohes morphologisches und physiologisches Differenzierungsvermögen besitzen: HERTWICH betonte schon 1904, daß ‚gemeinhin die Höhe der Differenzierungen der einzelligen Lebewesen unterschätzt wird.' Ein durch langwierigen komplizierten Aufbau an ein bestimmtes Gewebe akkommandierter und völlig ausdifferenzierter Zellorganismus wird selbst bei Übertragungen auf andere Körper oder andere Organe desselben Körpers zunächst die Artspezifität seines früheren Wirtskörpers beibehalten und erst allmählich bei fortschreitender Entdifferenzierung seine Spezifität ganz aufgeben. Es darf hier noch eingeschoben werden, daß die Produkte, die die Krebszellen liefern, wie Galle, Colloid, usw., niemals den gleichen Produkten der Körperzellen gleichkommen, auch die Verhornung ähnelt nur der Verhornung der Körperzellen. Somit dürften auch diese Beweise auf sehr schwachen Füßen stehen und sie müssen ebenso wie die histologischen als unsicher abgelehnt werden." [141, S. 145]*

Zusammenfassend erkannte Dechow wie Enderlein in der Krebszelle einen parasitären pleomorphen Mikroorganismus, den er als die Protozoenform eines Aspergillus-Schimmel ansah. Ausgehend von kleinsten mit dem Mikroskop kaum wahrnehmbaren Körnchen, entwickelte sich der Erreger durch fortwährende Kopulation probaenogenetisch und dynamogenetisch aufwärts. In seiner Bakterienform sei der Erreger verantwortlich für chronisch entzündliche Prozesse, die den Boden für die weitere Aufwärtsentwicklung vorbereiteten. In seiner protozoenartigen Form passe sich der Erreger morphologisch und funktionell dem Wirtsgewebe an und sei in dieser Form jedem Forscher als Krebszelle bekannt.

7.3.2 Wilhelm von Brehmer

Im Zusammenhang mit der Blutmikrobenforschung und der Entstehung der Krebserkrankung hatte in den 30er Jahren vor allem Wilhelm von Brehmer von sich reden gemacht und sich zu einem Gegenspieler von Enderlein entwickelt, da er die Priorität der Entdeckung des Blutparasiten für sich beanspruchte. Wie bereits von Frick ausgeführt wurde, waren die Arbeiten von Enderlein, Dechow und J. Koch nahezu unbekannt geblieben. Die Forschungsergebnisse von Brehmers erregten jedoch 1934 Aufsehen, als diese in Veröffentlichungen in der „Medizinischen Welt" von Victor Schilling einerseits und O. Jancke und Carl Börner andererseits bestätigt werden konnten. [133, 276, 423]

Dr. phil. Wilhelm von Brehmer (1883-1958) studierte an der Kaiser-Wilhelm Universität in Berlin Pharmazie und legte 1909 sein Staatsexamen ab. Neben seiner Tätigkeit als Hilfsassistent studierte von Brehmer Biologie, Physik, Chemie, Bakteriologie, Geologie und später nach der Ausweitung seiner Forschungsarbeiten auf das Gebiet der Virus- und Krebskrankheiten schloß er noch ein Studium der Veterinär- und Humanmedizin an, ohne jedoch ein Examen abzulegen.

Vor dem Ersten Weltkrieg wurde von Brehmer von Prof. Engler auf Forschungsreisen nach Ost-Afrika geschickt. Der Erste Weltkrieg unterbrach seine Tätigkeit. Nach der Ausheilung einer Kriegsverletzung kehrte er nach Berlin zurück, und arbeitete ab 1918 wieder an der „Biologischen Reichsanstalt für Land- und Forstwirtschaft" in Berlin-Dahlem. 1923 wurde er mit der Leitung von zwei experimentellen Laboratorien betraut, deren Aufgabe es war, Viruserkrankungen bei Pflanzen, Tieren und Menschen in einem synoptischem Ansatz zu erforschen. [393, S. 27] Die Virusforschung führte von Brehmer zur Krebsforschung. Bei gemeinsamen Arbeiten mit Prof. W. Pfeiler über das Maul- und Klauenseuche-Virus war von Brehmer auf die Bedeutung der Wasserstoff-Ionen-Konzentration in den Kulturen und in den Körperflüssigkeiten der Versuchstiere aufmerksam geworden. Er entwickelte ein Gerät für die intravasale pH-Messung, das „Hämo-Ionometer", das ihm die Möglichkeit einer „exakten" pH-Messung erlaubte. Das Gerät entstand in Zusammenarbeit mit dem Ingenieur Bücheler und wurde von den Physikern Prof. Dr. ing. M. Schlöter der Technischen Hochschule Berlin, Prof. Dr. Schiebold, Leipzig und Prof. Dr. Wulff, Frankfurt/Main, getestet und als äußerst exakt messend bewertet. [275]

1928 entdeckte auch von Brehmer eine Mikrobe im tierischen und menschlichen Blut. Unter dem Titel „Biologische Bekämpfungsmethoden der Viruskrankheiten" [273] berichtete er 1931 in der Zeitschrift „Fortschritte in der Medizin" zum ersten Mal von der entdeckten Mikrobe. 1931 hielt er einen Vortrag auf dem 2. Internationalen Kongreß der vergleichenden Pathologie in Paris unter dem Titel „Vergleichende Pathologie und biologische Bekämpfungsmethoden der Viruskrankheiten im allgemeinen". 1932 erschien nach weiteren Studien ein zweiter Artikel in „Fortschritte in der Medizin", indem er den Zusammenhang zwischen der Blutmikrobe und der Krebsentstehung herstellte. Der Artikel trägt den Titel „Krebs – eine Erregerkrankheit" [274]. Im gleichen Jahr bemühte sich von Brehmer um eine offizielle amtliche Überprüfung seiner Ergebnisse. Dem Antrag wurde stattgegeben, und die Überprüfung wurde einer Kommission unter der Leitung von Victor Schilling, Direktor der IV. Medizinischen Universitätsklinik in Berlin-Moabit und zwei weiterer international anerkannter Hämatologen, Carl Börner und O. Jancke, übertragen sowie dem Reichsgesundheitsamt unter der Leitung von Prof. Dr. med. Ludwig Lange und einiger Bakteriologen des Robert Koch-Instituts.

Schilling selbst waren die gleichen Erscheinungen bekannt, die von Enderlein und von Brehmer im Dunkelfeld gesehen und als den Blutparasiten beschrieben hatten. Er hatte sie allerdings als Fettpartikelchen, Artefakte oder degenerative Strukturen gedeutet. Enderleins Symprotite und Mychite beschrieb er als Randkörnchen und war sich über ihre Bedeutung nicht im klaren. In seinem Werk „Das Blutbild und seine klinische Verwertung" [420] schreibt Schilling 1922 in dem Abschnitt über die Spezialmethoden der Blutuntersuchung:

„Natürliches Blutpräparat; Dunkelfeld.

Betrachtung des natürlichen Blutes bei geringer Abblendung mit starker Vergrößerung oder im Dunkelfeld ist sehr zu empfehlen.

Präparation: Abnahme eines kleinen ganz frischen Bluttropfens mit sauberem großem Deckglas; Auflegen auf sauberen Objektträger, so daß sich der Tropfen ausbreitet. Ev. für längere Betrachtung Umrandung mit Vaseline; ...

Sichtbar: Erythrozyten, ihre Geldrollenbildung und Formveränderungen; Blutplättchen, Lymphozyten als fast homogene Kügelchen mit dunkler Kernlücke; Granulozyten gekörnt (neutrophile fein, eosinophile grob, etwas gelblich); Kern ausgespart, ebenso Zentralapparat. Bei Erwärmung amöboide Bewegung aller Leukozyten (Lymphozyten und Monozyten sehr träge) und Körnchenflimmerung.

Nach 3 - 10 Minuten Fibrinnadeln und Deformation mit Auftreten beweglicher Trümmer und Derivate. Die bei starker Abblendung oder im Dunkelfeld sofort sichtbaren sehr kleinen ‚Blutstäubchen' (Hämokonien) sind meist Fettpartikelchen und nach der Mahlzeit sehr vermehrt; die größeren sind ‚Centren' usw.; ‚Pseudospirochäten'.

Randkörnchen. Taf. I. 26.

Sehr kleine (bis ¼ µ groß) einfache oder doppelte Körnchen im Erythrozyten in äußerst peripherer oder exzentrischer Lage. Sehr leicht ablösbar, daher meist nur streckenweise an jedem oder vielen Erythrozyten. Lebhaft azurrot (normal ohne besondere Methoden nicht erkennbar). (Im Dunkelfeld sind sie sehr beweglich, anscheinend molekular, können aber auch geißelartige Anhänge besitzen.) Sie treten im Verlaufe zahlreicher, auch gerade aregenerativer Anämien auf und können größer werden sowie blaue Substanzen in ihrer Umgebung erhalten (‚Pseudoparasiten'). Vielfach sind sie scheinbar für Krankheitserreger angesehen, da sie besonders mit Piroplasma[69] bis auf ihre geringere Größe Ähnlichkeit besitzen können. Taf. I. 27. Während einige Autoren sie für letzte Kernreste ansehen (Jolly, Weidenreich ‚Chromatinstäubchen'), halten andere sie für die verbleibende Zentralkörnchengruppe (z. B. Alfred Nißle, Verfasser)."

[420, S. 16 und S. 50]

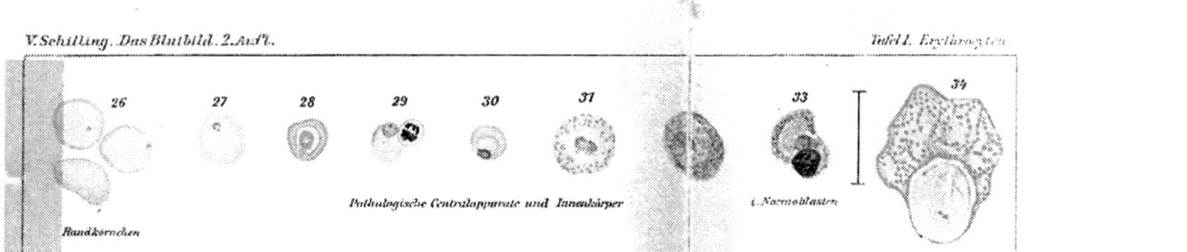

Abb. 24 Darstellung der Randkörperchen in Erythrozyten von V. Schilling [420]

---

[69] Sporentierchen zur Gruppe der Protozoa gehörig

Nach zweijähriger Prüfungsdauer, dreimaliger Wiederholung der Versuchsreihen und Überwindung einiger Sabotageversuche in Form von absichtlich verunreinigten Kulturen[70], bekam von Brehmer die Existenz seiner *Siphonospora polymorpha* bestätigt. Man bestätigte jedoch nur den Blutparasiten, nicht aber den Zusammenhang zwischen den Blutparasiten und der Entstehung von Tumoren. 1934 veröffentlichte von Brehmer in der Zeitschrift „Die Medizinische Welt", einen Aufsatz mit dem Titel „Siphonospora polymorpha – ein neuer Mikroorganismus im Blut und seine Beziehung zur Tumorgenese". [276] Im gleichen Heft erschienen auch die bestätigenden Befunde von Schilling. [423] Nach der Publikation des Artikels und der Bestätigung durch Schilling begannen die Schwierigkeiten für von Brehmer. Von Brehmer führte aus:

> *„Es ging um die beiden entscheidenden Fragen: Gibt es überhaupt noch einen Blutparasiten, den die Haematologen bisher nicht entdeckt haben sollten, und 2. steht die Tumorgenese doch mit einem Mikroorganismus im ursächlichen Zusammenhang? Das heißt mit anderen Worten, war die in Krebs forschende medizinische und chemische Schule seit der Erzeugung maligner Tumoren durch Teerpinselungen in den zwanziger Jahren auf falschem Wege, trotz der dogmatischen Erklärungen von Prof. Lubarsch, daß die Erregertheorie für Krebs nun endgültig erledigt sei, weil man bei den laufenden Teerpinselungen unmöglich immer einen Erreger mit überpinsele und vor allem, weil Krebs ja nicht anstecke? Oder hatten die recht, welche am Erregerstandpunkt festhielten, weil Krebs, besonders im vorgeschrittenen Stadium der Krankheit, den typischen Eindruck einer Infektionskrankheit mache und weil kein Beweis dafür erbracht sei, daß es keinen Krebserreger gäbe? Man sah sich durch meine Veröffentlichungen sachlich in die Zeit um 1900 zurückversetzt, in welcher sich Erregeranhänger und Erregergegner in Berlin auseinandersetzten, um endlich die Krebsforschung in eine einheitliche Bahn zu leiten. Die damaligen Debatten führten aber nur zu dem einen Ergebnis, daß beide Parteien sich die Unzulänglichkeiten ihrer Forschungsmethoden bescheinigten, denn keine Partei konnte für ihre Behauptungen den experimentellen Beweis erbringen. Das Problem blieb offen, eben wie gesagt, scheinbar bis zu dem Zeitpunkt, zu dem es gelang, Teertumoren künstlich zu erzeugen. Die Literatur häufte sich zu Bergen, und über keine Krankheit ist wohl soviel spekuliert, angenommen, vermutet und theoretisiert worden wie gerade über Krebs. Befangen im Lubarschen Dogma, warfen mir Geh. Rat Kolle und der ehem. Präsident des Reichsgesundheitsamtes Prof. Dr. Reiter, ferner die Professoren Gins, Auler, Heubner u. a. unmittelbar nach Erscheinen meiner Arbeit vor, daß man die Erregertheorie in der Krebsforschung endgültig als erledigt anzusehen habe und daß deswegen meine Forschungen ‚unwissenschaftlich' und meine Veröffentlichungen ‚phantastisch und leichtfertig' seien. Man habe bisher keinen Erreger gefunden, also gäbe es keinen!"*
>
> *[277, S. 7 f.]*

Im Dezember 1935 erfolgte dann doch die amtliche Bestätigung der *Siphonospora polymorpha* als neuer Blutparasit durch das Reichsgesundheitsamt. Die Untersuchungen wurden von Prof. Dr. med. Ludwig Lange durchgeführt, blieben aber der Ärzteschaft und der Öffentlichkeit unbekannt, denn nachdem ein „reißerischer Artikel" im „Völkischen Beobachter", dem offiziellen Presseorgan der Regierung, ganzseitig und auf der Titelseite erschienen war: „Dr. v. Brehmer Entdecker des Krebserregers!", wurde über von Brehmer ein Publikationsverbot in wissenschaftlichen Zeitschriften verhängt. Der Artikel sei damals ohne das Wissen von Brehmers veröffentlicht worden, der sich zu dieser Zeit auf einer Vortragsreise befand. Eine Mitarbeiterin aus dem Labor von Brehmers habe die Informationen über den entdeckten Krebsparasiten einem befreundeten Journalisten zukommen lassen, der den Artikel dann offenbar eigenmächtig publiziert habe. Als von Brehmer nach seiner Vortragsreise mit dem Zug nach Berlin zurückkehrte und das Riesenaufgebot an Journalisten und Fotographen auf dem Bahnhof sah, habe er in seiner

---

[70] Näheres dazu in dem Artikel von Ursula Philipps und Martin Rosin [393]

wohl typischen trockenen Art bemerkt: „Na, mit was für einem großen Vieh fahren wir denn diesmal?"[71] Er hatte sich nicht vorstellen können, daß er die Ursache dieses Aufmarsches war. Es wurde so hingestellt, als habe von Brehmer in den Augen seiner wissenschaftlichen Kollegen ein Sakrileg begangen, indem er seine Arbeit in der Presse darstellte, noch dazu in einer Tageszeitung, die auch im Ausland gelesen wurde, ohne zuvor die wissenschaftliche Öffentlichkeit darüber informiert zu haben. Von Brehmer bemerkte hierzu:

> *„Ich schwieg seit 1936 nicht, weil ich der Wissenschaft keine weiteren Forschungsergebnisse über die Lösung des Krebsproblems zu berichten gehabt hätte, sondern zwangsläufig, weil von der damaligen Medizinalverwaltung ein Publikationsverbot über mich verhängt wurde, ich also, um mit Geh. Medizinalrat Dr. Ziemssen zu sprechen, ‚von der Schwelle der geheiligten Wissenschaft verwiesen' worden war. Einer Einladung der Leitung des II. Internat. Krebskongresses Brüssel 1936, meine Forschungen der internationalen Wissenschaft als Hauptreferent vorzutragen, begegneten die damaligen medizinal-politischen Machthaber durch Paßentziehung und erreichten damit, wenn auch ungewollt, den Besuch zahlreicher ausländischer Wissenschaftler in meinem Institut." [277, S. 9]*

Die Kommission der Biologischen Abteilung des Reichgesundheitsamt (RGA) hatte 1935 zwar die Existenz eines neuen Mikroorganismus im Blut anerkannt, aber einen Zusammenhang mit dem Krebs und die Möglichkeit, aus einem Tropfen Blut die Diagnose Krebs zu stellen, wie es von Brehmer behauptete, wies man weit von sich. So befand die Kommission in der Veröffentlichung des RGA in der Tagespresse vom 5.12.1935, daß „... die Untersuchungsmethode des Regierungsrates von Brehmer für die Erkennung des Krebses keinen Wert habe. Von Brehmer mußte sich eine Gegendarstellung in der Tagespresse erzwingen, in der er auf einen hohen Prozentsatz richtig diagnostizierter Krebsfälle bei der gestellten Aufgabe hinwies!" [Zit. n. 393, S. 29] Nach dem Publikationsverbot folgte die Ablehnung und Distanzierung der wissenschaftlichen Kollegen. Auf der anderen Seite waren seine Untersuchungsbefunde interessant für die „Volkgesundheitsbewegung", an deren Spitze sich ja gerade maßgebliche NS-Partei-Größen führend betätigten. Die Auffassung von Brehmers, daß der Krebs eine Allgemeinerkrankung sei, der man durch eine gesundheitsförderliche Lebensführung und Ernährung begegnen könne, wurde von der Gesundheitsbewegung bereitwillig aufgenommen. So sorgte Julius Streicher, Gauleiter von Franken und Hauptschriftführer der Zeitschrift „Stürmer", 1935 für die Berufung von Brehmers an das „Paracelsus-Institut" am Theresien-Krankenhaus in Nürnberg. Dort erhielt von Brehmer die Gelegenheit, klinische Erfahrungen mit der Blut-Diagnostik und seiner immunbiologischen Behandlungsmethode zu gewinnen.

Bereits 1935 hatte von Brehmer mit Versuchen begonnen, aus avirulenten Siphonosporakulturen eine Vakzine für therapeutische Zwecke herzustellen. Ausgangsmaterial für die Herstellung des Präparates „Arthrisinal" war eine Siphonospora-Kultur aus gangränösen Zahnpulpen und Wurzelgranulomen (vgl. Dechow). Es wurde zur Behandlung von Erkrankungen des rheumatischen Formenkreis, bei Neuralgien und Herpes zoster eingesetzt. Dem Präparat folgte ein mitigiertes Ultrafiltrat (Formoltoxoid) aus hochvirulenten Stäbchenkulturen der Siphonospora, das „Toxinal", später in „Arthrisinal U" umbenannt, das bei den Geschwulsterkrankungen, einschließlich den Lymphomen und Leukosen eingesetzt wurde. [451]

Von Brehmers Krebstherapie stützte sich auf drei Pfeiler:

1. die Therapie mit Säuren zur Herabsetzung des pH im strömenden Blut;

---

[71] Gespräch mit Ursula Phillipps am 10.3.2002.

2. die strikte Umstellung der Ernährung im Sinne einer Vollwerternährung;

3. die Injektions-Behandlung mit den Impfstoffen „Arthrisinal" und „Toxinal" und ferner die Gabe zweier pflanzlicher Präparate, „Bifosept" und „Bifotum". Sie bestanden, nach von Brehmers Angaben, aus den Spaltprodukten pflanzlicher Glukoside[72]. [393, S. 29 f.]

Die Wirkung der „Bifosept" und „Bifotum" Präparate bestünde in der Erhöhung der Abwehrkraft, die durch die Stimulation des retikuloendothelialen Systems bewirkt werde. Die beigegebenen Mineralsalze dienten der unterstützenden Säure-Basen-Regulation im Blut. [277, S. 32]

Von Brehmer konnte mit der Unterstützung von Streicher eine Zeit lang am „Paracelsus-Institut" in Nürnberg klinische Untersuchungen durchführen. Im Sommer 1936 wurde wiederum eine Kommission gebildet, die diesmal die Aufgabe hatte, die Therapien von von Brehmer zu überprüfen. Zu diesem Zweck wurden 12 Krankenblätter des Theresien-Krankenhauses beim RGA eingereicht.

> *„Ein Kommissionsmitglied (Herr Eder) wurde beauftragt, die Patienten, von denen diese Krankengeschichten stammten, persönlich zu allen Vorgängen zu befragen und darüber ein Dossier anzulegen. In einigen dieser Dossiers sind Anschreiben an diese Patienten enthalten, in denen ausdrücklich erwähnt wird, daß diese Recherche ‚im Auftrag des Führers' geschehe! In einem Schreiben wird ein Arzt gebeten, seine Stellungnahme zu beschleunigen, da ‚der Führer selbst gewünscht hat, daß das Gutachten bis zum 1. September 1937 beendet wird.' Es wird dessen hier Erwähnung getan, um hervorzuheben, daß sich hier der medizinalpolitische Kampf zwischen einem Forscher und der Medizinalbehörde in die allerhöchste politische Dimension fortsetzte, weil in der Diktatur die Berufsorganisationen (Ärzte, Institute der Forschung, Universitäten) bereits in die politische Hierarchie integriert sind und jeder kleine Coup an der Basis sofort an der Spitze beim ‚Führer' landet. Aus der Tatsache, daß dann 1937 ‚auf Befehl des Führers' das Paracelsus-Institut in Nürnberg geschlossen werden mußte, kann man den Schluß ziehen, wie die Prüfungskommission die in den Krankenblättern dokumentieren Behandlungserfolge bewertet hat!" [393, S. 30]*

Es habe noch zwei weitere Gründe für die Verfolgung und Ächtung von Brehmers gegeben. So soll von Brehmer ein ausgesprochener Hitler-Kritiker gewesen sein und bereits 1931 in einer süddeutschen Zeitung einen scharfen Artikel gegen Adolf Hitler veröffentlicht haben oder unterschrieben - welchen Inhalts, ist nicht mehr bekannt. Es sei eine Privatklage Hitlers gegen von Brehmer wegen „Verleumdung" erfolgt. Der Prozeß fiel jedoch 1933 mit der Machtübernahme Hitlers unter die General-Amnestie. [393, S. 28] Auch war es allgemein bekannt, daß Hitler eine hohe Summe als Preis für die Aufklärung der Krebsentstehung ausgesetzt hatte, man sprach von 3 Millionen Reichsmark.

Die Schließung des Paracelsus-Institutes erfolgte bereits 1937; danach kehrte von Brehmer zunächst an die „Biologische Reichsanstalt" in Berlin-Dahlem zurück. Er quittierte jedoch bald wieder den Staatsdienst, nicht zuletzt wegen der ihm am Institut entgegengebrachten Widerstände. Die Großindustriellen Robert Bosch (Stuttgart), Hugo Stinnes (Mühlheim/Ruhr) und Generalkonsul Ludwig Roselius (Bremen), richteten von Brehmer ein Privatlabor ein, in dem er seine Forschungen fortsetzen konnte. Aber auch nach dem Ausscheiden aus dem Staatsdienst ging die politische Verfolgung von von Brehmer weiter. Er wurde von der Gestapo überwacht und mußte ein psychiatrisches Gutachten über sich ergehen lassen. Er hatte Glück, daß Prof. Maximilian de Crinis, der die psychiatrische und

---

[72] Ein handschriftlicher Vermerk von Windstoßer, in dem mir vorliegenden Exemplar der Monographie von von Brehmer [277], informiert über die Pflanzen, aus denen von Brehmer das Bifosept und Bifotum herstellte. Demnach gewann von Brehmer die Glukoside aus schwarzen Senf *(Sinapis nige*r) und Majoran *(Origanum majoran*a).

neurologische Untersuchung durchführte, der schriftlichen Anordnung aus der Reichskanzlei durch die Gestapo nicht entgegenkam, von Brehmer sofort in einen Saal mit mindestens zehn Geisteskranken zu sperren und nicht mehr hinauszulassen.[73] Von Brehmer, der trotz der Bedrohung seitens der Gestapo von 1938 bis 1945 weiter an dem Krebsproblem forschte, überlebte den Krieg. Sein Labor wurde allerdings gegen Kriegsende zerstört. Von 1939 bis 1947 hatte von Brehmer keinen Zugang mehr zu wissenschaftlichen Publikationen. Er war somit nicht mehr darüber informiert, welche Ergebnisse die internationale Krebsforschung auf dem Erregergebiet in dieser Zeit erzielen konnte und befürchtete, man könne seine Lage ausnutzen und ihm die Priorität der Entdeckung der Blutmikrobe streitig machen. [277, S. 133]

> *„Immer wieder traten von Zeit zu Zeit die Erregeranhänger, besonders solche biologischer Einstellung, publizistisch hervor. Ich erinnere an die Deutschen: Dechow, E. Frick, Enderlein, Koch, Volkmann, an den Engländer Fearis, die Schweizer Forscher: M. Gähwyler und Nebel, an den Norweger Aaser und andere, die ich namentlich nicht aufführen kann, weil meine gesamte Literatur durch Kriegseinwirkung verloren ging, die wissenschaftliche Weltliteratur mir ab 1939 nicht mehr zugänglich war und zur Zeit auch noch nicht wieder zugänglich ist." [277, S. 132 f.]*

1945 bekam von Brehmer von der russischen Besatzungsmacht eine Villa für ein Forschungsinstitut in Berlin-Groß-Glienicke zur Verfügung gestellt, unter der Bedingung, gonokokkenkranke Soldaten zu behandeln. Von den Engländern über die Deportationsabsichten von Wissenschaftlern seitens der russischen Besatzer informiert, kehrte von Brehmer anläßlich einer Einladung der Universitäts-Klinik in Hamburg nicht nach Groß-Glienicke zurück. In Hamburg demonstrierte er seine Blutuntersuchungen im Dunkelfeld und sein „Hämo-Ionometer". Durch die überstürzte Flucht gingen jedoch auch die restlichen Unterlagen von seinen Forschungsarbeiten verloren, die er während des Krieges in sein Wochenendhaus in Groß-Glienicke hatte auslagern können. [393, S. 32]

1947 schrieb er eine Monographie über die *Siphonospora polymorpha v. Br.* [277] Im gleichen Jahr zog er nach Bad Kreuznach, wo er regelmäßig Symposien und Ausbildungskurse abhielt. 1948 gründete von Brehmer die „Internationale Freie Akademie für Blut-, Geschwulst- und Infektionskrankheiten e. V.". Zu den jährlichen Kongressen kamen zahlreiche in- und ausländische Ärztinnen und Ärzte. Aus dem Kreis der Teilnehmer entstand 1950 die „Internationale Freie Akademie" (IFA), die sich bis 1956 auf den jährlichen Kongressen in Bad Kreuznach traf. Die gesammelten Kongreßberichte erschienen in vier Bänden. Mit den Tod von Brehmers am 22.10.1958 endeten auch die Kongresse in Bad Kreuznach. Ehemalige Mitglieder der „IFA" gründeten später zwei Nachfolgeorganisationen: die „Internationale Medizinische Gesellschaft für Blut- und Geschwulstkrankheiten" unter der Leitung von Dr. med. Emil Scheller, München und die „Gesellschaft für prä- und postoperative Tumortherapie" unter der Leitung von Albrecht und Werkmeister. [188]

Ein Mitglied der „IFA" war Dr. med. Karl Windstoßer, der bereits in den 30er Jahren auf die Arbeiten von von Brehmer, Friedmann und damit auch auf Enderlein aufmerksam geworden war. Der Krieg hatte jedoch eine Kontaktaufnahme zu Enderlein verhindert, so daß Windstoßer erst nach Kriegsende die Gelegenheit fand, den lang gewünschten Kontakt zu Enderlein herzustellen. In den 50er und 60er Jahren entwickelte sich daraus eine fruchtbare Zusammenarbeit. Windstoßer hatte sich lange bemüht, von Brehmer und Enderlein nach dem Krieg an einen Tisch zu bekommen, aber Enderlein lehnte dies ab. In mehreren Briefen legte er seine Vorbehalte gegenüber von Brehmer und dessen Blutmikrobenforschung dar.

---

[73] Einzelheiten darüber sind in dem Artikel von Ursula Philipps und Martin Rosin nachzulesen.

7.3.3 Streit der Konkurrenten

Die offizielle Anerkennung der durch von Brehmer reingezüchteten Bakterienform aus dem Kreislauf des Blutparasiten stellte für Enderlein einen Fortschritt in der Krebserregerfrage dar. Von Brehmer hatte allerdings nur einen Teil des Entwicklungskreises erfaßt, und als er um 1933 Enderlein aufsuchte, um seine *Siphonospora polymorpha* als neue Gattung und Spezie nach „ihm", von Brehmer, zu benennen, gab ihm Enderlein die Antwort, daß sich diese in nichts von der *Leptotrichia buccalis (Robin 1879)* unterscheide, die er selbst seit 1915 gezüchtet habe und in der „Bakterien-Cyclogenie" [10] als auch 1931 in der Abhandlung über die „Pliocyclodie der Bakterien" [18] ausführlich behandelt habe. Zudem machte Enderlein von Brehmer darauf aufmerksam, daß er die bisherige Literatur über das Bakterium vollständig ignoriert habe, wie z. B. die Arbeiten von Karl von Neergaard (1932), Eugène Louis Doyen (1904), Robert Behla (1907) und vor allem Otto Schmidt [376-378], der in zahlreichen Publikationen seit 1903 alles das gesehen hatte, was von Brehmer als seine Entdeckung anerkannt haben wollte.[74] [246] Es war vor allem Otto Schmidt, der in etwa den gleichen Formenkreis des Blutparasiten erkannt habe und diese Formen als Protozoe beschrieb. Er habe auch die Schwärmerchen (Symprotite, Spermite) erkannt und die Würmchen (Synascite), die von Brehmer als „lebhafte Bakterienformen" bezeichnete. Schmidt sei auch der Erste gewesen, der aus einer Bakterien-Aufschwemmung des Krebsparasiten ein Antigen-Präparat zur Krebsbekämpfung entwickelt habe, das „Neoantimeristem". Enderlein verübelte es von Brehmer, daß er die ganze Literatur ignoriert hatte, die mit Adams, „Observations on the cancerous breast", London, bis zurück ins Jahr 1801[75] reichte, und er bezweifelte, daß von Brehmer keine Kenntnis von seinen eigenen Arbeiten gehabt habe. Enderlein schrieb hierzu:

> *„Trotzdem ich damals oft in der Biologischen Reichsanstalt anwesend war, und dort meine Bakterien-Cyclogenie lange Zeit das Tagesgespräch gewesen ist bei allen Beamten, behauptete Brehmer zudem, er habe seit 1925 in dem nächst folgenden Jahrzehnt dort niemals etwas von meiner Bakterien-Cyclogenie gehört und diese gewissermaßen für seine Siphonospora polymorpha von sich selbst aus entdeckt." [246, vgl. Fußnote 74]*

Auch die Ansicht von von Brehmer, der in dem Ansteigen des Blut-pH die Ursache für die Aufwärtsentwicklung der Bakterienform hin zum Krebserreger sah, zweifelte Enderlein an. Als Beispiel führte er an, daß im sauren Magen sich sehr leicht auf dem Boden eines Ulcus ventriculi ein Magen-Karzinom entwickeln könne, während im alkalischen Milieu des Duodenum sich sehr viel seltener ein Ulcus duodeni entwickele und eine Karzinomentwicklung dort kaum zu beobachten sei. Nach Enderlein war der Grund für die Aufwärtsentwicklung des Blutparasiten nicht die pH-Änderung, sondern der Blutparasit selbst löse die pH-Verschiebungen aus. Zudem bezweifelte er die Brauchbarkeit des Brehmerschen „Hämo-Ionometers".

> *„Der Prüfungsapparat, den Ingenieur Adolf Bücheler, Berlin-Schmargendorf entwickelt hatte, und den Brehmer später ‚Brehmer'schen Apparat' nannte, soll zudem das pH keineswegs genau anzugeben in der Lage sein. Ich habe vor Jahrzehnten oft mit Bücheler verhandelt. ... Die von mir immer und immer wieder betonte Vergärungstätigkeit und Verstau-Tätigkeit aller Entwicklungsformen der Virus[76]-Bakterien-Pilz-Reihe des Endobionten erweisen zur Genüge, daß die verschiedenen Stadien desselben die pH-Veränderungen verursachen. Je nach der Dynamovalenz der einzelnen Entwicklungsstadien können sich dicht neben einander verschiedene Tumorgebilde in verschiedenen Entwicklungsstadien anfinden und damit auch mit verschiedenem pH neben einander*

---

[74] Brief von Enderlein an Windstoßer vom 8.12.1950

[75] Die Arbeit konnte bibliographisch nicht ermittelt werden, sie wird von Enderlein jedoch mehrfach erwähnt.

[76] Gemeint ist hier das Chondrit-Stadium des Bakterien-Schimmel-Organismus

bestehen. Man denke nur an die Rund- und Spindelzellen-Sarcome, welche das Mucor-Pilz-Mycel enthält, - wobei allerdings der Name erkennen läßt, daß die Doktrin sich nur die Querschnitte auf Schnitten betrachtet hat! In Wirklichkeit sind diese aber ‚Wurstschnitte' durch die Pilz-Mycelien!!

Die quantenbiologischen Vorgänge in Verbindung mit dem anartatischen Grundgesetz[77] *zeigen die komplizierten Vorgänge, welche diese Differenzen schaffen."*

[246, vgl. Fußnote 74]

Als Enderlein 1950 diese Zeilen schrieb, waren seine Krebsforschungen bereits in ein weiteres Stadium eingetreten. Mit der Feststellung des ubiquitären Vorkommens des Blutparasiten auch im gesunden menschlichen und tierischen Blut stellte sich die Frage nach der Bedeutung und Funktion eines derartigen Mikroorganismus. Im Verlauf von Tausenden von Blut- und Gewebeuntersuchungen entwickelte sich Enderleins anfängliche Vorstellung von einem Blutparasiten hin zu einem Parasiten mit symbiontischen Anteilen und mündete schließlich in der Hypothese eines Endosymbionten, des sogenannten „Endobionten". Enderlein postulierte, daß die Infektion mit dem *Mucor racemosus Fresen*, den er in langen Versuchsreihen nun doch als die Kulminante der *Leptotrichia buccalis (Robin)* gezüchtet hatte, vor Hunderten von Millionen Jahren auf der Stufe des Lanzettfischchens stattgefunden habe, das allgemein als Vorläuferorganismus der Wirbeltiere betrachtet wird. Der Blutparasit sei ein Ursymbiont des Säugetierorganismus und damit nicht mit chemischen Methoden zu bekämpfen. Daraus leitete er auch seine Vorbehalte gegen die von Brehmer entwickelten Präparate ab.

„Nun wäre noch das Bifotum und Bifosept, das auf der durch von Brehmer gelegentlich einer als Botaniker in Afrika beobachteten Tatsache beruht, daß der Neger ‚weißen Senf' als Heilmittel gegen den Krebs zur Verwendung bringt. Der Wirkstoff dabei ist das Thiosinamin, das jedoch über krankheitshemmende Wirkungen nicht hinwegreicht. Bewunderungswürdig ist dabei die subtile Beobachtungsgabe dieses Naturvolkes, durch deren Medizinmänner eine Hemmung der Weiterentwicklung des Ca-Tumors herbeigeführt wird, und das war ja auch eine beachtenswerte Errungenschaft vor allem unter Berücksichtigung der feinen Sinne dieser naturverbundenen Menschen, die jeden Tumor bereits sehr frühzeitig ausfindig gemacht haben werden im Gegensatz zu den europäischen Patienten, die erst dann zum Arzte zu eilen pflegen, wenn der Tumor faustgroß ist. Bei einer derartigen Einstellung kann natürlich eine Entwicklungshemmung einer vollen Heilung lächerlich nahekommen. Man ließ eben die gefährlichen Formen gar nicht erst aufkommen. An dieser Stelle mag noch erwähnt werden, daß vor 1928 Apotheker PINK aus weißem Senf ein Präparat entwickelt hatte, das als Konservierungsmittel zur Verwendung gebracht wurde und für die Fischkonservierung von ihm bis nach Schweden und Dänemark vertrieben wurde. Aber bereits viel früher wurde Senfpflaster zur Linderung von Krebstumoren zur Verwendung gebracht. Dies beruht offenbar auf der Erfahrung, daß das Thiosinamin, das sich aus Senf bei Gegenwart von Ammoniak bildet, zusammen mit Natriumsalizylat in alkoholischer Lösung als ‚Fibriolysin' Narbengewebe erweichen soll, welche Tatsache zugleich auch darauf hinweist, daß Fibrin in den Kreislauf des Endobionten gehört. Und tatsächlich wurden auch bereits damals Heilwirkungen dieses Präparates bekannt. Ähnliche Wirkstoffe enthalten auch der weiße Pfeffer und Paprika. Durch Vermittlung von einem gewissen Elsholz, Potsdam, hatte auch damals von Brehmer von diesen Präparaten, deren Zusammensetzung und Wirkungsweise Kenntnis erhalten. Seit einigen Jahren ist von v. Brehmer ein weiteres Präparat (Toxinal) herausgebracht worden, einem Leptotrichia-Serum." [56, S. 124]

---

[77] Anartatisches Grundgesetz: die gesetzmäßige Aufwärtsentwicklung des Blutparasiten zu höheren parasitären Entwicklungsformen in Abhängigkeit vom fallenden pH.

In Folge der zu schwachen Wirksamkeit der pflanzlichen Glukoside hatte von Brehmer das „Toxinal" herausgebracht. Es bestand aus einer Bakterienaufschwemmung der Leptotrichia buccalis in Formol. Es war auf den Vorarbeiten von Salvatore Citelli, Mailand, entstanden, der ebenfalls Extrakte aus Krebstumoren angewandt hatte. Abgesehen von wenigen Besserungen soll das „Toxinal" aber weitgehend versagt haben. [56, S. 123]

> *„Es ist auch ernstlich zu bezweifeln, daß ein chemisches Präparat - eine Aufschwemmung von Bakterien in Formol stellt auch eine chemische Aufschwemmung dar, das die vollkommen geronnenen und gehärteten Bakterien enthält - auf die lebenden Bakterien stärker wirken sollte als auf den menschlichen Körper selbst; umgekehrt wird es jedoch sein. Und das ist mir auch von Seiten einer Reihe von Ärzten bestätigt worden."[78] [246]*

Enderlein verfolgte eine andere Therapiestrategie.

> *„Was schließlich die Bekämpfung des Krebses vom Standpunkte des Parasitismus durch einen Pilz und seine bakterioformen Jugendformen anbetrifft, so waren m. E. O. Schmidt (1903 und später) [426-428] sowie Nebel („Onkolysin", 1925) im Irrtum, wenn sie glaubten, die Abwehrstoffe des Pilzes gegen die Infektion mit Schwärmern als Impfstoff zu verwenden. Es liegt hier der gleiche Fehler der Deutung vor wie bei der Deutung der Bakteriophagen (Pettenkoferien) als artfremde Erscheinungen. Beide Beobachter sahen nämlich im Innern der Mycelfäden des Mucor, der ihnen vorlag, die gleichen lebhaften Körnchen, die sie Schwärmer etc. nannten, und deuteten dies als Infektion des Mucor mit den Schwärmern; in Wirklichkeit sind es aber auch hier wieder die arteigenen, frei im Lumen des Centralkanales des Pilzmycels herumtanzenden Symprotite und Chondrithanteln etc., die hier die Funktion von nach innen zu losgelösten Kernen (Mych) besitzen." [33, S. 222]*

1937 hatte Enderlein mit der Entwicklung eines eigenen Präparates auf der Grundlage von Otto Schmidts „Novantimeristem" begonnen. Enderlein wählte jedoch einen ganz anderen Ansatz. Seinen immunbiologischen Präparaten lagen die beobachteten Naturvorgänge zu Grunde, weshalb er sie als „rein biologische Präparate" bezeichnete.

> *„Waren alle derartigen Methoden der Therapie physiologischer Art, so ist die hier entwickelte Form des immunbiologischen Vorgehens eine rein biologische. Es fußt auf der Erkenntnis, daß die Schwärmerformen des Chondrit-Stadiums alle höheren Formen dadurch abbauen, daß diese als ‚Spermite' mit den wandständigen Kernen (Mych) der höheren Form copulieren und als etwas größere Schwärmer diese verlassen. Es handelt sich dabei um einen Vorgang, der in früheren Zeiten bei anderen Gelegenheiten in irrtürmlicher Auffassung als ‚Bacteriophagie' dargestellt worden ist. Auch dies ist wieder ein dem Phantom ‚Monomorphismus' zuzuschreibender Fehler. Aber eine derartige ‚Bacteriophagie' ist eben nur innerhalb des Kreislaufes des gleichen Mikroorganismus überhaupt möglich; das, was in der Medizin ‚Virus' genannt wurde, ist eben durchaus keine andersartige Organismenrichtung außerhalb der Bakterie, sondern stellt das Chondrit-Stadium dar, das Primitivstadium aller Mikroorganismen der Bakterien-Pilz-Reihe." [41, S. 17]*

Als Ausgangsmaterial für Enderleins immunbiologisches Präparat dienten zunächst die avirulenten Stadien aus der Fülle der Endobiontenerscheinungen des menschlichen Körpers. Aus ihnen wurde das Chondrit-Stadium isoliert und angezüchtet. [41, S. 18] Das Heilmittel nannte er „Mutalin"; es wurde von einigen Ärzten in der Praxis erprobt. Das „Mutalin" zeigte seine Wirksamkeit nicht nur bei der Behandlung von Tumoren, sondern auch bei vielen anderen chronischen Erkrankungen. Die Erklärung lag nach Enderlein in der einsetzenden Reduktion des Endobiontenbefalls im Blut und die Ausscheidung der

---

[78] Brief von Enderlein an Windstoßer vom 8.12.1950

abgebauten Endobiontenformen über die Ausscheidungsorgane des Organismus. [41, S. 19] Es zeigte sich bald, daß das Chondrit-Stadium, das Enderlein durch Zucht des *Mucor racemosus Fresen* gewann (die Stämme bezog er u. a. von der Firma De Baarn, Holland) [224], genauso wirksam war wie die zuvor isolierten avirulenten Chondrite, die er aus dem menschlichen Körper gewonnen hatte. Damit war eine Basis für die Herstellung der Präparate in größerem Umfang geschaffen. Nachdem einmal das Regulationsprinzip bekannt war, war es nicht mehr schwierig, weitere Präparate zu entwickeln. Dem „Mutalin" folgten ein vergleichbares Präparat aus dem *Aspergillus niger(van Tieghem)* und ein weiteres aus dem *Penicillium notatum (Westling)*. Ein Tropfen dieser Präparate enthielt ca. 10 Millionen lebender Chondrite, die durch Einreibung, orale Gabe oder Injektion verabreicht werden konnten. In den 40er Jahren folgten noch weitere immunbiologisch wirksame Präparate.

Nach dem Krieg kam es zu keinem Zusammentreffen von von Brehmer und Enderlein mehr. Enderlein überlebte zwar von Brehmer um zehn Jahre, doch war von Brehmer mit seiner Blutdiagnostik im Dunkelfeld und seinen intravasalen pH-Messungen im Blut unter den interessierten Ärzten der populärere von beiden. So konnte sich Enderlein auch in den eigenen Reihen mit seinen weitreichenden Erkenntnissen nicht durchgängig behaupten. Enderlein hatte seine Arbeiten jedoch auf eine breite wissenschaftliche Basis gestellt, indem er sich auf die Arbeiten anderer Wissenschaftler bezog. Neben den Arbeiten von Otto Schmidt nannte Enderlein die Krebsforschungen von Prof. Dr. med. Albert Adamkiewicz, mit dem er ein gemeinsames wissenschaftliches Schicksal teilte.

7.3.4 Albert Adamkiewicz

Unter den Autoren, die die Ansicht vertraten, daß die infizierte arteigene Körperzelle der Parasit sei, hob Enderlein vor allem den Pathologen und Neurologen Prof. Dr. med. Albert Adamkiewicz (1850-1921) hervor. Enderlein hatte zu einem späteren Zeitpunkt selbst über Adamkiewicz recherchiert und publizierte zwei Aufsätze von Adamkiewicz im zweiten Heft seiner Schriftenreihe „Akmon" von 1957. [255, 256]

Albert Adamkiewicz wurde am 11.8.1850 in Zerków (Polen) geboren. 1868 bis 1873 studierte er in Königsberg, Breslau und Würzburg Medizin. 1873 bestand er in Breslau das Staatsexamen, und nur wenige Wochen später erhielt er an der Königsberger Universität eine Anstellung als Assistent der Abteilung für Physiologie und klinische Medizin. 1875 wurde er Direktor des klinischen Laboratoriums der Klinik. Er promovierte 1876 und begann mit unabhängigen Forschungsarbeiten, die seinen späteren Ruf als Neuropathologe begründeten. 1877 folgte er einem Angebot der Berliner Charité, wo sich ihm die Gelegenheit bot, seine Untersuchungen am Zentralnervensystem fortzusetzen. Er habilitierte sich und wurde auf den neu geschaffenen Lehrstuhl für Allgemeine und Experimentelle Pathologie an die Universität Krakau berufen. Dort lehrte er von 1880 bis 1891. 1890 begann Adamkiewicz mit einer Serie von Publikationen, in denen er über die Entdeckung eines krebsverursachenden Parasiten berichtete, des „Coccidium sarcolytus". Er entwickelte ein spezielles Serum-Präparat mit dem Namen „Kankroin" und begann mit klinischen Studien. Damit zog Adamkiewicz die Kritik einiger Kollegen der Universität auf sich. Um seine Studien mit dem Anti-Krebs-Serum „Kankroin" fortzusetzen, ging Adamkiewicz nach Wien. Die klinischen Studien brachten nicht den erhofften Erfolg, und so verlor Adamkiewicz zunehmend an Rückhalt in der Wissenschaftsgemeinde. Die Rückkehr an die Krakauer Universität blieb ihm verwehrt. 1893 schied er 43-jährig aus dem Universitätsdienst aus. Adamkiewicz blieb in Wien, er ließ sich als Arzt nieder und kämpfte bis zu seinem Tod für die Anerkennung seiner Krebsforschungen.

Adamkiewicz widersprach der Hypothese, daß die Krebszelle von der Epithelzelle abstamme. Er erinnerte daran, daß man bei der Krebserkrankung alle Merkmale einer chronischen Infektionskrankheit finden würde - die Lokalaffektion, die Metastasenbildung und die Intoxikation. Adamkiewicz unterschied drei verschiedene Altersstadien der Krebszellen. In ihrer Jugendform glichen sie den Leukozyten, und auf dem Höhepunkt ihrer Entwicklung glichen sie Epithelzellen. Schließlich könnten die Krebszellen irreguläre Blasen ausbilden und zerfallen. Die Kerne seien zunächst runde oder elliptische solide Gebilde, später bildeten sie Bläschen, die sich durch Safranin rot bis violett anfärben ließen. Die Kerne enthielten reichlich Körnchen, die sich auch massenhaft im Zytoplasma ansammelten. Läge ein derartiger Befund vor, dann könne daraus mit Sicherheit auf das Vorhandensein von Krebs geschlossen werden. Das Degenerieren der Krebszellen im Alter sei ein charakteristisches Unterscheidungsmerkmal gegenüber den Epithelien. Bakterien, gleich welcher Art, konnte Adamkiewicz als Ursache der Krebserkrankung ausschließen. In Analogie zu anderem infiziertem Gewebe nahm er jedoch an, daß das Karzinomgewebe toxische Eigenschaften besitzen müsse. Um dies zu prüfen, nahm Adamkiewicz Impfungen mit frischem Krebsgewebe vor, das er in Bindegewebe, seröse Häute und in Gehirne von Kaninchen injizierte. Die gleichen Versuche führte er mit verschieden bakteriellen Erregern durch. Im Unterschied zu den bakteriell infizierten Kaninchen starben die mit Krebsgewebe geimpften Kaninchen auf eine besondere Art und Weise. Die Kaninchen verendeten innerhalb weniger Stunden bzw. Tagen unter charakteristischen opisthotonen Krämpfen. Adamkiewicz schloß auf das Vorhandensein eines spezifischen Krebsgiftes, das er „Kankroin" nannte. Adamkiewicz sah die Krebszellen als eigenständige parasitäre Lebewesen an, die das Krebsgift „Kankroin" produzieren würden, das durch seine „ätzende" Wirkung normales Zellgewebe vernichte. Adamkiewiczs Überlegung war, ob nicht dieses charakteristische Stoffwechselprodukt des „Krebsparasiten" als Schutz vor ihm selbst zu verwenden sei. Da er nicht genügend Material für seine Untersuchungen bekommen konnte und er annahm, daß das „Kankroin" in die Kategorie der Ptomaïne[79] gehöre, vielleicht sogar identisch mit diesen Stoffen sei, begann er seine Versuche mit frischem Leichengewebe fortzusetzen. Er injizierte das Leichengewebe in Gehirne lebender Kaninchen, wie er es zuvor mit dem Krebsgewebe getan hatte, und bekam das gleiche Resultat. Er fand daraufhin in dem Neurin die Substanz, die mit dem „Kankroin" die größte Ähnlichkeit aufwies. Mit dem Neurin führte Adamkiewicz die erste Behandlung eines Mannes durch, der an einem Lippenkarzinom erkrankt war. Die Vinylbase Neurin hatte Adamkiewicz zuvor mit Zitronensäure neutralisiert und danach die wässerige Lösung mit Phenol gesättigt. Das Gemisch wurde von der Firma Merck in Darmstadt in drei Stärken hergestellt. Das Mittel wurde subkutan injiziert und rief heftige Reaktionen hervor. Es kam zu Nekrosen und entzündlichen Reaktionen am Primärtumor mit Fistelungen und Eiterungen, unter Rückbildung der Geschwulst und der regionalen Lymphdrüsen. [251]

Adamkiewicz hatte am 6.6.1890 die erste seiner sechs Mitteilungen der Kaiserlichen Akademie der Wissenschaften zu Wien vorgelegt, in der er „Über die parasitäre Natur der Krebszelle und die Heilbarkeit durch das Kankroin" berichtete. 1893 veröffentlichte Adamkiewicz die Monographie „Untersuchungen über den Krebs und das Princip seiner Behandlung". [251]

Nach Adamkiewiczs Auffassung fiel er diversen Machtintrigen zum Opfer. 25 Jahre kämpfte er für die Anerkennung seiner Behandlungsmethode, der „unblutigen Heilung von Krebs mit dem ‚Kankroin'." [255] Als den intellektuellen Urheber aller Intrigen gegen ihn bezeichnete Adamkiewicz den Wiener Chirurgen Eduard Albert. Albert selbst hatte Adamkiewicz nach Wien geholt, ihn aber später an der Fortsetzung seiner Arbeiten gehindert. Auch die zuvor vom Ministerium versprochene „Förderung und Unterstützung" sei ausgeblieben, und die Wiener „Krebsgesellschaft", die nach Angaben Adamkiewiczs ohne

[79] Ptomaïne (grch. Ptoma: Leichnam): sog. Leichengifte; basissche Stoffe, die bei der Eiweißfäule auftreten. (Vgl. Neurin, Kadaverin, Putreszin)

seine Erfolge gar nie entstanden wäre, verfolgte keinen anderen Zweck, als sich Adamkiewiczs Sache zu bemächtigen. Adamkiewicz äußerte sich wie folgt zu den damaligen Ereignissen:

> *„Hinter dem Vorsitzenden dieser Gesellschaft, der in einem gegen eine bedeutende Firma*[80] *im Jahre 1907 angestrengten Prozeß vor Gericht die falsche Aussage gemacht hatte, das Kankroin, dessen Zusammensetzung vierzehn Jahre vorher (8. Untersuchung über den Krebs, Wien 1893, S. 46-98) [251] veröffentlicht worden war, sei ein ‚Geheimnis', der für diese schamlose, mich um mein Recht betrügende, mich ideell und materiell überaus schwer schädigende Lüge überdies noch eine ungeheure sogenannte ‚Sachverständigengebühr' gefordert und durch Rechtsfrevel auch erpreßt hat und der mildtätige Gaben sammelt und Erbschaften erschleicht für angebliche Zwecke der ‚Krebsforschung', die aber in Wirklichkeit keine anderen sein können, als die Ausbeutung meiner Ergebnisse, haben sich gar seltsame und jedenfalls nicht die verdienten Tore geschlossen, - eines jener traurigen Beispiele in der Geschichte, wo eine der reinen Wissenschaft dienen sollende Institution dazu mißbraucht worden ist, ein gemeines und sträfliches, also entehrendes Verbrechen - bezahlte falsche Aussage vor Gericht - gegen eine bahnbrechende wissenschaftlichen Errungenschaft in Schutz zu nehmen."*
>
> *[255, S. 348]*

Man nutzte die Wirren des Ersten Weltkrieges, um Adamkiewicz aus dem Krebsinstitut herauszudrängen, an seinen Arbeiten verübte man ein mehrfaches Plagiat.

> *„Den Anfang in dieser ehrenwerten Reihe hat Herr Abderhalden mit der Aneignung meiner Theorie von der inneren Molekularstruktur des organisierten Eiweißes (Natur und Nährwert des Peptons, Berlin 1877), ihrer Zerstörung durch die Verdauung und ihrer Wiederkehr nach der Assimilation in den Geweben gemacht. Dann folgten die Herren Ehrlich und Wassermann mit ihren bestellten Enteignungsversuchen meiner Protozoentheorie des Krebses (‚wild gewordene Epithelie') und meiner Methode, den krebskranken Körper vom Blut aus auf chemischen Wege zu desinfizieren (‚Chemotherapie', Kankroin-Surrogate, Arsen usw.), den vorläufigen Schluß dieser Attentate bilden die Gründungen einerseits der sogenannten ‚Krebsgesellschaften' und ‚Krebsinstitute' mit ihren unverhüllten Tendenzen und andererseits eines Bundes von Literaturverbesserern, welche entweder (Typus Marmorek) den Parasitismus im Geschäftsinteresse des Messers hartnäckig abzuleugnen oder (Typus Sticker) gemäß dem von dem Consortium Czerny-Leyden-Ehrlich auf der sogenannten ‚Internationalen Krebskonferenz' zu Heidelberg im Jahre 1906 gefaßten Beschlüssen zwar anzuerkennen, aber Herrn Ehrlich auch nach dessen Tode unentwegt weiter zu vindicieren, d. h. die Unehrlichkeiten fortzusetzen, beschlossen haben.*
>
> *Erstaunlich ist bei diesem bewußtem Wissenschaftsdolus*[81] *die Dreistigkeit, mit welcher er der Wahrheit trotzt. - Sie beweist: 1. daß der Wissenschaft in gewissen ‚Rechtsstaaten' der Rechtsboden fehlt und 2. daß in der allgemeinen Leitung dieser Staaten Fehler entweder der Einsicht oder des guten Willens oder beider vorhanden sein müssen, die auszurotten ein unaufschiebbares Erfordernis ihrer kulturellen Existenz ist.*
>
> *Daß in diesen systematischen Enteignungsprozeduren Methode liegt, kann einem Zweifel um so weniger unterliegen, als ein neues Institut die Aufgaben erhalten hat, auf biologischem Gebiete gerade in meinen wichtigeren Revieren (Eiweiß, Gehirn, Krebs) zu pirschen und als, was sich schon in ähnlicher Weise mit einigen meiner Arbeiten zugetragen hat, für die von mir vor 10 Jahren gemachte Entdeckung der Beziehungen des Kleinhirnes zu gewissen Bewegungen des Auges (Nystagmus), (Die wahren Zentren der Bewegung usw. Wien 1905, S. 19) ein anderer den medizinischen Nobelpreis für das Jahr*

[80] Prozeß gegen die Firma Merck N.W.T., 1907, Nr. 151. Dort wurde das Kankroin nach den Angaben von Prof. Adamkiewicz hergestellt.

[81] Dolus: Täuschung, List, böse Absicht

1914 erhalten hat. Man sollte doch meinen, daß die Zeiten vorüber sind, in denen, was die einen erarbeiten, ihnen von anderen und dazu noch unter den Augen der Behörden und mit Unterstützung einer willfährigen Justiz und Presse, genommen wird und zumal in den zivilisierten mitteleuropäischen Staaten, die um idealer Güter willen einen Kampf auf Leben und Tod führen und die mit Hilfe gerade der preisgebenden Arbeitenden siegen. Das ist aber nicht der Fall." [255, S. 350 f.]

Nach der erfolgreichen Verdrängung von Adamkiewicz aus dem Krebsinstitut standen seine Gegenspieler unter dem Druck, ein dem Kankroin vergleichbares Krebsheilmittel zu finden. So wurde Paul Ehrlich mit der Herstellung eines Krebsheilmittels beauftragt. Auf diese Weise entstand das „Salvarsan", das zunächst als ein Chemotherapeutikum gegen Krebs gedacht war.

„Ich habe es aber selbst unter den schwersten Umständen unter meiner Würde gehalten, mir den Weg zu meinem Recht zu erkaufen. Die sogenannte ‚Chemotherapie' ist nicht, wie bekannte Lügenpresse und deren Bedienstete in den Nekrologen Herrn Ehrlich zu verbreiten versucht haben, eine ‚Entdeckung' dieses ihres Schützlings, sondern ebenso wie dessen ‚wildgewordene Zelle' der auf Bestellung und zum Zweck der Enteignung des von mir entdeckten Krebsprotozoon und meines chemischen Heilprinzips (Kankroin) erfundene Deckname für dieses Heilprinzip, der erst 15 Jahre nach dem Erscheinen meiner Arbeiten (S. Prager med. W. 1911, 4) von ihm, der Exzellenz und dem Nobelpreisträger, ersonnen worden ist - ein Surrogat für das Kankroin zu finden. Herr Ehrlich hat sich diesen Auftrag leichter gedacht, als er sich später für ihn tatsächlich erwiesen hat. Denn indem er kurzerhand an die Stelle des Kankroin zu dem gemeinen und sozusagen auf der Straße liegenden Arsenik gegriffen hat, hat er nicht bedacht, daß dieses furchtbare Gift die Kranken töten würde, die es heilen sollte, und daß das geschah, bevor es die Krebs-Protozoen unschädlich machen konnte, die gerade das Kankroin vernichtet, ohne den Kranken auch nur im geringsten zu schaden. So sah sich denn Herr Ehrlich, da, was allerdings das vernünftigste gewesen wäre, die Substituierung des so unglücklich gewählten Arsenik durch das schon bewährte Kankroin nicht erlaubt war, in die fatale Lage versetzt, dem Arsenik, dem er nun verfallen war, sozusagen den Giftzahn auszureißen. -Nebenbei bemerkt, ein Unterfangen, das ungefähr auf der wissenschaftlichen Höhe steht, wie etwa der Versuch, aus einer Giftschlange ein frommes Lamm zu machen. Obgleich nun das Arsenik Arsenik bleibt, wo und wie man es mit anderen chemischen Körper auch zusammenkoppelt, so hat doch Herr Ehrlich nicht nur gegen alle Wissenschaft, sondern auch gegen alle Natur das Arsenik durch Verbindung mit Benzol seiner Idee gefügig zu machen wollen und nach 605 vergeblichen Versuchen das unglückliche, aber von seinen Protektoren um jeden Preis so hochgerühmte und reklamehaft angebotene ‚Salvarsan' aufgebracht, das ihn zwar zum Befreier der Menschheit stempeln sollte, das aber schon nach kurzen Versuchen an den mit ihm behandelten Kranken Massenmorde vollzog. - 700 Tote in wenigen Monaten, nach Ansicht einer verantwortungsvollen Stelle allerdings nur eine Bagatelle, wenn man bedenkt, wie viele Kranke trotz des Salvarsans sich noch des Lebens freuten! - und nicht nur die Krebskranken, für die es bestimmt war, sondern auch an Syphilitikern, die, - da inzwischen Schaudinn bei Syphilis, so wie ich beim Krebs, gleichfalls ein Protozoon als Krankheitserreger gefunden hatte -, nach dem Fiasko beim Krebs, ein verheißungsvolles Objekt der spekulativen Medizin abzugeben schienen. Da sich auch diese Spekulation als eine trügerische erwiesen hat, so machte denn Herr Ehrlich den letzten Versuch, das widerspenstige Arsen-Surrogat zu bändigen, indem er es Neosalvarsan benamste, - ohne indes damit mehr zu erreichen, als daß das Arsenik auch unter diesem bereits ein Dutzend Male gewechselten Decknamen für Menschen ein Gift geblieben ist, das höchstens von Pferden, aber niemals von Menschen vertragen wird und daher das Kankroin zu ersetzen niemals imstande sein kann." [255, S. 352]

Abschließend stellte Adamkiewicz fest: „Der denkwürdige Prozeß von Frankfurt am Main im Juni 1914 hat gelehrt, daß diese Erfindung des Herrn Ehrlich Hunderte von Kranken blind, taub, nierenkrank und tot, aber nicht einen vom Krebs gesund gemacht hatte." [255, S. 352]

Auch das von August Paul von Wassermann verwendete Selen konnte das Kankroin nicht ersetzen, was Wassermann selbst bald bemerkte und deshalb zunehmend das Radium favorisierte. Aber „auch mit dem Radium, den Kathodenstrahlen und den anderen nur örtlich - und zwar gesunde wie pathologische Gewebe in gleicher Weise – zerstörenden Substanzen war, trotz gewisser Vorteile, die sie den Lieferanten und den auf ihre Geschäfte bedachten Ärzten, aber nicht den Kranken bringen, nach den ausführlichen Darlegungen, die ich über die traurige Wirkungen solcher „Krebsheilmittel gegeben habe, kein äußerer Erfolg mehr zu erwarten" [255, S. 353]

In der Konsequenz der Mißerfolge waren Adamkiewiczs Gegenspieler gezwungen, immer wieder von neuem einen Ersatz für das Kankroin zu finden. Denn auch das Cholin, das Vincenz von Czerny 1913 als vermeintliches „Krebsmittel" entdeckt hatte, war von Adamkiewicz als untauglich eingestuft worden. Das Cholin (Trimethyloxäthylammoniumoxydhydrat) bilde sich im Leichengewebe, habe jedoch nur eine mäßige giftige Wirkung. Erst durch die Abspaltung eines Wassermoleküls, was durch niedrige Organismen leicht bewirkt werde, entstünde die aggressive basische Substanz Trimethylvinlammoniumoxydhydrat, die unter dem Namen „Neurin" bekannt sei. [251, S. 60]

> *„Auf das Cholin, das Herr Czerny im Jahre 1913 als ‚Krebsmittel' entdeckt haben will, war aus drei Gründen nicht viel zu geben: 1. war in meinen ‚Untersuchungen über den Krebs' aus dem Jahre 1893 schon ausführlich mitgeteilt worden, daß es auf den Krebs keine Wirkung ausübt; und 2. unterscheidet sich das Cholin von dem Hauptbestandteil des Kankroin, dem Neurin, nur wenig, und (3.) es war gefährlich, aus den schon erörterten Annexions-Gründen bezüglich des Kankroins bei der Suche nach dem neuen Surrogat den Gedanken an das Kankroin vorzeitig zu wecken." [255, S. 353]*

Es folgte das „Glykosid", das Adamkiewicz besonders erzürnt kommentierte. Es sei moralisch zu verwerfen, weil es eine neue Form der intellektuellen Unterschlagung seiner Krebsforschung seitens Ehrlich, Czerny und Wassermann darstelle. Das Glykosid sei eine Substanz, die im Organismus in Traubenzucker umgewandelt werde. Damit sei es, im Gegensatz zum Kankroin, kein Gift, sondern ein Nährmittel. Der Einsatz von Glykosiden verbiete sich daher aus sachlichen Gründen, weil durch den Traubenzucker nicht nur der Organismus, sondern auch die Krebsparasiten ernährt werden würden. [255, S. 354]

1918 schrieb Adamkiewicz schließlich den Artikel „Krebsoperationen sind Verbrechen" [256]. Als Reaktion auf die Publikationen von Adamkiewicz wurden seine Veröffentlichungen aufgekauft, seine Arbeiten über den Krebs ignoriert und dem Vergessen preisgegeben. Durch die Unterschlagungen sei aber nicht nur Adamkiewicz selbst um Ruhm und Ehre betrogen worden, es sei ein Verbrechen an der Menschheit begangen und die „reine Atmosphäre der wissenschaftlichen Krebsforschung" [255, S. 353] sei verdorben worden. So blieb Adamkiewicz nur die Mahnung:

> *„Die einen arbeiten, die anderen feiern auf deren Kosten Feste! Sie vergessen nur eines. Eine Stätte meiner Gedanken, die sie errichten, um sie mir zu nehmen, bleibt ein Denkmal meiner Tat, aber ihrer Schande. Auf diese Weise wandelt sich der Segen der Wissenschaft in den Händen derer, die sie verraten, in Fluch um. Und aus der Vernunft, die den Segen gewollt hat, schließt der Wahnsinn, der den Fluch verschuldet. Und so rächt sich gleichzeitig nicht nur das größte in meiner Sache an der Menschheit begangene Verbrechen, so rächt sich auch die Sünde der Väter an ihren Kindern." [255, S. 354]*

Enderlein fühlte sich Adamkiewicz sehr verbunden, teilten sie doch ein ähnliches wissenschaftliches Schicksal. Jedoch kannte Enderlein die Krebsforschungen von Adamkiewicz nicht im Detail. Er hatte lediglich die beiden Artikel [255, 256] gefunden, und so war er der Ansicht, daß Adamkiewicz die biologische Bedeutung des parasitären Krebs-Urhebers nicht in seiner Gesamtheit erkannt und daher ein chemisches Präparat kreiert habe. Auch wenn mit dem „Kankroin" keine vollständige Krebsheilung erzielt werden konnte, so wurde doch in vielen Fällen eine Besserung erreicht, und bei allen Behandelten konnte eine spezifische Wirkung auf den Tumor festgestellt werden. Mit dem „Kankroin" sei daher das Prinzip gefunden worden, welches einen therapeutischen Einfluß auf die Karzinome ermögliche. [399] Es war Adamkiewicz, der darauf hinwies, daß Heilung stets ein Produkt vieler Faktoren sei, die sich dem menschlichen Einfluß entziehen würden, und deren Zahl mit der Schwere der Krankheit anwachse. Gerade weil die Krebserkrankung eine der schwersten sei, müßten Individualität, Disposition, Reaktionsfähigkeit und Lebensenergie der Kranken einerseits und Charakter, Alter, Tendenz und Ausbreitung der Erkrankung anderseits, den Heilerfolg mehr beeinflussen als bei jedem anderen Leiden. [251, S. X(Vorwort)]

Adamkiewicz hatte durch seine experimentelle Krebsforschung wertvolle Grundlagen geschaffen, die trotz aller Bemühungen seiner Gegner nicht ohne Nachhall in der medizinischen Welt blieben. Die Theorie der parasitären Krebsentstehung wurde von einigen Forschern aufgegriffen, und so profitierte vermutlich auch Otto Schmidt von Adamkiewiczs Vorarbeiten.

7.3.5 Otto Schmidt

Enderlein bezieht sich mehrfach auf die Arbeiten von Dr. med. Otto Schmidt, Facharzt für Gynäkologie und Geburtshilfe in Köln. Auch Schmidt vertrat die Auffassung einer parasitären Krebsentstehung. In einem Vortrag hatte Schmidt am 28.1.1903 die Ergebnisse seiner jahrelangen Untersuchungen an zahlreichen Karzinomen der Kölner Ärztegesellschaft für Geburtshilfe und Gynäkologie vorgestellt. Seine Untersuchungen ergaben folgende Resultate:

> *„1. In jedem Carcinom ist ein wohlcharakterisierter Parasit bei Untersuchung des Gewebes in frischem Zustande nachweisbar; sowohl die Grund- als auch die Sporulationsformen kommen darin in ungeheuren Mengen vor.*
>
> *2. Es sind zwei anscheinend gänzlich verschiedene Entwicklungsreihen zu beobachten; beide fruktifizieren nur durch endogene Sporenbildung.*
>
> *3. Die Sporocyten oder Sporangien der ersten Form bilden etwas längliche oder eiförmige Sporen gleicher Größe und stoßen dieselbe nach Sprengung der Kapsel in toto nebst einer sie verbindenden Zwischensubstanz aus; nach Loslösung aus dem Verbande durch Resorption der Zwischensubstanz zeigen die Sporen eine träge Eigenbewegung. Sie sind in jedem Carcinom, meist aber nur spärlich, aufzufinden.*
>
> *4. Die Sporen der zweiten Form sind Schwärmsporen, in jeder Mutterzelle in den verschiedensten Größen vorhanden und in derselben vor dem Durchbruch in lebhafter Bewegung. Die Zwischensubstanz fehlt; sie treten infolgedessen aus der gesprengten Mutterzelle einzeln aus. Ihre Form ist rund, manchmal etwas eckig; ihre Farbe hell meergrün mit einem leichten Stich ins Bläuliche. Die Fortbewegung geschieht ruckweise und wird bewirkt durch eine, manchmal auch zwei kurze Geisseln mit einer knopfförmigen Anschwellung am Ende. Ob die Geissel allen Schwärmsporen zukommt, ist noch unentschieden. Von kleinsten Fettröpfchen unterscheiden sie sich nur durch ihre leichte Tinktionsfähigkeit mit wasserlöslichen Farbstoffen und ihre Züchtbarkeit in Reinkulturen. Sie kommen in jedem Carcinom in großen Mengen vor und liegen teils zwischen, teils in den Zellen und im Zellkern.*

5. Die Schwärmsporen und die zu ihnen gehörigen Sporulationsformen ändern beim Absterben oder Übergang in den Dauerzustand oft ihre Farbe; sie erscheinen dann als gelbbraune oder braunviolette Kugeln mit konzentrischer Schichtung, zuweilen wohl erhalten, meist gesprengt oder zerfallen. Einzelne dieser dunkel gefärbten Exemplare sind in jedem Carcinom nachweisbar, in länger aufbewahrten Spirituspräparaten oft in großer Menge.

6. Zuweilen haben die Sporen schon in lebendem Zustande eine gelbbraune Farbe; in Haufen angesammelt, erscheinen sie schwarzbraun und geben den von ihnen bewohnten Tumoren ein schwarzes Kolorit. Sie sind die Träger der Farbe der melanotischen Tumoren.

7. Wie der Nachweis der Parasiten in jedem Carcinom - Sarkome standen mir leider nicht zur Verfügung - gelingt, so sind sie auch bei der nötigen Vorsicht aus jedem Tumor, bei Peritonealtumoren aus dem Transsudat, bei schon eingetretener Kachexie auch aus dem Blute in Reinkulturen züchtbar.

8. Die erste Generation der Reinkulturen weist alle Eigenschaften auf, welche auch dem Parasiten im Wirtsorganismus eigen sind; weitaus vorherrschend, manchmal nur allein vorhanden, ist die zweite Form, die Schwärmsporen bildende.

9. Je nach der weiteren Versuchsanordnung treten in den nun folgenden Kulturen rascher oder langsamer neue, nicht im Wirte beobachtete Formationen auf. In Teilen eines und desselben Individuums kommen, zwar in getrennten Kapseln, die gewöhnlichen und die Schwärmsporen vor. Nach und nach überwiegen die ersteren, bis sie schließlich allein das Feld behaupten.

10. Den so gezüchteten Organismus, welcher nebenbei noch andere, unwesentliche Abänderungen als Folge der Anpassung an das Luftleben eingeht, um dann seine Konstanz zu behalten, kann man als die saprophytische, die im Wirtsorganismus überwiegende Abart als die parasitische Form des Krebsschmarotzers ansehen.

11. Die Reaktionen und tinktoriellen Eigenschaften der parasitischen resp. der saprophytischen Form bleiben dieselben, gleichgültig, ob die Individuen der Reinkultur oder dem Tumor entstammen; doch weisen die beiden Formen unter sich sehr beträchtliche Unterschiede auf. Die Organismen, vorzüglich die Sporen, haben in jugendlichem Zustande einen hohen Flüssigkeitsgehalt und anscheinend keine Deckschicht; sie sind aus diesem Grunde außerordentlich leicht zerfliesslich und durch Hitze nicht fixierbar.

12. Es gelingt nicht, in Reinkulturen rückläufig den Saprophyten in die parasitische Form überzuführen - wohl aber auf Umwegen durch den Tierkörper.

13. Impfung von krebsempfänglichen Tieren mit lebenskräftigen saprophytischen Kulturen hatten meist nur ein vorübergehendes Unwohlsein zur Folge; bei einzelnen entwickelten sich Geschwülste, unter anderen bei zwei weißen Mäusen Riesentumoren der Leber von rein epithelialem Bau, der größte Teil beim Tode der Tiere käsig verändert. Aus einem derselben, dessen Träger vor dem bevorstehenden Verenden getötet worden war, gelang die Reinzüchtung der parasitischen Form, die nach mehreren Generationen wieder in die saprophytische überging." [426, S. 1083-1085]

Schmidt hatte zu dem Zeitpunkt der Veröffentlichung seiner Untersuchungsergebnisse nicht zweifelsfrei nachweisen können, daß es sich bei den erzeugten Mäusetumoren auch tatsächlich um Karzinome handelte, da die Metastasenentwicklung zum Nachweis der eindeutigen Malignität der erzeugten Tumoren fehlte. Ob es sich bei dem aufgefundenen Mikroorganismus um den Krebserreger handelte, oder dieser möglicherweise nur ein harmloser Schmarotzer des Tumorgewebes sei, wollte Schmidt durch Agglutinationsversuche herausfinden. Die Agglutinine mußten jedoch erst hergestellt werden, und Schmidt, der damals in einer Privatpraxis arbeitete, mangelte es an ausreichenden Mengen Serum. Er behalf sich damit, die Agglutinationsversuche im hängenden Tropfen durchzuführen, einer mikroskopischen Methode. Die Prüfung auf Agglutinierung seines Parasiten hatte er mit Serum von Karzinomkranken, von Kranken mit chronischen Erkrankungen sowie mit Serum von Gesunden und von Tieren durchgeführt. Schmidt konnte mit 25- bis 50-fachen Serumverdünnungen 80 % positive Resultate bei Karzinomen und 45 % positive Resultate bei den chronisch Kranken und Gesunden erzielen. Aus den Versuchsreihen ließen sich jedoch keine endgültigen Schlüsse ziehen. Die Methode schien vergleichbar ungeeignet zu sein, ähnliches hatte sich ja bereits für die Serumdiagnose der Tuberkulose herausgestellt. Wichtiger als der Nachweis der Agglutinationsfähigkeit war für Schmidt der Nachweis, ob sich im Immunserum Karzinomkranker auch spezifische „bakterizid" wirkende Substanzen finden ließen. Schmidt war von der Richtigkeit seiner Entdeckung überzeugt und hielt sich nicht lange mit der Frage des Nachweises seines Erregers auf. „Die vornehmste Aufgabe des Arztes ist Heilen!" [426, S. 1087], hatte er festgestellt und so untersuchte er gleich die therapeutische Verwertbarkeit seiner Entdeckung. Die Therapie der Krebserkrankung könne, abgesehen von der operativen, nur eine „isopathische" sein, ob durch eine aktive Immunisierung oder eine Serumtherapie, müsse noch entschieden werden; vielleicht müsse man auch beides kombinieren.

Schmidt versuchte, ein möglichst hochwertiges Serum zu gewinnen, indem er krebsempfängliche Tiere (Schafe) mit den Reinkulturen seines Erregers impfte. Zwischenzeitlich versuchte er, mit abgetöteten Erregern seiner Reinkulturen Kranke aktiv zu immunisieren. Die beobachteten Reaktionen nach den Immunisierungsversuchen trennte Schmidt nach zwei Gesichtspunkten. Ein Teil der Veränderungen am Patienten ließ sich als Reaktion auf den eingeführten Stoff auffassen, bei dem anderen Teil handelte es sich um die Einleitung eines Heilungsvorgangs. [426, S. 1085-1089]

Unter der Therapie hatten sich die Tumoren unter anfänglichen Entzündungs- und Sekretionsreaktionen zurückgebildet, die auch von Adamkiewicz nach der Verabreichung seines „Kankroin" beschrieben worden waren. Eine vollständige Heilung hatte Schmidt jedoch nicht erzielen können, dafür war der Zeitraum seiner Untersuchungen zu kurz. Er hatte erst zehn Patienten wenige Wochen lang behandelt. Die Reaktionen waren seiner Meinung nach aber beeindruckend genug, um der Ärzteschaft mitgeteilt zu werden. Diese beurteilte seine Mitteilungen jedoch größtenteils skeptisch. 1906 legte Schmidt weitere Argumente für seine Erregertheorie vor. Die „Münchner Medizinische Wochenschrift" veröffentlichte einen Artikel von Schmidt mit dem Titel „Über einen protozoenähnlichen Mikroorganismus in malignen Tumoren und durch diese erzeugte transplantierbare Geschwulstformen beim Tiere" [427]. Schmidt hatte dort uneingeschränkt zugegeben, daß die Anhänger der parasitären Krebstheorie bisher keine einzige Bedingung erfüllt hätten, die man auf Grund der allgemeinen Erfahrung mit anderen Infektionserregern zugrunde gelegt hatte. Kurz zusammengefaßt erwartete man von den Vertretern der Krebserreger-Theorie: - den Nachweis des Parasiten in allen bösartigen Geschwülsten, - die Züchtung desselben in Reinkultur, - die Erzeugung von echten Neubildungen malignen Charakters durch Impfung des reingezüchteten Parasiten im Tierversuch, - den Nachweis desselben Schmarotzers in den künstlich erzeugten Tumoren und schließlich - die Wiederzüchtung des Erregers aus diesen in Reinkultur und die Erzeugung maligner Neubildungen bei Tieren mit dieser Kultur. [427, S. 162]

Schmidt gab zu bedenken, daß der potentielle Erreger unter Umständen zu winzig sein könne, um im mikroskopischen Präparat nachgewiesen zu werden. Angenommen, der Erreger wäre aber groß genug, dann könne er eventuell trotzdem nicht sichtbar gemacht werden, wenn sein Lichtbrechungskoeffizient ein zu geringer sei, und schließlich könne auch mit Hilfe von Färbungen nicht beurteilt werden, ob es sich bei den gefärbten Strukturen um einen Fremdorganismus handele. Ein Protozoon oder ein diesem ähnlicher Organismus könne nur lebend beobachtet werden, und seine Entwicklung müsse am lebenden Objekt studiert und gezeigt werden. Da man in der Zoologie bereits für viele bekannte Protozoen einen Generationswechsel aufzeigen konnte, nahm Schmidt an, daß dies auch für den potentiellen Krebserreger zutreffen müsse. „Ob alle Beobachtungen richtig sind und ob das richtig Beobachtete schulmäßig kombiniert ist, wird die Zukunft und die Nachprüfung durch Zoologen vom Fach zeigen.“ [427, S. 162]

Da die Zucht des Parasiten auf toten Nährböden nicht gelang, hatte Schmidt nach einem geeigneten Zwischenwirt gesucht, den er schließlich im *Mucor racemosus* gefunden hatte. Der Mucor erschien ihm als Zwischenwirt geeignet, nachdem er ihn zweimal aus keimfreien Tumorproben gezüchtet hatte. Die Kulturen des Mucor auf Gelatinenährböden sowie in Traubenzuckerlösungen brachten Entwicklungsformen hervor, die Schmidt als verschieden von dem üblichen Pilzmycel interpretierte, jedoch identisch mit den aus Tumorgewebe isolierten Parasitenformen erkannte. Schmidt züchtete nun auf Kulturen eines botanischen *Mucor racemosus* den aus Tumoren isolierten potentiellen Krebsparasiten, um anschließend im Tierversuch maligne Tumoren zu erzeugen. Noch bevor es Schmidt gelungen war, im Tierversuch die Malignität seiner Kulturen nachzuweisen, ging er zu klinischen Versuchen über. Schmidt hatte überlegt: Wenn das Tuberkulin, das ja aus einem Extrakt aus Tuberkelbazillen bestand, imstande war, selbst in geringsten Dosen bei Tuberkulösen Reaktionen allgemeiner und lokaler Natur hervorzurufen, dann könne der Erreger von malignen Tumoren sicherlich ebensolche Reaktionen herbeiführen. Schmidt konnte seine Gedanken zügig in die Tat umsetzen. „Herr Geh.-Rat Czerny hatte die Güte, sein Krankenmaterial zur Verfügung zu stellen, und verfolgte selbst mit regestem Interesse den Verlauf.“ [427, S. 165]

Die Kranken reagierten mit den erwarteten spezifischen Reaktionen allgemeiner und lokaler Natur. In verschiedenen Publikationen hatte Schmidt über die Art des Fiebers berichtet, das gewöhnlich einige Wochen nach der Injektion anhielt. In dieser Zeit kam es zu regelmäßigen abendlichen Temperaturanstiegen, während die Temperatur am Morgen wieder normal war. Die lokalen Reaktionen am Tumor bestanden in einem ödematösen Anschwellen des Tumors unter Rötung und Zunahme der Schmerzhaftigkeit. In den geschilderten Fällen kam es in wenigen Tagen zu einer Rückbildung der Reaktionen unter Verkleinerung der Tumoren und Lymphknoten. Obwohl das Patientenkollektiv recht klein war, meinte Schmidt damit die Richtigkeit seiner Auffassung untermauert zu haben. Dem Einwand, der Mucor selbst könne der Erreger sein, hielt er entgegen, daß der Mucor bisher nur aus einzelnen Geweben gezüchtet worden sei. Eine Mucorspore mochte sich für lange Zeit im Organismus halten, sie könne jedoch bei Körpertemperatur niemals auskeimen. [427, S. 165 f.]

Schmidts Arbeiten wurden skeptisch und zurückhaltend beurteilt, viele kritische Argumente wurden vorgebracht. Man bezweifelte, ob die geheilten Patienten auch wirklich an Krebs gelitten hatten. Andere Ärzte gaben an, sie hätten in einigen Fällen unter Schmidts Behandlung ein Wachstum der Tumoren feststellen können. Nachdem die Krebserregertheorie als längst überholt galt und der Erregernachweis sich nach wie vor schwierig gestaltete und im Endeffekt auch nicht gelungen war, konnte Schmidt nicht auf eine allgemeine begeisterte Aufnahme seiner Arbeiten hoffen.

Schmidt hatte sich ein privates Forschungslabor eingerichtet und versuchte, weitere Belege für seine Theorie zu schaffen. 1926 schrieb er in der „Zeitschrift für Krebsforschung“ den Artikel „Zur parasitären Ätiologie der malignen Tumoren“ [428], indem er auf neue Befunde hinwies, besonders auf die Arbeiten von William Ewart Gye, der ein invisibles Virus für die Krebsentstehung verantwortlich machte und von Ferdinand Blumenthal. Dieser hatte mit seinen Mitarbeitern eine Gruppe von Bazillen gefunden, die sie als die Träger des krebserregenden Agens in den Geschwülsten ansahen. In diesem Artikel bedauerte Schmidt, daß man seine Arbeiten wohl vergessen habe; er sei es schließlich gewesen, der als erster einen Mikroorganismus aus menschlichen Tumoren gezüchtet und mit diesem bei Tieren Tumoren erzeugt hätte. Dem bekannten deutschen Pathologen Otto Lubarsch hätte er seine

Präparate zur Beurteilung gesandt, und Lubarsch hätte sie eindeutig als echte Karzinome und Sarkome erkannt. In der Schrift führte Schmidt auch die vielen negativ ausgefallenen Tierversuchsreihen an, durch Teerpinselung der Haut Tumoren zu erzeugen. Daß Krebsgeschwülste auch durch physikalische und chemische Reize erzeugt werden konnten, war ein zentrales Argument der Pathologen gegen die Krebserregertheorie. Schmidt hatte dagegen argumentiert, daß sich allein durch die Teerapplikation keine Tumore erzeugen ließen, sondern es müsse noch ein Kleinlebewesen existieren, das in Verbindung mit den physikalischen und chemischen Reizen die Tumorbildung hervorrufe. [428]

Blumenthal hatte direkt auf Schmidts Artikel geantwortet und erklärt:

> *„Schmidt war weder der erste, der einen Mikroorganismus aus Krebs gezüchtet hat, noch war er der erste, der behauptete, Krebsgeschwülste mit diesen erzeugt zu haben. Über die älteren Behauptungen ist man ebenso wie über die seinigen zur Tagesordnung übergegangen. Warum? In 20 Jahren hätte sich feststellen lassen müssen, ob wirklich in jedem Fall von bösartiger Geschwulst der Schmidtsche Erreger da ist, zumal die Schmidtsche Methode höchst einfach, d. h. die allgemein übliche ist. In den Primärgeschwülsten und Metastasen wollte Schmidt regelmäßig sein Protozoon gefunden haben. Niemand hat dies in 20 Jahren bestätigen können. ... Was hat denn Schmidt überhaupt gezüchtet? Er spricht von Reinkulturen seines Mikroorganismus (Protozoen?). Wäre es wirklich ein Protozoon gewesen, so kann Schmidt nicht gut Reinkulturen gehabt haben. Tatsächlich hat Schmidt aus menschlichen Carcinomen einen Mucor racemosus gezüchtet. Daß dieser den Krebserreger in Gestalt eines Protozoon enthalten sollte, ist eben eine Behauptung, für die aber keine Beweise beigebracht sind." [266, S. 495]*

Otto Schmidt starb 1926, seine Arbeiten wurden von seinem Sohn Wolfgang Schmidt in München weitergeführt, der auch die Tumor-Vakzine „Novantimeristem" weiterproduzierte. Der Name des Präparates hatte mehrmals gewechselt und war bis 1940 im Handel. Das Präparat hieß interessanterweise zuerst „Kankroidin", dann „Blastolysin", danach „Antimeristem" und schließlich „Novantimeristem". Schmidt produzierte auch ein Serum-Präparat mit Namen „Matusem", das alternierend in der Krebsbehandlung eingesetzt wurde. Der Zweite Weltkrieg beendete Wolfgang Schmidts Arbeiten. [456, S. 46 u. 79]

Zusammenfassende Erläuterungen zum Kapitel 7.3 Über die Identität des Krebserregers:

Bei der Zusammenstellung der Arbeiten in dem Kapitel 7.3 Über die Identität des potentiellen Krebserregers war es mir wichtig herauszuarbeiten, in welchem Verhältnis die genannten Forscher untereinander standen, und in welcher Beziehung die von ihnen beschriebenen Blutparasiten zu den von Enderlein genannten „Chondrit-Bakterie-Schimmel- Organismus" *Leptotrichia buccalis (Robin)-Mucor racemosus (Fresen)* stehen:

Egbert Frick wurde auf Grund seiner Behandlungserfolge mit dem von Otto Schmidt entwickelten immunbiologischen Mittel „Novantimeristem" zu eigenen Untersuchungen angeregt. Frick konnte Enderlein 1931 für weitere Studien zum Krebsproblem gewinnen. Die Krebserkrankung betrachtete Frick als eine „chronische Infektionskrankheit", die durch einen Blutparasiten verursacht werde, den Schmidt im Blut von Krebskranken und in Tumoren nachgewiesen habe und 1903 beschrieben hatte. Enderlein konnte auf den Vorarbeiten von Otto Schmidt aufbauen, der den Krebserreger als ein Protozoon auffaßte, dessen Zwischenwirt ein Schimmelpilz der Gattung der Mucoraceen sei, hauptsächlich der *Mucor racemosus (Fresen)*. Weitere Vorarbeiten lieferte Hans Dechow, der ebenso ein Protozoon als den potentiellen Krebserreger beschrieben hatte, und diesen in einen Zusammenhang mit der in der Mundhöhle vorkommenden Bakterienart *„Myxamoeba buccalis*" (syn. *Leptotrichia buccalis (Robin)*) brachte und mit einem Schimmelpilz der Gattung der Aspergillaceen. Wilhelm von Brehmer kannte die Arbeiten der genannten Forscher. Er beanspruchte trotzdem die Priorität für die Entdeckung der Blutmikrobe, die er mit „*Siphonospora polymorpha*" bezeichnete, obwohl Carl Börner und O. Jancke 1934 darauf hingewiesen hatten, daß dieses Bakterium „alle wesentlichen Kennzeichen der Familie der Bacillidae im Sinne von Enderlein („Bakterien-Cyclogenie" S. 284)" aufweise. [133, S.1189] Enderlein, der die Arbeiten von Otto Schmidt und dessen Sohn Wolfgang Schmidt (München) sehr gut kannte, verweist auf Albert Adamkiewicz. Adamkiewicz habe durch seine experimentelle Krebsforschung die Grundlagen für ein biologisches Verständnis der Krebserkrankung geschaffen. Otto Schmidt war bei seinen Krebsstudien von Vincenz von Czerny (Heidelberg) unterstützt worden, dem Adamkiewicz vorgeworfen hatte, seine Arbeiten hintertrieben zu haben und 1913 ein Ersatzpräparat für das „Kankroin", das chemisch nahezu identische „Cholin", auf dem Markt gebracht zu haben.

7.4 Kurze biographische Notizen

1937 hatte Enderlein noch kein Interesse, die Ergebnisse seiner Krebsstudien der allgemeinen Öffentlichkeit zugänglich zu machen. Er wollte erst völlig sicher sein, daß es sich bei dem potentiellen Krebserreger auch wirklich um den identifizierten „Bakterien-Schimmel- Organismus" *Leptotrichia buccalis (Robin)-Mucor racemosus (Fresen)* handelte. So geriet Enderlein auch nicht in einen so offensichtlichen Konflikt mit dem NS-Regime wie von Brehmer. Die Schwierigkeiten sollten für Enderlein erst Anfang der 50er Jahre beginnen, nachdem es ihm gelungen war, aus dem Chondrit-Stadium des *Mucor racemosus (Fresen)* ein wirksames Mittel gegen Krebs entwickelt und zehn Jahre erprobt zu haben. Das Präparat zeigte seine Wirksamkeit auch in der Behandlung einer Vielzahl chronischer Erkrankungen.

Enderlein war 1937 in den Ruhestand getreten. Er blieb jedoch noch bis 1942 als freier Mitarbeiter am Entomologischen Institut beschäftigt. Er veröffentlichte jedoch nur noch wenige entomologische Arbeiten. Der Abschied von seinen entomologischen Studien fiel ihm nicht leicht, und ein Teil seiner Kollegen verübelte es ihm, daß er sich schließlich ganz seinen bakteriologischen und humoralpathologischen Studien zuwandte. [2] Insgesamt war das Jahr 1937 für Enderlein sehr ereignisreich. Er heiratete in diesem Jahr ein zweites Mal. Seine Frau Sigrid Intelkofer, geboren am 10.8.1916, war 44 Jahre jünger als er. Sie hatten sich im Zoologischen Garten in Berlin ganz zufällig kennengelernt, und es ergab sich, daß sie sich des öfteren dort wiedertrafen. Es war Sigrid Intelkofer, die Enderlein später den Heiratsantrag machte.[82] Die Hochzeit fand am 31.8.1937 auf dem Standesamt in Berlin-Schöneberg statt.[220] Sigrid Enderlein stand ihrem Mann bis an sein Lebensende treu zur Seite und war ihm eine große Stütze im Alter.

Politisch trat Enderlein immer für die Belange von „Volk und Vaterland" ein. Im Ersten Weltkrieg kämpfte er für den Kaiser; im Dritten Reich ließ er sich von der Welle der Begeisterung mittragen und trat am 1. April 1933 in die NSDAP ein (Mitgliedsnummer 1669701) [247]; und nach dem Krieg wurde er zu einem überzeugten Demokrat. Als Wissenschaftler, der sich in chronischen Geldnöten befand, trat er der Obrigkeit gegenüber als Bittsteller auf. Nach der Machtübernahme durch die Nationalsozialisten warb Enderlein in einem Brief [248] an den Abgeordneten Hinckel, Mitglied des Reichstages, für die Unterstützung seiner bakteriologischen Studien. In dem Brief beschuldigt Enderlein den „Juden" Cohn, der den Monomorphismus erfunden habe und die „jüdische Wissenschaft", die durch ihre Vertreter, wie z. B. der „Jude" Neufeld, Direktor des Robert Koch-Institutes, die Anerkennung seiner bakteriologischen Arbeiten über die Cyclogenie der Bakterien bisher verhindert hätten. [248] Seine Schriften sind jedoch frei von antisemitischen Äußerungen und rassenideologischer Propaganda. Enderlein war Wissenschaftler, humanistisch gebildet

[82] Notiz eines Gespräches zwischen M. Dräger und Sigrid Enderlein 1995.

und er verstand sich als „Weltbürger". Sein Leben stand im Dienst der Menschheit, so der einheitliche Tenor der Würdigungen und Nachrufe. Er war ein feingeistiger Mensch voller Ideale, der immer darum bemüht war, die Gesetze der Natur zu erfassen. Sein Leben spielte sich in den Arbeitszimmern und Laboratorien der Institute und seines privaten Labors zu Hause ab. Enderlein hatte jedoch viele Freunde, die den oberen gesellschaftlichen Kreisen angehörten, und viele waren in die NSDAP eingetreten.

Windstoßer wollte in unserem Gespräch nicht über diese Zeit sprechen, aber es ist bekannt, daß sich Prominente aus Politik, Wirtschaft und Film in der privaten Klinik „Jägerwinkel" in Bad Wiessee von Windstoßer behandeln ließen. Die Biologische Medizin wurde in der Zeit des Nationalsozialismus favorisiert und ihre Vertreter erhielten nach jahrzehntelanger Unterdrückung die Chance, sich mit der „Neuen Deutschen Heilkunde" innerhalb der Schulmedizin zu etablieren. Karl Kötschau [351-353], Alfred Brauchle [269-272] und Louis Radcliff Grote [270] sind die bekanntesten Vertreter aus dieser Zeit. Kötschau prägte den Begriff „Biologische Medizin", der nach dem Zweiten Weltkrieg für lange Zeit indiskutabel war [Zit. n. 343, S. 57]. Kötschau hatte 1934 den Lehrstuhl für „Biologische Medizin" in Jena mit den Worten übernommen: „Nationalsozialistisch denken und biologisch denken aber sind eins."[Zit. n. 343, S. 62] In den zwei Jahrzehnten nach Kriegsende wurde von den Vertretern der biologischen Heilkunde zunehmend der Begriff „Ganzheitsmedizin" gebraucht. Neben Max Otto Bruker und Werner Kollath, deren rechtsradikales Gedankengut eindeutig belegt ist [vgl. 343, 379], waren auch Werner Zabel und Helmut Mommsen Mitglieder der NSDAP. [vgl. 379]

Freiherr Alexander von Seld, ein guter Freund von Enderlein, war anfänglich ein überzeugter Nationalsozialist voller Naivität. In seiner Schrift „Dokumente zu Friedmanns Kampf gegen die Tuberkulose" [181] schrieb von Seld voller Überzeugung:

> *„Wir wissen, daß wir diese Arbeit für das Leben und die Gesundheit deutscher Menschen geschrieben haben, und wir wissen, daß das Nationalsozialismus ist. Wir wissen, daß es darüber hinaus um Ehre und Ansehen des Deutschen Volkes und der Deutschen Wissenschaft in einer weltweiten Angelegenheit gegangen ist. Aus diesem Grunde ist diese Schrift auch ohne jede Furcht vor den Menschen geschrieben, die ja niemand haben darf, der einem solchen großen Ziele dient. Es besteht hierzu auch nicht der allergeringste Grund. Denn wir wissen, daß wir in einem Staate leben, in dem Wahrhaftigkeit und Ehre über jedem Amte stehen. Sollten wir uns aber trotzdem darin geirrt haben,* ***was wir nicht glauben****, so hat uns das Wort zu trösten: ‚Wir schreiben alles in die Ewigkeit! Vor ihr bestehen, heißt das Rechte tun!'". [181 - Hervorhebung im Original]*

Von Seld wurde spätesten 1940 eines Besseren belehrt, nachdem er von der Ärztekammer in Hamburg als „Volkschädling" diffamiert, sein Titel aberkannt und die Approbation entzogen wurde, und seiner achtköpfigen Familie die Sterilisation drohte. [48, S. 60 f. u. 87, S.273] Aber auch Wilhelm von Brehmer, der als ausgesprochener Hitler-Kritiker in Erscheinung trat, erhielt nationalsozialistische Unterstützung. Julius Streicher, der Gauleiter von Franken und Hauptschriftleiter des „Stürmer", finanzierte von Brehmer das Paracelsus-Institut am Theresien-Krankenhaus in Nürnberg. Enderlein wußte aus dieser Zeit in einem vertraulichen Brief an Windstoßer zu berichten, daß dort Krebspatienten 150 RM[83] pro Tag für die Unterkunft berechnet, und die Einnahmen von Streicher und den dort tätigen Ärzten in den Nächten in Sekt angelegt worden seien.[84] [246] Nach dem Krieg legten alle Wert auf eine geschönte Biographie.

Enderlein trat während der Zeit des Nationalsozialismus als Herausgeber des „Archivs für Entwicklungsgeschichte der Bakterien" in Erscheinung, aber damit konnte er keinen Anstoß

[83] Der Betrag entsprach etwa dem Monatsgehalt eines Arbeiters.
[84] Brief von Enderlein an Windstoßer vom 8.12.1950.

bei den Machthabern erregen. Die Zeitschrift sei am Robert Koch-Institut als ein „reines Familienarchiv" [48, S. 53] betrachtet worden, und außer der Verweigerung der Devisen für seinen Besuch des Internationalen Kongresses für Mikrobiologie in New York im Oktober 1939, blieb Enderlein ansonsten unbehelligt.

Über das Privatleben von Enderlein konnte ich wenig in Erfahrung bringen. Seine Tochter Erna stand ihm lange Zeit zur Seite. Sie half ihm bei der Veröffentlichung des „Archivs für Entwicklungsgeschichte der Bakterien". Erna hatte auch ein gutes Verhältnis zur zweiten Frau, Sigrid. Das Verhältnis zu seinem Sohn Günther war wohl eher weniger von Herzlichkeit geprägt. Enderlein war wahrscheinlich kein „guter Vater", eher ein Pflichtvater. Der Platz in seinem Herzen gehörte der Wissenschaft, der Menschheit und Sigrid.

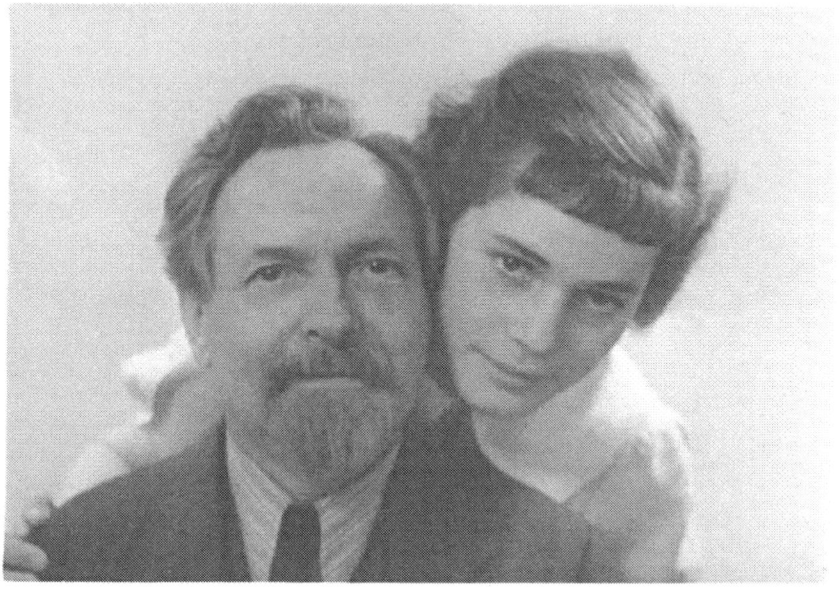

Abb. 25 Sigrid und Günther Enderlein um 1937 [229]

7.5 Anerkennung und Kritik

Enderleins Krebsstudien wurden nur einem kleinen Kreis interessierter Krebsforscher bekannt, darunter auch dem Wiener Hofrat Professor Dr. med. vet. Franz Gerlach, Direktor der Bundesanstalt für Tierseuchenbekämpfung in Mödling bei Wien. Dieser schrieb im Januar 1938 in einem Dankesbrief an Enderlein:

> *„Ich schätze mich glücklich, daß ich in völliger Unkenntnis Ihrer bahnbrechenden Arbeiten zu Befunden gelangt bin, bei denen es nicht schwer fallen dürfte, einen vollkommenen Akkord mit Ihren Ansichten herzustellen, die sich auf in so vorbildlicher Weise gewonnenen Arbeitsergebnissen aufbauen. Es ist mir noch nicht vorgekommen, einer wissenschaftlichen Arbeit so restlos zustimmen zu können, wie dies bei den beiden nun in meinen Besitz gelangten der Fall ist. Wie sich zeigt, verdichtet sich der Kreis jener Krebsforscher, die den Mut aufbringen, mit althergebrachten, unzutreffenden, vorgefaßten, meist experimentell nicht genügend begründeten Ansichten aufzuräumen. Ich meinerseits*

werde den betretenen Weg nicht mehr verlassen, so sehr ich aller Voraussicht nach auch angegriffen werden mag. Ich will aber nicht polemisieren, sondern in systematischer Arbeit weiter neue Befunde sammeln, die ich den verschiedenen Einwendungen entgegensetzen möchte. Eine ständige Fühlungnahme mit Ihnen - hoffentlich wird es mir vergönnt sein, recht bald einmal Ihre persönliche Bekanntschaft machen zu dürfen - wüßte ich mir besonders zu schätzen. Es stärkt mich in meinem ehrlichen Kampfwillen außerordentlich, mich nicht allein zu wissen, zumal wenn ich gleichgesinnte Mitkämpfer von solchem Rang und Ansehen auf meiner Seite weiß, wie dies bei Ihnen zutrifft. Von nun soll bei jeder möglichen Gelegenheit von mir nachdrücklich auf die beiden mir soeben zur Kenntnis gelangten Arbeiten von Ihnen und Herrn Dr. Frick hingewiesen werden."

[Zit. n. 62, S.174]

Sechs Wochen später schrieb Gerlach noch einen zweiten Brief, in dem er Enderlein versicherte:

„Meine Beobachtungen bei Virus [!] der verschiedenen Arten geben Ihnen sehr sinnfällig recht. Die Chondrithanteln besonders sind ganz regelmäßig wiederkehrende Befunde. Ich empfinde es sehr angenehm, mich mit meinen Befunden, die begreiflicherweise von vielen Seiten äußerst skeptisch beurteilt werden, nicht allein zu wissen. Ich werde auch unnachgiebig meinen Weg weiter fortsetzen, allerdings mit der größten Vorsicht, um nicht geflissentlich vieles oder alles zu verderben. Vielleicht vermag ich sogar auch Ihren bahnbrechenden Befunden besser zum Durchbruch zu verhelfen. Vorläufig muß ich leider sehen, daß man als ‚Pleomorphist' das ‚rote Tuch' ist. Sie selbst wissen am besten einiges von der gegen diese Richtung bestehenden Gehässigkeit zu erzählen. Ich hoffe binnen kurzem eine neue Reihe von Beweisen liefern zu können, wie klar der Pleomorphismus bei einer Reihe von Virusarten in Erscheinung tritt." [Zit. n. 62, S. 175]

Gerlach hatte Enderlein gebeten, ihm noch zehn weitere Sonderdrucke seiner Veröffentlichungen zu schicken, da er einer Reihe prominenter Chirurgen und Pathologen in Wien bereits von den Arbeiten berichtet hätte und auf großes Interesse gestoßen sei. Nachdem Enderlein Gerlach die gewünschten Sonderdrucke zugesandt hatte, hörte er 11 Jahre nichts mehr von ihm. Erst als Gerlach 1948 die Monographie „Krebs und obligater Pilzparasitismus" [315] veröffentlichte, wurde Enderlein hellhörig und beschaffte sich die Publikation im Buchhandel. Bei der Durchsicht mußte Enderlein jedoch feststellen, daß Gerlach weder Otto Schmidt und Egbert Frick noch ihn selbst erwähnt hatte. Statt dessen habe Gerlach dem potentiellen Krebsparasiten einen neuen Gattungs- und Artenname gegeben und eigenwillige Interpretationen der verschiedenen Erscheinungsformen angestellt. Enderlein war geneigt, Gerlachs Verhalten mit Plagiat zu umschreiben. Und zum Beweis dessen, daß nicht alles den Kriegswirren zum Opfer gefallen sei, veröffentlichte Enderlein die oben zitierten Originalbriefe von Gerlach in seiner Schriftenreihe „Immunobiologica". [62, S. 174 f.]

Mit seinen Publikationen zur Tuberkulose und der Krebsentstehung war Enderlein in der medizinischen Fachwelt stets auf unterschiedliche Resonanz gestoßen. Für die einen waren seine Erkenntnisse eine Offenbarung, für die anderen ein Konstrukt, das seiner ausschweifenden Phantasie entsprungen war. Die Publikation der „Bakterien-Cyclogenie" [10] im Jahr 1925 hatte bereits zu heftigen Diskussionen geführt, und auch in der Zeit des Nationalsozialismus rührten sich die Kritiker. So äußerte z. B. der Arzt und Bakteriologe Hans Lodenkämper, der im Grunde selbst ein Anhänger des Pleomorphismus war, 1939 lautstarke Kritik.[169] Seine Wortwahl und Argumente spiegeln die allgemeine Haltung wieder, denen sich die meisten medizinischen Fachbakteriologen inzwischen angeschlossen hatten. Lodenkämper begann seinen Vortrag mit den folgenden Worten:

„Das größte Aufsehen, aber auch die stärkste Ablehnung erhielt mit seinen Arbeiten und Theorien G. Enderlein. ... Kein Forscher kann und wird die Bedeutung der vergleichenden Morphologie für die naturwissenschaftlichen Untersuchungen und Erkenntnisse bestreiten. Wir Ärzte denken hierbei sofort an den Werdegang des Menschen (Phylogenese mit seiner Wiederholung in der Ontogenese), welcher insbesondere durch die vergleichenden morphologischen Studien festgestellt werden konnte. Ich muß aber mit Nachdruck an die Tatsache erinnern, daß es ein gefährliches Beginnen ist, ein theoretisch aufgebautes biologisches System oder eine vorgefaßte Meinung anschließend durch das Experiment fundieren zu wollen. ... Wenn nun Enderlein aus seinen keineswegs sichergestellten Beobachtungen Schlußfolgerungen von ungeheurer Tragweite zieht und ihre sofortige Umsetzung in die Praxis verlangt, dann braucht man sich nicht darüber zu wundern, daß seine Arbeiten eine einmütige Ablehnung, oftmals sogar ohne ihre Nachprüfung erfahren haben ... Alle Forscher, welche sich längere Zeit mit der Bakterienpleomorphie im weiteren Sinne befaßt haben, werden sicherlich manche Beobachtungen Enderleins als Einzelerscheinungen bestätigen können und ihren Wert richtig zu würdigen wissen." [169, S. 54 f.]

Ein über die Jahrzehnte immer wieder aufgegriffenes Argument gegen Enderlein war der Vorwurf des Schreibtischtäters.

„Enderleins System der Bakterienzyklogenie, welches ich im Gegensatz zu E. Klieneberger[85] *weniger als kompliziert, sondern als logisches Produkt seiner vergleichend morphologischen, bakteriologischen und zoologischen Studien ansehe, ist höchstwahrscheinlich als theoretische Konstruktion auf Grund von Einzelbeobachtungen entstanden. Ob aber seine Lehre der Wirklichkeit entspricht, soll damit keineswegs gesagt sein. Wenn man nämlich Enderleins Monographie mit Überlegung liest, dann findet man dort so unendlich viele Probleme der Zyklogenie ‚restlos' gelöst - was bereits aus der obengenannten Forderung hervorgeht, seine ‚Entdeckungen' umgehend in der medizinischen Bakteriologie in die Praxis umzusetzen, z. B. Diphtheriediagnostik -, wozu nach meiner Überzeugung die Lebensarbeit vieler Forscher nicht ausreichen würde. Diese Feststellung ist von außerordentlicher Wichtigkeit. Sie spricht in hohem Maße für jene oftmals ausgesprochene Vermutung, daß Enderleins ‚Zyklogenie' ihre Entstehung mehr dem Schreibtisch als dem Laboratorium verdankt." [169, S. 56]*

Enderleins Entdeckung der sexuellen Fortpflanzung der Bakterien wurde von Lodenkämper noch 1939 angezweifelt. Er argumentierte:

„Eine weitere Behauptung Enderleins über das Vorkommen einer gewissen ‚Bakteriensexualität' soll ebenfalls nur kurz gestreift werden. Es sollen geschlechtliche Formen-

[85] Emmy Klieneberger-Nobel habilitierte sich 1930 in Frankfurt am Main mit der Schrift „Über Bakterienpleomorphismus und Bakterienentwicklungsgänge" [347] für das Fach Bakteriologie in der Medizin. In der Arbeit behandelt sie die Forschungen von Löhnis, Almquist und Enderlein und kommt zu einem ablehnenden Ergebnis. Das Hauptgutachten wurde von dem Bakteriologen Max N. Neisser (1869-1938) geschrieben. In dem Gutachten heißt es: „Ausser den Almquist'schen zahlreichen Untersuchungen, die die Verfasserin in ihrem morphologischen Aussehen bestätigt, deren Deutung sie aber ablehnt, haben noch die komplizierten Vorstellungen des Zoologen Enderlein, über die er ein Buch geschrieben hat, großes Aufsehen erregt; das Wesentlichste dieser Angaben, nämlich eine Kopulation oder irgend etwas, was einer geschlechtlichen Vereinigung ähnlich sah, konnte von der Verfasserin trotz besonderer Aufmerksamkeit niemals gesehen werden; auch die übrigen morphologischen Angaben hat sie nicht bestätigen können. Sie bestreitet die Berechtigung der Enderlein'schen Vorstellungen nachdrücklich. Die Löhnis'schen Vorstellungen, über die ja große Untersuchungsreihen vorliegen, finden eine ihrer Hauptstützen in den sogenannten Symplasma, d. h. einer Art Auflösung mehrerer zusammengeflossener Individuen zu einem Ganzen, aus dem nunmehr wiederum neue Individuen hervorgehen. Auch eine echte symplastische Erscheinung hat die Verfasserin nicht feststellen können." [249] Am 7. April 1933 wurde Emmy Klieneberger die Lehrerlaubnis wieder entzogen. 1935 wies sie in Streptokokken-Kulturen zellwandlose Bakterienformen nach, die unter dem Namen „L-Formen" weltweit bekannt wurden.

elemente unter den Bakterien vorkommen, welche imstande sind, eine Kopulation auszuführen. Enderlein will sie einige Male ‚mit Sicherheit' gesehen haben. Man sieht in der Tat, und zwar mit großer Regelmäßigkeit, im ‚Hängenden Tropfen' eine besonders ausgeprägte Molekularbewegung. Ich kann mich nicht entschließen, in ihnen eine ‚echte' Beweglichkeit und dazu mit festgelegter natürlicher Zweckmäßigkeit zu sehen. Sollte Enderlein bei seinen Untersuchungen demselben Irrtum verfallen sein wie einst der Japaner Shiga[86], der anfänglich den neu entdeckten Erreger der toxischen Ruhr ebenfalls wegen der ihm eigenen starken Molekularbewegung für beweglich hielt, bis er von Kruse eines besseren belehrt wurde?" [169, S. 56]

Als Pleomorphist hatte Lodenkämper keine Probleme, ein zyklisches Wachstum der Bakterien anzuerkennen. Es war Enderleins Art der Beweisführung, die ihn störte.

„Das Vorhandensein einer ‚Zyklode' bei den Bakterien ist durchaus möglich und, wie ich annehme, bereits vielseitig bewiesen worden. Die Beweisführung darf aber keineswegs dadurch vorgenommen werden, daß man einfach Teilausschnitte der Bakterienzyklogenie zu erfassen versucht, um dann daraus einen Bakterienkreislauf mit Hilfe der Phantasie zu konstruieren. Vielmehr muß sie in überzeugender Weise darin bestehen, daß man die einzelnen Bakterienformen eines Zyklus in ihrer Aufeinanderfolge in ein und derselben Kultur photographisch festhält. Ferner muß man möglichst ihre Zugehörigkeit zu einer bestimmten Bakterienart mit Hilfe serologischer Untersuchungsmethoden sicherstellen. Ich sehe in der Enderleinschen Beweisführung den Hauptgrund für die Ablehnung pleomorphistischer Gedankengänge durch die Monomorphisten. Es ist in der Tat sinnlos, die ‚alte' Lehre über sogenannte ‚anomale' Bakterienformen (Mutation, Degeneration!) als irrig hinzustellen, um sie durch eine ‚neue' ebenfalls unbewiesene Hypothese zu ersetzen. Nichts anderes stellen die Arbeitsmethoden Enderleins dar. Abgesehen davon, daß er kritiklos alle Veränderungen, welche durch die Färbung am Bazillenleib hervorgerufen werden können, als tatsächlich vorhanden ansieht und mit keinem Worte die Möglichkeit von Kunstprodukten diskutiert, muß man, will man seine Bilder verstehen, seinen Augen ein größeres Auflösungsvermögen zugestehen. Enderlein glaubt es nicht nötig zu haben, die bei seinen Arbeiten in Anwendung gekommene Untersuchungsmethodik in der Monographie in klarer Form zur Darstellung zu bringen. Ob er über ein ‚besonderes' Mikroskop verfügte, ist ebenfalls nicht gesagt. Mit dem ‚gewöhnlichen' Mikroskop kann man meines Wissens an den Kokken derartige Feinheiten keineswegs feststellen." [169, S. 57]

Damit hatte Lodenkämper das Gerücht von einem „besonderen Mikroskop" in die Welt gesetzt, das bis zum heutigen Tag immer wieder gerne aufgegriffen wird. Unterstützung für seine Auffassung erhielt Lodenkämper von René J. Dubos, dieser schrieb 1946 in seiner viel beachteten Monographie „The Bacterial Cell" [299] in dem Kapitel über die Grenzen der mikroskopischen Methoden:

"Microscopy in the Visible Range: Most bacterial cells do not exceed 1 μ in diameter, and some in fact are even smaller. The limit of resolution in visible light being approximately 0,15 μ, it is obvious that only structures which occupy a fairly large percentage of the total cell volume are visible with ordinary microscopy. Failure to recognize this limitation of the optical methods has led some authors to describe cellular objects far too small to be seen, such as centrosomes, with dimensions of 0,01 μ, and it is certain that many of the controversies and contradictions which characterize the literature dealing with the finer

[86] Kiyoshi Shiga (1870-1957) hatte an der Kaiserlichen Universität in Tokyo Medizin studiert und war seit 1894 als Assistent von Kitasato an dessen Institut für Infektionskrankheiten in Tokyo tätig. Von 1901-1903 arbeitete Shiga mit Paul Ehrlich in Frankfurt am Main. 1898 hatte Shiga den Dysenterie-Bazillus beschrieben, worüber es zu einer Prioritätsstreitigkeit mit Walther Kruse kam, der 1900 unabhängig von Shiga den Erreger der Bakterienruhr entdeckt hatte. Die Gruppe dieser Bakterienart werden nach Shiga mit Shigellen bezeichnet. [302]

structure of bacteria are due to attempts to strain beyond reason the magnifying power of the microscope (Enderlein, 1925). On the other hand, it is possible that there exist in bacteria important cellular structures which have remained unrecognized because they are too small to be detected by ordinary microscopic methods." [299, S. 19]

Dubos lehnt in seinem Kapitel über die Variabilität der Bakterien die Arbeiten von Almquist, Löhnis, Enderlein und Mellon als zu hypothetisch ab. Sie würden auf Einzelbeobachtungen beruhen und seien mit einer unzureichenden zytologischen Technik durchgeführt worden. [299, S. 176 f.] Die einzigen Arbeiten über einen Lebenszyklus der Bakterien, die Dubos für Wert befand näher erörtert zu werden, waren die Untersuchungen von Emmy Klieneberger-Nobel über die sogenannten L-Formen[87] bei einigen Bakterienarten.

Lodenkämper hatte in seiner Kritik an Enderlein den späteren Beurteilungen durch andere Fachbakteriologen vorausgegriffen:

> *„Wir können uns einfach gar nicht darüber wundern, daß Enderleins Arbeiten wegen ihrer einzigartigen Beweisführung in der gesamten Fachwelt nur Spott geerntet haben und als ein ‚Gebilde der Phantasie' hingestellt worden sind. Ja, sie werden heute bereits mit der Bemerkung ‚historisch' abgetan. Darüber hinaus haben sie in unverantwortlicher Weise Veranlassung dazu gegeben, daß das Studium der Pleomorphie von manchen Monomorphisten als eine Art Spielerei aufgefaßt wird und bei den Gegnern der Zyklogenie nur auf ein mitleidiges Lächeln stößt. Die Enderleinsche Beweisführung stellt keine Werbung für die Sache der Pleomorphisten dar. Sie hat möglicherweise bei den deutschen Fachkollegen die völlige Abkehr vom Dimorphismus[88] bewirkt." [169, S. 57 f.]*

Im nachfolgenden Zitat erwähnt Lodenkämper noch einmal Emmy Klieneberger-Nobel:

> *„Eine Nachprüfung der Enderleinschen Arbeiten unter Einhaltung der von mir oben aufgestellten Forderungen ist meines Wissens bisher nicht genügend erfolgt. E. Klieneberger kommt bei ihrer Nachprüfung der rein morphologischen Formen zur vollständigen Ablehnung. Dasselbe gilt hinsichtlich der Kopulation. Sie kritisiert mit Recht die Wiedergabe der angeblich gemachten Beobachtungen durch Zeichnungen in 1000-facher Vergrößerung und das Fehlen von jeglichen photographischen Aufnahmen. Dieser Kritik will ich von mir aus hinzufügen, daß man nicht ohne weiteres aus den gefärbten Teilchen am Bazillenleib auf ihr tatsächliches Vorhandensein in vivo schließen darf. Ebensowenig kann aus dem Ausfall der Färbung auf die chemische Zusammensetzung der gefärbten Partikelchen geschlossen werden." [169, S. 59]*

Zusammenfassend kritisierte Lodenkämper Enderleins Ansatz, die Methode der vergleichenden Morphologie auf die Bakteriologie zu übertragen. Enderlein sei mit einer vorgefaßten Meinung an seine bakteriellen Untersuchungen herangegangen. Er habe auf Grund von Einzelbeobachtungen eine ganze Bakterien-Zyklogenie konstruiert. Seine Darstellungen der sexuellen Entwicklungsvorgänge der Bakterien seien unglaubwürdig. Der experimentelle Teil fehle nahezu vollständig, ebenso mikrophotographische Aufnahmen.

Zu derartigen Kritiken hatte Enderlein folgendes zu bemerken:

---

[87] Mit L-Formen bezeichnete Emmy Klieneberger-Nobel die zellwandlosen Bakterienformen. Die Abbkürzung „L" steht für „Lister-Institut", London. Die Bildung der L-Formen konnte durch die Zugabe von Penicillin zum Nährmedium experimentell herbeigeführt werden. Durch die Zugabe von Penicillinase waren die Formveränderungen der Bakterien reversibel. Das Experiment wurde von den Pleomorphisten als Beweis für die Wandlungsfähigkeit der Bakterien angesehen.

[88] Mit Dimorphismus wird in der Biologie das Auftreten von zwei unterschiedlichen Erscheinungsformen bei der gleichen Art bezeichnet.

„Wenn im Übrigen eine ‚Gelehrten Gesellschaft' ihr Publikations-Organ hergibt zur Aufnahme eines kritiklosen Pamphletes gegen die ‚Bakterien-Cyclogenie' 1925, das Verfasser (H. Lodenkämper 1939), ohne frühere und spätere diesbezügliche Publikationen auch nur zu kennen, ohne Nachprüfung und ohne eigene Forschung als selbständiges Urteil ausgibt, das aber nur Wiederholungen der aprioristischen Urteile von 1925 enthält und geeignet erscheint, dieses Organ zu degradieren, so ist dies ihre eigene Angelegenheit; jeder hat das Recht, sich auf eigene Rechnung zu compromittieren. Und wenn bakteriologische Zeitschriften in Deutschland wohl die Angriffe gegen mich aufnehmen, nicht aber meine Artikel und Entgegnungen, so ist das beschämend für sie, nicht für mich. (Ein sehr bekannter amerikanischer Microbiolog teilte mir gelegentlich mit, daß alle amerikanischen Zeitschriften meine Arbeiten ins Englische übersetzt aufnehmen würden.) Die unsachliche Ausschaltung meiner in mehr als 25 Jahren aufgebauten Arbeit, die auch im Inlande von vielen Seiten als schöpferisch anerkannt wurde, geht aber soweit, daß die Leitung einer dieser deutschen Zeitschriften, nämlich die der ‚Münchner Medizinischen Wochenschrift' sogar die Prospekte für das ‚Archiv für Entwicklungsgeschichte der Bakterien' nach Abschluß eines diesbezüglichen Vertrages wieder zurückschickt und mir das dafür bereits gezahlte Honorar nach etwa ¼ Jahr wieder zustellen läßt. Also glatter Vertragsbruch. Ich habe nicht den allergeringsten Anlaß dazu, das alles verbergen zu sollen. Der Anlaß zu allen diesen Erscheinungen scheinen hauptsächlich Versuche zu sein, mich von der Bakterien-Cyclogenie abzudrängen; man sieht in meiner ‚Beweisführung den Hauptgrund für die Ablehnung pleomorphistischer Gedankengänge durch die Monomorphisten'. Als ob der Begriff ‚Beweis' das Wesentliche und logisch überhaupt der richtige wäre! Die beobachteten Tatsachen der Entwicklung könne nur nachbeobachtet werden, wie etwa die Keimung einer Eichel, der Aufbau der Embryologie etc.; aber diese Nachbeobachtungen sind eben von allen diesen professionellen aprioristischen Besserwissern oder Blinden den Darbietungen der Natur gegenüber nicht gemacht worden. Deren vorgebliches Urteil muß daher von Grund aus abgelehnt werden." [35, S. 285-286]

„Die ‚Bakterien-Cyclogenie' ist die Erkenntnis eines bis dahin unbekannten Naturvorganges, der von mir formuliert wurde als: ‚der ins Uferlose potenzierte Generationswechsel der Microorganismen.' Es entspricht keineswegs wissenschaftlicher Gepflogenheit, diesen Begriff - wie übrigens auch viele andere von mir geschaffene Begriffe - im veränderten Sinne der Herren Besserwisser zu mißbrauchen. Es gibt eben zwei Methoden, den Forscher von seinen erarbeiteten und erkämpften Erfolgen abzudrängen: der eine ist, wie Frau Exc. Koch, geb. Freiberg mir persönlich erzählte, von ihrem Gatten, dem bekannten Bakteriologen Exc. Professor Dr. Robert Koch oft genug an eigenem Leibe verspürt und von ihm formuliert worden: ‚Erst ist alles Unsinn, und wenn man gar nicht mehr daran vorbeigehen kann, dann hat man alles längst gewußt.' Die andere Methode ist: ‚24 Jahre wird alles als Unsinn hingestellt, wenn man es dann aber selbst entdeckt, dann freilich ist es eine bedeutende Entdeckung.' Wie sich diese Methoden von denen eines Plagiators unterscheiden, überlasse ich dem Logiker." [35, S. 287]

Obwohl ein guter Teil der von Lodenkämper stellvertretend vorgebrachten Kritikpunkte unberechtigt waren, gelang es Enderlein nicht, die medizinischen Bakteriologen in Deutschland von der Richtigkeit seiner Beobachtungen zu überzeugen. Enderlein unternahm auch keinerlei Anstrengungen, durch weitere bakteriologische Untersuchungen seine Theorie der „Bakterien-Cyclogenie" zu fundieren. Er hatte sich Ende der 30er Jahre bereits ganz auf die Untersuchung der aufgefundenen Mikroorganismen im Blut konzentriert und seine gewonnenen Erkenntnisse in die Entwicklung immunbiologisch wirksamer Heilmittel umgesetzt.

In den Vereinigten Staaten von Amerika wurde Enderleins „Bakterien-Cyclogenie" noch bis in die 40er Jahre hinein diskutiert. Im April 1940 erhielt er eine Anfrage des „United States Department of Agriculture - Soil Conservation Service" der Universität Pittsburgh:

"My dear Dr. Enderlein At the suggestion of Dr. Philip Hadley I have undertaken a translation of your 'Bakterien-Cyclogenie'. I have been encouraged in the work by Mellon, Perrin, Long, Bayne-Jones, Henrice, Lancefield, Zinsser, Sherman, Winslow, Youmans and others - all of whom are eager to see the book translated into English. Many bacteriologists have written us and expressed the view that your work lays the foundation for future studies in comparative bacterial cytology. Before proceeding, however, Dr. Hadley and myself wish to inform you of the interest shown in your work by American bacteriologists in the hope that you would grant us permission to translate the book. We are at the same time writing to your publishers. You may address me at the above address or Dr. Hadley at the West Penn Hospital, Pittsburgh, Pennsylvania. We hope that this letter reaches you and that you will extend to us your cooperation.

Sincerely yours,

N. J. Jacobs" [221]

Enderlein war eingeladen worden auf dem „3. Internationalen Kongreß für Mikrobiologie" zu sprechen, der vom 2.-9.9.1939 in New York stattfand. Man hatte ihn dort zum Vizepräsidenten gewählt, eine Anerkennung, die Enderlein wie folgt kommentierte:

„... was gewiß als Wink mit dem Zaunpfahl von USA her zu bewerten war, da ausgerechnet nur in Deutschland die von mir entwickelte ‚Bakterien-Cyclogenie' abgelehnt worden war, die mir von aller Welt dokumentarisch als ‚Grundlage für alle weitere Forschungen über die vergleichende Morphologie und Biologie der Bakterien' testiert worden ist." [48, S. 49]

„Es sei mir gestattet, auch an dieser Stelle der ‚International Association of Microbiologists' für die Wahl zum Vicepräsident der Allgemeinbiologischen Abteilung des 3. Internationalen Congresses für Microbiologie in New York, USA, als einzigem Vertreter von den Microbiologen Deutschland, meinen besten Dank auszusprechen. Zu meinem Bedauern war es mir nicht möglich gewesen, dem Congress beizuwohnen, da eine Bewilligung von Devisen nicht erfolgte." [35, S. 288]

Den Beitrag für den Kongreß 1939 hatte ihm sein Freund von Oppersdorff aus dem Kreise der Pariser Ärzte gestiftet, doch waren ihm die Devisen für die Reise von dem damaligen Präsidenten des Robert Koch-Institutes, Prof. Dr. med. Eugen Gildemeister[89], verwehrt worden. Enderlein kommentierte:

„Nur brachte es der Direktor der ‚Hochburg der Rückständigkeit' nach der Terminologie des Dr. med. Carl Ludwig Schleich, des Autors von ‚Besonnte Vergangenheit' (Vier Falken Verlag, Berlin, 1920, 465. Auflage), nämlich Professor Dr. med. Gildemeister (als Direktor dieser Hochburg!) fertig, mir die Reisegelder für diese Reise nicht zu bewilligen, und mir die Teilnahme dort zu verbieten (!), und zudem ging er selbst dorthin! Und dieser Direktor Professor Dr. med. Gildemeister ist auch in dem großen Werke eines Prof. Dr. med. Alexander Mitscherlich und Fred Mielke: ‚Das Diktat der Menschverachtung', Heidelberg, Verlag Lambert Schneider, 1947, vernichtend bloßgestellt worden, so daß er sich das Leben genommen hat." [123, S. 7]

Enderlein druckte den beabsichtigten Vortrag 1940 im „Archiv für Entwicklungsgeschichte der Bakterien" in englischer Sprache, wofür ihm „besorgte Kollegen die sichere Aussicht auf KZ diagnostizierten". [48, S. 53] Der Vortrag trug den Titel "Directions for Comparative Morphology of Shapes of Virus as Primitive Stages of Life-Cycles of Bacteria". [34] Die deutsche Fassung mit dem Titel „Zur Kenntnis der vergleichenden Morphologie der Virusformen als Primitv-Stadien des Entwicklungskreislaufs von Bakterien" [36] wurde von

[89] Eugen Gildemeister war als oberster Hygieniker der Waffen-SS mitverantwortlich für die Fleckfieber-Experimente an KZ-Häftlingen in Buchenwald.[381]

Carl Hüttig übersetzt und 1972 veröffentlicht. In seinem Vorwort würdigte Hüttig Enderlein als den Schöpfer „einer vergleichenden Bakterienmorphologie und eines neuen Pleomorphismus".[36]

„Zu einem Zeitpunkt, in welchem sich die Berichte der wissenschaftlichen Forschung über die Virusgenese der Krebskrankheit und über virusähnliche Bestandteile im Krebsblut häufen, mag die von Enderlein zu Beginn des zweiten Weltkrieges angefertigte Arbeit über Virusformen als primitive Stadien im Entwicklungskreislauf von Bakterien von Interesse sein." [36, Vorwort]

Enderlein führte in seinem Vortrag von 1939 aus, worin das Verständnisproblem im Begreifen der Virusformen lag. Die aktuelle Frage, mit der sich die gesamte Mikrobiologie beschäftigte, war ja, wie man sich in solchen winzigen Teilchen die Möglichkeit des Lebens noch vorstellen konnte. Enderlein zitierte Robert Doerr, der die Verständnisprobleme wie folgt zusammenfaßte:

„Die Unmöglichkeit, sich eine Zelle mit so winzigen Ausmaßen, daß nicht einmal das unentbehrliche Eiweiß Platz findet, vorzustellen, beschwert das Denken allerdings nicht mehr, wenn man die Elementarteilchen eben nicht als Zellen, sondern als Moleküle aufzufassen hat; aber wir verstehen nicht, warum sich solche ‚freien Moleküle' ganz wie infektiöse Microben verhalten, d.h. wie monocelluläre Parasiten." [291, S. 32]

Als Ursache dieses Dilemmas nannte Doerr den Gegensatz der beiden Hypothesen:

- Die Annahme, daß sich die molekulardispersen Virusproteine nicht autonom vermehrten, sondern vom infizierten Wirtsorganismus als Reaktion auf die Parasiten produziert wurden.

- Die Konzeption des „lebenden Moleküls", eine Alternative, die bereits von Martinus Wilhelm Beijernick bei der Entwicklung seiner Ansicht über das „Contagium vivum fluidum" als Ursache der Fleckenkrankheit der Tabakblätter vorgeschwebt hatte.

[291, S. 32]

Dieses Dilemma bestand für Enderlein in Wirklichkeit nicht; denn von Seiten der vergleichenden Morphologie sei dieses Problem bereits gelöst. Alle diese Mikroformen der Mikroben reihten sich nach Enderlein zwanglos in den cyclogenetischen Kreislauf der Bakterien ein. Die Anhänger der an den Hochschulen gelehrten Mikrobiologie hatten Enderlein jahrzehntelang den Vorwurf gemacht, daß die Größe der von ihm abgebildeten mikrobiologischen Elemente unmöglich dem Auge durch das Mikroskop hätten sichtbar gemacht werden können, da ihre Größe unterhalb der halben Wellenlänge des violetten Lichtes liegen würde. Mit der Entwicklung des Elektronenmikroskops war dieses gegnerische Argument hinfällig geworden.

„Wenn auch spät, aber dennoch zu guter Zeit sind nun die hervorragenden Bestätigungen dieser Ergebnisse durch die Resultate der Forschungen von Ernst und Helmut Ruska und Bodo von Borries mittels Ultramikroskop, ferner von P. Jordan und anderen erschienen. So haben sich die ‚Unmöglichkeiten' als möglich und als richtige Beobachtungen erwiesen. Insbesondere sind das Bestehen des Chondrit-Stadiums und dessen Kopulationserscheinungen aus zahlreichen dieser Abbildungen zu ersehen." [77, S. 128]

Der Durchbruch gelang in der Virologie jedoch erst, nachdem es gelungen war, die Viren in eine kristalline Form zu überführen. Der amerikanische Chemiker Prof. Dr. Wendell Meredith Stanley hatte in den 50er Jahren als kausale Ursache der Mosaik-Erkrankung der Tabakpflanze ein scheinbar lebloses Kristall, die Trockeneiweißform des Virus, beobachtet. Enderlein war jedoch der Ansicht, daß Stanley lediglich die sklerotischen Erscheinungsformen längerer Bakterienstäbchen vorlagen, die Stanley als „Kristallnadeln" beschrieb. Nach Enderlein handelte es sich bei den sklerotischen Erscheinungsformen keineswegs um leblose Eiweißmoleküle, sondern um lebende Moleküle, die aus den allerletzten Einheiten der lebenden Substanz, den Protiten, zusammengesetzt seien. [76, S. 83] Enderlein widersprach der Auffassung von Stanley, der die kristallähnlichen Formationen als tatsächliche Kristalle ansah:

> *„Daß eine derartige Auffassung in keiner Weise berechtigt ist, das wurde von mir bereits in meinem Vortrage vor einem Jahre eingehend erklärt und durch Bilder belegt. Denn es handelt sich eben bei allen Trockeneiweißformen, die eine uferlose Mannigfaltigkeit aufweisen, um einen plötzlichen Rückzug in eine Trockenform, die zugleich die Fähigkeit aufweist, eine Temperatur von 310° C auszuhalten, ohne damit die Lebensfähigkeit zu verlieren. Es stellt dies gewissermaßen eine Schreckstellung dar. In physiolgische Kochsalzlösung z. B. gebracht, keimen diese sofort im Primitivstadium des Chondrites in einer äußerst geringen Valenz heraus, und dies besonders an den herausragenden und den entspringenden Kanten dieser pseudokristallartigen Gebilde." [77, S. 128]*

Die nur aus wenigen Molekülen bestehenden primitiven Kolloide zeigten alle Lebensäußerungen des Wachstums und der Vermehrung, auch ein primitiver Stoffwechsel konnte nachgewiesen werden. Das Leben dieser kleinsten Organismen gestaltete sich auf seltsam bizarre Weise. Dies zeigten Enderleins Untersuchungen an den konzentrierten Aufschwemmungen der Chondrite, die ihn in den 50er Jahren zu einer fundamentalen Beobachtung führten. Die Kolloide folgten einem scheinbar inneren Zwang der Einordnung und des Aufbaus; sämtliche der vielen hundert Entwicklungsphasen im Kreislauf der Mikroben konnten sich aus den Einheiten zusammensetzen. Aus Chondriten verschiedener Herkunft konnten sich vollkommen neue Organismen formen. Auch konnten unterschiedliche Einwirkungen die Kolloide in eine Art Schreckstellung drängen, die die Trockeneiweißformen darstellten. In dieser Trockeneiweißform konnten die Erreger Temperaturen von 310° C überleben. Brachte man sie anschließend in physiologische Kochsalzlösung, keimten sie sofort wieder im Primitivstadium des Chondrits in einer sehr geringen Valenz aus. Erkennen konnte man es an den Kanten der Pseudokristalle, an denen sich die Chondrite zu bäumchenartigen Strukturen entwickelten.[Vgl. Abb. 33] Solche Pseudokristallstrukturen konnten sich auch im Blut bilden, Mikrozirkulationsstörungen verursachen und erneut auskeimen. Enderlein fand solche Trockeneiweißgebilde im Blut chronisch kranker Patienten und auch im Fundus von harten Warzen. [77, S. 128 f.]

Stanley hatte die entdeckten Pseudokristalle des Tabak-Mosaik-Virus in ihre chemischen Komponenten zerlegt und die anschließende Vereinigung derselben beobachten können. Er sprach von einem „künstlich erzeugten Virus". Im Juli 1955 sagte Stanley auf der Nobelpreisträgertagung in Lindau:

> *„Wenn Bruchstücke von Viren die Riesenmoleküle darstellen, sich wieder zu vermehrungsfähigen Mikroorganismen zusammensetzen können, sollte es da nicht auch möglich sein, chemisch genau bestimmte Bruchstücke der Eiweißstoffe zu lebenden Organismen zusammenzufügen und zu synthetisieren? Es hat den Anschein, als tauchte hier das Problem des Homunculus zum ersten Male in ernsthafter Form auf, und vielleicht könnte wirklich eine genaue Struktur-Analyse der chemisch gestaltlichen Zusammensetzung solcher Molekül-Bausteine eines Tages dazu führen, daß das Keimplasma der Welt in die Hände der Chemiker gegeben wird." [Zit. n. 94, S. 341]*

Das „Keimplasma der Welt" hatte Enderlein jedoch schon zuvor in den kolloidalen Primitivstadien der Mikroorganismen erkannt, und so bemerkte er zu Stanleys Äußerungen:

> *„Wenn die Zerlegung der Pseudokristalle im Institut von W. M. Stanley in die chemischen Bestandteile und die Vereinigung dieser biologischen und lebenden Componenten zu einem ‚künstlich erzeugten Virus (!)' von Stanley selbst als: ‚die phantastischste Entdeckung in den Grenzgebieten des Lebens' in allerletzter Zeit bezeichnet wird, so wiederholt*

dieser Fund nur das von mir vor Jahresfrist hier an gleicher Stelle Gesagte, daß sich die bereits voll lebenden Kolloide dicht an der Basis der Atome wieder erneut zu verankern in der Lage sind, wofür von mir eine große Anzahl von Organismen aus der Bakterien-Pilz-Reihe mit zahlreichen Abbildungen als Beispiele herangezogen wurden und welche Vorgänge mit Ancyrasis und Metancyrasis terminologisch bezeichnet wurden"

[77, S. 129 f.]

Die Tatsache, daß Stanley das Virusprotein der Mosaikkrankheit der Tabakpflanze als kristallinisches Protein dargestellt habe, sei keineswegs der Beweis dafür, daß dieses Virusprotein nicht lebe. [36, S. 10] In seinem Aufsatz von 1939 [34] hatte Enderlein die Virusformen als Chondrit-Stadium und Protit-Stadium erkannt, und sie klassifikatorisch als Primitivstadien in den Entwicklungskreislauf der Bakterien eingeordnet. Selbst wenn nicht alle Virusformen eine Bakterienform hervorbringen, und die wenigsten Bakterienformen in einer Pilzform kumulieren würden, so bestand für Enderlein kein Zweifel daran, daß es sich bei Virus-Bakterie-Pilz nicht um drei verschiedene Organismen-Reiche handelt, sondern um eine genetische Einheit. [61, S. 170]

Enderlein konnte sich mit seiner Auffassung vom lebenden Virus-Protein als Vorstufe der Bakterien nicht durchsetzen. Es gelang ihm auch nicht, sich allgemein verständlich auszudrücken, und nur wenige konnten seinen Ausführungen folgen. Einer von diesen wenigen war Prof. Dr. phil. Hugo Schanderl.

7.5.1 Hugo Schanderl

Hugo Schanderl (1901-1975) war Professor für Botanik an der Lehr- und Forschungsanstalt für Wein-, Obst- und Gartenbau in Geisenheim am Rhein. Schanderl, der nach seinem Studium der Naturwissenschaften als Farmer und Landvermesser in Gran Chaco, Brasilien, gearbeitet hatte, schloß 1927 ein Studium der Botanik in Würzburg an. Anschließend war er am Institut für Klimaforschung in Trier tätig, bis er 1932 als Assistent von Prof. Dr. phil. Karl Kroemer an die Pflanzenphysiologische Versuchsstation Geisenheim kam. Er arbeitete zunächst über angewandte Botanik, später vorwiegend über mikrobiologische Fragen der Hefe-Reinzucht. Nach der Pensionierung Kroemers wurde Schanderl 1937 Nachfolger und Professor des Institutes, dem er bis zu seinem Ausscheiden 1966 vorstand. [389]

Schanderl hatte keine Kenntnis von Enderleins Publikationen, als er 1940 in der Zeitschrift „Die Gartenbauwissenschaft" [413] seine experimentell gewonnenen Beweise für die Existenz bakterieller Vorstufen in verschiedenen Pflanzenzellen veröffentlichte. Schanderl mußte seine Arbeit an solch „unzugänglichem Ort" platzieren, da die zuständigen deutschen bakteriologischen Zeitschriften die Aufnahme seines Artikels verweigert hatten.

„Darin hatte ich zahlreiches, experimentell erarbeitetes Beweismaterial gebracht, daß man bei den Leguminosen nicht allein aus den Wurzelknöllchen - wie man bis dahin annahm -, sondern unter Einhaltung aller erdenklichen aseptischen Vorsichtsmaßregeln und antiseptischen Waschungen auch aus beliebigen Organen, vornehmlich den Samen und deren Keimblättern Bakterien isolieren und kultivieren könne. Weiterhin konnte ich damals zeigen, daß man nicht allein aus Geweben von Leguminosen, sondern von allen anderen Pflanzenfamilien in gleicher Weise Bakterien erhält." [415]

Schanderl berichtete, daß seine Publikation damals eine Reihe von Gegenarbeiten ausgelöst hätten, von denen die ersten drei Arbeiten, die 1940 erschienen, zu völlig ablehnenden Resultaten gekommen seien. Doch im gleichen Jahr sei auch eine bestätigende Arbeit von Kurt Hennig und Friedrich Villforth, Geisenheim und 1941 eine weitere bestätigende Arbeit von Alfred Stührk, Geisenheim erschienen. Im gleichen Jahr sei auch eine bestätigende unabhängige Arbeit von dem finnischen Botaniker Fr. Elfving herausgekommen. Bis 1949 seien insgesamt 12 Arbeiten publiziert worden, von denen sieben Schanderls Ergebnisse bestätigen konnten und fünf zu einem ablehnenden Ergebnis gekommen seien. Einer der Bakteriologen, der ursprünglich zu einem ablehnenden Ergebnis gekommen war, habe in einer weiteren Arbeit ebenfalls den Beweis erbringen können, daß normales Pflanzengewebe entwicklungsfähige Keime enthält. Damit standen acht anerkennende vier ablehnenden Arbeiten gegenüber.

1944 veröffentlichte Schanderl den Artikel „Ein Beitrag zur Frage der Isolierbarkeit von Mikroorganismen aus normalem pflanzlichem Gewebe und eine Kritik der sogenannten Knöllchentheorie" [414]. 1951 erschien eine weitere Publikation, diesmal von den Medizinern Hans Peter Rusch und Hans Kolb, Frankfurt am Main, die Enderleins und Schanderls bakteriologische Befunde bestätigen konnten. Auch ihnen gelang es regelmäßig, aus Erbsensamen, Bohnensamen, Kohlrabi, Tomaten und Gurken Bakterien zu isolieren. Die Autoren bemerkten dazu wörtlich: „Es kommt offenbar nur auf die Technik an, und die Behauptung, man finde im Pflanzeninnern nur gelegentlich Bakterien, meist aber keine, ist bei guter bakteriologischer Technik schon heute sehr leicht zu widerlegen." [Zit. n. 415] Schanderl schloß sich der Meinung von Rusch und Kolb an und stellte fest:

> *„Damit dürfte genügend erwiesen sein, daß die These von der unbedingten Sterilität des normalen Pflanzeninnern unhaltbar geworden ist. Umstritten bleibt nur noch die Frage, woher diese isolierbaren Keime stammen, wie sie in die Pflanzengewebe hineingelangten. Die Schulbakteriologie stellt es zur Zeit so hin, daß die gesunden normalen Pflanzenkörper eben öfter und stärker von außen ‚infiziert' werden, als man bisher annahm. Man spricht von Grenzfällen des Parasitismus. Ich dagegen vertrete die Auffassung, daß die Bakterien schon vor Jahrmillionen oder gar Milliarden von Jahren in die Pflanzenzellen gelangt wären, daß die Zelle nicht den kleinsten Baustein des Lebens, sondern ein Symbiosephänomen darstellen würde. In der Zelle leben während ihres Lebens dienende, von Haus aus selbständig gewesene und nach dem Bankrott der Zelle wieder zu selbständigem Leben zurückkehrende Lebenseinheiten. Die größeren Lebenseinheiten nehmen nach dem Zerfall des Ordnungsstaates Zelle die Gestalt von Bakterien an und lassen sich genau so wie Bakterien in der üblichen Weise kultivieren. Sie sind daher völlig mit Bakterien identisch, zur Sporenbildung befähigt und in der Mehrzahl fakultative Milchsäurebildner. Sie sind als solche schon lange bekannt, nur ihre Herkunft aus den Pflanzenzellen selbst war unbekannt. Wir kennen sie von den Silage-, Sauerkraut-, Gurken- und anderen Gärungen her." [415]*

Als Vorstufen der Bakterien in den Pflanzenzellen hatte Schanderl die Chondriosomen genannt. In dem 1950 erschienenen Artikel „Über das Studium der Chondriosomen pflanzlicher Zellen intra vitam" [175], beleuchtet Schanderl die Ursachen, warum die Chondriosomenforschung, trotz verheißungsvoller Ansätze mit den Arbeiten von Benda (1897-1899), Meves (1904), Guilliermond (1912) und Scherrer (1913), um die Zeit des Ersten Weltkrieges in seiner Entwicklung stecken blieb:

> *„Man glaubte allein mittels künstlicher Fixier- und Färbemethoden Wesen und Bedeutung dieser Plasmaorgane entziffern zu können. Indessen erlaubten die Untersuchungen an totem mit allen möglichen Chemikalien behandeltem Material oftmals nicht die Entscheidung, ob man es mit Artefakten oder mit wirklichen, natürlichen Gebilden zu tun hatte." [175, S. 65]*

Die Kritiker hatten damals angemerkt, daß die Zellstrukturen selten lebend beobachtet werden konnten, ein Umstand, der sich durch die Entwicklung der Phasenkontrastmikroskopie und der subletalen Färbungen mittels Janusgrün, Dahlia- oder Methylviolett geändert hatte.

„Welche großartigen Möglichkeiten das Phasenkontrastverfahren nach Zernike gerade der Cytologie bietet, hat jüngst auf dem deutschen Zoologenkongreß in Mainz (2.-6. August 1949) der von K. Michel vorgeführte Film über Reifeteilungen bei der Spermatogenese in anschaulicher Weise aufgezeigt. Hier sah man allein durch optische Kontrastierung nicht allein die Chromosomen, sondern auch die Chondriosomen intra vitam." [175, S. 65]

Schließlich kommt Schanderl zu dem Ergebnis, daß die Chondriosomen und Mitochondrien merkwürdig stiefmütterlich in der botanischen Forschung behandelt wurden.

„Die Isolierung von lebenden Chondriosomen und ihre Kultivierbarkeit außerhalb der Zelle und schließlich ihre Entwicklung zu selbständigen Lebewesen, zu Bakterien, eröffnet uns ganz neue Einblicke in das Wesen der Zelle überhaupt. Wir sehen wiederum mit absoluter Klarheit, daß die Zelle nicht der kleinste Baustein des Lebens ist, sondern selbst schon ein Symbiosephänomen darstellt. Die Zelle ist in sich bereits ein Staat, bestehend aus kleineren und kleinsten Lebenseinheiten, die sich hier in den Plastiden zu kleineren oder größeren Verbänden zusammengeschlossen haben und unter denen schon eine klare Arbeitsaufteilung und Spezialisierung eingetreten ist. Die chemischen Leistungen der Zelle sind nicht diejenigen eines Individuums, sondern sind Summenleistungen einer Cooperative, einer Genossenschaft, bestehend aus einer mehr oder minder großen Anzahl kleinerer Lebenseinheiten." [175, S. 75]

In seinem 1947 erschienenen Buch „Botanische Bakteriologie und Stickstoffhaushalt der Pflanzen auf neuer Grundlage" [416], in dem Schanderl versuchte, eine Gesamtübersicht über seine seit 1938 erzielten Ergebnisse darzustellen, schrieb er im Vorwort unmißverständlich:

„Nachdem wir aber mit absoluter Gewißheit wissen, daß Bakterien als Symbionten, sozusagen als ‚domestizierte' Bakterien in allen Organen und Geweben des gesamten Pflanzenreiches vorkommen, ist es hohe Zeit geworden, daß alle Spezialgebiete der Botanik der Bakteriologie das Augenmerk zu wenden, das ihrer wahren Bedeutung entspricht. Es bedarf dazu allerdings einer Revolution der bisherigen Anschauungen und des Denkens. Eingeleierte Vorurteile und alte Dogmen müssen entweder scharf revidiert oder überhaupt über Bord geworfen werden. Manche Vorurteile haben lange genug die Entwicklung dieses Teilgebietes der Botanik gehemmt. Vorurteile sollte es bei einem Naturforscher überhaupt nicht geben. Sie waren aber und sind noch in einer geradezu erschreckenden Fülle vorhanden und hemmten durch die ihrer Masse entsprechenden Trägheit den Fortschritt der botanischen Wissenschaft ... Ich war bis 1939 überhaupt der Meinung, daß wissenschaftliche Zeitschriften in erster Linie dafür da sind, um neue Gedanken und Erkenntnisse zu vermitteln. Ich wurde aber leider eines anderen belehrt. Die Auffassung vieler Herausgeber war anscheinend die, mit ihrer Zeitschrift die von ihnen und der Mehrheit der Forscher vertretenen Ansichten ängstlich zu hüten und dafür zu sorgen, daß diese ja nicht angetastet werden." [416, S. 3]

Diese Art des Umgangs mit neuen Erkenntnissen hatten auch Enderlein und eine Reihe anderer Forscher seit dem 19. Jahrhundert machen müssen. Dennoch wurde die Reihe der Entdecker der kleinsten Lebenseinheiten, die die Zellen aufbauen, immer länger. Bemerkenswert ist, daß alle Entdecker auf ganz unterschiedliche Weise und unabhängig voneinander und immer wieder aufs neue die Existenz dieser Kleinstlebewesen beweisen konnten. Nur die Namen, die ihnen von ihren Entdeckern gegeben wurden, sind unterschiedlich. Selten stößt man auf Textstellen, die deutlich machen, daß es sich bei den beschriebenen Einheiten auch tatsächlich um identische Gebilde handelt. Über Enderlein schrieb Schanderl 1950:

„1947 waren mir die Spezialarbeiten von Günther Enderlein noch nicht bekannt. Sie sind mir erst vor kurzem zugänglich geworden. Aus diesen ersehe ich, daß Enderlein bereits

1933 eine Arbeit mit dem Titel ‚Das Ende der Herrschaft der Zelle als letzte biologische Einheit' verfaßt hat. Nun sind seit dieser Arbeit Enderleins wiederum 16 Jahre verflossen und noch immer beherrscht die Vorstellung der Zelle als kleinste Lebenseinheit die gesamte Biologie. Ob die medizinisch-bakteriologischen Schlußfolgerungen Enderleins richtig sind, vermag ich nicht zu beurteilen. Ich bekenne mich jedoch voll und ganz zu seiner Grunderkenntnis, daß die Zelle ganz allgemein nicht die kleinste Lebenseinheit ist, und daß sich aus deren normalen Plasmaeinschlüssen, die er Protit, Chondrit oder Symprotit nennt, ich dagegen bisher einfach Chondriosomen nannte, Bakterien kultivieren lassen. Die cyclogenetische Aufbaureihe Enderleins Schimmelpilz-Chondrit-Bakterien konnte ich an verschiedenen Mucor-Arten, vor allem Mucor racemosus und Mucor subtilissimus, experimentell bestätigen. Dabei muß hervorgehoben werden, daß ich nicht voreingenommen an die Studienobjekte, sondern ohne Kenntnis der Enderleinschen Spezialarbeiten, herangegangen bin. Erst nachträglich stellte ich fest, daß meine Feststellungen nicht neu sind, sondern Enderlein die Priorität gebührt." [175, S. 75]

7.6 „Das Ende der Herrschaft der Zelle als letzte biologische Einheit"

In dem gleichnamigen Aufsatz [31] aus dem Jahr 1933 beschrieb Enderlein die Aufbaureihe des Chlamydozoit und Morulit aus dem Chondrit-Stadium, d. h. er hatte die Entstehung eines protozoenähnlichen Gebildes aus den Primitivkörnchen, den Symprotiten, beobachten können.

„Als von mir der Begriff Symprotit und seine letzte Einheit Protit für die Ureinheit des Lebens in Form eines durchaus homogenen winzigen Körnchens für erkannte Erscheinungsformen der Bakterien bis zur äußersten Grenze der Sichtbarkeit hinab formuliert wurde, war wohl durch die Vermehrungsfähigkeit dieser Gebilde erwiesen, daß es sich um lebende Organismen handele; aber über die Beziehungen dieser subvisiblen Gebilde zu höheren Formen der Bakterien fehlte jeder Zusammenhang und gar an solche zur Zelle wurde nicht gedacht. Hierfür war ein jahrelanges Studium der Lebensverhältnisse erforderlich und die hierin erforderlichen Zuchtversuche, die in endlosen Serien immer und immer wiederholt wurden. Als Versuchsobjekt wählte ich die aus verschiedenen Vaccine-Lymphen gezüchtete Microsphaera vaccinae Cohn 1872, wobei es hier völlig gleichgültig ist, ob es sich dabei um den Pocken-Urheber handele, wie es auch der Autor dieser Species annahm, oder nicht." [31, S. 171]

Die *Microsphaera vaccinae (Cohn)* hatte in ihrer gewöhnlichen Form die Gestalt eines *Micrococcus* von etwa 0,5 - 0,6 µm Durchmesser. In den hängenden Tropfen gebracht, erschienen innerhalb von Sekunden die bekannten Chondrite. Die Aussaat solchen Materials erbrachte nach einigen Tagen die Thecit-Formen. Die weitere Aufwärtsentwicklung erfolgte über die üblichen Entwicklungs-Stadien, die nach Enderlein bei allen höheren Bakterienarten die gleichen sind. Eine Besonderheit bei der *Microsphaera vaccinae* wäre, daß sich bei dieser Spezies die Thecit-Formen auch frei bilden könnten; im Unterschied zu den meisten anderen Arten, bei denen die Bildung der Thecit-Formen an den Synasciten und Mycasciten erfolge. Und noch eine außergewöhnliche Besonderheit gab es bei diesem Erreger: Nachdem es Enderlein trotz jahrelanger Zuchtbemühungen nicht gelungen war, aus der Microsphaera das Chlamydozoon von Prowazek (ein Protozoon) zu erreichen, kamen ihm allmählich Zweifel, ob es sich bei dem Chlamydozoon von Prowazek wirklich um den Pockenerreger handele. Er bezweifelte dies nicht in dem Sinne von Paschen, daß die Infektiosität von Filtraten aus Pockenmaterial den Beweis ergeben müsse, denn dieses Postulat hatte man ja für die Tuberkulose auch anders ausgelegt und sich nicht daran gestört, als der Nachweis der Infektiosität von bakterienfreien Filtraten aus Tuberkulosematerial 1910 von Antonio Fontes und Hermann Dostal erbracht worden war. Anderseits war aber auch der Mangel an Infektiosität der *Microsphaera vaccinae (Cohn)* zur Erzeugung der typischen Variola kein Beweis gegen die Zugehörigkeit der Microsphaera in den Kreislauf des Pocken-

Urhebers, da ja z. B. die echten Variola auf das Rind übertragen, auch keine typischen Variola mehr hervorriefen, sondern eine Vakzine ergaben. Enderlein las schließlich in einer älteren Arbeit von Marotta (1887), daß der von diesem als Pocken-Erreger aufgefaßte Organismus, ebenfalls ein Micrococcus, sehr stark auf geringe Mengen von doppeltkohlensaurem Natron reagiere.

> *„Hiervon Kenntnis genommen, wurden von mir umgehend alte Kulturen der Microsphaera vaccinae Cohn 1872 in hängenden Tropfen von 2 - 5 % Soda-Lösung untersucht und derartige Ausstriche hergestellt, und in wenigen Minuten lag mir das Chlamydozoon Prowazek's vor, das mir in jahrelangen Zuchten niemals untergelaufen war und das demnach als Chlamydozoit (Fig. 5) [vgl. Abb. 26] eine Entwicklungsform in der Cyclode der Microsphaera darstellt. Ich hatte dabei das Glück gehabt, denn es muß sich beim Ausgangsmaterial um ältere Kulturen handeln, bei denen die Dynamovalenz besondere Höhe erreicht hat, um das Kernmaterial für die vielen hierfür erforderlichen Gebilde aufzubringen." [31, S. 175]*

Der Vorgang war im Prinzip einfach: aus einem Thecit heraus bildeten sich eine größere Anzahl von Chondrit-Fäden, ein Vorgang, den Enderlein bereits im hängenden Tropfen physiologischer Kochsalzlösung mehrfach beobachtet hatte. In der Sodalösung häufte sich die Bildung der Chondrit-Fäden, die so ein strahlenförmiges Gebilde aufbauten, das Enderlein mit Chlamydozoit bezeichnete. [Vgl. Abb. 26, Fig. 3-5] Ein membranartiger Außenabschluß entstand durch die Verkettung der End-Symprotite. Eine festere Membran entstand durch die Bildung von Mychiten aus den End-Symprotiten. Dieser Vorgang konnte mit der Bildung größerer Mychite weitergehen, die sich um das zentrale Thecit gruppierten und zu einer erheblichen Größe anschwellen konnten. Das Gebilde nahm dann ein morulaartiges Aussehen an und wurde daher von Enderlein Morulit genannt. [Vgl. Abb. 26, Fig. 6]

> *„Wir haben so die Entstehung einer Zelle aus dem homogenen Primitivkörnchen, dem Symprotit des Chondrit-Stadiums, verfolgt. Die Zelle stellt sich so als Vergesellschaftung verschiedener Entwicklungsstadien des eigenen Organismus dar, welche die neue Organisationseinheit ‚Zelle' sich für den Aufbau und zur Erhaltung dienstbar gemacht hat." [31, S. 176]*

Die Elemente dieser protozoenartigen Zelle sind: der Kern, der dem Thecit entspricht, die Kernhülle (= Thecithülle), die Einzelkernelemente mit den Mych und den Symmycha (Chromidien), die weder in Größe noch in Zahl fixiert seien, die Kernflüssigkeit, die aus dem Hüllplasma im Protitstadium bestünde, das Zellplasma, das von dem Chondrit-Stadium in spongiöser Anordnung gebildet wird, und schließlich die Zellhülle, bestehend aus dem Chondritgeäst bzw. den Mychitwandungen. Nach Enderlein unterscheiden sich die höheren Zellen der Protozoen und der Metazoen von dem Chlamydozoit lediglich durch die Fixierung und die rhythmische Organisation der Kernelemente (Chromidien und Chromiolen) nach Größe, Anzahl und Lage, auch wenn dieses Prinzip bei den Metazoen und auch bei den Protozoen stellenweise durchbrochen würde.

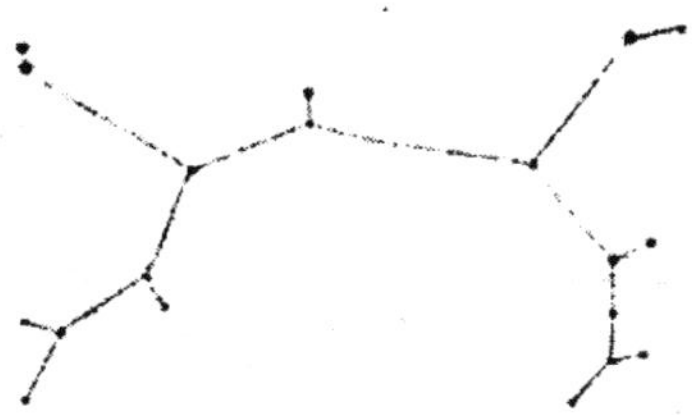

Fig. 1.
Microsphaera vaccinae Cohn 1872.
Chondrit-Stadium. Vergr. 10000 : 1.

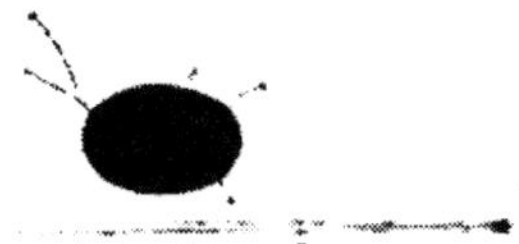

Fig. 2.
Desgl. Thecit mit Chondritbildungen. Vergr. 10000 : 1.

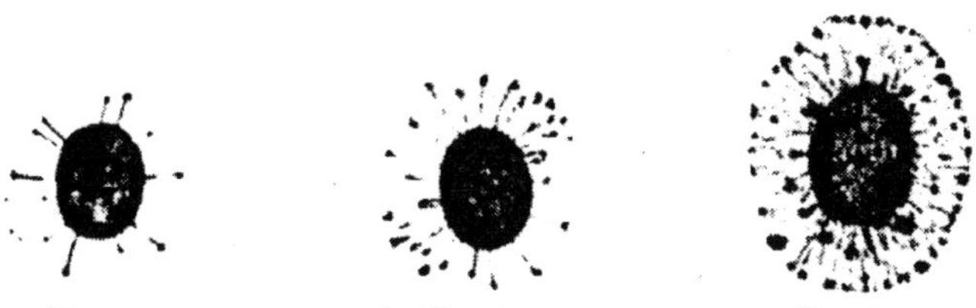

Fig. 3. Fig. 4. Fig. 5.

Fig. 3—5. *Microsphaera vaccinae* Cohn 1872.
(Stamm aus Hamburger Vaccine.)
Verschiedene Entwicklungsübergänge zum Chlamydozoit. Vergr. 10000 : 1.

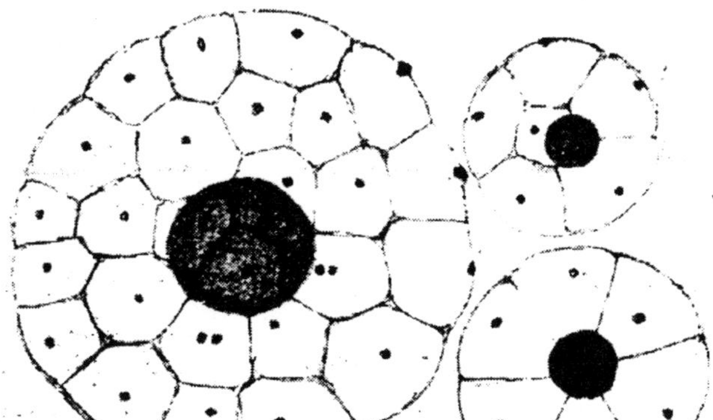

Fig. 6. *Microsphaera vaccinae* Cohn 1872.
(Stamm aus Dresdner Vaccine.) 3 Morulite. Vergr. 10000 : 1.

Abb. 26 Bildung der protozoenähnlichen Gebilde Chlamydozoit und Morulit gezüchtet aus dem Chondrit der Microsphaera vaccinae (Cohn) [34] u. [31]

Wie weit die Natur bakterioformer Erscheinungsformen dieses Prinzip des Aufbaues zu steigern in der Lage sei, das habe Dechow auf Grund jahrelanger Arbeit durch Aufzucht des Krebserregers zu einer gleichfalls zellartigen Kulminante, dem Amoebit, das die Krebszelle darstelle, erwiesen. Für das Amoebit, das von allen anderen Forschern als degenerierte Körperzelle betrachtet worden wäre, habe Dechow das Charakteristikum des Wachsens und Vermehrens erkannt sowie den Zerfall der einzelnen isolierten Zellen in niedere Einheiten. Dies war ein fundamentaler Gegensatz zur normalen Körperzelle, aber sehr wohl in Übereinstimmung mit allen vom Thecit abgeleiteten höheren Erscheinungsformen aus der „Chondrit-Bakterie-Schimmelpilz-Reihe".

In der „Bakterien-Cyclogenie" von 1925 hatte Enderlein die Zellkerne zur morphologischen Differenzierung in drei Stufen eingeteilt und mit Mych, Athron und Caryon bezeichnet. Das Mych war die Kerneinheit der Bakterien, ein Athron bestand aus mehreren Mych und entsprach einem Protozoen-Kern, und das Caryon wiederum bestand aus mehreren Athren und entsprach dem Zellkern in eukaryoten Zellen. Durch die Zusammenlagerung mehrerer Mych zu einem Athron war nach Enderlein bereits der erste Schritt für die Bildung eines höheren Organismus getan. Er hielt die Annahme für gerechtfertigt, daß so die erste Protozoe entstanden sei. Er war der Ansicht, daß man bisher fälschlich die Kerneinheiten des Protozoenkernes mit Chromosomen bezeichnet hat. Er war vielmehr der Ansicht, daß der Gesamtkern eines Protozoons einem einzigen Chromosom des Metazoenkernes gleichwertig sei. Erst nach weiteren Kopulationen der Protozoen entstünde durch Zusammenlagerung mehrerer Chromosomen in einem Kern die Metazoenzelle. Dechow und Enderlein konnten die fließenden Übergänge in der aufbauenden Entwicklungsreihe vom Chondrit-Stadium bis zur amöboiden Zelle nachweisen. Damit gelangte Enderlein zu einem völlig anderen Verständnis der Phylogenese und Ontogenese der Arten, als es die Urzelltheorie darstellte, die bis Ende des 20. Jahrhunderts wissenschaftlich allgemein anerkannt war. Enderlein schlußfolgerte 1933:

> *„Die geradezu uferlose Vielgestaltigkeit der Erscheinungsformen einer cyclogenetischen Aufbaureihe von Protit - Chondrit - Mychit - Bakterienstäbchen - Cystit - Thecit - zusammengesetzten Thecit mit Guarnieri'schen Körperchen und Schimmelsporen (Conidien) bis zum zellartig gebildeten Chlamydozoit, Morulit und Amoebit ist nur durch die hier dauernd ins Uferlose - durch Anreicherung und durch Copulation - potenzierte Wertigkeit der Kernelemente (Mych, Symmycha) der aufsteigenden Dynamogenie zu verstehen. Man muß sich vor Augen halten, daß die Haploid- und Diploidphase von Pflanze und Tier, eine hier erst auf Zahl, Größe und Anordnung fixierte Form der letzten Kernelemente, nur ein kümmerliches Rudiment aus einer uferlosen Urfülle der Dynamogenie der Urorganismen, nämlich der Chondrit-Bakterien-Schimmelpilz-Reihe darstellt. Was für gigantische Ausmaße von nur zwei Kernwertigkeiten, nämlich von Haploid - und Diploidphase, doch noch für Pflanze und Tier übrig geblieben sind, das schildert Carl Börner in seiner fundamentalen Tokontologie, und ihre formengebende Bedeutung für alle Organismen ist jedem Biologen zur Genüge bekannt. Der Grund, warum das homogene Urkörnchen (Protit und Symprotit) bisher niemals Beachtung und die erforderliche genetische Einschätzung gefunden hat, ist der, daß man sich von der seit Jahrhunderten gefestigten Vorstellung der Zelle als primitivste Ureinheit des Lebens nicht loszureißen vermocht hatte." [31, S. 179]*

Nach Enderlein beginnt das Leben auf der Stufe eines Eiweißmoleküls, die Zelle selbst sei bereits ein komplexes Staatengebilde, zusammengesetzt aus kleinsten autonom lebensfähigen Einheiten. Die ersten Zellen seien durch Zusammenschluß und Zusammenlagerung dieser kleinsten Einheiten entstanden. Die Beobachtung der Entstehung eines mehrzelligen protozoenähnlichen Gebildes aus den primitiven Körnchen des Chondrit-Stadiums der *Microsphaera vaccinae (Cohn)*, ermöglichte Enderlein einen Einblick in die aufbauenden Entwicklungsvorgänge primitiven Lebens. Erst durch die rhythmische Organisation und Fixierung der Kernelemente entstünden die komplexeren Lebensformen. Die Kerneinheiten eines „Chondrit-Bakterie-Schimmel-Organismus" könnten eine uferlose Fülle vielgestaltiger Erscheinungsformen hervorbringen. Von dieser uferlosen Fülle der Dynamogenie seien bei den Pflanzen und Tieren nur zwei Kernwertigkeiten übrig geblieben, die Haploid- und die Diploidphase. Enderlein vertrat die Auffassung, daß bei der Bildung der Tier- und Pflanzenzellen auf der Erde, die gesamten potentiellen Entwicklungsmöglichkeiten unterhalb der Zelle aus dem Lauf der Genetik ausgeschaltet worden seien. Diese beiden Zellreihen hätten den Weg gefunden, sich von den Möglichkeiten der Urgenetik loszulösen. Die Tierwelt habe sich jedoch ein Reservat bewahrt, doch noch die Möglichkeit zu besitzen, die Chromosomen wieder Zusammenfließen zu lassen, und zwar durch die Bildung der Spermatozoen. Die Pflanzenzellen hingegen, könnten nicht mehr bis zu der Ebene der Urgestaltung der Primitivphasen hinabsteigen, auch nicht durch die männlichen Geschlechtszellen. [77, S. 147]

8 Die 40er Jahre

In den 40er Jahren widmete sich Enderlein ganz der Erforschung der im Blut aufgefundenen Mikroorganismen und deren Rolle im Krankheitsgeschehen. Weder der Zweite Weltkrieg noch die vielen Anfeindungen konnten seinen Forscherdrang bremsen. Durch seinen unermüdlichen Fleiß hatte er mit der „Bakterien-Cyclogenie" ein weites Forschungsgebiet erschlossen. Das ubiquitäre Vorhandensein der aufgefundenen Mikroorganismen im Blut und in jeder Körperzelle des Menschen warfen ein völlig neues Licht auf die Entstehung von Krankheiten. Enderlein erkannte in diesem Zusammenhang den Wert der antiken Humoralpathologie. (Vgl. Kapitel 9.5.1)

1942 feierte Enderlein seinen 70. Geburtstag. In einer Würdigung bezeichnete der Schriftsteller und Journalist Walther Funder seinen Freund Enderlein als „einen unserer größten europäischen Gelehrten". [157] In diesem Jahr publizierte Enderlein seine letzte entomologische Arbeit. Er widmete sich nun ganz der Erforschung des aufgefundenen Mikroorganismus im Blut und dessen Rolle im Krankheitsgeschehen. Zu Beginn der 40er Jahre hatte sich Enderlein mit der Publikation seiner Erkenntnisse über die Krebsgenese noch sehr zurückgehalten. Seine Aufsätze waren nur einer geringen Anzahl Fachleuten bekannt. Aber nachdem er verschiedene Male den Mucor racemosus nach dem Vorbild von Otto Schmidt aus dem Chondrit-Stadium im Blut von Krebskranken gezüchtet hatte und ihm die Entwicklung eines erfolgversprechenden Präparates gelungen war, sah Enderlein schließlich die Zeit gekommen, seine in Jahrzehnten gewonnenen Erkenntnisse in die Praxis umzusetzen. Auf eine offizielle Überprüfung seiner Forschungsergebnisse konnte er zu diesem Zeitpunkt nicht hoffen. Enderlein gründete daher ein eigenes Labor, das er „Centralstelle für immun-biologische Krankheitsbekämpfung" nannte. Sitz der wissenschaftlichen Leitung war in Berlin W 30, Hohenstaufenstrasse 23. Dort begann Enderlein etwa ab 1939 mit der Herstellung seines „Mutalin" genannten Präparates.

Der Hamburger Arzt Dr. med. Julius Smend, der seine erste Frau durch Krebs verloren hatte, widmete sich seit 1938 ganz dessen Bekämpfung. Er war einer der ersten praktischen Ärzte, die seit Beginn der 40er Jahre Enderleins Heilmittel „Mutalin" zusammen mit der erforderlichen vegetarischen Diät erfolgreich in der Praxis einsetzte. Es waren vor allem die teils überraschenden Therapieerfolge, die den Kreis der Anwender schnell wachsen ließ. So schrieb einmal Karl Windstoßer, der eine kleine private Kurklinik in Bad Wiessee leitete, an Enderlein: „Daß ich an meiner Anstalt mit immer steigenderer Häufigkeit Ihre Chondritine anwende, brauche ich nicht zu betonen. Wer einmal damit Bekanntschaft gemacht hat, kann sie nicht mehr entbehren."[90] [246]

1943 erschien der zweite Band des „Archiv für Entwicklungsgeschichte der Bakterien". In einem dort publizierten Artikel „Cancerologica I." [40] ging Enderlein auf die Diskussionen um die Krebserregerfrage ein. Kurz zusammengefaßt steht in diesem Artikel, der mir nur unvollständig vorliegt, daß man die Auffassung einer parasitären Krebsgenese als Verlegenheitshypothese längst abgetan habe. Das Hauptargument gegen die Krebserreger-Theorie war die Vielzahl der im Tierversuch mit den verschiedensten Mitteln experimentell erzeugten Tumoren. Enderlein berichtete erneut über die von zahlreichen Forschern seit dem Beginn des 19. Jahrhunderts beobachteten und mit dem Krebs in Beziehung gesetzten Kleinstlebewesen. Daß durch verschiedenste Reize Tumoren erzeugt werden könnten, läge daran, daß der Reiz die konditionelle Ursache sei. Einig war sich Enderlein mit den Kritikern der parasitären Tumorgenese darüber, daß der Tumor selbst einen Fremdkörper für den Organismus darstelle, und daß eine Operation deshalb durchaus zweckentsprechend sei. Das Problem hierbei sei aber die Gefahr der Verschleppung der Krebszellen in die Blut- und Lymphbahnen, die nahezu nach jeder Krebsoperation zur Metastasenbildung führen würde. Die einzelnen Zellen der Tumore seien nur sehr locker aneinandergefügt. Material aus Tumoren ließe sich leicht mit dem Messerrücken von einem Querschnitt durch einen Tumor abschaben, und die gewonnenen Zellen könnten unverletzt und lebend im Präparat untersucht werden. Diese lose Aneinanderfügung der Tumorzellen sei in Wirklichkeit der Grund für die Metastasenbildung. Bei jeder Operation sei es deshalb unvermeidbar, daß einzelne hochvalent kranke Zellen in die Blutbahn gelangten und weit in den Körper verschleppt würden. Enderlein fragte: „Was nützt nun die kunstvoll und sauber ausgeführte Operation, die per primam heilt, wenn dann der ganze Prozeß aktiviert und in andere Organe verschleppt wird?" [40, S. 15] Die parasitenlose Auffassung der Krebsgenese sei eine schlecht fundierte Theorie, im Gegensatz dazu beruhe die Ansicht einer parasitären Ursache des Krebses auf erkannten Tatsachen. Der Krebs sei für den Wirtsorganismus ein „durch einen parasitären Pilz und seine Entwicklungsformen aufgedrängter Gärungs- und Verwesungszustand.“ [40, S. 15]

1946 erschien das erste von sechs Heften der Schriftenreihe „Immunobiologica", die in unregelmäßigen Zeitabständen mit Beiträgen von anderen Autoren bis 1954 veröffentlicht wurden. Die Hefte enthalten neben den Aufsätzen von Enderlein über seine weiteren Erkenntnisse der Rolle der Mikroorganismen im Krankheitsgeschehen auch Beiträge verschiedener Ärzte, die über ihre Erfahrungen mit den „Enderlein-Präparaten" und der „Friedmann-Vakzine" berichteten.

Nach dem Krieg wuchs der Kreis der Anwender seiner Präparate weiter, und auch die Anzahl der Nachahmer der Präparate und Neuentdecker des Blutparasiten und Krebsurhebers nahm zu. Dies führte sehr rasch zu einer Fülle von Publikationen, von denen einige in den Kapiteln 7 und 9 vorgestellt werden. Mit der Anzahl der Publikationen wuchs auch die Anzahl an Bezeichnungen für die unterschiedlichen Wuchsformen des Blutparasiten und des Parasiten selbst. Mit jeder Publikation wurden neue Theorien und Hypothesen über den Erreger formuliert, und einig war man sich nur bezüglich der Uneinigkeit, sofern man überhaupt voneinander Notiz nahm. Diese Vielfalt erwies sich hinsichtlich der Anerkennung des Blutparasiten als Krebserreger als äußerst kontraproduktiv. Unter den Publikationen gab es aber auch einige Arbeiten, in denen Enderlein seine Erkenntnisse bestätigt fand. Eine zeitlang stand die Blutmikrobe im Mittelpunkt wissenschaftlicher Untersuchungen, auch wenn es sich dabei nur um wenige Forscher handelte, die in Europa, den USA und Südamerika ihren Untersuchungen nachgingen.

[90] Brief von Windstoßer an Enderlein vom 17.7.1951

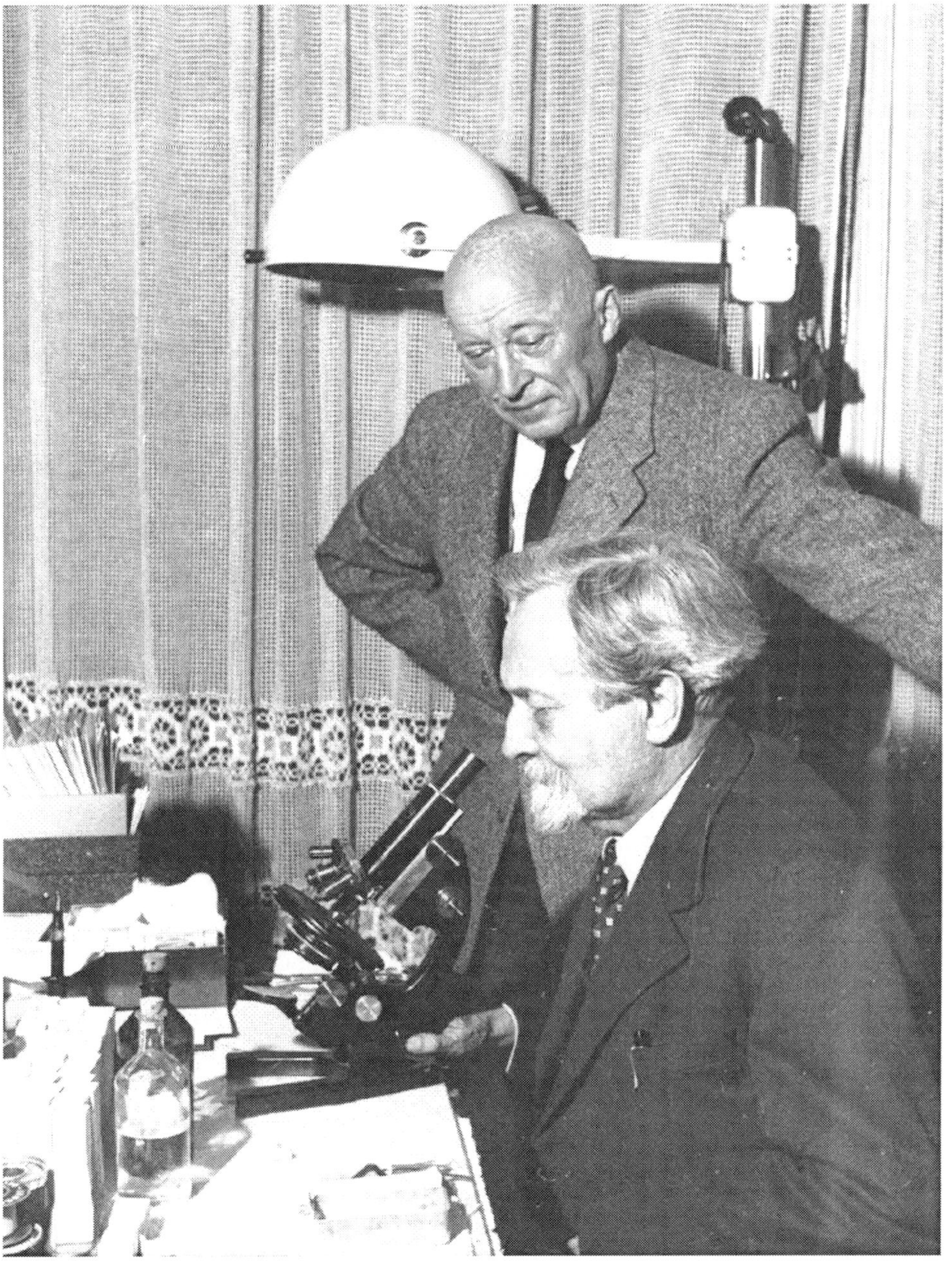

Abb. 27 Julius Smend und Günther Enderlein um 1960 [229]

Die enge Zusammenarbeit, die sich seit Beginn der 40er Jahre mit den niedergelassenen onkologisch tätigen Ärzten entwickelt hatte, gaben Enderlein die Möglichkeit zu umfangreichen Blutuntersuchungen. Die Ärzte sandten ihm Patientenblut zur Auswertung und sammelten Erfahrungen mit dem „Mutalin" in der Praxis. Erfolge und Mißerfolge wurden dokumentiert, die später als Kasuistik gesammelt veröffentlicht und zur Diskussion gestellt wurden. Die Kasuistiken erschienen an verschieden Orten. Die erste Kasuistik war das Büchlein von Dr. med. Wilhelm Devrient „Der Endobiont - Einführung in die immunbiologische Therapie nach Prof. Dr. G. Enderlein". [144] Weitere Kasuistiken erschienen in der Schriftenreihe „Immunobiologica" [143] und in den Akmon-Heften.

Das „Mutalin" bestand aus dem Chondrit-Stadium des Schimmelpilzes *Mucor racemosus (Fresen)*. Bald folgten weitere Präparate. Angeregt durch seine Studien über die „Endobiosis", den Komplex der chronischen Erkrankungen, übertrug Enderlein seine gewonnenen Erkenntnisse auf den Tuberkulose-Komplex. So begann er auch aus dem *Aspergillus niger (van Tieghem)* die apathogenen Primitivstadien zu isolieren und ein dem „Mutalin" vergleichbar wirkendes Präparat, das „Nivellantin" herzustellen. Es folgte das „Elattosin", eine Vakzine aus dem Chondritstadium des Schildkrötentuberkulosebazillus. Von dem *Penicillium notatum (Westling)* stellte er ein Pilz-Chondrit Präparat mit den Namen „Plattoxin" her. Während jedoch die Chondrit-Präparate „Mutalin" und „Nivellantin" eine artspezifische Bedeutung und Wirkung aufweisen würden, erklärte er die Wirkung des Penicillium-Chondrit mit einer unspezifischen Reizwirkung „antibiotischer" Natur. Nach Enderlein bestand der Heilfaktor bei den Mucor- und Aspergillus-Präparaten in der Kopulierung der kolloidalen Schwärmerchen (Spermite) mit den Urkernen (Mych) der pathogenen, höher valenten Parasitenformen, wodurch deren Abbau eingeleitet wurde. Das Penicillium-Chondrit-Präparat erlangte nach Enderleins Auffassung seine Wirkung hingegen durch die arteigene Säure, die auch von den Primitivstadien erzeugt würde. Im Kampf gegen pathogene Keime käme außerdem ein zweites Wirkmoment zum Tragen, nämlich die „Protitophagie“ und „Bakteriophagie“ durch die lebenden Kolloide des Penicillium-Pilzes. Ein weiteres Präparat entstand aus dem *Penicillium roqueforti (Thom)* und 1953 folgte das „Katarrh-Chondritin", wirksam gegen den Katarrh-Erreger *Diplococcus catarrhali*s, sowie gegen dessen Virus-Phase, als Erreger des Schnupfens und des Herpes labialis. Das Präparat wurde auch bei Katarrhen des Rachenraumes, des Kehlkopfes und der Luftröhre und bei Magen- und Darmkatarrhen verwendet. Enderlein versuchte sich auch an Mischpräparaten; so stellte er das „Pliogen-Chondritin" aus einer Mischung von *Mucor racemosus-*, *Aspergillus niger-* und Schildkrötentuberkulose-Chondriten her. Für die bessere Ausleitung[91] der abgebauten Primitivformen aus dem Organismus hatte Enderlein noch zwei Kaninchen-Serum-Präparate entwickelt, die bei schweren Fällen der „Endobiosis" zum Einsatz kamen, wenn der Körper selbst nicht mehr in der Lage war, sich der Abbauprodukte zu entledigen. [110-115, 120]

Neben der Herstellung der Präparate wurde die Blutuntersuchung zum zweiten Standbein seines „Immunbiologischen Institutes". Enderlein entwickelte in den 40er und 50er Jahre einen komplexen Auswertungsbogen für die vergleichend-morphologischen Blutuntersuchung, der später in Zusammenarbeit mit Windstoßer für die ärztliche Praxis überarbeitet wurde. [119, siehe Abb. 28] Durch die mikroskopische Blutuntersuchung konnte die Höhe der Valenz der Endobiontenformen und die Stärke des Befalls der Blutkörperchen festgestellt werden. Jedes Blutbild bot eine andere Vielfalt der Formenentwicklung. Der

[91] Der Begriff „Ausleiten" kommt aus der Humoralpathologie. Die Anhänger der Humoralpathologie sehen die Ursache einer Erkrankung in der fehlerhaften Mischung der „Körpersäfte". Durch verschiedene Maßnahmen wird daher versucht, den kranken Körper von den schädigenden Stoffen zu befreien. Dies geschieht z. B. durch das Fasten, die Gabe von Abführ- und Brechmittel, Schwitzen, Aderlaß, Schröpfen und andere Maßnahmen, die den Organismus anregen, die schädlichen Substanzen auszuscheiden. Dadurch soll das gesunde Fließgleichgewicht der Säfte wieder hergestellt werden. Auch heute noch gehört das „Ausleiten" zu einer der wichtigsten Maßnahmen in der Naturheilkunde.

überarbeitete Auswertungsbogen umfaßte 19[92] zu beurteilende Veränderungen im Blutbild, die an gefärbten Ausstrichen, im Phasenkontrastmikroskop sowie im Dunkelfeld beurteilt wurden.

Den Terminus „Endobiont" führte Enderlein in seinem 1943 veröffentlichten Artikel „Neue Erkenntnisse über entwicklungsgeschichtliche Beziehungen der Mikroben und ihre fundamentale Bedeutung für die Beurteilung gewisser Krankheitsvorgänge" [38] ein. Der Begriff steht für den primär relativ harmlosen Symbionten des Blutes, der allerdings in seiner gefährlichsten Form zum Krebserreger werden kann. Die Erkrankungen, die der Erreger verursacht, seien vielfältig. Enderlein faßte sie unter der Bezeichnung „Endobiosis" zusammen. Auf Grund der festgestellten qualitativen und quantitativen Veränderungen des Blutes schien die mikroskopische Blutuntersuchung ein geeignetes Instrument für die Erkennung einer Krebsbereitschaft des Organismus zu sein. Zusätzlich eignete sich die Untersuchung zur Verlaufskontrolle aller immunbiologischen Therapien.

Die zugesandten Blutproben wurden vital und in gefärbten Ausstrichen untersucht. Für die frischen Blutuntersuchungen eigneten sich die Spengler-Färbungen, für das Blut aus den zugesandten „Venülen" war jedoch das „Löffler Methylenblau" der Firma Dr. Grübler, Leipzig besser geeignet. Es ergab feine differenzierte Färbungen zwischen blau und violett, so daß eine gute Färbung der Fila erzeugt werden konnte. Die notwendigen „Venülen" wurden von dem Institut kostenlos zur Verfügung gestellt. Man benötigte nicht mehr als 1 bis 2 ml venöses Blut. Die Untersuchungen wurden auch an älterem „Venülenblut" durchgeführt, das Enderlein sogar aus Übersee zugesandt bekam. Enderlein empfahl zur genaueren Beobachtung und zur Verlaufskontrolle der eingeschlagenen immunbiologischen Therapie eine Wiederholung der Blutuntersuchung in Intervallen von 6 bis 8 Wochen. In dieser Zeit zeigte sich am deutlichsten, ob der eingeschlagene Weg beibehalten werden sollte, oder ob eine gewisse Änderung hinsichtlich der Präparate und der Dosierung angezeigt waren. Die Frage, ob mit der vergleichend-morphologischen Blutuntersuchung eine Diagnose auf Krebs gestellt werden könne, hatte Enderlein in der Informationsschrift seines Institutes „IBICA" eindeutig beantwortet:

„Es kann natürlich nicht erwartet werden, daß diese Untersuchung eine Diagnose (z. B. auf Krebs) ermöglicht; sie läßt lediglich Rückschlüsse auf eine Ca-Bereitschaft zu. Diese Frage erübrigt sich schon, nachdem man sich Klarheit über den Charakter und den Begriff des ‚Endobiosis-Komplexes' verschafft hat. Der Krebs als solcher läßt sich nur in Verbindung mit histologischen und klinischen Befunden etc. diagnostizieren. Den Mittelpunkt der Untersuchung bildet u. a. die Feststellung der Stärke des Befalls der Erythrozyten, der Leukocyten-Kerne und des Leukocyten-Plasmas und gleichzeitig die Ermittlung der Valenz."[93] [109]

[92] Ein umfangreicheres Blutuntersuchungsformular mit 29 Beurteilungsskriterien zur Bestimmung der Valenz des Endobionten ist im ersten AKMON-Heft abgebildet [Zit. n. 77, S. 134]. Das gleiche Untersuchungsprotokoll wurde auch von Maria-M. Bleker in dem Leitfaden für die „Blutuntersuchung im Dunkelfeld nach Prof. Dr. Günther Enderlein" wiedergegeben. [132, S. 72]
[93] [109] Jg. 1, Nr. 1, Juni 1954.

IBICA

WERK FÜR AKMOSOPHIE

Abt. Untersuchungslaboratorium

Professor Dr. Enderlein & Co.

2055 Aumühle, den

Obertörsterkoppel 6

Ruf: Aumühle 2575

BLUT-DIAGNOSTIK

Protokoll Nr. /

Vergleichend morphologische Blutuntersuchung nach Professor Dr. Günther Enderlein zur graduellen Erfassung des Komple: der Endobiosis (Enderlein)

(Vitalblutuntersuchung im Dunkelfeld, einschließlich Phasenkontrast-Mikroskopie und Blutausstrich-Färbung)

Blutausstriche mit übersandt ja / nein

Blut in Behring-Venüle übersandt ja / nein

Blut im hiesigen Institut entnommen ja / nein

Vor- und Zuname: ....

Bei Frauen Geburtsname

geb. ....

Wohnort: ....

Str. Nr. ....

Überweisender Arzt: ....

Diagnose des überweisenden Arztes (Labors, Krankenhauses): ....

....

....

Blutprobe vom: .... präp. am: .... Blutfarbe: hellrot, mittelrot, schwar.

Blutgerinnung: ....

Blut-Serum pH: .... Blutserum-Beschaffenheit: ....

A. Nativ-Untersuchung: Dunkelfeld, Phasenkontrast

1. Protit-Schleier: ....
2. Kolloidthecite: ....
3. Diskothecite (siehe Nr. 12): ....
4. Sclero-Symprotit-Thecite: ....
5. Filit-Phase (im Dunkelfeld): ....
6. Symprotitit-Phase: ....
7. Macrosymprotite: ....
8. Sporoide Symprotite: ....
9. Spermite im Dunkelfeld: .... (synonym: Bakteriophagen)
10. Freie Chondrite: ....
11. Thrombozyten: ....
12. Ascite (siehe Nr. 13): ....
13. Synascite (siehe Nr. 14): ....

B. Gefärbtes Präparat:

14. Erythrozyten (siehe Nr. 17–19):
    - Anisozytose: ....
    - Poikilozytose u. Erythroz.-Trümmer: ....
    - Stärke des Befalles der Erythroz.: ....
    - Valenz des Befalles der Erythroz.: ....
    - Vakuolen der Erythroz.: ....
15. Leukozyten (siehe Nr. 22–25):
    - Befall der Granulozytenkerne: ....
    - Befall des Granulozytenplasma: .... (neutrophile, eosinophile, basophile Granulozyten)
    - Befall der Monozytenkerne: ....
    - Befall des Monozytenplasma: ....
    - Befall der Lymphozytenkerne: ....
    - Befall des Lymphozytenplasma: ....
    - Dendroid-Zerfall der Leukozyten: ....
    - Dendroid-Vakuolen der Leukozyten: ....
16. Sklerot. Parasiten-Gebilde (siehe Nr. 26): ....
17. Derosynascite (siehe Nr. 27): ....
18. Symplast-Bildung (siehe Nr. 28): ....
19. Systatogenetische Vorgänge (siehe Nr. 29): ....

Gesamturteil

Valenz des Endobionten: ....

Befund spricht für:

....

....

....

....

Bemerkungen: ....

2055 Aumühle, Bez. Hamburg, den .... gez. ....

Abb. 28 IBICA Blut-Diagnostik-Protokoll [119]

Aufnahme fanden Enderleins Artikel in verschiedenen naturheilkundlich orientierten Zeitschriften. In „Die Volksgesundheit", einer „Monatsschrift für alle naturgemäße Heilverfahren", erschien im März 1949 ein Artikel von Enderlein „Zu den Hypothesen über die parasitenlose Krebsentstehung einerseits und den seit eineinhalb Jahrhunderten entwickelten Erkenntnissen der parasitären Krebsnatur andererseits". [100]

Neben der Herstellung seiner Präparate in seinem eigenen Laboratorium war Enderlein zudem für die Firma Sanum in Berlin als Herstellungsleiter tätig. Am 18.1.1948 war Enderlein durch den Polizeipräsidenten in Berlin die verantwortliche Leitung der Herstellung des Tuberkulosemittels „Utilin" in der Firma „Sanum", Berlin SW 61, Belle-Alliance Straße 93, übertragen worden. Am 18.2.1948 hatte das LGA die Übertragung der verantwortlichen Leitung für die Herstellungsstätte Berlin W 30, Goltzstr. 23 bestätigt. [222] Die Firma war von Clara M. Schulte, einer ehemaligen Mitarbeiterin des Robert Koch-Institutes, gegründet worden und hatte ihren Hauptsitz in Hamburg. In Berlin wurde bereits seit 1934 neben chemisch-pharmazeutischen und kosmetischen Präparaten, Enderleins Schildkröten-tuberkulose- Vakzine „Utilin" hergestellt. Im September 1950 legte Enderlein die Leitung nieder. Etwa um die gleiche Zeit stellte die Firma Sanum ihren Betrieb in Berlin ein. [222] Es ist anzunehmen, daß Enderlein die Herstellungsleitung aus Gründen der Arbeitserleichterung niederlegte. Er trieb den Ausbau seines eigenen Labors voran. Ende der 40er Jahre hatte er sein Labor in „Immunobiologica - Forschungsstelle für immunbiologische

Heilweise" umbenannt, die Adresse war die gleiche geblieben. 1951 erfolgte eine erneute Namensänderung in das immunbiologische Institut „Ibica" und im Lauf der 50er Jahre erfolgte noch einmal eine Namensänderung in „IBICA - Werk für Akmosophie". Für die hergestellten Präparate erschienen umfassende Behandlungsanweisungen mit ausführlichen Beispielen der damit behandelbaren Erkrankungen. Die Behandlungsanweisungen sollten jedoch nur als Empfehlungen verstanden werden. Es war den Behandlern vorbehalten, Modifikationen während der Behandlung vorzunehmen, die den individuellen Verlauf einer Erkrankung berücksichtigten. [110-115]

Die Nachkriegsjahre in Berlin müssen auch für Enderlein nicht einfach gewesen sein. Berlin war in vier Sektoren der Alliierten aufgeteilt, und der Konflikt der Siegermächte untereinander zeichnete sich bereits ab. Der Winter 1946/47 war besonders kalt, und die Bäume, die der Krieg noch übrig gelassen hatte, dienten der Stadtbevölkerung als Feuerholz zum Überleben. Im Juni 1947 verkündeten die USA den Marshall-Plan, was zu einer Verschärfung des Konfliktes beitrug. 1948 blockierte die Sowjetunion die Land- und Seewege nach Berlin, so daß die Versorgung der Bevölkerung nur durch die Luft möglich war. Nach der Einführung der neuen Währung und der Ankündigung der sowjetischen Regierung, diese nicht in der sowjetischen Zone zu dulden, war im November 1948 die Teilung Berlins in West und Ost nahezu vollendet. Mit der Gründung der Bundesrepublik Deutschland im September 1949 und kurz darauf der Deutschen Demokratischen Republik war die Sonderstellung Berlins in Deutschland vorgegeben.

Es waren demnach sehr schwierige Bedingungen, unter denen Enderlein seine Arbeiten fortsetzte. Es ist beachtenswert, daß er, auch im Hinblick auf sein fortgeschrittenes Alter, die Kraft besaß, mit der Herausgabe der „Immunobiologica" eine neue Schriftenreihe zu initiieren und seine Präparate weiter herzustellen. Enderlein war nach dem Krieg voller Hoffnung. Er nahm die junge Demokratie Deutschland ernst. Im Mai 1946 hatte er in der „Deutschen Zentralverwaltung für das Gesundheitswesen" in Berlin vorgesprochen und sich für die offizielle Anerkennung der Schildkrötentuberkulose-Vakzine eingesetzt (siehe auch Kapitel 6.2.1). Er mußte jedoch bald feststellen, daß er auf keine offizielle Unterstützung zählen konnte. Das Gegenteil war der Fall, er mußte sich auf einen harten Kampf einstellen.

9 Die 50er und 60er Jahre

1951 veröffentlichte Dr. med. Wilhelm Devrient, leitender Arzt des „Instituts für biologische Heilweisen" in Berlin-Lichterfelde West, das Büchlein „Der Endobiont. Sein Ursprung, seine Bedeutung, seine Bekämpfung. Einführung in die immunbiologische Therapie nach Prof. Dr. G. Enderlein". [144] Das Heft war eine Zusammenstellung ärztlicher Erfahrungsberichte mit der immunbiologischen Therapie nach Enderlein, auch Patienten kamen mit eigenen Berichten zu Wort. Devrient hatte, wie viele andere Anwender auch, das Mutalin an sich selbst erprobt und seine selbstkritischen Beobachtungen in der Schrift geschildert:

> *„Dr. W. Devrient, 60 Jahre alt, Astheniker. Vegetative Dystonie und lymphatische Tuberkulotoxikose seit Kindheit. Leidet an ewiger Schwäche, schneller Ermüdbarkeit, oft an Katarrhen der Luftwege, Myogelosen am Rücken und Nacken und Paradentose. Typischer Repräsentant der homöopathischen Konstitution von Acid. Phosphoric. und Calc. phosphoric. Beginn der kombinierten Behandlung mit Mutalin und Schildkröten-Vakzine. In Abständen von 4 Wochen wurde eine Mischinjektion ‚schwach' in den Bauch durch Dr. D. selbst gemacht. Einmal im Monat eine Kapsel Schildkröten-Vakzine peroral genommen und laufend ‚Mutalin schwach' zweimal die Woche zu 5 bis 7 Tropfen in den Hoden eingerieben! Auch zweimal die Woche vor dem Schlafen 5 Tropfen ‚Mutalin*

schwach' etwa 20 Minuten im Munde gehalten, um die Paradentose zu beeinflussen. Nie irgendeine Reaktion mit Ausnahme eines langsam aber ständig zunehmenden Gefühls der Kräftigung. Sowohl an sich wie auch an anderen Mesenchym-Schwächlingen konnten keine nennenswerten Reaktionen beobachtet werden im Gegensatz zu Pyknikern. In etwa zwei bis drei Monaten hat sich eine große Änderung im Körper vollzogen, das subjektive Befinden wesentlich gebessert. Die Muskulatur im ganzen Körper wurde weich, die Myogelosen verschwanden, besonders die so lästigen im Schultergürtel. Die früher so schmerzliche Wade wurde ,butterweich'. Im weiteren Verlauf der Behandlung sind die Injektionen fortgefallen. Durch die erwähnten Einreibungen wird der Zustand weiter gebessert. Auffallend verbesserte sich die Paradentose. Die Zähne festigten sich, und der Schmerz verschwand." [144, S. 29, 143, S. 79]

Enderlein gab in dem Büchlein von Devrient [144] einige allgemeine Hinweise, Ergänzungen und Korrekturen früher dargestellter Behandlungs-Anweisungen, die sich durch die Anwendungserfahrungen ergeben hätten. Es hätte sich gezeigt, daß eine Steigerung der Heilerfolge durch die Kombination des „Mutalins" mit der Schildkröten-Vakzine erreicht werden konnte. Den Grund dafür sah Enderlein in der Befreiung des Serums von den Endobiont-Fermenten durch die Schildkröten-Vakzine; damit könne ein erneutes Wachstum des Tumors und die Weiterentwicklung der Krankheitsvorgänge im gesamten Komplex der Endobiosis unterbunden werden. Gleichzeitig würde das Ausscheiden der abgebauten Primitivformen aus dem Körper erleichtert werden. Die Ausscheidung der Abbauprodukte war eine Grundbedingung für die Beschleunigung der Heilungsvorgänge. Es hatte sich gezeigt, daß nicht alle Patienten in der Lage waren, die erforderlichen Abwehrkräfte aufzubringen, um die Primitivformen auszuscheiden. Häuften sich die Reste von Abbauprodukten im Körper an, konnten wieder neue Beschwerden entstehen. Um auch dieser Herausforderung Herr zu werden, hatte Enderlein zwei Kaninchen-Serum-Präparate entwickelt, das „Mutalin-Serum" und das „Nivellantin-Serum". Das „Nivellantin-Serum" war ein Präparat zur Ausleitung der Primitivformen aus dem tuberkulösen Krankheitskomplex. Die frühere Einschränkung der Mutalin-Behandlung bei größeren und tieferen Wunden hätte sich als nicht richtig erwiesen. Auch die Kontraindikation der Mutalin-Behandlung vor oder nach blutigen Eingriffen hätte sich als falsch herausgestellt. Das Gegenteil sei der Fall; die Mutalin-Behandlung vor und nach einer Tumorentfernung hätte sich als wichtiger Faktor zur Verhinderung der Metastasenbildung erwiesen. [144, S. 37]

Folgende Ärzte und Therapeuten beteiligten sich an der Zusammenstellung der Kasuistiken in dem Buch von Devrient: Dr. med. Herbert Bartelmai, Berlin; Frau Dr. med. Käthe Bischoff; Dr. med. Bruno Gettkant, Berlin; Dr. med. Gerhard Grunwald, Berlin; Dr. med. Henri Heitan, Nizza; Dr. med. Wilhelm Lentzen, Berlin; Dr. med. Schneider, Berlin; Dr. med. Antonius Leschke, Stuttgart; Dr. med. Siegfried Link, Berlin; Frau Dr. med. Rose Metzger, Berlin; Dr. med. Gotthelf Mueller, Leipzig; Dr. med. Georg Müller, Krimml, Österreich; Dr. med. Schilsky, Hamburg; Dr. med. Fritz Sengmüller, Ried im Innkreis, Österreich; Dr. med. H. Sleumer, Schönwalde bei Berlin; Dr. med. Julius Smend, Hamburg; Dr. med. H. Trunk Berlin; Dr. med. N. Zett, Memmingen; Heilpraktiker Friedrich Knaus, Nürnberg; Krankenschwester Hildegard Meyer, Schlüchtern.[94] [144, S. 36 f.]

[94] Vollständige Namen konnten nicht in allen Fällen ermittelt werden.

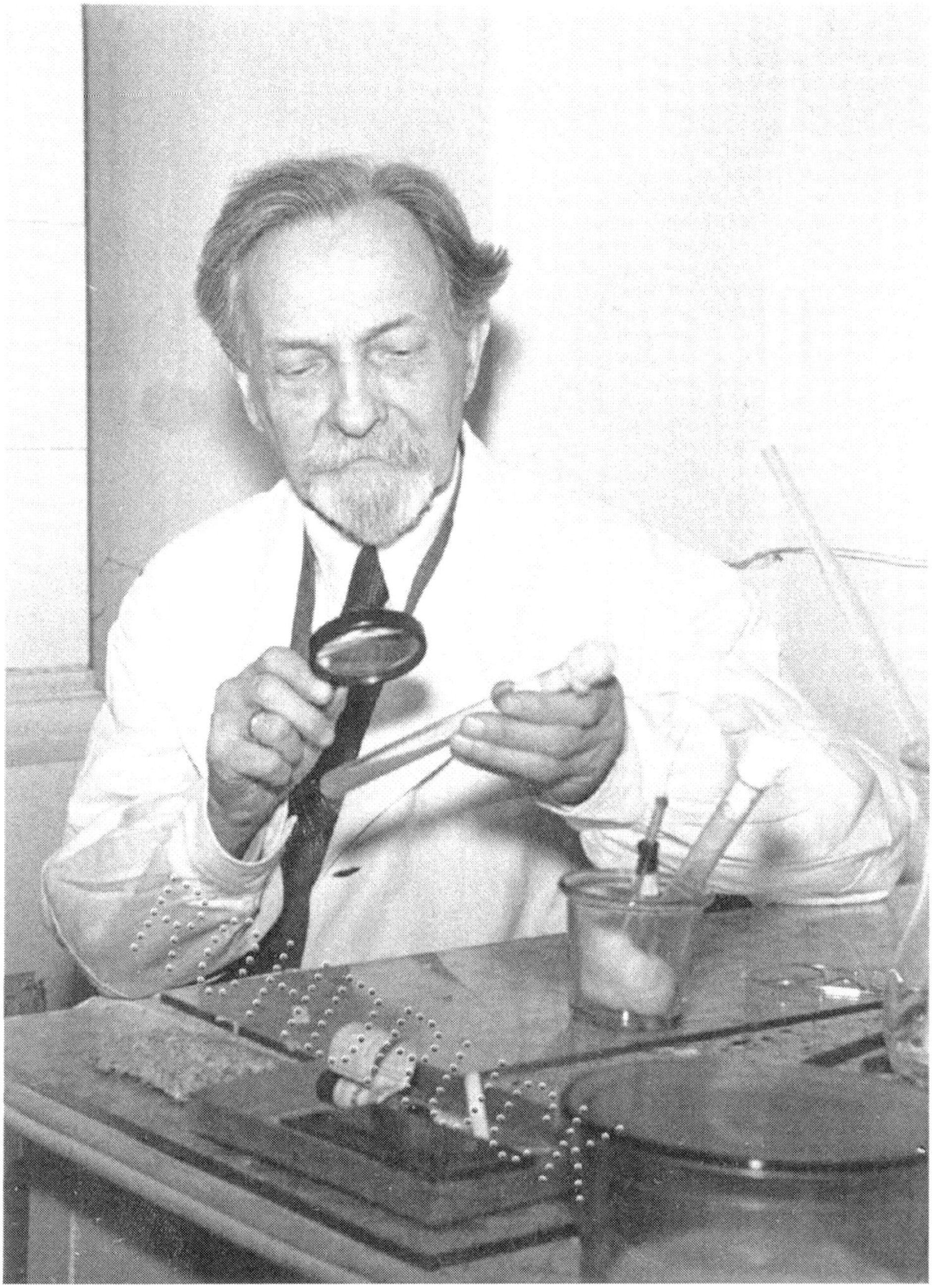

Abb. 29 Enderlein bei der obligatorischen Lupenkontrolle der Kulturen [229]

Anfang der 50er Jahre traf Enderlein mit dem Philosophen und Lebensreformer Are Waerland zusammen, dessen Ernährungslehre und Lebensführung Enderlein überschwenglich begrüßte. Waerland schrieb mehrere Artikel über Enderlein in dem von ihm herausgegebenen Gesundheitsmagazinen. Im Mai-Heft von 1950 erschien der Aufsatz „Professor Enderleins große Entdeckung" [183], in dem Waerland folgendes schreibt:

„Der Mann, den ich besonders gerne im heutigen Berlin treffen wollte, war der große Biologe und Bakteriologe Professor Dr. Enderlein. Von ihm und seinem Werk hatte ich viel gehört, und ich wußte, daß dieser Forscher, mehr als jeder andere, in die Geheimnisse des Lebens eingedrungen, und daß ihm die Lösung des großen ‚Gesundheits- und Krankheitsproblems' gelungen war. Mehr noch - ich hatte erfahren, daß er - obwohl Enderlein dieses Problem von ganz anderen Gesichtswinkeln und Voraussetzungen angepackt hatte als ich - bei der Lösung doch zu denselben Resultaten gekommen war wie ich. Dies erschien mir beinahe mystisch zu sein, und es war das Gefühl des Mystischen, das mich so ungewöhnlich begierig machte, Professor Enderlein kennenzulernen. Ich hätte mir jedoch nie davon träumen lassen, welch ein grandioses und gleicher Zeit einfaches und einleuchtendes Bild des bakteriologischen Lebensdramas seine, die gegenwärtige Bakteriologie und Medizin von der Wurzel aus umschaffenden, Entdeckungen und Ideen aufrollen würden." [183]

Are Waerland war allerdings mit seiner Lebensreformbewegung ein Außenseiter der Gesellschaft, der zudem noch in vielen Publikationen die medizinische Wissenschaft als rückständig angegriffen und sich dadurch viele Feinde gemacht hatte. Enderlein war von Are Waerland tief beeindruckt; sie ergänzten sich und inspirierten einander. Mit Are Waerland erlangten die Arbeiten von Enderlein eine philosophische, psychologische und spirituelle Erweiterung. Are Waerland war es auch, der die Arbeiten von Enderlein mit denen von Béchamp in Verbindung brachte. Waerland hatte 1954 die Auseinandersetzungen zwischen Pasteur und Béchamp in seinem Werk zur Lebensreform „Der Weg zu einer neuen Menschheit" [446, S.197-201] behandelt. Aus der geistigen Verbindung zwischen Béchamp und Enderlein, die Waerland in wenigen Sätze formulierte, wurde in den nachfolgenden Jahrzehnten eine Tatsache. So liest man in der Sekundärliteratur über Enderlein immer wieder, daß Enderleins Arbeiten auf denen von Béchamp aufbauen. Waerland schrieb in seinem Aufsatz von 1950:

„Worin besteht nun Professor Enderleins epochemachende Forschertat? Goethe sagte, daß man – um Epoche in der Welt zu machen - zwei Dinge brauche: erstens Intelligenz und zweitens, daß man eine verwickelte Sache vorfinden müsse, um den schwer zu entwirrenden Knäuel von Vorurteilen, Irrtümern, falschen Anschauungen und kapitalen Dummheiten entwirren zu können. Die Vorurteile, falschen Anschauungen und kapitalen Dummheiten, die dem jungen Enderlein begegneten, als er mit seiner Gelehrtenlaufbahn begann, bestanden in der zeitgenössischen ‚Verdunkelung' der durch Béchamps bakteriologischen Scharfblick errungenen Erkenntnisse und in dem Irrtum, an die Stelle dieser Erkenntnisse Pasteurs Darstellung zu setzen, nach der Mikroben in unveränderliche Arten und Gattungen von Kleinlebewesen einzuteilen wären, wobei jede Art ihre spezifischen krankheitsschaffenden Eigenschaften besitzen sollten." [183]

Nachdem Enderlein lange genug vergeblich auf die wissenschaftliche Anerkennung seiner Forschungen gehofft hatte, und man genügend ärztliche Erfahrungen mit dem Mutalin gesammelt hatte, trat er schließlich an die allgemeine Öffentlichkeit. Der Schritt war ihm nicht leicht gefallen, denn im Grunde konnte er den Affekte haschenden Medienrummel nicht leiden. Viel lieber wäre ihm eine wissenschaftliche Anerkennung gewesen.

Der Journalist Klaus Lehrle schrieb 1951 einen Sonderbericht für die „Badische Illustrierte" mit der Überschrift: „Menschenfeind Nr. 1: Ist Krebs doch heilbar? Berliner Wissenschaftler entdeckte ein neues Mittel - Hamburger Arzt behauptet: Es hilft – Warum wird es nicht erprobt?" [195] Dem drei Seiten langen Bericht sind die Bilder und Berichte von Smend, Enderlein und vier Patientinnen und Patienten beigefügt, die von ihrer Krebserkrankung geheilt werden konnten und eine Stellungnahme zu ihrer Krankengeschichte abgaben.

Der Hamburger Arzt Julius Smend behandelte in seiner Allgemeinarztpraxis seit Beginn der 40er Jahre Krebspatienten mit dem „Mutalin" von Enderlein. Smend hatte hervorragende Behandlungserfolge erzielen können. Von einigen hundert Behandlungen seien etwa in 60 % der Fälle deutliche Heilerfolge oder zumindest weitgehende Besserung erzielt worden. Smend bedauerte in dem Artikel von Lehrle, daß die Patienten erst dann kämen, wenn sie bereits aufgegeben worden wären und die Krebserkrankung bereits sehr fortgeschritten sei.

Der Journalist Lehrle machte den Leser in seiner Einleitung darauf aufmerksam, daß die „Badische Illustrierte" von jeher mit großer Sorgfalt über neue Heilmethoden und Entdeckungen in der Medizin berichten würde, und daß man sich stets um eine sachliche Darstellung bemühe. Im Falle der Krebserkrankung, die sich zum „Menschenfeind Nr.1" entwickelt habe, sei es besonders wichtig, „jedem Fingerzeig" nachzugehen, der auch nur die Möglichkeit andeute, diese „moderne Seuche" einzudämmen. Bei dem Mutalin handele es sich nicht um ein Wundermittel, sondern um ein Medikament, das leider noch nicht genügend erprobt sei, um von der Schulmedizin anerkannt zu werden, obwohl sich seit Jahren ernsthafte Wissenschaftler anerkennend darüber geäußert hätten und sich für die wissenschaftliche Prüfung des Präparates eingesetzt hätten.

Über Enderlein schreibt Lehrle, daß er kein „zweiter Gröning"[95] sei und auch kein Wünschelrutengänger, der mit unkontrollierbaren Zaubermitteln hantiere. Im Falle Enderleins ginge es um die Ergebnisse und Erfolge jahrzehntelanger Forscherarbeit ernst zu nehmender Wissenschaftler und Ärzte. Alle Versuche jener Männer, ihre Erkenntnisse und Erfolge auf dem Wege über die Fachwelt der Öffentlichkeit bekannt zu machen, seien bisher, nach Auskunft der Betroffenen, fehlgeschlagen. Stellvertretend fragt Lehrle:

„Warum, so fragt der Laie, wird eine Heilmethode, die schon gute Erfolge zeitigte, ignoriert oder sogar rundweg abgelehnt? Warum macht man sich nicht einmal die Mühe, sich intensiv mit diesem Mittel zu befassen? - Ist es Unduldsamkeit oder starre Dogmatik, ist es der Hang, am Alten festzuhalten, oder die Furcht, einen neuen Weg zu beschreiten?" [195]

Lehrle hatte Smend gefragt, was nun die neuen Erkenntnisse und Behandlungsmethoden seien, mit denen er so überraschende Erfolge erzielt habe. Smend faßte die komplexen Erkenntnisse in wenigen Worten für den Laien verständlich zusammen und erklärte:

> *„Das Krebsleiden ist eine Allgemeinerkrankung des ganzen Organismus, die Krebsgeschwulst nur ein Symptom. In allen Fällen ist die wirkliche Ursache jahrelang latent gewesen, ehe der Krankheitsprozeß den Grad erreicht, in welchem sich die Symptome entwickeln. Prof. Enderlein, Berlin, der Begründer des Pleomorphismus (Vielgestaltigkeit) der Bakterien, hat nach Berichtigung der bisherigen Irrtümer festgestellt, daß im Blut eines jeden Menschen eine biologisch charakterisierte Mikrobenart, die in vielen Entwicklungsformen auftritt, in niederer Wuchsform stets vorhanden ist." [195, S. 693]*

Bei dem Krebserreger würde es sich nicht um einen klassischen Infektionserreger handeln, sondern um einen sich zu höheren, gefährlicheren Wuchsformen umwandelbaren Pilzkeim, der in harmloser Form stets auch beim Gesunden vorhanden sei, da dieser bereits vor Jahrmillionen in den Körper des frühen Säugetierorganismus eingedrungen sei. Die Krebserkrankung sei eine vom Pilzorganismus dem Körper „aufgedrängter Gärungs- und Verwesungsstoffwechsel". Die Krebsbehandlung könne daher niemals eine rein örtliche sein, sondern sie müsse sich auf den gesamten Organismus erstrecken. Die Behandlung be-

[95] Bruno Gröning war ein umstrittender Geistheiler, der öffentliches Auftrittsverbot bekommen hatte.

stünde in einer immunbiologischen Methode, die eine Kausaltherapie sei. Mit dem Mutalin sei von Enderlein eine Vakzine entwickelt worden, die die gefährlichen Wuchsformen in niedere harmlose Wuchsformen abbaue. Die abgeschwächten Entwicklungsstufen könnten vom Körper ausgeschieden werden. Bei der Behandlungsmethode handele es sich um künstlich erzeugte „rein biologische Massenvorgänge", die den krankheitsverursachenden Parasiten bis zu einem unschädlichen Primitivzustand abbauten. Die Abwehrkräfte des Menschen würden dann wieder ihren Einfluß zurückgewinnen. Die Behandlung träfe nicht den Körper selbst, sondern richte sich allein gegen den „überzähligen Parasiten". In Übereinstimmung mit zahlreichen Krebsforschern sei neben der Immuntherapie auch eine krebsfeindliche Diät erforderlich. Es seien vor allem die pH-Verhältnisse im Blut, die die Lebensbedingungen des Parasiten begünstigten oder schädigten, und diese seien durch Diät zu beeinflussen. Allerdings müsse man sich davon frei machen zu glauben, daß mit dieser Behandlungsmethode, obwohl sie sehr rasche Besserungen brächte, dauerhafte Erfolge erzielt werden könnten. Meist sei eine jahrelange Therapie für eine vollständige Heilung erforderlich. [195, S. 693 f.]

Im Interesse einer sachlichen Berichterstattung hatte der Reporter Lehrle die Hamburger Gesundheitsbehörde, die Kassenärztliche Vereinigung und den Landesverband der Ortskrankenkassen aufgesucht. In der Unterhaltung mit Obermedizinalrat Dr. med. Schmidt von der Hamburger Gesundheitsbehörde, gab dieser folgende Einschätzung der Lage: Das Mittel „Mutalin" würde von einigen Außenseitern unter den Ärzten angewandt werden, von der großen Masse der Krebssachverständigen würde es jedoch abgelehnt werden, da der Beweis für dessen Heilwirkung noch ausstehen würde. „Wenn es einzelne Ärzte benutzten, so ist das keine wissenschaftliche Prüfung, weil die Diagnose Krebs nicht genügend gesichert ist. Es gehört zur ärztlichen Ethik, nicht mit einem unbekannten Mittel zu behandeln, wenn man eine erfolgreiche Methode hat." [195, S. 694]

In der Krebstherapie hätte man in der Kombination von Operation und Bestrahlung eine erfolgreiche Behandlungsmethode, vorausgesetzt die Patienten hielten sich an die ärztlichen Anweisungen. Auf die Frage, ob der Krebs überhaupt heilbar sei, antwortete Schmidt, daß dies von dem jeweiligen Patienten abhinge. Bei rechtzeitiger Diagnose und richtiger Behandlung sei eine Heilung in großem Umfang möglich. Zum Teil sei eine relative Heilung möglich, die zumindest eine Lebensverlängerung mit sich brächte. Auf die Blutdiagnostik zur Krebsfrüherkennung angesprochen, wußte Schmidt zu berichten, daß ein englisches Buch mit einer Zusammenstellung einiger hundert Methoden der „serologischen Krebsdiagnostik" aus aller Welt gäbe. Diese seien jedoch trotz 80 % richtiger Diagnose-Ergebnisse nicht eingeführt worden, da sie sich in ihrer technischen Durchführung als zu schwierig und zu zeitraubend erwiesen hätten. [195, S. 694]

Der Reporter Lehrle meinte, damit zwei wohlfundierte Ansichten gegenüber gestellt zu haben. Er forderte ein Gremium, das aus aufgeschlossenen Wissenschaftlern bestehen sollte, die jedes neue Mittel aufgreifen und streng wissenschaftlich untersuchen sollten, damit erfolgversprechende Heilmittel und Methoden schnell der leidenden Menschheit zur Verfügung gestellt werden könnten.

Nachdem Enderlein den Schritt in die allgemeine Öffentlichkeit gewagt hatte, erging es ihm ähnlich wie seinem Konkurrenten auf dem Gebiet der Blutmikrobe Wilhelm von Brehmer. Die Kampagne gegen Enderlein, die sich bereits 1946 am Robert Koch-Institut angebahnt hatte (vgl. Kap. 6.2.1.), wurde zu Beginn des Jahres 1952 massiv fortgesetzt.

9.1 *„Aus unserem wissenschaftlichen Tagebuch" - Eine Sendung des RIAS Berlin*

Alarmiert über die zunehmende Anzahl größtenteils positiver Berichte über das Heilmittel Mutalin in Tageszeitungen und Illustrierten, sahen sich maßgebliche Stellen genötigt, öffentlich zu Enderlein und seinem Heilmittel Position zu beziehen. Am Mittwoch, dem 16.1.1952, sendete der RIAS[96] Berlin um 23.10 Uhr in seiner Sendereihe „Aus unserem wissenschaftlichen Tagebuch" einen Beitrag über Enderleins Krebsheilmittel Endobiont-Chondritin.[97] Zum Gespräch geladen waren Professoren der Freien Universität Berlin, Prof. Dr. med. Heinrich Bartelheimer, Chefarzt der Inneren Abteilung des Krankenhauses Moabit und Prof. Dr. med. Georg Henneberg, Hygieniker und Bakteriologe am Robert Koch-Institut. Eine Stellungnahme von Prof. Dr. med. Wolfgang Heubner, Pharmakologe von internationalem Ruf, wurde verlesen.

Zu Beginn der Sendung wurde die Stellungnahme von Heubner verlesen, der nicht persönlich erscheinen konnte:

> *„Viele Pflastersteine auf der Straße der menschlichen Leichtgläubigkeit sind sogenannte Arzneimittel. Daher ist auch schon im alten Ägypten die Kunst bekannt gewesen, aus der Leichtgläubigkeit kranker Menschen und ihrer Umgebung Nutzen zu ziehen. Diese Kunst war immer lohnend über die Jahrtausende hin. Ein neues Moment ist die Reklame mit Flugzeugtransporten; denn der Naive sagt sich, die erhöhten Transportkosten wird man doch nur für etwas besonders Wertvolles ausgeben. Sonst ist ziemlich alles das gleiche, was in hundertfacher Auflage seit vielen Jahrzehnten bekannt ist. Auch Herr Prof. Enderlein bedient sich für sein Mittel ähnlicher Anpreisungen, wie sie Gemeingut älterer und neuerer Gesundheitsapostel waren. Nicht jeder, der sich Professor nennt, ist ein Mann der Wissenschaft. Zeitungsnachrichten aus Nevada und Algier verbürgen noch keinen Kredit bei ernsthaften Berliner Ärzten. Ist es nicht merkwürdig, daß Sauerbruch, wahrlich ein Mann mit offenem Geiste, in seinen kürzlich erschienenen und viel gelesenen Lebenserinnerungen schrieb: ‚Die meisten krebsheilenden Mittel versanken wieder in der Vergangenheit.' Mag da glauben wer will, daß Prof. Enderleins Mittel ein anderes Schicksal erfahre, ich glaube es nicht. Das Traurige an solchen Propagandamethoden, zu denen sich ja auch leider ernsthafte Zeitungen hergeben, ist ja die Erweckung unerfüllbarer Hoffnungen bei schwerkranken Menschen. Das kommt ja leider nicht in die Zeitungen, und nur die Ärzte mit ihrer Schweigepflicht sehen die armen Enttäuschten in ihrer körperlichen und seelischen Not, oft auch der letzen Spargroschen beraubt, die sie für angebliche Wundermittel opferten."[121, S. 1 f.]*

Soweit die Stellungnahme von Heubner, danach hatte Henneberg das Wort. Dieser erläuterte stellvertretend den Standpunkt der Bakteriologen:

> *„Es vergeht kaum ein Tag, an dem wir nicht von in- und ausländischen Stellen nach der Adresse von Prof. Enderlein und nach unserer Meinung über das von ihm herausgegebene Präparat ‚Endobiont-Chondritin- Enderlein' gefragt werden. Wir machen uns die Antwort auf diese Frage nicht leicht, weil wir die große ärztliche Verantwortung, die wir dabei zu tragen haben, empfinden. Den Ärzten und Bakteriologen ist Herr Prof. Enderlein seit 25 bis 30 Jahren bekannt, und man entsinnt sich, daß seine Auffassungen von der älteren Generation schon besprochen, geprüft und zurückgewiesen worden sind. Seine extraordinäre Theorie und ähnliche Theorien werden auch von anderen geäußert, doch fällt es dabei auf, daß keine Einmütigkeit unter den Bekämpfern der sogenannten Schulwissenschaft bei der Abfassung ihrer Ansicht besteht. In einem Buch ‚Bakterien-Cyclogenie' und weiteren Arbeiten legt Prof. Enderlein dar, daß Schimmelpilze, Bakterien,*

---

[96] RIAS: Rundfunk im amerikanischen Sektor

[97] Enderlein mußte den Namen des Präparates „Mutalin" ändern, auf Grund einer Klage der Firma Beiersdorf wegen der Verwechslungsmöglichkeit mit einem ähnlich lautenden Präparat.

Viren keine getrennte Abstammung und Entwicklung haben, sondern daß alle diese Mikro-Organismen auf demselben Lebenskreis liegen, daß sie ständig ineinander übergehen und je nach Lebensphase und Milieu uns alle als aus dem Schimmelpilz, den Tuberkelbakterien und als ein im Licht-Mikroskop nicht erkennbarer Virus erscheinen. Die Lektüre des Buches ist durch die sehr komplizierten, zahlreichen Bezeichnungen der einzelnen von Enderlein angenommenen Lebensphasen, die in seinem Sehzentrum gewünscht und gedacht existieren, außerordentlich erschwert. Es ist ein Dschungel von unbewiesenen Vorstellungen und der Niederschlag einer nicht verfolgbaren Spekulation. Die von Enderlein veröffentlichten Bilder sind sehr stark nachvergrößerte Zeichnungen. Was der Autor sieht und sagt, ist weit über das Licht-Mikroskop hinaus; es sind Wunschbilder. Wir rücken von der Ansicht Enderleins nicht darum ab, weil wir Scheuklappen haben, sondern weil seine Ansicht ohne jeden Beweis ist und weil unsere Ansicht von der Verschiedenartigkeit der Mikro-Organismen und von der Beziehung ihrer Lebensformen untereinander sich tausendfältig bewiesen hat. Wir glauben nicht nur, daß verschimmelte Kulturen von Tuberkeln sich nicht in Schimmelpilze umformen, sondern es ist eine Tatsache, daß es keinen Übergang von dem Tuberkelbazillus und dem Erreger der Maul- und Klauenseuche gibt. Würde ein Zoologe die Ansicht eines Bakteriologen anerkennen, daß Läuse, Wanzen, Flöhe, Maikäfer, Zitronenfalter und sogar das Känguruh auf demselben Lebenskreise als Formen verschiedener Entwicklungsphasen liegen? Wir brauchten zu den Aussagen von Enderlein und seiner Arbeitshypothese keine Stellung zu nehmen; sie würden uns nur als gedankliche Konstruktionen interessieren, wenn er nicht aus seiner Hypothese Folgerungen zöge, für die er die Öffentlichkeit interessiert. Alles das, was die medizinische Wissenschaft erarbeitet und gewissenhaft geordnet hat, wird von Enderlein geleugnet, und das furchtbare Durcheinander der Bakterien-Cyclogenie setzt er fort auf dem Gebiete der Inneren Medizin. Das Mittel ‚Endobiont-Chondritin-Enderlein' hat eine völlig unverständliche Definition. Es sollen ‚lebende Kolloide in Form letzter Symprotite der Chondrite als unorganisierte, homogene und bewegungslose, aber lebende Eiweißklümpchen, die bezüglich der Urheber zum Teil spezifischer und zum anderen unspezifischer Natur sind', sein. Ich wiederhole diese Definition nicht, da sie auch beim zweiten Mal nicht verstanden werden kann. Dieses Mittel wirkt gegen Krebs, Epilepsie, Basedow, Zuckerkrankheit, Magen- und Darmgeschwüre, Unterschenkelgeschwür und andere Erkrankungen aus dem Komplex der Endobiosis, in einigen Abänderungen auch gegen Tuberkulose, Hauttuberkulose, Rheumatismus, Lungenabszesse, Lungenentzündung, Herdentzündung, Furunkulose, Brandwunden. In der letzten Zeit wurde die Wirkung gegen die Hodgkin'sche Krankheit besonders hervorgehoben. Das Sammelsurium von Indikationen ist nicht nur außerordentlich bedenklich, sondern unverantwortlich. Die genannten Krankheiten sind für Enderlein allein von dem Mikroorganismus ‚Endobiont' hervorgerufen, der als einer der Entwicklungsformen seiner einzigen Mikrobe ‚Endobiont' ständig in unserem Blut lebt. Gegen diesen Keim wird ein Gemisch von einem undefinierbaren Etwas, aus Bakterien verschiedenster Art hergestellt, dem Kranken verabreicht. Über die Unsachlichkeit und Unmöglichkeit der Ansicht war man sich schon vor 25 Jahren[98] klar, als das Mittel noch ‚Mutalin' hieß. Neuere Prüfungen konnten in dem Präparat nicht den behaupteten Inhalt nachweisen. Eine Prüfung des Präparates im Robert Koch-Institut in Verbindung mit der Klinik, die selbstverständlich objektiv stattfinden sollte, wurde bisher von Enderlein abgelehnt." [121, S. 2 f.]

Nach der Stellungnahme von Henneberg fügte Bartelheimer noch etwas vom Standpunkt des Klinikers hinzu. Um zu beweisen, daß es sich nicht nur um ein Berliner Vorurteil gegen Enderlein handele, wurde hervorgehoben, daß Bartelheimer erst vor etwa zwei Monaten aus Kiel nach Berlin gekommen war. Heinrich Bartelheimer erläuterte folgendes:

[98] Henneberg gibt hier eine falsche Information, die von Enderlein jedoch nicht korrigiert wurde. Das Präparat „Mutalin", später in „Endobiont-Chondritin" umbenannt, wurde von Enderlein erst zu Beginn des Zweiten Weltkrieges hergestellt.

„Mir als Internisten ist bisher nichts über derartige klinische Prüfungen bekannt geworden, obwohl das Präparat seit 25 Jahren existiert. Selbstverständlich sind wir im Gegensatz zu Professor Enderlein durchaus bereit, das augenblicklich in der Presse sensationell hervorgehobene Mittel zu prüfen. Voraussetzung ist natürlich, daß Patienten zu uns kommen, die den Wunsch haben, ausdrücklich damit behandelt zu werden. Nur auf diese Weise kann die Ärzteschaft zu einer objektiven Stellung kommen. Die Lymphogranulomatose oder die Hodgkin'sche Krankheit dürfte ein ungeeignetes Objekt sein, da ihr Ablauf sich nicht vorhersehen läßt. Es können unliebsame Besserungen auftreten, die allerdings nur zeitlich begrenzt sind und die die Beurteilung eines therapeutischen Erfolges außerordentlich erschweren. Allerdings, im Endeffekt verläuft die Hodgkin'sche Krankheit immer tödlich; sie ist nicht heilbar, trotz aller Bemühungen, die ihrer Erfahrung und Behandlung gewidmet werden. Aber das Mittel soll auch Diabetes heilen, und hier haben wir die Möglichkeit, schnell und überzeugend einen Behandlungserfolg zu erkennen. Grundsätzlich erscheint es mir unbedingt notwendig, Heilmethoden, die zur Anwendung kommen, klinisch auf ihren Wert zu prüfen, sonst werden bei den Patienten und ihren Angehörigen Hoffnungen erweckt, die sich nicht erfüllen lassen. Zu leicht wird dadurch eine anerkannt wertvolle Behandlung versäumt." [121, S. 4]

„Wir hörten die Stellungnahme von drei bekannten Wissenschaftlern über ein angebliches Krebsheilmittel."[121, S. 4]

Enderlein selbst hatte die Sendung nicht gehört, da er zu diesem Zeitpunkt nicht in Berlin weilte. Er wurde jedoch darüber informiert und erhielt eine Abschrift der Sendung. Er verfaßte eine umfangreiche Gegendarstellung, die allerdings vom RIAS Berlin durch den Medizinstudenten Gerhard Löwenthal abgelehnt wurde, ein Umstand, den er bissig zu kommentieren wußte. Er druckte seine Entgegnung und veröffentlichte sie zusammen mit der Abschrift der Sendung; beides verschickte er an Anhänger und Gegner. Zu den Ausführungen der Professoren Bartelheimer, Henneberg und Heubner hatte Enderlein folgendes zu bemerken:

Den Bemerkungen von Bartelheimer hatte er nichts hinzuzufügen, da sie sich mit seinen Anschauungen deckten. Bartelheimer sei lediglich bezüglich der klinischen Prüfung falsch unterrichtet gewesen. Enderlein habe seit Jahren auf eine klinische Prüfung seiner Präparate gedrängt und sie dauernd und nachdrücklich beantragt. Eine solche wurde ihm jedoch bisher verweigert. Selbst Patienten, die den Wunsch hatten, sich mit den Enderleinschen Präparaten behandeln zu lassen, seien auf starken Widerstand seitens der Kliniker gestoßen, und sie seien gezwungen gewesen, sich mit den üblichen Methoden behandeln zu lassen. Zu dem Kommentar von Henneberg bemerkte Enderlein:

„Die auf skrupelloser Leichtfertigkeit beruhenden Verdrehungen von Prof. Henneberg, von mir sei behauptet worden, daß der Krebs-Urheber Mucor racemosus Fresen und der Tbc-Bazillus mit der Culminante (Endform der aufsteigenden Endwicklung) Aspergillus niger von Tieghem identisch und der gleichen Cyclode angehörig seien, sind wahrheitswidrige Behauptungen, die durchaus mit der uns zugegangenen Mitteilung übereinstimmen, daß verschiedene meiner Publikationen im Institut Robert Koch seit 27 Jahren bis vor kurzem noch in unaufgeschnittenem Zustande sich befanden ... Die weitere Entstellung, daß ich die Prüfung der Präparate durch das Institut Robert Koch bisher abgelehnt hätte, wird noch von diesem Autor ergänzt durch höhnische Hinweise auf Phantasie-Cyclen der Identität von Läusen, Wanzen, Flöhen, Maikäfern, Zitronenfaltern und Känguruhen. Solche würdelosen und unverantwortlichen Ausschreitungen sind mit einer Position in einem Institut Robert Koch nicht zu vereinbaren. Ich lehne es ab, derartigen Anwürfen Rede zu stehen. Ich würde Herrn Prof. Henneberg empfehlen, sich an ein sicher im Robert-Koch-Institut vorhandenes Phasenkontrast-Mikroskop zu setzen. Bei

der Beobachtung von Nativblutbildern in physiologischer Kochsalzlösung von Krebskranken wird er sicher auch nach gewisser Zeit meine mir vorgeworfenen ‚Wunschbilder' mit Leichtigkeit als Realität sehen müssen! Wenn dieser Autor sagt, daß der Satz, ‚daß die lebenden Kolloide der immunbiologischen Präparate unorganisierte, homogene, bewegungslose, aber lebende Eiweißklümpchen darstellen', von ihm auch beim zweiten Male nicht verstanden werden kann sowie auch den Satz ‚Virus-Bakterie-Pilz sind eine entwicklungsgeschichtliche Einheit', so wird ihm nichts anderes übrig bleiben, als die im Folgenden noch angeführten Arbeiten auch ausländischer Forscher zu lesen, deren Ruf er ja wahrscheinlich nicht durch Absprechung ihres wissenschaftlichen Titels in Mißkredit zu bringen wagen wird." [121, S. 6]

Zu Professor Heubners[99] Stellungnahme hatte Enderlein gleich mehrere Seiten zu erwidern. Um dies nachvollziehen zu können, muß man wissen, daß Wolfgang Heubner (1877-1957) einer der einflußreichsten Pharmakologen in Deutschland war. Wie kein anderer hatte sich der Pharmakologe Heubner für eine rationale, d. h. eine wissenschaftlich basierte und ärztlich sowie ökonomisch vernünftige Arzneitherapie eingesetzt. Auf seine und des Internisten Adolf Schmidts Anregung hin hatte man sich 1911, anläßlich der Gründung der „Arzneimittelkommission des Deutschen Kongresses für Innere Medizin", zum Ziel gesetzt, alle Maßregeln zu ergreifen, um „dem immer unerträglicher um sich greifenden Unwesen in der Produktion und vor allem auch in der Anpreisung neuer Arzneipräparate einen Damm zu setzen." [Zit. n. 449] Bereits 1912 erschien die „Arzneimittelliste des Deutschen Kongresses für Innere Medizin", in der die Arzneimittel mit positiv, negativ oder zweifelhaft beurteilt worden waren. Es war die Urform der ab 1925 herausgegebenen „Arzneiverordnungen der Deutschen Arzneimittelkommission". [449]

Heubner war bekannt für seine lautstarken öffentlichen Auseinandersetzungen mit Andersdenkenden. So sprach Ferdinand Sauerbruch auf der 89. Versammlung der „Gesellschaft Deutscher Naturforscher und Ärzte" 1926 folgende Worte:

„Wie anders, als wir Praktiker, einzelne Pharmakologen das Wesen der Heilkunst auffassen, bewies die Rede Heubners gegen Bier. Zwei Welten standen sich gegenüber, hoffnungslos getrennt: die Welt der exakten Heilmittelerforschung und die Welt des geborenen und erfahrenen Arztes." [412, S. 1085]

[99] Zu Beginn des Nürnberger Ärzteprozesses war auch Wolfgang Heubner, neben Ferdinand Sauerbruch, im Zusammenhang mit den Sulfonamid-Experimenten an verurteilten Häftlingen, unter der Leitung von SS Reichsarzt Prof. Dr. med. Karl Gebhardt, in Verdacht der Teilnahme geraten. Heubner, der als einziger Zivilist bei dem Vortrag Gebhardts über die Menschenversuche anwesend war, konnte es nicht angelastet werden, daß er durch unzulässiges Schweigen Verstößen gegen die Menschlichkeit Vorschub geleistet hätte. Moralisch wären alle der etwa 200 anwesenden namhaften Wissenschaftler dazu verpflichtet gewesen. Nachdem Gebhardt seinen Vortrag mit dem Hinweis eingeleitet hatte, die Versuche seien auf Befehl höchster staatlicher Stellen veranlaßt worden und er selbst die volle Verantwortung dafür übernehme, war klar, daß ein Einspruch gleichbedeutend mit einem Vaterlandsverrat gekommen wäre.[381, S. 295] Die Dokumentensammlung von Alexander Mitscherlich und Fred Mielke über den Nürnberger Ärzteprozeß, der von 1946 bis 1947 vor dem Amerikanischen Militärtribunal stattfand, erschien in drei Fassungen: 1. „Das Diktat der Menschenverachtung" (1947), das noch während des Prozesses erschien, 2. „Wissenschaft ohne Menschlichkeit" (1949), eine erweiterte Dokumentensammlung, und 3. „Medizin ohne Menschlichkeit" (ab 1960), eine gekürzte Neufassung. [381] Heubner und Sauerbruch hatten gegen Mitscherlich und Mielke in einer juristischen Auseinandersetzung die Herausnahme von Textstellen erwirkt, in denen sie genannt wurden. In der 2. Fassung behandeln Mitscherlich und Mielke diese Auseinandersetzungen, die in der 3. Fassung der Dokumentensammlung vollständig fehlen. Jürgen Peter hat in seiner Schrift „Der Nürnberger Ärzteprozeß" [390] die Ereignisse und Diskussionen aufgearbeitet, die Mitscherlich und Mielke zu den Überarbeitungen der Publikationen veranlaßten.

Der Chirurg August Bier, der bereits 1899 die Spinalanästhesie mit Kokain an sich selbst erprobt und 1908 die intravenöse Anästhesie mit Procain eingeführt hatte, war auch ein Verfechter der Homöopathie, die er nicht nur auf empirischem Weg, sondern auch experimentell klären wollte. [263] Heubner führte einen kompromißlosen Kampf gegen die Vertreter einer, seiner Meinung nach, nicht wissenschaftlich begründeten Arzneitherapie und attackierte jede von ihm so eingestufte „paramedizinische" Richtung. Im Oktober 1950 war Heubner zum Vorsitzenden der „Berliner Medizinischen Gesellschaft" gewählt worden; das Amt hatte er bis 1954 inne.

War Heubner 1926 mit August Bier auf den „geborenen und erfahrenen Arzt" gestoßen, so traf er mit Enderlein auf den geborenen und erfahrenen Biologen. Dieser hielt ihm vor, daß die Tatsachen der Entwicklungsvorgänge keine Theorien, sondern reine Erkenntnisse seien. Die Frage nach einem Beweis für die Entwicklung einer Eichel zum Eichbaum sei sinnlos, der Fragende müsse sich schon dazu bequemen, diesen Vorgang in der Wiederholung ablaufen zu lassen und zu beobachten. Enderlein hielt Heubner vor, daß man bisher weder die Tuberkulose noch den Krebs erfolgreich therapieren könne, da man die biologischen Tatsachen weiterhin konsequent ignorieren würde. Die Methodik der Krebsbekämpfung von heute widerspräche allen biologischen Erfahrungen. Die Weltliteratur sei voll von Tatsachen pleomorphistischer Natur. Almquist (Stockholm) 1925, Löhnis (Washington) 1925, Fontes (Rio de Janeiro) 1910, Dostal (Wien) 1910, Berguey (USA) 1950, Nicolle (Institute Pasteur, Algier) 1930, Rabuchin (Tuberkulose-Institut Moskau) 1951, Colvée (Spanien), Schanderl (Geisenheim), Socias (Madrid), Harmsen (Hygien. Institut Hamburg), Santo und Rusch (Frankfurt/Main) 1951, Meinecke (Hamburg) wären nur einige Forscher, die zur Genüge die Richtigkeit seiner Auffassung dokumentieren würden. Alle diese Dokumente seien von dem Robert Koch-Institut und dem Paul Ehrlich-Institut in Frankfurt am Main ignoriert worden. In der Tat würde er jetzt die Prüfung seiner Präparate durch diese Institute ablehnen, da sie in keiner Weise den Problemen gewachsen seien. Es gäbe genügend Institute, die der Problematik aufgeschlossener gegenüberständen. Auch sei es sehr verwunderlich, daß man seine Erkenntnisse über die Kernstrukturen der Bakterien und deren sexuelle Fortpflanzung vier Jahrzehnte lang systematisch bekämpft habe, und nun würden neue Entdeckungen in dieser Richtung plötzlich anerkannt, da sie aus dem Kreise der Monomorphisten und der Doktrin selbst stammten. Als Beispiel nennt Enderlein:

> *„Im 26. Band des Sammelwerkes ‚Ergebnisse der Hygiene, Bakteriologie etc.', Springer-Verlag 1949, ist von Professor Piekarski, Bonn, eine Abhandlung ‚Zum Problem des Bakterien-Zellkerns' erschienen, die Ergebnisse enthält, welche von mir in zahlreichen Publikationen seit 1916 zum ersten Male entwickelt und begründet wurden, also mein geistiges Eigentum darstellen." [121, S. 10]*

Überdies sei es belanglos, ob man im Robert Koch-Institut in Berlin weiterhin gedenke, gegen das Naturgesetz, daß alles fließt und sich entwickelt, zu arbeiten - oder auch nicht; also für die Bakterien ein Ausnahmegesetz erfinden würde. Solange man am Robert Koch-Institut weiterhin gegen einen „unbekannten Feind" kämpfen wolle, solange könne man dort auch keinen Morbus Hodgkin heilen, und von ihren sogenannten Heilungen würden die Metastasen nur einen kümmerlichen Rest übrig lassen; im Gegensatz zu der „isopathischen Therapie", welche den Kranken eine sichere Heilung ohne Lebensgefahr und ohne Verstümmelungen in unvergleichlich günstigerem Verhältnis gewährleisten würde. [121, S. 11]

9.2 Eine öffentliche Kampfansage

Noch bevor Enderlein die Gelegenheit hatte, seine Entgegnung zu drucken, war ihm das Robert Koch-Institut mit einer erneuten Attacke zuvorgekommen. Auf Betreiben von Georg Henneberg war ein Gutachten angefertigt worden, das in der Folge am 19.3.1952 durch die Verfügung des Senators für Gesundheitswesen Abteilung LGA (IA/13/2), Enderlein mit sofortiger Wirkung die Herstellung und Abgabe seiner Erzeugnisse untersagte. [223] Aus der Abschrift der Verfügung geht hervor, daß das Landesgesundheitsamt (LGA), auf Grund der am 8.11.1951 beim LGA von Enderlein beantragten Namensänderung seines Laboratoriums „Immunobiologica" in das immunbiologische Institut „IBICA", Veranlassung gegeben hätte, am 13.2.1952 eine Besichtigung des Instituts durchführen zu lassen. Dabei sei festgestellt worden, daß die Herstellung, Bearbeitung und Abfüllung von Injektions-Präparaten unter völlig unzureichenden Bedingungen vorgenommen würde. Es sei kein steriles Arbeiten gewährleistet, und die Sterilitäts- und Unschädlichkeitsprüfungen seien überhaupt nicht oder in nicht ausreichendem Maße berücksichtigt worden. In den der Kommission überlassenen Ampullen seien neben anderen Verunreinigungen auch Glassplitter und Insekten gefunden worden. Da die Vorbereitung der Ampullen und Gläser sowie die Abfüllung unsachgemäß erfolgen würde und die üblichen Kontrollmethoden für die Überwachung und Abfüllung nicht vorschriftsmäßig angewandt würden, könne für die Unschädlichkeit der Injektions-Präparate keine Garantie übernommen werden. Es läge somit ein Verstoß vor gegen die Bestimmung des § 18 der Vorschriften über Impfstoffe und Sera, niedergelegt im Runderlaß des Ministeriums für Volkswohlfahrt und des Ministeriums für Landwirtschaft, Domänen und Forsten vom 15.7.1929. Zudem läge keine Erlaubnis für die gewerbsmäßige Herstellung der Präparate gemäß der §§ 2 und 5 dieser Bestimmung vor. Die gewerbsmäßige Herstellung und Vertreibung werde Enderlein daher mit sofortiger Wirkung untersagt. Wenn Enderlein die Absicht habe, die Herstellung seiner Erzeugnisse wieder aufzunehmen, dann sei es ihm freigestellt, einen Antrag auf Erlaubnis der Herstellung einzureichen. Vorsorglich wurde Enderlein noch darauf aufmerksam gemacht, daß gemäß § 8 der Vorschriften in seinem Falle nur ein bakteriologisch und serologisch geschulter Arzt die verantwortliche Leitung für die Herstellung der Erzeugnisse erhalten würde, da die vorgeschriebene, gewissenhafte und sachgemäße Ausübung der Tätigkeiten und damit die erforderliche Zuverlässigkeit bei der Besichtigung des Institutes vermißt worden sei. [223]

Enderlein war nicht anwesend gewesen, als Georg Henneberg mit einem Vertreter des LGA und dem zuständigen Amtsarzt die Räumlichkeiten seines Instituts besichtigten. Die anwesende technische Assistentin hatte Enderlein berichtet, daß sich „die Herren anerkennend äußerten und durchaus wohlwollend schieden." [197]

Der fast 80-jährige Enderlein war über diesen behördlichen Schlag, den er als „Musterstück" bezeichnete, sehr aufgebracht. Es war ihm außerdem zu Ohren gekommen, daß Henneberg vor Zeugen geäußert haben soll, daß das Ziel bei dieser Maßnahme gewesen sei, herauszubekommen, auf welchem Wege er seine Mittel herstelle [121, S. 12]. Für Enderlein war es nun sonnenklar: „Die Behörde treibt durch Mißbrauch staatlicher Gewalt ‚Erpressung', um das Herstellungsverfahren eines hochwirksamen Heilmittels zu erzwingen, das sie selbst als ‚Dreck' bezeichnet!"[100] [246] Und angesichts der vorsorglichen Bemerkung der Behörde, nur einen bakteriologisch und serologisch geschulten Arzt die Genehmigung für die Herstellung der Präparate zu gewähren, stellte sich für Enderlein die Frage: „Welchen Weg gehen wir eigentlich hier in Deutschland? Soll das eine Berufs-Diktatur werden?"[101] [246]

Enderlein verlor keine Zeit; umgehend schickte er ein Telegramm an den Senator für Gesundheitswesen, Dr. med. Conrad, der die Verfügung nicht persönlich unterzeichnet hatte:

---

[100] Brief von Enderlein an Windstoßer vom 10.5.1952
[101] Brief von Enderlein an Windstoßer (ohne Datum, etwa April 1952)

„Ist Ihnen bekannt, daß das Landesgesundheitsamt durch die Verfügung vom 19.3.1952/ Abteilung LGA IA/13/2, durch die mir mit sofortiger Wirkung die Herstellung meiner Erzeugnisse untersagt worden ist, sich fahrlässiger Tötung schuldig macht? Ich bitte, die sofortige Wirkung der Verfügung umgehend zu sistieren, da durch die Unterbrechung der Herstellung meiner Mittel und demzufolge der Behandlung in zahlreichen Fällen der Tod der Patienten eintreten könnte. Ich habe die Abschrift dieses Telegramms an die Presse gegeben." [225, 121, S. 12]

Das Telegramm wurde auch an Freunde und Bekannte in die ganze Welt verschickt mit der Bitte an die behandelnden Ärzte, sich ebenfalls an das Landesgesundheitsamt Berlin zu wenden und seine Aktion zu unterstützen, indem sie auf den Erfolg seiner Therapie aufmerksam machten und aussagten, daß eine Unterbrechung der Behandlung unter Umständen den Tod der Patienten zur Folge hätte. Außerdem reichte Enderlein umgehend eine Klage gegen die Verfügung beim Verwaltungsgericht in Berlin-Charlottenburg ein und berief eine Pressekonferenz zusammen. Seine Aktionen zeigten sofortige Wirkung; die Weltpresse nahm Anteil an den Geschehnissen. Die United Press Berlin meldete unter der Überschrift „Streit um ein neues Krebsheilmittel":

„Das Westberliner Landesgesundheitsamt hat die Schließung des immunbiologischen Institutes von Professor Dr. Günther Enderlein angeordnet. In dem Institut wird seit Monaten das heftig umstrittene Krebsheilmittel ‚Endobiont-Chondritin Enderlein' hergestellt. Die Schließung wurde damit begründet, daß die amtlichen Vorschriften über die Herstellung von Seren und Impfstoffen nicht ausreichend beachtet worden seien. Professor Enderlein hat telegraphisch gegen die Anordnung der Gesundheitsbehörden protestiert. Eine Unterbindung der Produktion und die damit verbundene Unterbrechung der Krankenbehandlung lasse den Tod einiger Patienten befürchten." [200]

Eine Flut von Briefen, Telefonanrufen, Telegrammen und nicht zuletzt Drohungen auf Entschädigungsklagen gingen in den folgenden Wochen aus der ganzen Welt beim LGA in Berlin ein. Die Vorwürfe des LGA, daß Enderlein die Hygiene-Bestimmungen nicht eingehalten habe, hatten sich als unhaltbar erwiesen. Kurze Zeit später erfolgte auf Veranlassung des Oberbürgermeisters der Stadt Berlin eine erneute Überprüfung des Instituts „IBICA" in Berlin-Lichterfelde. Die Inspektion wurde von Dr. Bautrexler in Enderleins Anwesenheit durchgeführt.

„Nachdem dieser Herr nun alles eingehend besichtigt hatte, kam er zum Schluß auf mich zu, schüttelte mir die Hand und sagte: ‚Ich gratuliere Ihnen von Herzen, denn Sie besitzen das best eingerichtete Institut in ganz Berlin einschließlich dem Institut Robert Koch mit dem Direktor Professor Dr. med. Henneberg, dem Veranlasser der Schließung Ihres eigenen Institutes!'" [123, S. 15]

Die von Henneberg in den Ampullen angeblich gefundenen und identifizierten Fliegenbeine entpuppten sich als das Chondrit-Stadium sowie andere niedere Entwicklungsstadien des Bakterien-Schimmel-Organismus *Leptotrichia buccalis (Robin) - Mucor racemosus (Fresen)*. Das Gutachten hatte man Enderlein nicht zugänglich gemacht, die Bilder, die die Insektenfunde beweisen sollten, waren jedoch am 6.4.1952 in der „Berliner Illustrierten Wochenzeitung" abgebildet worden. In seiner Erwiderung ging Enderlein eingehend auf die angeblichen Insektenfunde ein. Als Entomologe von Weltruf mit den Spezialgebieten Läuse, Flöhe und Fliegen hatte er es sich nicht nehmen lassen, Henneberg vorzuführen.

Am 18.4.1952 informierte eine dpa-Meldung kurz: „Enderlein verkauft wieder": „Professor Dr. Günther Enderlein hat entsprechend seiner Ankündigung am Dienstag den Verkauf seines als Antikrebs-Mittel viel erörterten ‚Endobiont-Chondritin Enderlein' wieder aufgenommen." [199]

Damit hatte Enderlein allerdings nur einen Teilsieg erreicht, denn die Klage gegen das LGA stand noch aus. Am 9.5.1952 kam es zur Verhandlung am Verwaltungsgericht Berlin, an der auch die Presse wieder regen Anteil nahm. Das Verwaltungsgericht wies die Klage Enderleins ab. Der Vorsitzende Verwaltungsgerichtsdirektor bat die Zuhörer, nicht zu lachen, wenn er nun die Urteilsbegründung vorlese. Das Gericht hatte festgestellt, daß der Betrieb Enderleins erlaubnispflichtig sei, und weil unstreitig sei, daß eine solche Erlaubnis nicht vorläge, sei das Verbot des Senators für Gesundheitswesen zu Recht ergangen. Die Erlaubnispflicht ergebe sich nicht aus der Arzneimittelverordnung aus dem Jahre 1947, vielmehr sei das Gericht der Ansicht, daß diese vom Magistrat Berlin erlassene Verordnung nicht als rechtsgültig angesehen werden könne, da es dazu eines Gesetzes bedurft hätte, und Gesetzgeber sei auch unter der vorläufigen Verfassung nicht der Magistrat Berlin, sondern die Stadtverordnetenversammlung gewesen. Die Erlaubnispflicht der von Enderlein hergestellten Präparate ergebe sich nach Ansicht des Gerichts aus dem Ministerialerlaß aus dem Jahre 1929.

Das Gericht hatte zudem zu prüfen, ob es sich bei den Präparaten um Impfstoffe und Sera im Sinne dieser Verordnung handele. Dies wurde bejaht mit der Begründung, daß der Begriff des Impfstoffes möglichst weit zu fassen sei, damit den Behörden die Möglichkeit gegeben werde, auf die Herstellung und Abgabe derartiger Präparate, die zur Heilung von Krankheiten bestimmt wären, einen maßgeblichen Einfluß zu nehmen. [223] Auf Grund dieser Sachlage bedurfte es keines weiteren Eingehens des Gerichts auf die Frage, inwieweit die Beanstandungen, die von der Gesundheitsbehörde gegen den Betrieb Enderleins erhoben worden waren, zu Recht bestanden, das Fehlen der Erlaubnis war Grund genug. Eine Herstellungserlaubnis hatte Enderlein lediglich als verantwortlicher Leiter der Firma „Sanum" in Berlin, bei der das Tuberkuloseheilmittel „Utilin" hergestellt wurde. Nachdem Enderlein die Leitung im September 1950 dort niedergelegt hatte, war auch der Betrieb der Firma eingestellt worden. Er hatte es versäumt, erneut eine Herstellungserlaubnis zu beantragen. Verärgert über dieses Urteil schrieb Enderlein:

> *„10 Jahre hat man es nicht für nötig gehalten, ‚medizinalpolizeiliche' Verordnungen aus dem Schreibtisch hervorzuholen und hätte damit eigentlich ‚die Aufsichtspflicht' gröblichst vernachlässigt. Ausgerechnet zu dem Zeitpunkt, als im Rundfunk der Verleumdungsfeldzug gestartet und damit die ‚Kontrolle' geistig vorbereitet war, als die Heilerfolge in Meldungen aus aller Welt mehr und mehr auch die bisher zweifelhaften Gemüter zu überzeugen begannen und so für einige Herren fatal zu werden drohten, holte man bei meiner ‚zufälligen' Abwesenheit zu dem Schlage des Verbotes aus. Man höre, was ein wirklicher Sachverständiger, Herr Oberregierungs- und Gewerbe-Medizinalrat Dr. med. Gerbis, Berlin-Wilmersdorf, hierzu im ‚Tagesspiegel' vom 6.4.1952 veröffentlicht:*
>
> *‚Da im Institut von Professor Enderlein weder Seren noch Impfstoffe im Sinne der Ministerialverordnung des Jahres 1929, die die Herstellung von Impfstoffen an eine Sondergenehmigung bindet, produziert werden, ist die Verordnung hier gar nicht anwendbar. Seren bezieht das Institut von einem Spezialinstitut. Impfstoffe im Sinne der Verordnung sind Aufschwemmungen abgeschwächter oder abgetöteter Keime von krankmachenden Kleinlebewesen (Bakterien, Viren). Die Enderlein-Präparate enthalten aber keine krankmachenden Kleinlebewesen, sondern durch besondere Verfahren hergestellte und isolierte Primitivformen aus dem von Enderlein entdeckten Wandlungskreis, auf den hier nicht näher eingegangen werden kann. Abweichend von den Impfstoffen, die den Körper durch Zuführung von Krankheitserregern zur Produktion von Abwehrstoffen anregen, verbinden sich diese winzigen Primitivformen nach Enderleins Lehre mit krankmachenden höheren Formen, die in jedem Körper vorhanden sind, und zwingen die höheren Formen zum Zerfall in ausscheidbare und unschädliche Entwicklungsstufen. Der kranke Körper braucht nicht, wie bei Bestrahlungsbehandlung, mit den Zerfallsprodukten des Krebsgewebes fertig zu werden. Über seine Lehre der Formen-Wandelbarkeit hat Professor Enderlein zahlreiche Veröffentlichungen gemacht*

und dabei stets angegeben, welche Primitivformen seine Mittel enthalten. Das ‚Geheimnis' liegt nur in der Technik der Herstellung. Hierzu ist nun zu sagen: Es ist das Recht am geistigen Eigentum, das es dem Forscher wie einem Erfinder gestattet, die Früchte seiner Arbeit selbst zu ernten, zum anderen ist gerade hier die Befürchtung begründet, daß durch fehlerhafte Nachahmung der subtilen Technik Schaden gestiftet oder Erfolg verhindert wird. Die Berichte über Heilungen mit Enderleins Mittel waren sehr eindrucksvoll, zumal fast kein unvorbehandelter Fall erwähnt wurde, sondern es sich überwiegend um Kranke im schweren Krebsstadium handelte, denen die Operation nicht mehr, Bestrahlungen aber durchaus nicht hatten helfen können. Die Frage, ob ein Fall echter Heilung von Krebs vorliegt, hätten die Ärzte wohl mit gutem Gewissen so beantworten können: Unter der Behandlung schwanden die Krankheitserscheinungen und die Schmerzen, Körpergewicht und Allgemeinbefinden hoben sich bis zur Wiederherstellung der Arbeitsfähigkeit. Enderleins Behandlungsverfahren schließt allerdings nicht aus, daß der gleiche Kranke später erneut an Krebs irgendeines Organs erkrankt; es ist eben niemand völlig gegen Krebs gefeit. Der Unterschied liegt aber darin, daß bei einem etwaigen Wiederauftreten einer Krebskrankheit der einmal mit Enderlein-Präparaten behandelte Kranke sich mit mehr Zuversicht einer neuen Behandlung unterziehen wird, als jeder anderen Behandlung.'[211]" [122, S. 11 f.]

Henneberg hatte gemeinsam mit dem Leiter des Medizinalwesens im LGA, Dr. Saalmann, und dem Hauptreferenten im LGA, Dr. Helfrich, zu Beginn des Jahres 1952 eine Mitteilung „Unterlagen zur Information über den Fall Enderlein, bestimmt für wissenschaftliche Kreise und als Basis zur Publikation"[102] herausgegeben. Enderlein hatte in seiner Erwiderung auf diese Schrift versucht, von seinen Rechten als freier Bürger in der jungen deutschen Demokratie Gebrauch zu machen. Er berief sich auf die Artikel 1, 5, 14, 18 und 19 des Grundgesetzes und forderte sein Recht auf Gegendarstellung ein, allerdings vergeblich. [122]

Im Heft 6 von 1952 des „Hamburger Ärzteblattes" hatte der Pathologe Prof. Dr. med. Siegfried Gräff, Leiter des „Landesverbandes für Krebsforschung und Krebsbekämpfung Hamburg", zu den damaligen Vorkommnissen Stellung genommen. Gräff berichtete in einem Schreiben an Enderlein u. a. über eine Sitzung, die am 13.3.1952 in Berlin stattgefunden hatte. Gräff führte aus:

„In der Sitzung vom 13. März erschien und sprach ... der als Gegner von Professor Enderlein schon hinreichend bekannte Prof. Henneberg (Berlin). Seine Ausführungen liessen den Willen zu positiver Arbeit in Sachen Enderlein nicht erkennen, sondern hatten lediglich die Verächtlichmachung der Person und der Sache von Prof. Enderlein zum Inhalt. Er versuchte, zusätzlich in Ausführungen, die seine fachliche Unzuständigkeit erwiesen, zu begründen, daß Berlin eine Nachprüfung des Mutalins bei Krebsfällen nicht beabsichtige, sondern lediglich bei Diabetes und ‚eingewachsenem Zehennagel'."[103] [107][322, S. 112]

Prof. Dr. med. Hans Harmsen, Direktor des Hygienischen Instituts in Hamburg, hatte Enderlein mitgeteilt:

„Der Vorstand des Landesverbandes für Krebsforschung und Krebsbekämpfung hat in der Mai-Nummer 1952 des ‚Hamburger Ärzteblattes' [323] eine enge Zusammenarbeit mit der ‚Arbeitsgemeinschaft zur Bekämpfung der Geschwulstkrankheiten' in Berlin in Aussicht gestellt und erklärt, daß diese ‚zur Zeit eine Prüfung des Mutalins und eine wissenschaftliche Bearbeitung der biologischen Theorien Professor Enderleins durch-

[102] Diese Mitteilung konnte bibliographisch nicht ermittelt werden. Auch die Anfrage über das Senckenbergische Institut für Geschichte und Ethik der Medizin der Universität der Frankfurt/Main beim Archiv des Robert-Koch-Institutes verlief ergebnislos. Es liegen daher lediglich die Erwiderungen von Enderlein vor, in denen er auf die Informationsschrift von Georg Henneberg Bezug nimmt.
[103] Nr. 4, April 1953.

Der Fall Enderlein

Professor Dr. Enderlein war nicht anwesend, als am 13. Februar 1952 drei Herren in seinem „Immunbiologischen Institut" erschienen, um es zu besichtigen. Der eine dieser Herren war Professor Henneberg, der schon früher im Radio und in der Presse gegen Enderleins Arbeiten Stellung genommen hatte; mit ihm waren ein Vertreter des Landesgesundheitsamtes und der zuständige Amtsarzt gekommen. Die anwesende technische Assistentin (das Bild rechts zeigt sie am Tisch neben Professor Enderlein) berichtet, daß sich „die Herren anerkennend äußerten und durchaus wohlwollend schieden". Sechs Wochen später muß Enderlein auf Grund des unten rechts wiedergegebenen Schreibens des Senators für Gesundheitswesen sein Institut schließen, denn man hat, wie es in dem Schreiben heißt, in den bei ihm abgefüllten Ampullen „neben anderen Verunreinigungen auch Glassplitter und Insekten gefunden". Enderlein erhebt Protest und beruft am 28. März eine Pressekonferenz, auf der es dramatisch zugeht (Bild ganz unten), ohne daß die Angelegenheit genau geklärt werden kann. Sicher ist, daß der Biologe Enderlein als Wissenschaftler einen Namen hat und seine Heilmittel, insbesondere das angeblich gegen Krebs wirksame „Endobiont Chondritin Enderlein", schon seit etwa zwölf Jahren herstellt; Fälle, in denen seine Medikamente Schaden angerichtet hätten, sind nicht bekannt geworden. Ebensowenig sind sie allerdings bisher einer systematischen klinischen Erprobung unterworfen worden, die sonst für alle neuartigen Medikamente üblich ist. Die einzelnen Fälle, in denen Erfolge erzielt wurden, sind in der Fachwelt heiß umstritten. Professor Bartelsheimer (mittleres Bild unten), Chefarzt der Inneren Abteilung des Krankenhauses Moabit, will jetzt die Enderlein-Präparate klinisch erproben. Seine Stellungnahme ist abwartend. Ein scharfer Gegner der Enderleinschen Methoden und wissenschaftlichen Anschauungen ist Professor Henneberg; er ist der leitende Bakteriologe des Robert-Koch-Institutes und führt den Vorsitz des zehnköpfigen Ausschusses, der jetzt die Enderlein-Heilmittel wissenschaftlich prüfen soll. Nicht mit Unrecht sagt er, daß es unzweckmäßig sei, einen wissenschaftlichen Streit in der breiten Oeffentlichkeit auszutragen. Doch erhebt sich die Frage, wer denn diesen Streit in die Oeffentlichkeit gebracht hat: doch wohl die Behörden, die nach über einem Jahrzehnt Enderleins Arbeit plötzlich lahmlegten. Die IBZ wird demnächst auf die wissenschaftlichen Hintergründe der Enderleinschen Arbeiten zurückkommen und dabei über den Fortgang der Untersuchungen berichten; daß sie weder für noch gegen Enderleins umstrittene Theorie Stellung nehmen kann, ist selbstverständlich.

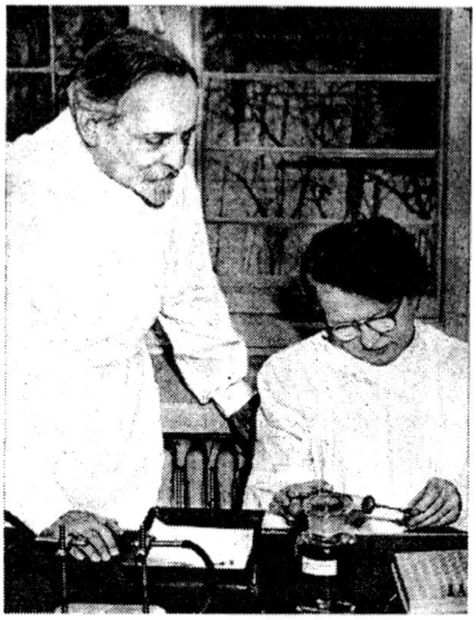

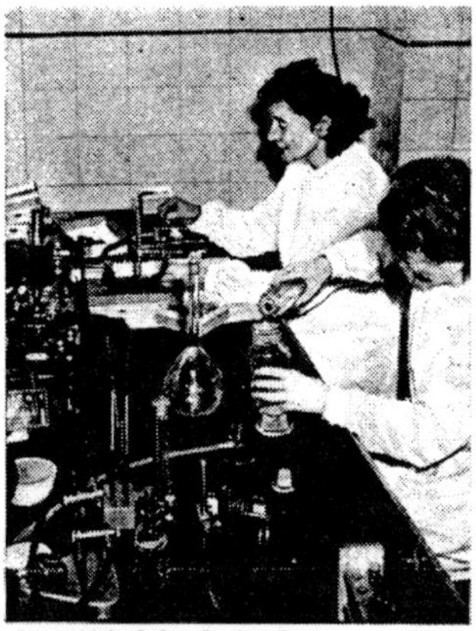

„Immunbiologisches Institut Ibica" nennt sich das Laboratorium des Biologen Professor Dr. Enderlein in Berlin-Lichterfelde. Ende März 1952 wurde es durch Verfügung des Berliner Senators für Gesundheitswesen überraschend geschlossen.

083 Deutsche Post
593 DUBLIN 862 23 Dr 2258 HHB =
28 JAN 1952
ELT = PROFESSOR ENDERLEIN
BERLIN-LICHTERFELDE
HOLBEINSTRASSE 48 =
ABSENDET BALDMOEGLICHST LUFTPOST EXPRESS PRAPARAT FUER
FUENZEHN JAHREIGES MADCHEN WIE SEEBER NACH IRLAND
SONDERFLUGZEUG GELIEFERT = DEUTSCHE GESANDTSCHAFT +

Aus dem Ausland kommen briefliche und telegraphische Verlangen nach Enderleins Präparaten. Trotzdem wurden sie bisher noch keiner systematischen klinischen Erprobung unterzogen.

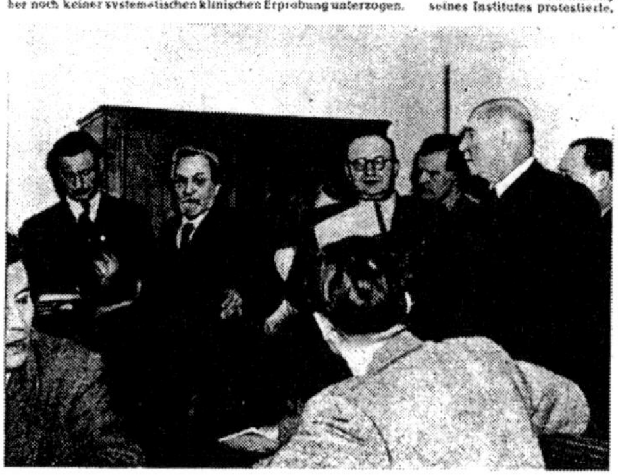

Die junge Frau des fast achtzigjährigen Professors Enderlein, der bis 1936 am Zoologischen Museum der Stadt Berlin tätig war, aber schon damals biologische und bakteriologische Arbeiten veröffentlichte, nimmt an seiner Arbeit lebhaften Anteil. Nicht immer sachlich verteidigte sie das Werk ihres Mannes in der Pressekonferenz (Bild unten), in der Professor Enderlein (vor dem Schrank stehend) gegen die behördliche Schließung seines Institutes protestierte.

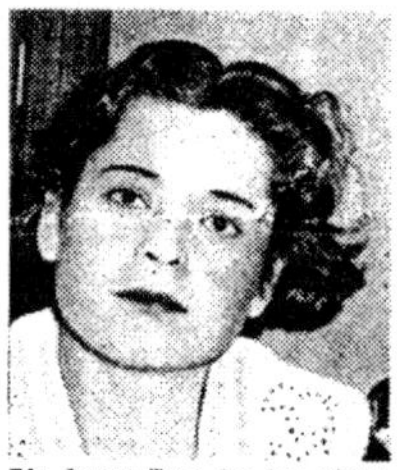

Abwartend äußerte sich Prof. Bartelsheimer, der Chefarzt der Inneren Abteilung des Krankenhauses Moabit.

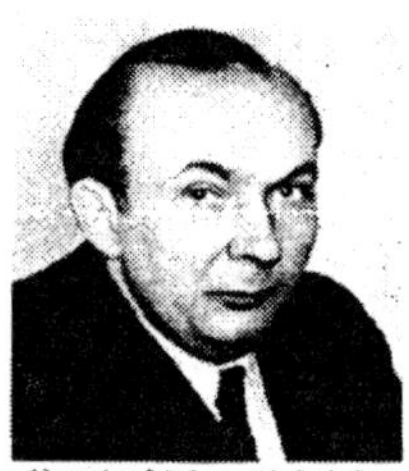

Gegen Enderleins Theorien nahm Prof. Henneberg Stellung; sie seien „ein Dschungel unbewiesener Vorstellungen".

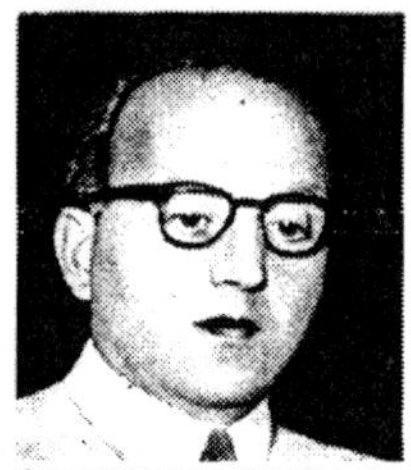

DER SENATOR FÜR GESUNDHEITSWESEN
Abt. LGA I A - 13/2

Berlin NW 40, den 19. März 52
Fernruf: 00 14 220

An Herrn
Professor Dr. Günther Enderlein
I b i c a Immunbiologisches Institut
Berlin-Lichterfelde
Holbeinstrasse 48

Mit Postzustellungsurkunde!

Ihr Schreiben vom 8.11.1951, in dem Sie mir die Umstellung Ihres Laboratoriums Immunobiologica auf das immunbiologische Institut Ibica angezeigt haben, hat mir Veranlassung gegeben, eine Besichtigung des Instituts am 13. Februar 1952 gemäss § 16 der Vorschriften über Impfstoffe und Sera (Runderlass des Ministers für Volkswohlfahrt und des Ministers für Landwirtschaft, Domänen und Forsten vom 15.7.1929.- veröffentlicht im Amtsblatt des Preussischen Ministeriums für Volkswohlfahrt S. 664 -) durchführen zu lassen. Es wurde dabei festgestellt, dass die Herstellung, Bearbeitung und Abfüllung von Injektionspräparaten unter völlig unzureichenden Bedingungen vorgenommen wird, kein steriles Arbeiten gewährleistet ist und Sterilitäts- und Unschädlichkeitsprüfungen überhaupt nicht oder in nicht ausreichendem Masse berücksichtigt werden. In den der Kommission überlassenen Ampullen wurden neben anderen Verunreinigungen auch Glassplitter und Insekten gefunden. Da die Vorbereitung der Ampullen und Gläser sowie die Abfüllung unsachgemäss ausgeführt wird, und die üblichen Kontrollmethoden für die Überwachung und Abfüllung nicht vorschriftsmässig angewandt werden, kann für die Unschädlichkeit der Injektionspräparate keine Garantie übernommen werden. Die Bestimmungen der Vorschriften über Impfstoffe und Sera sind somit nicht in der vorgeschriebenen Weise beachtet worden. Ausserdem liegt keine Erlaubnis für die gewerbsmässige Herstellung der Präparate gemäss § 2 oder § 5 der genannten Bestimmungen vor.

Ich untersage daher mit sofortiger Wirkung die gewerbsmässige Herstellung und Abgabe Ihrer Erzeugnisse. Falls die Absicht besteht, die Herstellung der Erzeugnisse wieder aufzunehmen, bitte ich, einen Antrag auf Erlaubnis zur Herstellung unter Beifügung von Beschreibungen und Plänen der baulichen und sonstigen technischen Einrichtungen der Herstellungsstätte - in dreifacher Ausfertigung und unter Beachtung der anderen Voraussetzungen des § 3 der Vorschriften an mich zu richten.

Ich mache vorsorglich darauf aufmerksam, dass gemäss § 8 der Vorschriften in diesem Fall nur ein bakteriologisch und serologisch geschulter Arzt die verantwortliche Leitung für die Herstellung

„Mit sofortiger Wirkung" wurde Professor Enderlein vom Senator für Gesundheitswesen die Herstellung und Abgabe der Erzeugnisse seines Laboratoriums verboten. Der Brief, aus dem wir hier einen Ausschnitt abbilden, kam für Enderlein völlig überraschend.

Nr. 15 / 1952

19

Abb. 30 Zeitungsartikel in der „Illustrierte Berliner Zeitung" 1952 [197]

führen läßt'. Gelegentlich der Teilnahme an der Tagung des Verbandes der Ärzte habe ich versucht, Genaueres in Erfahrung zu bringen. Ich habe nur feststellen können, daß die Pläne betr. Krebsforschung in Berlin nicht zustande gekommen sind und irgendwie wissenschaftlich ernst zu nehmende Prüfungen auch nicht angelaufen sind, sondern daß lediglich Professor Gorband persönlich und ohne jeden amtlichen Auftrag oder Verbindung mit dem Landesgesundheitsamt im Rahmen seiner eigenen Beobachtungen Nachprüfungen durchführt." [Zit. n. 107, siehe Fußnote 103]

Nach der Urteilsverkündigung beschloß Enderlein, Berlin sofort zu verlassen. Eine Zeit lang spielte er mit dem Gedanken, es Hahnemann[104] gleich zu tun und nach Frankreich zu gehen. Er hatte ein Angebot von seinem Freund Léon Joly erhalten. Aber seine Frau konnte sich nicht mit einem Leben in Frankreich anfreunden. Auch aus Argentinien, Chile und Kanada hatte er Angebote erhalten. Ein Kanadier, der extra wegen Enderlein nach Berlin gekommen war, hätte ihn sofort mitsamt dem Institut nach Kanada mitgenommen.[105] [246] Später hat sich Enderlein darüber geärgert, die Angebote ausgeschlagen zu haben. In Hamburg hatte man ihm signalisiert, daß man ihn dort willkommen heißen würde, und so zögerte er nicht lange und verlagerte kurzerhand seinen Wohnsitz und sein Institut nach Aumühle bei Hamburg. Er hatte 27 Packer kommen lassen, die die gesamte Einrichtung in 500 Kisten verstauten und in den Sachsenwald beförderten.[106] [157] Auch ein kleiner Teil seiner Mitarbeiter folgte ihm [siehe Abb. 31]. Der Umzug schlug mit 150.000 DM zu Buche und bedeutete Enderleins finanziellen Ruin, von dem er sich bis an sein Lebensende nicht erholte. Vom Land Schleswig-Holstein erhielt Enderlein problemlos die Herstellungserlaubnis, und so konnte er wenige Zeit später die Produktion wieder aufnehmen. Er hatte kurze Zeit daran gedacht, ein Patent auf das Herstellungsverfahren zu beantragen. Aber nach Rücksprache mit seinem Anwalt war er zu der Ansicht gekommen, daß die Fassung des Patentgesetzes für biologische Präparate einen völlig ungenügenden Schutz bot, und demnach nur etwas für die „ganz Dummen" sei. [122, S. 14]

Wirtschaftlich hatte er den Betrieb ganz umgestellt. Er arbeitete in Aumühle nur mit einem kleinen Mitarbeiterstab. Den Kreis seiner Arzneimittel-Vertreter hatte er vergrößert. Die Präparate ließ er in Deutschland über den Großhandel und über Apotheken vertreiben. Die „IBICA" selbst belieferte nur noch das Ausland.[107] [246] Die Attacke des Robert Koch-Institutes und des Landesgesundheitsamtes Berlin hatte Enderlein als offene Kampfansage verstanden. Er dachte, mit dem Umzug in ein anderes Bundesland wäre er außer Reichweite der Berliner Behörden, aber die Kampagnen gegen ihn, und die mit seinen Präparaten arbeitenden Ärzte, gingen unvermindert weiter. Windstoßer hatte im Heft 4 von 1952 des Bayrischen Ärzteblattes[205] eine Mitteilung über Enderlein entdeckt. Unter dem Titel „Angebliches Krebsheilmittel ‚Endobiont-Chondritin'" wurde in dem Text auf die Informationsschrift von Henneberg, Saalman und Helfrich vom Anfang des Jahres Bezug genommen und die falschen Anschuldigungen gegen Enderlein wiederholt:

„Seit Anfang dieses Jahres ist in Presse und Rundfunk eine erhebliche Diskussion über das angebliche Krebsheilmittel ‚Endobiont Chondritin' im Gange, das der Berliner Zoologe Prof. Günther Enderlein entwickelt hat. Außer der Wirksamkeit bei Krebs wird von Prof. Enderlein das Mittel auch zu Behandlung anderer Krankheiten (Hodgkinsche Krankheit, Zuckerkrankheit, Rheumatismus usw.) angepriesen. Es muß in diesem Zusammenhange darauf hingewiesen werden, daß die Theorie Prof. Enderleins über die Bakteriencyclognie, auf der auch sein angebliches Heilmittel beruht, bereits seit 25-30 Jahren vor ihm vertreten wird und bisher keiner wissenschaftlichen Nachprüfung standgehalten hat.

---

[104] Samuel Hahnemann war in seinem 80. Lebensjahr vor seinen Widersachern nach Frankreich geflohen.

[105] Brief von Enderlein an Windstoßer vom 2.7.1953

[106] Nr. 124, 17.8.1957

[107] Brief von Enderlein an Windstoßer vom 2.7.1953

Ebenso konnte sein Präparat, das früher den Namen ,Mutalin' trug und jetzt den Namen ,Endobiont Chondritin' von ihm erhalten hat, bisher nicht klinisch nachgeprüft werden, da sich Prof. Enderlein geweigert hatte, das Präparat zu diesem Zweck zur Verfügung zu stellen. Das Landesgesundheitsamt Berlin hat nun den Vertrieb des Präparates untersagt, bis eine wissenschaftliche und klinische Nachprüfung über seine Wirksamkeit erfolgt ist. Hierzu hat sich Prof. Enderlein nun bereit erklärt, nachdem er eine Überprüfung seines Mittels durch das Robert-Koch-Institut, Berlin, und durch das Paul-Ehrlich-Institut in Frankfurt am Main, aus unverständlichen Gründen abgelehnt hatte. Es muß davor gewarnt werden, das Enderleinsche Mittel anzuwenden, bevor eine Überprüfung erfolgt ist, wie sie bei jedem Arzneimittel vor seiner Freigabe vorzunehmen ist." [205]

Windstoßer, der Enderlein über das Erscheinen der Mitteilung über das „Endobiont-Chondritin" im Bayrischen Ärzteblatt unterrichtet hatte, ließ dem Blatt eine Gegendarstellung zukommen, die allerdings nicht veröffentlicht wurde. Auch Enderlein bekam keine Antwort vom Bayrischen Ärzteblatt. Daher veröffentlichte er seine Gegendarstellung im letzten Heft seiner Schriftenreihe „Immunobiologica" als Forum-Beitrag [69]. Seine ausführliche Erwiderung [122] auf die Informationsschrift von Henneberg, Saalman und Helfrich hatte er bereits an zahlreiche Ärzte in ganz Berlin verschickt und auch an Henneberg persönlich. Von Hugo Schanderl hatte Enderlein einen Brief zu lesen bekommen, der von Henneberg persönlich stammte und an Schanderl gerichtet war. Darin hatte Henneberg die Aufnahme von Schanderls Artikel in das „Zentralblatt der Bakteriologie" verweigert mit der Begründung:

„Herr Professor Enderlein hat Sie wiederholt als einen seiner Kronzeugen genannt oder nennen lassen, und Sie selbst zitieren Herrn Professor Enderlein als wesentlichen und bahnbrechenden Mikrobiologen, dessen Angaben bewiesene und anzuerkennende Beobachtung darstellen. Diesem können wir uns aber bei genauerer Kenntnis der Verhältnisse in keiner Weise anschließen. In die Arbeits- und Vorstellungsweise von Herrn Professor Enderlein haben wir genügend Einblick bekommen, und ich bitte Sie, uns zuzustimmen, wenn wir auf die Unlogik obengenannter, so mannigfaltiger und widersprechender Umwandlungstheorien hinweisen, besonders wenn der Senior der Pleomorphisten auch Glassplitter, Milben und Fliegen in seine Cyclogenie einbezieht. Dies letztere geschah in meiner Gegenwart vor vielen Zeugen. Abgesehen von unserem Standpunkt als medizinische Bakteriologen und Redakteure erlaube ich mir, Sie zu bitten, darauf Rücksicht zu nehmen, daß ich als Sohn von Wilhelm Henneberg den Arbeiten dieses Mannes, eines der ersten und hervorragendsten Hefekenners, die wissenschaftliche Exaktheit unbedingt zuerkenne und dabei Ihre Ansichten nicht nur nicht bestätige, sondern widerlegt finde." [Zit. n. 68, S. 200]

Ein Kommentar würde sich hier erübrigen, befand Enderlein, außer vielleicht noch der Hinweis darauf, daß Wilhelm Henneberg selbst wohl dem Pleomorphismus nicht so abgeneigt war, wie es sein Sohn hinzustellen versuchte. Wilhelm Henneberg habe mehrere pleomorphistische Promotionsthemen vergeben, u. a. an Dr. phil. Carl Hüttig, der 1972 die Publikation der deutschen Übersetzung [36] des 1940 in englischer Sprache erschienen Aufsatzes "Directions for Comparative Morphology of Shapes of Virus as Primitive Stages of Life-Cycles of Bacteria" [34] ermöglichte. Von unterschiedlicher Seite war man mit der Frage der Gründung einer wissenschaftlichen Gesellschaft zur Erforschung biologischer Gesundungsmethoden an Enderlein herangetreten. Enderlein dachte an einen interdisziplinären Zusammenschluß von Ärzten, Tierärzten, Pharmazeuten, Histologen, Biologen, aber auch Pädagogen, Philosophen und Psychologen. „Gesundheits-Biologie statt Krankheits-Medizin" wurde zu seinem Schlagwort und er wurde nicht müde die Menschheit zu warnen: „Nicht die Atomgefahr wird die Menschheit ausrotten, sondern die Biologielosigkeit vereinzelter Disziplinen in aller kürzester Zeit." [93, S. 339] Kurze Zeit später gründete Enderlein die „Akmosophische Gesellschaft", die im Kapitel 9.5. vorgestellt wird.

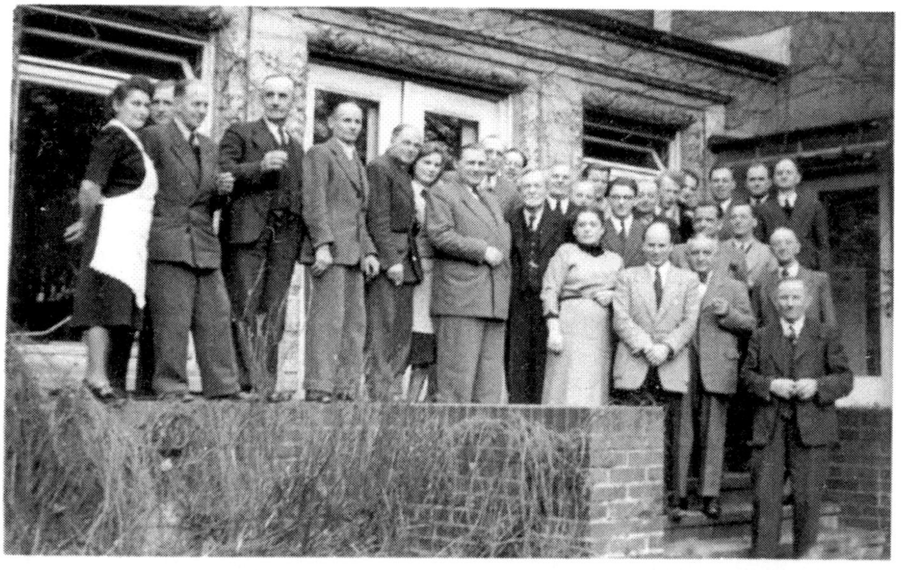

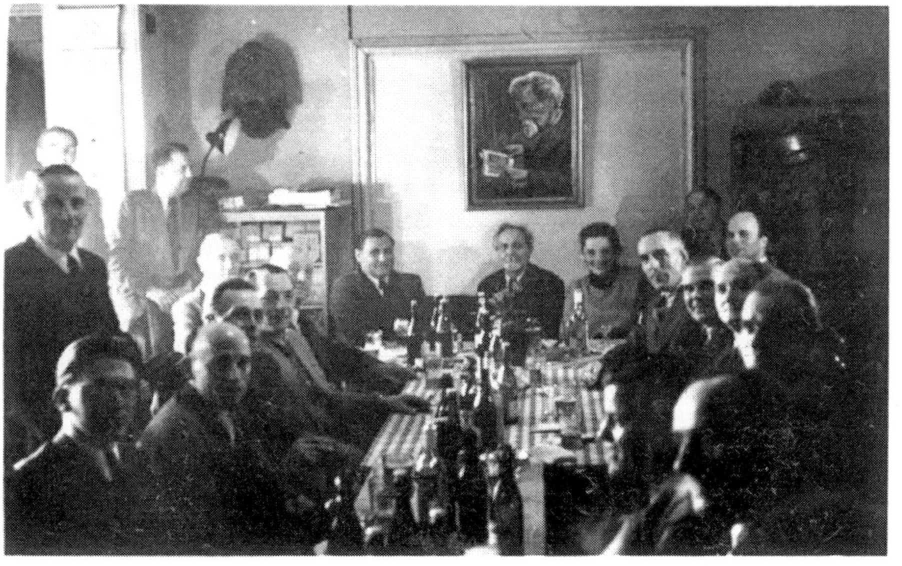

Abb. 31 Mitarbeiter der IBICA bei der Wiedereröffnungsfeier in Aumühle im Oktober 1952 [229]

9.3 Hans Peter Rusch und Erwin Santo

Während Enderleins Arbeiten von den etablierten wissenschaftlichen Gremien meist ungeprüft abgelehnt wurden, gab es auch Forscher, die bereit waren, Enderleins Erkenntnisse aufzugreifen und in Zuchtreihen zu überprüfen. Zu diesen Forschern gehörten Dr. med. habil. Hans Peter Rusch und Dr. med. habil. Erwin Santo, deren Arbeiten von Hugo Schanderl erwähnt wurden. Santo und Rusch veröffentlichten 1951 einen Artikel in der „Wiener Medizinischen Wochenschrift" mit dem Titel: „Das Gesetz von der Erhaltung der lebenden Substanz" [174], in dem sie schreiben, daß sie Enderleins Befunde nachgeprüft haben und im Wesentlichen bestätigen konnten.

> *„Enderlein konnte in seiner 1925 erschienenen Bakterien-Cyclogenie nachweisen, daß die Zelle – er beschränkte sich hier auf Sproß- und Spaltpilze - bei ihrem Untergang wieder in kleinere und kleinste lebendige Einheiten zerfällt und daß diese sich selbst wieder bis zu dem ihnen eigenen Entwicklungshöhepunkt zu regenerieren vermögen. Was die Eizellen für die höher organisierten Systeme sind, das wären demnach die Kleinformen (Primitivmodelle) der lebendigen Bakteriensubstanz für das Bakterium schlechthin. In seiner 1933 veröffentlichten Arbeit hat Enderlein seine Ansicht schon allgemeiner formuliert, obwohl sich die Hauptargumente seiner Erkenntnis immer noch auf Mikroorganismen bezogen. Er gab nämlich seiner Arbeit den Titel: ‚Das Ende der Herrschaft der Zelle als letzte biologische Einheit' [30]. Die Formulierung ist zwar etwas unglücklich gewählt, aber was Enderlein verstanden haben wollte, wird beim Studium seiner Schriften klar. Er meinte damit nicht die längst bekannte Aufteilung der Zelle in Organellen, wie Kernkörperchen, Chromosomen, Gene, Plastosomen usw., sondern ihre Aufteilungsmöglichkeit in autonome, kleinste biologische Einheiten, die auch nach dem Zellverfall von sich aus selbständig zu existieren vermögen. Bis dahin wird ihn wohl jeder ernst zu nehmende Forscher anerkennen müssen, denn damit hat er uns eine sehr wertvolle Einsicht vermittelt. Die oben angeschnittene Frage, ob denn die lebendige Zellsubstanz ein einheitliches und in sich geschlossenes ‚Ding an sich' oder ein Mosaik lebendiger Gebilde sei, könnte nun allein auf Grund der Enderleinschen Feststellungen an Bakterienzellen zugunsten einer Auffassung entschieden werden, die uns von vornherein richtig schien, nämlich der Auffassung, daß die lebendige Zellsubstanz in komplexer Form auftritt und weitgehend in sich gegliedert ist. Damit ist aber sehr fraglich geworden, ob man den biologischen Vorgang des Todes einer Bakterienzelle dem Tod ihrer lebendigen Substanz gleichsetzen darf. Die Enderleinschen Befunde haben wir nachgeprüft und sie im wesentlichen bestätigen können. Wir gingen von folgender Überlegung aus: Wenn die Bakterienzelle aus einem Mosaik von kleinen und kleinsten Teilen (etwaigen Vormodellen, beziehungsweise Primitivmodellen und einfachsten Bausteinen) der ‚lebendigen Substanz' besteht, dann müssen sich in jeder Bakterienkultur - als Ergebnis des steten Zerfalls von Bakterienleibern - auch immer kleinere und kleinste Lebensformen der Bakterien finden, die etwa die Größe der filtrierbaren ‚Viren' haben. Ihre Vormodelle und erst recht ihre einfachsten lebendigen Bausteine müßten dann bakteriendichte Porenfilter passieren und sich über kurz oder lang in dem bebrüteten Filtrat zu ihren alten Formen zurückentwickeln können." [174, S. 4]*

Santo und Rusch filtrierten Bouillonkulturen von Streptokokken, Coli- und Proteusbakterien durch bakteriendichte Porenfilter. Im Verlauf einer zehntägigen Bebrütungszeit konnten sie aus allen Filtraten die alten Bakterientypen zurückgewinnen, obwohl die anfänglich untersuchten Frischfiltrate sich im hängenden Tropfen und im gefärbten Ausstrich als steril erwiesen hatten. Zudem konnten sie feststellen, daß mit zunehmender Dichte der Porenfilter noch kleinste, in tänzelnder Bewegung sich befindliche Gebilde nachzuweisen waren. Die Filtrationsversuche wurden auch mit bis auf 100° C erhitzten und autoklavierten Kulturen durchgeführt. Es zeigte sich, daß z. B. die Eigenstreptokokken der Milch, nach fünfminütigen Erhitzen auf 100° C im Schnitt nach vier bis fünf Tagen wieder zum Wachstum gebracht werden konnten. Setzte man der Rohmilch noch Milchstreptokokken hinzu und erhitzte sie 10 Minuten bei 100° C, dann zeigten sie ebenfalls nach etwa vier Hemmungstagen ihr altes Wachstum. Die bei 120° C und 1,5 atü[108] für zweieinhalb Stunden autoklavierten Bouillonkulturen von Streptokokken, Proteus- und Colibakterien zeigten niemals ein Wachstum im gewohnten Sinn. Wenn sich überhaupt noch eine Wachstum zeigte, dann in Form ganz zarter Schleier auf den ersten Ausstrichlinien der Plattenkulturen, die durchweg aus kleinsten Mikroformen der Bakteriensubstanz bestand. Das Material wurde im hängenden Tropfen untersucht, und folgendes konnte festgestellt werden:

Es fanden sich eine Unmasse von kleinsten mikrokokkoiden Gebilden und Hanteln, die hin und her tanzten, kleine Kreise beschrieben, in der Tiefe verschwanden, wieder emporkamen und sich um ihre eigene Achse drehten. Besonders die Proteusbakterien ließen ab und zu nicht unwesentliche Ortsveränderungen erkennen. Die zum Vergleich mit feinem, sterilem Aluminiumstaub angesetzten hängende Tropfen zeigten hinsichtlich des bewegungsmäßigen Verhaltens ihrer Partikelchen ein ganz anderes Bild. Nach 6 bis 7 Monaten konnte in vereinzelten autoklavierten Bakterienproben wieder ein Wachstum erzielt werden, sofern als Zwischenmedium einfache Milchzuckerlösungen eingeschaltet wurden. Santo und Rusch konnten durch dieses Regenerationsverfahrens bei autoklaviertem Proteus x 19-Stäbchen, Colibakterien und Streptokokken, vollständige stoffwechselaktive Kulturen zurückerlangen, während die gleichen autoklavierten Bakterien auf festen Nährböden nur ein ganz kümmerliches Wachstum zeigten. [174, S. 4]

> *„Man unterstelle hier uns alles, aber nur keine mangelhafte bakteriologische Technik! Gerade das schlechte Wachstum auf sonst besten Nährböden ist eben der Beweis dafür, daß hier keine Verunreinigung vorgelegen haben kann. Außerdem ist es praktisch unmöglich, daß wir bei dem autoklavierten Proteus x 19 zufällig mit Stäbchen verunreinigt haben, die sich mit spezifischem Proteus x 19-Serum bis zu einem Titer von 1: 800 agglutinieren lassen, bei dem autoklavierten Colistamm mit Stäbchen, die Indol bilden und bei den autoklavierten, aeskulinspaltenden Streptokokken mit Kokken, die Aeskulin spalten." [174, S. 5]*

Santo und Rusch stellten fest, daß es sich bei dem eindrucksvollen Verhalten der im Autoklav erhitzten Mikrogebilde der Bakteriensubstanz, der Mikrokokken und Hanteln im hängenden Tropfen nur um eine verbliebene Eigenbeweglichkeit der lebenden Substanz handeln konnte. Auf Grund der Mannigfaltigkeit und der Variationsmöglichkeit der Bewegungen schlossen sie mit Gewißheit aus, daß es sich dabei um die sogenannte Brownsche Molekularbewegung handelte.

> *„Besonders eindrucksvoll sind aber jene Bilder, bei denen man eine oder gar zwei solcher Mikrohanteln aus einem im Zerfall begriffenen Bakterienleib heraushängen sieht. Durch auf- und abschlagende Bewegungen dieser Mikrohanteln, die sich offenbar von der Bakterienhülle zu befreien versuchen, gerät oft der ganze Bakterium-Hantelkomplex in eine rotierende Bewegung. Mit dem Phasenkontrastverfahren konnten wir im hängenden Tropfen viele Male direkt beobachten, wie eine aus einem Bakterienleib heraushängende Hantel sich freimachen konnte. Von diesem Augenblick an verhielt sich die Bakterienhülle absolut ruhig. Auch Wallin [448] studierte eingehend das Verhalten dieser kleinen kokkoiden Gebilde der ‚lebendigen Substanz' im hängenden Tropfen und im Dunkelfeld. Er kam ebenso wie wir zu der Feststellung, daß es sich um echte Bewegungsvorgänge handelt, die einwandfrei von der Brownschen Molekularbewegung abzugrenzen sind."*
>
> *[174, S. 5]*

[108] Atü ist die alte physikalische Maßeinheit für den atmosphärischen Überdruck, die seit den 70er Jahren nicht mehr gebräuchlich ist, Der atmosphärische Überdruck wird heute in bar angegeben; 1,5 atü entsprechen etwa 2,5 bar.

Santo und Rusch führten drei Argumente an, warum es sich bei dem Bewegungsverhalten nicht um das elektrisch-physikalische Phänomen der Brownschen Molekularbewegung handeln konnte:

- Die beobachtete Bewegung konnte weit über das Maß der Brownschen Molekularbewegung hinausgehen, die als ein einfaches Vibrationsphänomen beschrieben wird.

- Die Bewegung der „lebendigen Substanz" ging mit einer nachweisbaren Stoffwechselleistung einher.

- Die sich bewegende Substanz konnte auch die Fähigkeit zur Synthese größerer komplexer Einheiten bis zu deren Züchtbarkeit im bakteriologischen Sinne haben. [174, S. 5]

Da sich die mikrokokkoiden Formen morphologisch nicht unterscheiden ließen, folgten Untersuchungen der Stoffwechselleistungen. Dabei stellten sie selbst bei verkohltem Bakterienmaterial nach einigen Tagen pH-Veränderungen in den Zuckerlösungen festgestellt. Santo und Rusch formulierten die Schlußfolgerungen ihrer Beobachtungen wie folgt:

> *„1. Die lebendige Bakteriensubstanz besteht aus einem mosaikartigen Komplex von kleinen und kleinsten Formen der ‚lebendigen Substanz'.*
>
> *2. Die eben noch sichtbaren Formen der lebendigen Bakteriensubstanz weisen bei allen Bakterientypen eine morphologische Uniformität auf.*
>
> *3. Sind die noch zu den filtrierbaren Kleinformen der lebendigen Bakteriensubstanz zählenden Primitivmodelle durch chemisch-physikalische Einflüsse ungeschädigt geblieben oder ist nach einer Schädigung im Verlaufe einer mehr oder minder großen Zeitspanne ihre Regeneration gelungen, so sind sie in der Lage, die alten Bakterientypen wieder entstehen zu lassen.*
>
> *4. Trotz ihrer morphologischen Uniformität sind die Kleinformen der lebendigen Bakteriensubstanz in ihren funktionellen Äußerungsmöglichkeiten spezifisch ausgerichtet.*
>
> *5. Die funktionelle Spezifität der Kleinformen der lebendigen Bakteriensubstanz kann im Verlaufe von chemisch-physikalischen Einwirkungen gewisse Abwandlungen erfahren, wobei aber einzelne Eigenschaften - je nach der Art der Einwirkung - besonders zähe festgehalten werden können.*
>
> *6. Durch besonders starke chemisch-physikalische Einwirkungen verschwindet die funktionelle Spezifität. Es bleiben funktionell und morphologisch einheitliche Grundformen der ‚lebendigen Substanz', deren ‚Lebensresistenz' gegen chemisch-physikalische Vernichtungsbestrebungen ungeheuer groß sein muß." [174, S. 6]*

Es stellte sich nun die Frage, ob es sich bei dem Verhalten der „lebendigen Substanz" der Bakterienzelle um einen Spezialfall handelt, oder ob das Prinzip auch für höher stehende Zellen der Pflanzen und Tiere gültig ist.

> *„Hat Enderlein den Kreislauf der lebendigen Bakteriensubstanz aufgedeckt, so war es nun Schanderl, der ohne Kenntnis der Enderleinschen Arbeiten zu einer Aufdeckung des Kreislaufs der ‚lebendigen Substanz' in höher organisierten Systemen (Pflanzenzellen) kam. Schanderl stellte zunächst fest, daß die aus Pilzen und Pflanzen ausgewanderten Chondriosomen zu Bakterien werden können und ferner - was für unser Problem besonders wichtig ist -, daß die Plastiden der Pflanzenzelle aus Chondriosomen entstehen und wieder zu Chondriosomen zerfallen. Dadurch ist ohne jeden Zweifel zumindest eine Phase eines kleinen, aus Abbau und Synthese bestehenden Kreislaufes der ‚lebendigen Substanz' innerhalb der Pflanzenzelle erkennbar geworden. Entsprechend stellte Wallin in zahlreichen, sorgfältig ausgeführten Untersuchungen bei tierischen Zellen fest, daß aus den Mitochondrien (sive Chondriosomen) Bakterien werden können." [174, S. 6]*

Santo und Rusch konnten gleichsinnige Beobachtungen an pflanzlichen und tierischen Zellen machen. Hier zeigte sich, daß beim spontanen Zerfall der Zelle aus dem Zellkern lebensfähige, polymorphe Mikroorganismen hervorgingen, deren größere Formen wiederum in kleinste mikrokokkoide Gebilde und Hanteln zerfielen. Es waren die gleichen Gebilde, wie sie schon bei den Bakterien gefunden worden waren. Die aus dem spontanen Kernzerfall hervorgegangenen Mikroorganismen konnten vielfach im gewöhnlichen Kulturverfahren weiter gezüchtet werden. Der Zellkern bestünde damit ebenso aus einem Mosaik kleinster spezifizierter Formen der „lebendigen Substanz", deren kleinste lebendige Bausteine nur noch eine chemo- und thermostabile funktionelle Spezifität besäßen. Dem Gesetz der Erhaltung der Energie entsprechend, nach dem eine Energieform ohne Energieverlust in eine andere übergeht, nahmen Santo und Rusch einen „Kreislauf der lebendigen Substanz" an.

> *„Zu einem Erkennen des kleinen Kreislaufs der ‚lebendigen Substanz' innerhalb des tierischen Organismus hätte es kommen können, als man vor zirka 16 Jahren bei der Nachprüfung der von Brehmerschen Befunde über den angeblichen Krebserreger durch das ehemalige Reichsgesundheitsamt tatsächlich bekennen mußte, daß im Blute Mikroorganismen vorkommen. Man hat sie zwar mit Recht als Krebserreger abgelehnt, aber auch nicht erkannt, daß es sich um faßbare Phasenerscheinungen des kleinen Kreislaufs der ‚lebendigen Substanz' innerhalb des Organismus handelt." [174, S. 7]*

Die Blutuntersuchungen im hängenden Tropfen zeigten bereits nach 15 bis 20 Minuten, in der am Rand erscheinenden Serumzone die gleichen kokkoiden und hantelförmigen Gebilde, die zuvor bei den Bakterienfiltraten beobachtet werden konnten. Auch sie zeigten lebhafte Eigenbeweglichkeit, und nicht selten ließ sich ihr Austritt aus den Erythrozyten verfolgen. Selbst verkohlte Blutstropfen zeigten nach ca. 30 Minuten wieder deutliches Eigenleben. Die im Blutserum vorhandenen Mikroformen der „lebendigen Substanz" mußten allerdings nicht ausschließlich durch den Zerfall körpereigener Zellen hervorgegangen sein, sie konnten z. B. auch aus der Nahrung stammen. So ergaben die Untersuchungen von frischem Eidotter in doppelt sterilisierter Kochsalzlösung im hängenden Tropfen, ein wahres Gewimmel von kleinsten Lebensformen. Die Größe der Gebilde lag bei 1300-facher Vergrößerung gerade an der Grenze der Sichtbarkeit, und man konnte sich leicht vorstellen, daß das Darmepithel kein Hindernis für sie darstellte.

Santo und Rusch dokumentierten ihre Befunde durch mikrophotographische Aufnahmen, die mit Geräten der Firma Leitz (Wetzlar) hergestellt worden waren. Die Bilder der nach Giemsa gefärbten Blutausstriche dokumentierten die Entwicklung der kleinen kokkoiden Gebilde und Hantelformen aus den Leukozytenkernen, die sich schließlich zu fertigen Bakterien und größeren Gebilden, den „Mikromyzeten" entwickelten. Die Frage war nun, in welchem Verhältnis diese kleinsten Lebensformen, die aus der Kernmasse der Zellkerne wie auch der Bakterienkerne hervorgegangen waren, zu den Viren und Genen standen. Standen sie nebeneinander oder handelte es sich um die gleiche Grundsubstanz in verschiedenen Spezifizierungsgraden? Damals fehlten den Forschern noch die speziellen molekularbiologischen Untersuchungstechniken, die es ihnen erlaubt hätte, ihre Hypothese, daß es sich bei den beobachteten kleinsten Gebilden um die dieselben Einheiten handelte, die die Gene aufbauten, zu erhärten. Sie hatten jedoch Anhaltspunkte dafür gefunden.

9.4 Krebszellen und Mikroorganismen - ein Überblick über die Literatur

Auf Wunsch des Präsidenten des Robert Koch-Institutes für Hygiene und Infektionskrankheiten, Prof. Dr. Dr. Bruno Harms, hatte Anfang der 50er Jahre die „Arbeitsgemeinschaft zur Erforschung und Bekämpfung der Geschwulstkrankheiten Berlin" eine Übersicht über die damaligen Forschungsergebnisse der in Krebszellen gefundenen Mikroorganismen zusammengestellt. Die Übersicht wurde von Dr. sc. nat. Dr. med. Paul Gerhardt Seeger in einem Vortrag vor der Arbeitsgemeinschaft in Berlin am 30.1.1952 vorgestellt, und unter dem Titel „Einige sachliche Bemerkungen zum ‚Endobionten-Problem'" in der Zeitschrift „Hippokrates - Zeitschrift für praktische Heilkunde" veröffentlicht. [180] Seeger listete in dem Artikel zwanzig ihm damals bekannte Publikationen auf, die einen Zusammenhang von Mikroorganismen im Krebsgeschehen herstellen konnten. In einer Fußnote fügte er hinzu, daß ihm inzwischen noch zehn weitere Arbeiten bekannt geworden seien, die über das Vorkommen von „Mikromyzeten" oder Endobionten in Krebszellen berichteten. Neben den von Enderlein bereits erwähnten Wissenschaftlern, Otto Schmidt, Joseph Koch, Wilhelm von Brehmer, Erwin Santo und Hans Peter Rusch, sind die Arbeiten von Nello Mori, wegen der Ähnlichkeit mit Enderleins Forschungsergebnissen, hervorzuheben.

Mori war Professor für Bakteriologie an der Universität von Neapel und Leiter eines eigenen Instituts für Mikrobiologie. Mori habe bereits 1910 die Umwandlung eines filtrierbaren Virus in einen typischen Myceten beobachtet. 1914 gab er seine Hypothese von der Mycetennatur eines Ultravirus bekannt. Seit 1925 veröffentlichte er zahlreiche Arbeiten über den „Inframyceten" und schließlich über den Krebs als eine „Inframykose". Nach Mori tritt der Erreger einmal in einem symbiontischen Stadium auf, das andere Mal in einem parasitären Stadium. Diese Eigenschaft charakterisierte er als „symbiopathotisch". Das symbiopathotische Stadium sei eine Symbiose mit der Möglichkeit zur Krankheit. In diesem Stadium, sei es erworben oder vererbt, könnten die Keime des „Inframyceten" unter Umständen für das ganze Leben in einem latenten Stadium verbleiben und nur die Tendenz zur parasitären Form beibehalten. Durch die Einwirkung von endogenen oder exogenen Ursachen könnten die symbiontischen Formen parasitäre Eigenschaften erlangen. Das parasitäre Stadium unterscheide sich vom symbiontischen Stadium durch die größere Zahl seiner virusähnlichen Elemente und besonders durch die größere Polymorphie, d. h. seine Zusammensetzung aus vielgestaltigen Formen. Die einfachen Keime gehörten zum symbiontischen Zustand, während die pilzförmigen vielgestaltigen „Sporangien" und Stäbchen dagegen zum parasitären Stadium gehören würden. Mori vermutete, daß es eine individuelle organische Disposition für das Tumorwachstum geben müsse. Diese Dispositionen könnten entweder endogener Natur sein, wie z. B. pH-Veränderungen im Blut, oder durch eine Vielzahl exogener Faktoren, z. B. chemische und physikalische Einwirkungen, wozu er auch kosmische Strahlungen rechnete, ferner andere Erkrankungen und Diätfehler. Mori führte biologisch immunisierende Behandlungen mittels sogenannter „Isopathinen" durch, die er aus Tumoren verschiedener Art und Lokalisation herstellte. Er soll damit eine rasche und tiefgehende Wirkung bei Krebskranken erzielt haben. [419]

Bezüglich der symbio-parasitären Theorie des Krebses als eine Inframykose berührten sich die Arbeiten Moris mit denen von Franz Gerlach. Hofrat Prof. Dr. med. Franz Gerlach war Direktor der „Bundesanstalt für Tierseuchenbekämpfung" in Mödling bei Wien. Am 29.10.1937 hatte Gerlach der „Gesellschaft der Ärzte in Wien" seine Arbeiten über das Vorkommen eines Mikromyzeten, den „Mikromycetes universalis innatus", vorgestellt. Kriegsbedingt erschien seine ausführliche Monographie „Krebs und obligater Pilzparasitismus" [315] erst 1948. Er dokumentierte in dieser Arbeit ausführlich das Vorkommen eines visiblen filtrierbaren Agens bei allen von ihm untersuchten malignen Tumoren,

Karzinomen sowie Sarkomen. Gerlach konnte seine Befunde im Tierversuch und durch histologische Untersuchungen belegen sowie durch serologische Untersuchungen und Präzipitations- Agglutinations- und Komplementbindungsreaktionen ergänzen. Gleichzeitig wies Gerlach aber auch auf die Schwierigkeiten in der Auffindung, Beurteilung und Benennung der Mikroorganismen hin, und er verwahrte sich gegen eine Gleichsetzung seines Mikroorganismus mit denen anderer aufgefundener polymorpher Mikroorganismen. Der Grund dafür war vermutlich kein wissenschaftlicher, denn Gerlach kannte die Arbeiten von Enderlein, er erwähnte ihn jedoch nicht:

> *„Als im Jahre 1937 der integrale Kreislauf des Endobionten von mir geschildert und abgebildet wurde (Arch. f. Entwicklungsgesch. der Bakterien. Bd. 1.H. 3), stellte ich Hofrat Professor Dr. Franz Gerlach in Wien auf dessen Anregung hin elf Exemplare dieser meiner Publikation gleich nach Erscheinen zur Verfügung. Trotzdem hat er weder die Erkenntnisse von Schmidt, v. Brehmer und mir irgendwie berücksichtigt, auch hat er bei weitem nicht den Umfang der Erkenntnisse von O. Schmidt von 1903 erreicht, dafür aber wiederum einen neuen Gattungs- und Artnamen eingeführt." [65, S. 186]*

Auch Gerlach hatte aus Reinkulturen des Mikromyzeten eine Vakzine entwickelt, die er, nach zahlreichen Tierversuchen, an hoffnungslosen Fällen Krebskranker erprobte. Zum Teil erreichte er damit überraschende Rückbildungen sichtbarer Tumoren und Metastasen. Aus Reinkulturen eines aus bösartigen Geschwülsten gezüchteten Pilzes entwickelte er ein Immunserum, mit dem er „Hyperimmunisierungen" durchführte. Gerlach sprach sich für die Richtigkeit der Anschauung aus, daß Mensch und Tier bereits im Mutterleib mit einem Mikroorganismus infiziert seien. Die Infektion könne solange symptomlos bleiben, bis der Mikromyzet durch andere Faktoren Pathogenität erlangte.

Weitere Autoren, die Seeger in dem Artikel aufführte, waren:

Dr. med. Dr. phil. Emil F. Scheller, Murnau, der gelegentlich einer Ärztetagung in Bad Kreuznach von den Arbeiten von Wilhelm von Brehmer erfuhr, berichtete 1949 über sichtbare Mikroorganismen im Blut krebskranker Frauen.[456] Diese seien teilweise in den Erythrozyten eingeschlossen, führten aktive Eigenbewegungen aus und zeigten alle Übergänge eines wandlungsfähigen Mikroorganismus, angefangen beim Elementarkörperchen über zystische Gebilde mit eingeschlossenen, tanzenden Sporen, Ringformen, Stäbchen mit verdickten Enden und hellstrahlenden Kernen. [180]

Samuel Graff von der Columbia Universität veröffentlichte 1949 Darstellungen eines Virus aus einem Mäusebrustkrebs, dessen verschiedene Formen den Tumor-Myzeten von Gerlach glichen.

Irene Cory Diller, Philadelphia, konnte 1950 mit besonderen Färbemethoden Sporen und Pilzbestandteile in fast allen untersuchten Tumoren von Menschen und Mäusen nachweisen. Frisch aus Tumorgewebe isolierte Pilze waren mäusepathogen.

N. V. Greco, Buenos Aires, erbrachte 1951 Beweise, daß die Ursache des Krebses auf eine verborgene Pilzerkrankung (criptogamico fungio) zurückzuführen sei.

Lewkin und Speiser untersuchten 1950 hundert Tot- und Frühgeburten und fanden in siebzig Fällen myzeale Formen des „Mikroorganismus Gerlach" ohne Zusammenhang mit einer bestimmten Krankheit.

Alle diese Befunde seien in den Jahren 1947 bis 1950 durch elektronenoptische Untersuchungen an menschlichen und tierischen Tumoren durch Keith, K. R. Porter, H. P. Thompson, A. Claude, E. G. Pickels und Charles Oberling bestätigt worden. 1951 habe in Santiago de Chile Graciela Ramirez Leyton mit Hilfe der Elektrophorese von Blutsera von Tieren, die mit Mikromyzeten infiziert worden waren, den Beweis erbracht, daß im Gefolge der Immunisierung mit dem „Gerlach'schen Mikromyzeten" spezifische Antikörper entstanden waren.

Seeger kam zu dem Schluß, daß die Mehrzahl der Untersucher wie Mori, Gerlach, Scheller, Graff auch die Cyclogenie des Endobionten der Krebszelle bestätigen konnten und somit die Ansicht Enderleins über die Bakterien-Cyclogenie stützen würden. Seeger selbst hatte den Nachweis ninhydrinpositiver „fremder" Zellproteine in der Krebszelle 1938 erbracht. Domagk gelang 1949 der Nachweis von Abwehrstoffen, ebenso von Euler 1951 mittels einer „Immunase". Die Befunde unterstützten nach Seeger die Auffassung einer „Symbiopathose" des Endobionten mit dem Wirtsorganismus, wobei erst durch die Störung des Gleichgewichtes infolge exogener oder endogener Ursachen der Pilz karzinogen würde. [180]

In seinem Aufsatz „Historisches zur Isolierung des Krebsurhebers" [65] führte Enderlein aus, daß in Amerika vier Ärzte vom Presbyterian Hospital in Newark, New Jersey, Virginia Wuerthele-Caspe, Eleanor Alexander-Jackson, W. L. Smith sowie C. A. Clark, die Primitivphasen des Endobionten erneut entdeckt hätten und darüber auf dem Mikrobiologen-Kongreß in Rom 1953 berichteten. Sie erwähnten Enderlein jedoch nicht, obwohl dieser dem gleichen Krankenhaus im Januar 1952 Präparate für die Behandlung eines zehnjährigen Mädchens (Raphaela Fasano)[109] [203] zugesandt hatte, das an einem fortgeschritten Morbus Hodgkin litt. Enderlein stellte den behandelnden Ärzten auch Literatur zur Verfügung; trotzdem verwiesen die Ärzte des Krankenhauses nicht auf seine Vorarbeiten. Im Gegenteil, sie hatten die Behandlung des Kindes mit dem „Endobiont-Chondritin" abgelehnt. Auf dem Kongreß in Rom erwähnten sie lediglich die Arbeiten des Franzosen Doyen, der auf einem Chirurgen-Kongreß 1902 den Urfeind des Menschen als *„Micrococcus neoformans*" (das Basit-Stadium des Endobionten) beschrieben hatte. [65, S. 187]

Die amerikanische Ärztin, Virginia Wuerthele-Caspe (ihr späterer Name war Wheeler, danach Livingston-Wheeler), war eine sehr angesehene Forscherin in den USA. Sie wurde 1955 leitende Internistin der „Health und Biomedical Association" in San Diego, Kalifornien. Sie forschte und lehrte in San Diego an der Universität am Fachbereich Mikrobiologie. 1971 gründete sie gemeinsam mit einem Kollegen, A. Livingston, die „San Diego Medical Clinic", in der sie gemeinsam mit ihrem Ehemann O. W. Wheeler forschte und therapeutisch tätig war. Frau Wuerthele-Caspe berichtete 1948 über einen Mikroorganismus in Verbindung mit der Bildung von Tumoren. Ein Ultrafiltrat dieser gezüchteten Mikrobe, die sie *„Progenitor cryptocides*" (P. c.) nannte, erwies sich im Tierversuch als karzinogen. Frau Wuerthele-Caspe betrachtete die Mikrobe als ein „endogenes Virus", das sie nicht nur für die Entstehung von Tumoren verantwortlich machte, sondern auch für viele andere Erkrankungen, insbesondere Kollagenosen und Fibrosen. Sie behandelte ihre Patienten mit Präparaten, die das Immunsystem beeinflussen, wie z. B. Gamma-Globuline, Bluttransfusionen, BCG-Impfungen, Milzextrakten, einer „Progenitor cryptocides-Autovakzine" und einem pflanzlichen Hormon (Abszisinsäure) sowie einer therapiebegleitenden Vollwertkost mit hohem Vitamin A Anteil. [456, S. 115 f.]

---

[109] Der Fall der kleinen Raphaela Fasano war medienwirksam durch die Weltpresse gegangen. Der richtige Name des Kindes blieb unbekannt. Sie war an Morbus Hodgkin erkrankt und hatte nur noch wenige Wochen zu leben, weshalb man für das Kind das Weihnachtsfest vorverlegt hatte. Als man sich an das Institut von Enderlein wandte, stellte dieser sein Präparat kostenlos zur Verfügung. Ein Foto ging durch die Weltpresse, das Enderlein vor seinem Institut zeigt, wie er einem „rasenden Reporter" die Präparate überreicht, der sich sogleich mit dem Flugzeug nach Amerika aufmachte. Heubner hatte auf diese Aktion in seinem Text, der in der RIAS Sendung verlesen worden war, angespielt. Das Mädchen konnte nicht geheilt werden, es verstarb im Januar des folgenden Jahres. Man hatte jedoch zwischenzeitliche Besserungen erzielen können und auch die Rückbildung der Lymphknotenpakete erreichen können. Aber der Krebs war zu weit fortgeschritten, um das Mädchen noch retten zu können.

Anfang der 50er Jahre machte in Italien die Ärztin Dr. med. Clara Jolles Fonti auf sich aufmerksam. Die Weltpresse lieferte Serienberichte über die „Sensationelle Entdeckung einer Krebsforscherin". Aber auch sie erwähnte die Vorarbeiten der Mailänder Ärzte Dr. med. Salvatore Citelli (1875-1947) und Dr. med. Gaetano Fichera nicht, die genau die gleichen Symprotite (Primitivformen) Jahre zuvor isoliert hatten. Fichera hatte mit seinem „Fichera 365" ein mit dem Onkolysin von Antoine Nebel, Lausanne, vergleichbares immunbiologisches Präparat entwickelt. [456, S. 130]

Wenig bekannt ist, daß auch Prof. Dr. med. Werner Kollath auf dem Gebiet der Blutmikrobe forschte. [419] Kollath, der nach Kriegsende kein öffentliches Amt mehr bekleidete, bot sich 1949 in der Schweiz die Gelegenheit, eigene Untersuchungen in Zusammenarbeit mit dem Hygienischen Institut und dem Photographischen Institut der Eidgenössischen Technischen Hochschule Zürich durchzuführen. 1951 erschien in der Zeitschrift Hippokrates sein Aufsatz „Versuche, betr. die Existenz der *Siphonspora polymorpha v. Brehmer*" [350]. Kollath nahm zu dem viel diskutierten Problem der Blutmikrobenforschung Stellung:

> *„Die Hämatologen kennen die Körperchen im Blut, sie erkennen ihnen aber, trotz ihrer aktiven Bewegungsfähigkeit, kein Eigenleben zu, sondern bezeichnen sie als ‚Blutstäubchen' aus Festbestandteilen der Nahrung oder als ‚Zentren' oder ‚Randkörperchen' der Erythrozyten. Wir sehen also, die Mikroorganismen sind 1. wiederholt gesehen, 2. kulturell zur Vermehrung gebracht worden. Trotzdem ist die Anerkennung unterblieben." [350, S. 103]*

Kollath, der die Auffassung vertrat, daß es sich bei den aufgefundenen Mikroorganismen im Blut um Symbionten handelt, ging der Frage nach, ob diese „Blut-Symbionten" nicht doch eine unbekannte physiologische Funktion im Organismus ausüben. Kollath kultivierte die Blutmikrobe in sterilisierter Nährbouillon der Firma Hoffmann-La Roche und untersuchte ihr Wachstums- und Entwicklungsverhalten auf verschiedene Vitaminzusätze. Dabei fand er eine wachstumshemmende Wirkung der Kulturen bei Zugabe von natürlichem Vitamin K, synthetisch gewonnenes Vitamin K zeigte hingegen keinen Einfluß.

> *„Der ‚hemmenden' Wirkung des natürlichen Vitamin dürfte eine besondere theoretische und praktische Bedeutung zukommen, da unter normalen Bedingungen Vitamin K von gesunden Colibakterien ausreichend produziert wird, von kranken aber nicht. Jedenfalls ist anzunehmen, daß bei der ‚Dysbakterie' der K-Haushalt gestört ist und daß die bei Krebspatienten anscheinend so sehr häufige ‚Dysbakterie' in diesem Zusammenhang untersucht werden muß, insbesondere zu der möglichen Beziehung zur Siphonospora polymorpha v. Brehmer. Hier scheint uns ein experimentell zugänglicher Weg gegeben, den etwaigen Zusammenhang mit der Krebsentstehung zu studieren." [350, S. 104 f.]*

Auch ein Einfluß auf die Gruppe der B-Vitamine konnte nachgewiesen werden. Kollath mußte die Versuche auf Grund von Geldmangel nach einem halben Jahr einstellen. Sein Ansatz wurde, soweit ich ermitteln konnte, nicht weiterverfolgt.

In den 50er Jahren begannen immer mehr Forscher sich mit der polymorphen Blutmikrobe zu beschäftigen, und eine Zeit lang schien es, als käme man an der offiziellen wissenschaftlichen Anerkennung dieses merkwürdigen „Blutsymbionten-parasiten" nicht mehr vorbei, auch wenn noch viele Fragen offen standen.

9.5 IBICA und die Akmosophische Gesellschaft

Nach der Schließung seines Institutes in Berlin waren verschiedene Mitstreiter mit dem Vorschlag zur Gründung einer wissenschaftlichen Gesellschaft zur Erforschung biologischer Gesundungsmethoden an Enderlein herangetreten. In Aumühle angekommen, kam er dem Vorschlag umgehend nach. Zu Beginn des Jahres 1953 wurde die „Akmosophische Gesellschaft e. V." ins Leben gerufen. Ziel der Gesellschaft war es, die Grundlagen der Akmosophie von Günther Enderlein zu einer umfassenden Gesundheitswissenschaft weiterzuentwickeln. Die Akmosophie war die Lehre einer „Vollgesundheit". Mit dem Begriff wollte Enderlein die Lehre von der Vollgesundheit als eine „Ganzheitslehre der Gesetze der Lebensgestaltung" kennzeichnen.

Der Studienrat und Mitbegründer der Akmosophischen Gesellschaft, Siegfried Nimtz, schrieb eine fünf Seiten lange Einführung über die Begriffsschöpfung. Die alten Griechen hätten für den Begriff der „Voll-Gesundheit" das Wort „akmae" gebraucht. Das Wort „akmae" sei auf den viel älteren Namen des kleinasiatischen Vollgesundheits-Gottes „Akmon" zurückzuführen, von dessen Namen Enderlein den Begriff „Akmosophie" abgeleitet hat. Das Sanskrit-Wort „acman" stimme mit dem frühgriechischen Akmon überein, das den Himmel und den Erdfels bezeichne. Im Zend, einem iranischen Dialekt, der auf der altpersischen Sprache basiert, finde sich das Wort „acman" als Bezeichnung für den Himmel. Enderlein wollte mit dieser Namengebung die Betrachtungsweise zum Leben erwecken, die ihren Ursprung bei den Alt-Indern, Babyloniern und Ägyptern genommen und in der Humoralpathologie des Hippokrates ihren Abschluß gefunden habe.[110] Der Begriff „Akmosophie" sei wohl überlegt und sprachwissenschaftlich sowie mythologisch fundiert. Der Name Akmon bedeute sprachlich betrachtet das „Wahrzeichen", das, woran das Wesen zu erkennen sei, was eine Unterscheidung ausmache. Der Name Akmon als Begriff des Himmels und der Erde erinnere an die mythologischen Anfänge und sei in der Antike in seiner Heilbedeutung benutzt worden als Begriff des Hohen, Umfassenden, des Zeichens der Fülle des Lebens und der Gesundheit. Akmon sei der Sohn der Gaia (Erde), der Vater des Uranos und des Eros.[111] Nach Hesiod sei Akmon der Beiname des Okeanos. [172, S. 18] Der Begriff des „Akmischen" sei, nach dem Gang der Überlieferung, im universalen Sinn das Urwort für die göttlichen Kräfte der Vollgesundheit. Für die ältesten Kulturen sei der Name Akmon „Substanz" gewesen, für den modernen Menschen solle die Akmosophie ein Begriff werden.

In der Zeitschrift „Der Hausarzt" veröffentlichte Enderlein am 16.9.1952 den Aufsatz mit dem Titel „Meine Gesundheitslehre: Akmosophie. Zur Grundlegung einer Lehre der Vollgesundheit". [101] In seinen einleitenden Worten formulierte er:

> *„In unseren Tagen des epochalen Überganges wird in immer deutlicheren Zeichen die Tatsache offenbar, daß die speziellen Einzeldisziplinen unserer Wissenschaften den ‚Menschen' rettungslos verloren haben, wenn nicht, wie es in Urzeiten noch instinktiv geschah, die biologischen, psychischen und geistigen Ebenen im höheren Sinne zusammengeschaut werden. Das Geistige ging uns als Realität verloren, das psychische Chaos ist allen sichtbar, das Biologische ist außerhalb der menschlichen Gewalt." [101, S. 417]*

---

[110] Enderleins Auffassung, daß das ursprüngliche humoralpathologische Wisse mit Hippokrates verloren gegangen sei, erscheint diskussionswürdig. Die Entwicklung der Humoralpathologie mit Galenos und deren Fortführung bis in das 19. Jahrhundert werden von Enderlein ausgeklammert.

[111] Die mythologischen Deutungen von Nimtz und Enderlein erscheinen überinterpretiert. Akmon wird in der mythologischen Literatur vereinzelt als synonym mit Uranus dargestellt. Es finden sich jedoch keine Ausführungen, in denen Akmon als Gott der „Vollgesundheit" genannt wird.

Die Medizin habe es nicht vermocht, trotz raffiniertester technischer und hygienischer Hilfsmittel, dem Menschen die Möglichkeit an die Hand zu geben, seine Gesundheit auch nur annähernd zu bewahren. Dem aufmerksamen Beobachter würden jedoch die zahlreichen Ansätze zur Lebensreform nicht entgehen, die wertvolle Beiträge leisteten, um die gesamte Lebensführung der Natur gemäß einfach und echt zu gestalten. Eine herausragende Gestalt auf dem Gebiet der modernen Gesundheitsforschung sei der englische Arzt Robert McCarrison (1878-1969), der für seine Ernährungsstudien in den Adelsstand erhoben wurde. McCarrison erforschte Vitaminmangel-Krankheiten und führte nach dem Ersten Weltkrieg in Indien Ernährungsstudien an Tieren durch. [282]

Robert McCarrison leitete die „Nutrition Research Agency" in Indien, er war Direktor des Pasteur-Instituts in Coonoor und Leibarzt von König Georg V. Eine vergleichende Studie über die Eßgewohnheiten in den verschiedenen Regionen Indiens ließ ihn aufmerksam werden, auf die Langlebigkeit und die besondere Gesundheit der Hunsa.[112] Die Hunsa sind ein kleines Volk, das im Norden von Pakistan, im Karakorum-Gebirge, lebt. McCarrison hatte die gesundheitlichen Auswirkungen der Ernährungsformen in umfangreichen Tierexperimenten untersucht. Berühmt geworden waren seine Rattenversuche, bei denen er 1.200 Ratten mit der Diät des Hunsa-Volkes fütterte. Die gleichen Untersuchungen machte er mit der Kost anderer indischer Provinzen und mit der Kost aus einem volkstümlichen Viertel von London-Whitechapel. Die Rattenversuche zeigten, daß die Ernährung der Hunsa zu erstaunlichen Wirkungen in der Rattenpopulation führten. Sie wuchsen schnell, wurden nie krank, waren sanftmütig, verspielt und zutraulich. Autopsien bewiesen den besonderen Gesundheitszustand dieser Tiere. Die Ratten, die mit der volkstümlichen Londoner Diät gefüttert worden waren, verloren dagegen in immer steigendem Maß ihre Gesundheit, wurden bissig und unverträglich, um sich schließlich gegenseitig totzubeißen. McCarrison hatte damit die biologischen und psychischen Wirkungen der Diät erkannt und war damit den Ursachen der Gesundheit auf den Grund gegangen. [Zit. n. 101, 103, 264, S. 12-14]

Der Preis für die Errungenschaften der Kultur und Zivilisation ist nach Enderlein der katastrophale Verfall der Gesundheit, deren konditionelle Ursache die Mastdiät sei. Durch diese gingen die regulatorischen Anteile des Endobionten verloren, der die kausale Ursache der uns bekannten Zivilisationskrankheiten sei. Die Mastdiät würde nicht nur den Verlust der Regulatoren, sondern auch deren Aufwärtsentwicklung zu immer weiteren pathogenen Formen des Endobionten begünstigen. Die Folge sei eine Krankheitsbereitschaft und eine krankheitsempfängliche Konstitution des Organismus. Nach Enderlein ist die ganzheitliche Betrachtungsweise der älteren Kulturen im Orient, die ihren Ausdruck in der Humoralpathologie gefunden habe, dem Okzident durch sein vornehmlich mechanistisch-stoffliches Denken verloren gegangen. Durch die Erkenntnisse der Immunbiologie seien die Hauptfaktoren der Humoralpathologie aber nun bekannt, und der Weg, den die Akmosophie zu gehen habe, sei vorgezeichnet. Die verlorenen gegangenen „regulatorischen Kolloide" unserer „inneren Urfeinde" müßten ersetzt werden. Ohne auf die wesentlichen

[112] Das Volk der Hunsa ist vor allem durch Ralp Bircher und sein 1952 veröffentlichtes Buch „Hunsa. Das Volk, das keine Krankheit kennt" [264] bekannt geworden. Für das Buch hatte er die Berichte von McCarrison im britischen Gesundheitsministerium herausgesucht und ausgewertet. Den Anlaß für das Buch über die Hunsa gaben Ralph Bircher die letzten Worte seines Vaters, Max Bircher-Benner, der auf seinem Sterbebett gesagt haben soll: „Wie heißt es, das kleine Volk?... Die Hunsa, sie sind der Beweis:" [Zit. n. 287] Die Hunsa gibt es auch heute noch, doch unterscheidet sich ihr Gesundheitszustand nicht mehr von dem der restlichen Bevölkerung in Indien, nachdem eine Straße in die abgelegene Region gebaut und die Wälder abgeholzt wurden. Die Quellen versiegten und die Landwirtschaft kam zum Erliegen. Die Hunsa sind nun krank und noch ärmer als zuvor, dafür wird heutzutage in den westlichen Ländern ein „Himalaya-Salz" in Reformhäusern, Naturkostläden und auf esoterischen Märkten angepriesen, von dem behauptet wird, es sei für die sagenumwobene Gesundheit der Hunsa verantwortlich.

Errungenschaften unserer heutigen Kultur zu verzichten, solle eine „Ganzheitslehre der Gesetze der Lebensgestaltung" begründet werden, die der „Freiheitsverwirklichung des Individuums" und damit die „sittliche Ordnung aller Gemeinschaften" die Wege weise. [101]

Das Forschungsfeld der Akmosophen war vielseitig und vielgestaltig. Biologisch-medizinische Fragestellungen waren von gleichem Interesse wie philosophische, pädagogische oder soziologische Fragen, denn die Arbeit eines Arztes, der nur immunbiologisch im engeren Sinne arbeite, müsse Stückwerk bleiben, sofern der Patient nicht mit psychologischen Blick und pädagogischem Geschick in seinem Innersten angesprochen werde.

Die Akmosophische Gesellschaft hatte 1953 etwa 35 aktive Mitglieder, die über die ganze Bundesrepublik verteilt waren, und etwa 70 Interessenten, die an den Veranstaltungen sporadisch teilnahmen. Die Gesellschaft sah ihre Aufgabe vor allem in der Sammlung, Archivierung und Publikation „wissenschaftlich verpflichtenden Materials", d. h. wissenschaftlichen Beiträgen, die die bisherigen humoralpathologischen Erkenntnisse bestätigten oder ergänzten. Die Hauptarbeit bestand in der Redigierung der Arbeiten und Herausgabe der „Informationen der Akmosophischen Gesellschaft" [107] und der Schriftenreihe „Akmon. Bausteine zur Vollgesundheit und Akmosophie". Zu Beginn traf man sich monatlich, die protokollierten Sitzungsberichte wurden vervielfältigt und an die Mitglieder verschickt. Einmal jährlich wurde zur Jahresvollversammlung eingeladen und gelegentlich eine Tagung veranstaltet. Innerhalb der Gesellschaft hatte man für die Teilgebiete der Akmosophie einzelne Forschungskreise gebildet. So gab es z. B. einen „quantenbiologischen und quantenphysikalischen Arbeitskreis". Enderlein war überzeugt, daß die Grundlagenforschungen auf diesen Gebiet neue Welten eröffnen würden. Durch die spektralanalytischen Verfahren hätte man auch bald normative Maßstäbe für die Messung von feinsten Substanzen an der Hand.

In seinem Artikel „Quantenbiologische und quantenphysikalische Funktionen der kolloidalen Eiweißelemente der Primitivstadien der Mikroben (Protit und Chondrit)" [50] hatte Enderlein seine Überlegungen und Beobachtungen dargelegt: Die allmähliche Anreicherung der Energien, der Valenzen der Kerneinheiten, lösten nach Enderlein den quantenbiologischen Sprung in das nächste Entwicklungsstadium aus. Während nun die Quantenanreicherungen, die den sprunghaften Vorgängen voraus gingen, den Sinnen nicht zugänglich seien, würden sich die quantenbiologischen Vorgänge durch ihre zeitlichen Verschiebungen zeigen und sich im rhythmischen Wechsel der Wuchsformen eines Cyclostadiums zu erkennen geben.

Das besondere Interesse der Gesellschaft galt der Unterstützung einer „freien wissenschaftlichen Forschung", die nach dem Krieg zugunsten einer Zentralplanung und Lenkung unter wirtschaftlichen Gesichtspunkten zunehmend eingeschränkt wurde. So schlossen sich Enderlein und einige Mitglieder der Akmosophischen Gesellschaft 1953 der Internationalen Bewegung der „Society for Freedom in Science" in England an, die der Zoologe Dr. phil. John R. Baker, Oxford 1945 ins Leben gerufen hatte. [241] In einer Beitrittsmitteilung an die Akmosophische Gesellschaft schilderte Dr. Pantel das Anliegen der „Society for Freedom in Science":

> *„Die seit einigen Jahren gegründete ‚Society for Freedom in Science' will die Ansprüche auf reine Wissenschaft und freie Forschung aufrechterhalten. Ihre Hauptaufgabe ist es, ein solches Meinungsgremium zu bilden, das bereit ist, die Sache der Freiheit zu vertreten, wenn die Gefahr einer Unterdrückung der wissenschaftlichen Freiheit sich im Laufe des Wiederaufbaus nach dem Kriege verschärfen sollte. Diejenigen, die der Ansicht sind, daß die Forschung zentral geplant werden muß, sind nicht nur hoch organisiert und äußerst aktiv, sondern sie sind auch einflußreich in gewissen politischen Kreisen. Die Gesellschaft*

erkennt voll an, daß, bedingt durch die Komplexität der modernen Wissenschaft, organisierte Gemeinschaftsarbeit oft notwendig ist; es ist unvermeidlich, daß ein beachtlicher Teil der zur Forschung zur Verfügung gestellten Mittel auch der Unterstützung solcher Arbeit dienen sollte. Aber es sollten auch bedeutendere Summen für qualifizierte Individualforscher aufgebracht werden, deren unabhängige Entdeckungen häufig zu den wichtigsten Forschritten in Wissenschaft und Technik führen."[113] [107]

Enderlein pflegte enge Kontakte mit der internationalen Gesellschaft, mit deren Präsidenten er im Herbst 1953 in Hamburg zusammentraf.[114] [107]

Prominente Mitglieder der Akmosophischen Gesellschaft waren der Pathologe und Anatom Prof. Dr. med. Siegfried Gräff und Prof. Dr. Dr. med. Hans Harmsen, Direktor des Hygiene-Institutes in Hamburg. Gräff hatte sich in seiner Schrift „Medizinische und pathologisch-anatomische Forschung und Lehre" [321] eingehend mit dem Krankheitsbegriff beschäftigt. An einer Vielzahl von Beispielen verdeutlichte er, daß ein Organbefall nicht in jedem Fall mit einer Krankheit gleichzusetzen war sowie umkehrt, eine Krankheit ohne einen pathologischen Organbefund einhergehen konnte. Dennoch sei es in der Medizin zunehmend zu einer Gleichsetzung von Organbefund und Erkrankung gekommen. Gräff hatte im Heft 6 von 1952 des „Hamburger Ärzteblattes" [322] eine Stellungnahme zu den Vorgängen um Enderlein und seine Präparate abgegeben und war für die amtliche und klinische Überprüfung des „Endobiont-Chondritin" eingetreten.[115] [Zit. n. 107] Die Widerstände innerhalb des „Landesverbandes für Krebsforschung und Krebsbekämpfung Hamburg" zwangen Gräff jedoch zum Rücktritt. Die bereits angelaufenen klinischen Studien an einigen Hamburger Krankenhäuser mit dem „Endobiont-Chondritin-Enderlein" wurden abgebrochen. [322]

Andere Mitglieder der Akmosophischen Gesellschaft waren: Dr. med. Fritz Ade (Lübeck), Frau Dr. med. K. Bischoff (Überlingen am Bodensee), Dr. med. Otto H. F. Buchinger (Stuttgart), Dr. med. Chevalier (Düsseldorf), Dr. med. Hans Fritsch (Kärnten), der Journalist Walther Funder (Hamburg), Dr. Helmut Gondolatsch (Dortmund), Dr. med. Johannes Hübener (Lübeck), Dr. Kordes (West-Berlin), der Apotheker Wolfgang Lehr (Hamburg), Dr. Pantel, Dr. med. Hans Passow, Studienrat Dr. phil. Siegfried Nimtz (Hamburg), Dr. med. Julius Smend (Hamburg), Dr. phil. Otto Stadel (Hamburg), Dr. med. Hans Otto Therkorn, Dr. med. Karl Windstoßer (Bad Wiessee), Dr. med. Ziemer.[116] Eine vollständige Mitgliederliste liegt nicht vor, sie befand sich zum Schluß in den Händen von Dr. med. Fritz Ade, der Anfang der 60er Jahren nicht mehr bereit war, sie Windstoßer für die Versendung eines Einladungsschreibens, anläßlich eines Vortrages in Aumühle, auszuhändigen.

Am 19.12.1953 war überraschend der 38-jährige Mitbegründer der Akmosophischen Gesellschaft, Studienrat Dr. phil. Siegfried Nimtz gestorben. Nimtz war ein enger Freund Enderleins. Tief berührt von dem plötzlichen Tod seines jungen Freundes hatte Enderlein in seinem Nachruf an ihn, die Umbenennung der akmosophischen Forschungsstätte in das „Enderlein-Nimtz-Werk für Akmosophie" erklärt. Er wollte damit die philosophische, pädagogische und religiöse Erweiterung entsprechend würdigen, die das akmosophische Werk durch Siegfried Nimtz erfahren habe.

Enderleins akmosophische Initiative war von hohen geistigen Idealen getragen. Es sollte ein Mahnmal und eine Warnung an die Menschheit sein, deren Existenzkrise in immer deutlicheren Zeichen offenkundig wurde. Die „zersetzende Abwärtsbewegung" des Gesundheitszustandes der zivilisierten Bevölkerung habe eingesetzt und drücke sich in dem

---

[113] Nr. 7, 2. Juli 1953

[114] Nr. 10, 7. Oktober 1953

[115] Nr. 4, April 1953

[116] Die vollständigen Namen konnten nicht in allen Fällen ermittelt werden.

immer steiler werdenden Anstieg der Zivilisationskrankheiten einschließlich der Krebserkrankungen aus. Die Mißachtung der biologischen Naturgesetze hatte nach Enderlein nicht nur körperliche Folgen für den Einzelnen. Abgesehen von den volkswirtschaftlichen Konsequenzen erstreckte sich das ganze Desaster in alle Bereiche des menschlichen Lebens.

Der moderne Mensch habe seine biologischen Instinkte zu seiner Gesunderhaltung schon lange verloren. Er habe die Wurzeln zu seinen inneren Kräften abgeschnitten und sei zu einem ruhelos Getriebenen geworden. In einer Welt hektischer Betriebsamkeit, der Reizüberflutung durch die Medien, deren Bildeindrücke und Berichte, ohne inneren Bezug und in immer schneller werdenden Sequenzen auf den Betrachter einwirkten, gaben ihm nicht mehr die Möglichkeit der Verarbeitung der sich auftürmenden Eindrücke. Es wurde davor gewarnt, daß durch die „magische Wirkung des Fernsehens" in den Familien die Gelegenheiten eines klärenden Gesprächs zurückgedrängt würden. Enderlein appellierte:

> *„Einzelne Persönlichkeiten sollten den Antrieb finden, in diesem angedeuteten Zivilisationsprozeß, der den menschlichen Kern gefährdet, einzugreifen und ihn durch eine intensive seelische Hygiene wie eine Krankheit aufzufangen und zu verhüten. Sie müssen die meditativen Kräfte bewahren, um echte Werte in sich aufzunehmen und zu erhalten, da die Fähigkeit des rechten Hinhörens, des Schauens und des selbständigen Denkens in unseren Tagen der ‚Betriebsamkeit' mehr und mehr abnimmt. Da ist es unter anderem die Sphäre der Kunst, die eine heilende Wirkungskraft zu erzeugen vermag, und die Verbundenheit mit der Natur, die als Erbe der Jugendbewegung der zwanziger Jahre mit den natürlichen Lebensformen des Wanderns, der Leibeserziehung und allgemeiner Enthaltsamkeit volkspädagogisch viel tiefer fruchtbar gemacht werden könnte. Wie ist dagegen die Sehnsucht nach ‚Rausch' in jeder Form im Menschen der Gegenwart lebendig! Auf der letzten internationalen Unesco-Tagung bezeichnete Prof. Groh diese ‚innere Unruhe in vielen Fällen als die Lebensangst der modernen Menschen, so daß sie dazu übergehen, aus dem Augenblick alles ausschöpfen zu wollen, was, wie sie glauben, sie beruhigt oder erregt vergessen läßt.'" [102, S. 7]*

Auch Are Waerland hatte den Zusammenhang von Lebensführung und Ernährungsgewohnheiten für die Ausbildung einer Vielzahl von Krankheiten festgestellt. [445, 446] So trüge der zivilisierte Mensch, der von der allgemeinen Kost lebe und sich täglich von gewohnten Genußmitteln wie Zucker, Salz, Kaffee, Tee, Tabak, Alkohol stimulieren ließe, die schleichenden Krankheitsprozesse in sich, die sich zunächst in Form von Funktionsstörungen der Organe und unspezifischen Symptomen wie z. B. Kopfschmerzen, schlechtem Allgemeinbefinden, unmotivierter Mattigkeit, Müdigkeit, Appetit- und Schlaflosigkeit, „Wunden im Mund", „Pickeln", Katarrhen, Ohrensausen, schlechtem Konzentrationsvermögen, schlechtem Gedächtnis, Depressionen und Lebensüberdruß zeigten. Die Zurückerlangung der „Lebenskraft und Lebensfreude" sei möglich durch die individuelle Entscheidungsfähigkeit, die auf einem selbständigen Denken beruhe, und gemeinsam mit der seelischen Kräftigung würden die Menschen in die Lage versetzt werden, alle biologischen Erkenntnisse mit ihren Folgerungen in ihren Willen aufzunehmen und umzusetzen. Im Gegensatz zu den Urkulturen, die diese Fähigkeiten noch instinktiv besaßen, müsse der moderne Mensch jedoch diesen Weg in wachem Bewußtsein vollziehen. Die Umstellung der Lebensführung sei aber gerade zu Beginn sehr schwer und berge die Gefahr des Abfallens in alte Gewohnheiten.

Beispielhaft nannte Enderlein die Bestrebungen der Lebensreformbewegung, die um 1900 ihren Anfang genommen hatte. Enderlein predigte jedoch keine Flucht vor der Zivilisation. Er vertrat vielmehr die Auffassung, daß der Mensch mit den aktuellen Gegebenheiten fertig werden müsse. Er könne sie aber nur überwinden, wenn er ihre Einwirkungen zu verarbeiten in der Lage sei. [102, S. 7]

Enderlein war kein Feind des technischen Fortschritts. Und er begrüßte durchaus auch neue Entwicklungen innerhalb der Medizin, wie zum Beispiel die Entwicklung der psychosomatischen Medizin. Sein Kampf war gegen all diejenigen gerichtet, die glaubten, man könne der Biologie einen Kompromiß abringen und „bestehende Naturgesetze durch Parolen" ersetzen. Die Natur habe kein Verständnis für derartige Ignoranz, sie sei unerbittlich, unbeeinflußbar und mitleidlos.[117] [107]

Gesundheit bedeutete in diesem Sinne Verzicht und war damit in den 50er Jahren so deplaziert, wie man es sich überhaupt nur vorstellen kann. Die gesamte akmosophische Initiative war daher ein aussichtsloses Unterfangen, schon allein die Forderung nach selbständigen Denken war verwegen. Als Mitwirkender[118] [246] der Informationsschrift „Denke Selbst!" [318] von Albert Giercke verstand sich Enderlein als Sprachrohr des Widerstandes gegen jene, „die die nachweislich körperliche, geistige und moralische Degeneration der zivilisierten Völker berufsmäßig verursachten oder nutzten." [318, S. 1] Nach einer Erhebung der UNESCO kämen auf einen selbständig Handelnden zwanzig Nachahmer. Auf fünf „Denk- und Tatfreudige" kämen 95 „massenselige Herdenmenschen", die ihr Schicksal selbst nicht zu formen in der Lage seien und den 5 % Denkenden ausgeliefert seien. Diese 5 % teilten sich aber, „unseligerweise", in die „Gruppe der Weitblickenden, Rechtschaffenen und Verantwortungsbewußten" und in die „Gruppe der Bedenkenlosen oder Korrupten", die es verstünden, zu ihrem eigenen Nutzen an die „niederen Instinkte des Gewohnheitsmenschen" zu appellieren und sie gewissenlos auszubeuten. [318, S. 1]

Auf dem ersten Akmosophischen Kongreß, der am 3. und 4.10.1953 in Aumühle stattfand, legte Enderlein in seinem Hauptreferat „Das Blut als Phänomen der Gesundheit in akmosophischer Betrachtung" [73] die aufbauenden Entwicklungsvorgänge des Endobionten im Blut dar. Den Vortrag ergänzte Enderlein durch Lichtbilder seiner Skizzen von den Entwicklungsstadien des Blutparasiten und interpretierte die Befunde bei verschiedenen Erkrankungen. Im Tagungsbericht hieß es:

> *„Wenn auch die Grundprozesse pleomorpher Mikrovorgänge selbst bekannt sind, so stellen diese Phänomene der durch bestimmte Handgriffe im Mikroskop sichtbaren Wuchsformen in ihrem jeweiligen Valenzgrad in solch meisterhaft gedeuteten Durchblicken wie hier selbst für Wissenschaftler pleomorphistischer Schulung eine ‚Terra incognita' dar. Die Aumühler Forschungsstätte mit den technisch auf das Vollkommenste eingerichteten Labors hat Günther Enderlein die Ruhe gegeben, in Einzeluntersuchungen mit meditativer Eindringlichkeit und Konzentrationskraft die laufend hergestellten Blutpräparate kontinuierlich in ihren Phasen-Veränderungen zu überblicken und verdeutlichend festzuhalten. Die Realität des Endobionten, der wie hier vor Augen geführt und studiert werden kann, wird in Bälde nur noch von Blinden in das Reich der Spekulation verwiesen werden."[119] [107]*

Am 20.11.1954 traf sich die „Akmosophische Gesellschaft" zu ihrer zweiten Jahrestagung in Aumühle. Enderlein hielt als Hauptreferent einen Lichtbild-Vortrag über seine jüngsten Erkenntnisse mit dem Titel: „Systatogenie, das Wunder der Rhythmik im aufbauenden kolloidalen Geschehen an der äußersten Basis des Lebens. Aus gleichen Kolloiden werden zusammengesetzt verschiedene Aufbaugebilde." [76] Die „Systatogenie" war Enderleins bedeutenste Entdeckung in den 50er Jahren, über die im folgenden Kapitel berichtet wird.

Der „Akmosophischen Gesellschaft" war nur eine kurze Lebensspanne beschieden, trotz der eifrigen Bemühungen auch auf internationaler Ebene. Devrient hatte am „IV. Inter-

[117] Nr. 2, Juni 1953
[118] Brief von Enderlein an Windstoßer vom 25. 4. 1956
[119] Nr. 10, Oktober 1953

nationalen Kongreß der Neo-Hippokratischen Medizin" teilgenommen, der vom 4. bis 12.4.1958 in Athen stattfand. Der Kongreß war von Prof. Pierre Delore und Prof. M. Martiny ausgerichtet worden, die die „Neohippokratische Gesellschaft" gegründet hatten. [145] Der Kongreß, auf dem Devrient Enderleins akmosophisches Gedankengut ausführlich darstellte, hätte ein neuer Impuls für die Gesellschaft sein können. Aber bereits 1958 war man kaum noch arbeitsfähig, und die Mitglieder standen nur noch teilweise in brieflichen Kontakt miteinander. Die Gesellschaft war zum Teil überaltert, einige Mitglieder waren bereits verstorben, andere hatten sich von Enderlein abgewandt.

Die Beiträge der Mitglieder erschienen 1955, 1957 und 1959 gesammelt in drei Heften der Schriftenreihe „Akmon. Bausteine zur Vollgesundheit und Akmosophie". Darin legte Enderlein seine humoralpathologischen Erkenntnisse nieder. Ein weiterer Teil seiner Erkenntnisse über den Krankheitskomplex der Endobiosis erschien in der Schriftenreihe „Immunobiologica".

„Immunobiologica" war auch der Name von Enderleins Forschungsinstitut, das er 1951 in „IBICA. Immunbiologisches Institut" umbenannte. Enderlein hatte einen Mitarbeiterstab, der ca. 30 Personen umfaßte. Er beschäftigte Bakteriologen, Human- und Veterinärmediziner sowie medizinisch-technisches Personal und Hausangestellte. Namentlich trat von ihnen kaum einer in Erscheinung. [Abb. 31]

In seinem Institut stellte er die Chondrit-Präparate her und führte die umfangreichen Blutuntersuchungen durch, die sich seit der Entdeckung des „Blutparasiten" stetig weiterentwickelt hatten. Die „IBICA" war Herstellungs- und Forschungsstätte zugleich, und man suchte den Kontakt zu den Anwendern der Präparate. Zu diesem Zweck gab Enderlein ab Juni 1954 die „IBICA-Informationen" [109] heraus. Es handelt sich dabei um maschinenschriftliche Rundschreiben, meist nicht umfangreicher als ein Druckblatt, die an interessierte Ärztinnen und Ärzte gesandt wurden. Der Umzug nach Aumühle hatte allerlei Schwierigkeiten zur Folge und der Neuanfang war nicht leicht. In seiner ersten Ausgabe der „IBICA-Informationen" teilte Enderlein mit:

> *„Mit dem vorliegenden Blatt beginnt die IBICA eine Informationsreihe, die den infolge der Umorganisation des Vertriebes etwas gelockerten Kontakt mit der Ärzteschaft überbrücken soll. Es musste in erster Linie dem Institut der Charakter einer Forschungsstätte erhalten bleiben, und so war es unser Bestreben, alle geschäftlichen Notwendigkeiten zugunsten der Förderung des Wissenschaftlichen weitgehend zu rationalisieren. Aus diesem Grunde werden die IBICA-Erzeugnisse jetzt nur noch in den Apotheken abgegeben, die sie ihrerseits wieder bei unseren Vertrags-Großhändlern oder beim einschlägigen Großhandel beziehen. Die IBICA-Informationen sollen nun mit dieser Aufgabe dienen, und wir glauben damit auch den Wünschen unserer zahlreichen Freunde in der Ärzteschaft nachzukommen, insbesondere, da wir hierin folgende Punkte in den Vordergrund rücken möchten: Unterrichtung der Ärzteschaft über neue Forschungsergebnisse und neue IBICA-Erzeugnisse; Wiedergabe von einzelnen Kasuistiken, die für eine Veröffentlichung geeignet erscheinen. Es sollen hierbei auch solche Berichte zur Sprache kommen, die negative Resultate zeigen, die wir dann zur Diskussion stellen möchten. Die offene Diskussion halten wir für eine der wichtigsten Aufgaben der ‚IBICA-Informationen'. Sie sollen den allgemeinen Gedankenaustausch unter der Ärzteschaft anregen und aufrechterhalten, im Sinne einer Vertiefung und Verbreiterung dieser ganzheitlichen Heilweise, die auf jahrtausendealte, von Professor Dr. Günther Enderlein neu entwickelte Erkenntnisse fußt."[120] [109]*

---

[120] Jg. 1, Nr. 1, Juni 1954

9.5.1 Enderleins humoralpathologische Erkenntnisse

Die jahrelang an Tausenden von Blutproben vorgenommenen vergleichend-morphologischen Blutuntersuchungen führten Enderlein zu weiteren Erkenntnissen über die Entwicklungsvorgänge des Blutparasiten. Der Formenreichtum dieses Erregers war so vielfältig wie die Erkrankungen, die er hervorrufen konnte. Enderlein hat als deutsche Bezeichnung für den Endobionten „Stauling" gewählt, da er vorzugsweise an „verstauenden Prozessen" im Blut, im Gewebe und in den Blut- und Lymphgefäßen ursächlich tätig sei. Im Unterschied zu anderen Mikroorganismen, die nur in ein oder selten auch in zwei Entwicklungsstadien pathogen seien und als Erreger von Infektionskrankheiten in Erscheinung treten, könne der Endobiont in fast all seinen Erscheinungsformen endogen Krankheiten hervorrufen.

Enderlein war der Ansicht, daß der Endobiont kausal an den Gerinnungsvorgängen im Blut beteiligt ist. Er hat das Fibrin als das Chondrit-Stadium des potentiellen „Krebsurhebers" angesehen und die Thrombozyten als dessen Thecit-Formen identifiziert. Enderlein war der Meinung, daß man die Fibrinbildung fälschlich als Eiweißgerinnung mißverstanden habe. Das Freiwerden des Bluteiweißes nach einer Gefäßverletzung würde dazu führen, daß sich die geringvalenten Endobiont-Chondrite im Blut sowie die in den Erythrozyten und Leukozyten, als ausgesprochene Eiweißfresser, auf die frei gewordenen Proteine stürzen würden, um sich von diesen zu ernähren. Auf diese Weise würde sich das hochvalente Chondrit-Stadium entwickeln. Im geronnenen Blut würde man alle Übergänge vom geringvalenten Chondrit mit allen subtilen Einzelheiten, den Symprotiten und Fila bis zum Fibrin finden. Die Wundverschorfung durch das Fibrin und die Thrombozyten stellte nach Enderlein eine dem endogenen Blutparasiten abgerungene physiologische Eigenschaft im Organismus dar. Das zeige sich u.a. dadurch, daß unter der Behandlung mit dem Endobiont-Chondritin die Wunden ohne die Bildung von Wundschorf abheilen würden. Die Thrombozyten seien genauso wenig histologische Elemente des Blutes wie das Fibrin, sondern in Wirklichkeit handele es sich dabei um ein besonderes Entwicklungsstadium des Endobionten. Die parasitäre Natur könne man leicht aus dem Zerfall der Leukozyten und Erythrozyten erkennen, in denen sich die Endobionten entwickeln würden. [55, S. 119]

Enderlein erkennt in der Fibringerinnung einen biologischen Vorgang, und er wehrt sich gegen die allgemein gültige biochemische Auffassung der Gerinnungsvorgänge.

> *„Mit allen möglichen und unmöglichen Faktoren der Chemie und der physiologischen Chemie wird das Leben chemifiziert, mineralisiert und mechanisiert, so daß von vielen Tausenden von entwicklungsgeschichtlichen Phasen des Lebens auch nicht ein Körnchen übrig bleibt, denn es wird das Leben hindurchfiltriert durch Chemikalien des Prothrombokinin, Thrombokinin, Prothrombin, Thrombin, Metathrombin hindurch durch die Ca-Ionen, die Hämophilie, Antigerinnungsstoffe und Gerinnungshemmer, wobei die letzteren auch nur eben ein etwas höheres pH veranlassen, das einer Blutgerinnung feindlich ist." [95, S. 381]*

Enderlein führte die Anwesenheit des Fibrins im Säugetierorganismus auf eine vor Hunderten von Millionen von Jahren vonstatten gegangenen Ursymbiose des Mucor racemosus mit dem Urorganismus der Säugetiere, auf die Stufe des Lanzettfischchens[121], zurück. Nach Enderlein verdanken alle Wirbeltiere und schließlich auch der Mensch selbst seine Existenz dieser Ursymbiose. In diesen unendlich langen Zeiträumen sei die

---

[121] Das Lanzettfischchen weist als einziges Merkmal mit dem Säugetierorganismus eine primitive Wirbelsäule auf, die Chorda dorsalis. Es wird allgemein als der Vorläuferorgansmus der Wirbeltiere betrachtet.

Menschheit zur Blüte gelangt, und erst mit der Verwendung des Feuers für die Zubereitung der Nahrung, vor ca. 25.000 bis 30.000 Jahren, sei diese Symbiose in einem immer katastrophaler werdenden Ausmaß gestört worden. Die Ernährung, und hier speziell die Mastdiät mit tierischem Eiweiß und Weißmehlprodukten, hätte zur Ausbildung immer neuer pathologischer Momente im Kreislauf des Endobionten geführt. Ursächlich hierfür sei, daß der Endobiont, als ausgesprochener „Eiweißfresser", für einen fallenden pH-Wert im Organismus sorge. In dem sauren Milieu würden sich die Kernvalenzen zu immer höheren und damit pathogenen Formen aufbauen; gleichzeitig setze aber auch der Verlust der wertvollen Regulatoren ein.

Die gesetzmäßige Abhängigkeit der Aufwärtsentwicklung der Primitivphasen der Mikroben von einem absteigenden pH, bezeichnet Enderlein als das „anartatische Grundgesetz" (Abhängigkeits-Gesetz). [51, S. 97] Es war bekannt, daß jeder Schimmelpilz eine arteigene Säure hervorbringt und sich damit selbst den Boden für seine weitere Aufwärtsentwicklung schafft. Der *Mucor racemosus* z. B. liefert Milchsäure, der *Aspergillus niger* Zitronensäure. Zugleich würden die Pilzorganismen im Körper aber auch Vitamine verbrauchen. Der Mucor verbrauche z. B. die Vitamine des B-Komplexes, und bei der Tuberkulose käme es zu einem Vitamin A-Mangel. Nach Enderlein würden bereits die Chondrit-Stadien, also die Eiweiß-Stadien der Bakterien-Schimmel-Organismen, die arteigene Säure produzieren, demnach über einen primitiven Stoffwechsel verfügen. Der Endobiont trete im Organismus bereits in seinem Chondrit-Stadium als endogener Milchsäureproduzent auf. Bei der fortgeschrittenen Krebserkrankung trete dieses Phänomen maßgeblich in Erscheinung. Die anfallende Milchsäure im Blut würde zur Bildung von milchsaurem Eisenoxydul führen und sei somit die Ursache der gestörten Zellatmung.

Enderlein widersprach damit der Auffassung von Otto Warburg, der in der gestörten Zellatmung die Ursache für die Entstehung der Krebszellen sah:

> *„In hervorragender Weise hatte Dr. med. Hugo Spude in Dresden in seiner Aviditäts-Theorie bereits 1904 als erster nachgewiesen, daß die chronischen Schädigungen der Zellatmung auf die Störung des Wechsels von zweiwertigem Eisen zu höherwertigem zurückzuführen seien, die zwei Jahre später auch Fischer-Wasels übernahm. Wenn O. Warburg daher vor etwa 30 Jahren feststellte, daß bei Krebs im Tumor und im zirkulierenden Blute das Zehnfache der normalen Menge an Milchsäure vorhanden sei, so wäre es ja damit für einen Chemiker eine lächerliche Leichtigkeit gewesen, darzulegen, daß diese Anwesenheit von Milchsäure ja auch die Ursache für den Eisenmangel durch Bildung von milchsaurem Eisenoxydul:* $Fe(C_3H_5O_3) \cdot 3\,H_2O$ *auslöst." [85, S. 245]*

Sauerstoffübertragende Fermente gibt es in zahlreichen Pflanzen, und eine akzessorische Zell-Atmung konnte für die sogenannten gelben Fermente aus geklärten Hefesäften nachgewiesen werden. Der Eisenmangel konnte scheinbar durch die Zufuhr von Eisenpräparaten behoben werden; damit würde die Krankheit jedoch nicht geheilt werden. Dagegen bestünde ein anschaulicher Zusammenhang der biologischen Wirkungen einer vegetarischen Rohkostdiät auf den Heilungsprozeß.

> *„Hier bringt jedoch die Waerland-Diät durch eine stark gehäufte Zufuhr von frischen Salaten aller möglichen Art nicht nur die Möglichkeit, mit der erhöhten Zufuhr von Chlorophyll einerseits den Eisenmangel sowie gleichzeitig auch den Sauerstoffmangel zu beseitigen, sondern auch andererseits ganz im allgemeinen durch eine Verhinderung von tierischen Eiweißen, vor allem durch strengste vegetarische Rohkost, dem unersättlichen Eiweißhunger des Endobionten zu begegnen, somit dessen Mästung zu höheren Stadien*

und Valenzen zu verhindern und ihn einer ganz und gar natürlichen Reduktion auszuliefern." [80, S. 189][122]

In seinen historischen Ausführungen von 1954 bezog sich Enderlein nicht auf Antoine Béchamp, der bereits 1870 die mikrozymatische Natur des Fibrins erkannt hatte und dessen evolutionäre Entwicklung zu Bakterien nachweisen konnte. [261] Enderlein stützte seine Ausführungen über das Fibrin im pathologischen Geschehen auf die Arbeiten des österreichischen Pathologen Prof. Dr. med. Carl Rokitansky (1804-1878), der ein Vertreter der Humoralpathologie im 19. Jahrhundert war. Rokitansky hatte eine Reihe von Krankheiten auf das Fibrin zurückgeführt.

> *„Der erste, welcher in einer Primitivphase den Krebserreger entdeckt hat, ist Adams. Der zweite ist der Berliner Biologe Johannes Müller, der diese Primitivstadien als ‚seminium morbi' bezeichnete. Ihm war bereits die Publikation von Adams bekannt. Weiter noch kam der Wiener Rokitansky, der im Gegensatz zu dem gesamten folgenden Jahrhundert, welches das Fibrin als ‚geronnenes Eiweiß' mißversteht, die Faserstoff-Bildungen (Faserstoff-Blasteme) in vollkommen biologisch korrektem Sinne in die ‚causale Ursache' des Krebses einbezieht und in ihnen ‚von vornherein differente Qualitäten' erkennt."*
>
> *[65, S. 185]*

Das Fibrin war in der Tat ein Material, über das man bereits Jahrhunderte lang verschiedene Vorstellungen entwickelt hatte. Der klebrige Faserstoff Fibrin, der sich durch einfaches Rühren des Blutes abscheiden läßt, war schon den griechischen Ärzten der Antike bekannt. Die Scholastiker des Mittelalters verstanden das Fibrin als ein Element des Blutes. Den vier Schichten, die sich im abgestandenen geronnenen Blut nach dem Aderlaß bilden, waren die vier Körpersäfte der humoralpathologischen Säftelehre zugeordnet worden. Die unterste Schicht wird von dem dunklen, erythrozytenreichen Gerinnsel gebildet, die „schwarze Galle"; die folgende leukozyten- und plättchenreiche, rosafarbene Schicht ist das „Blut"; das gelbfarbene Serum, das sich darüber abscheidet, entspricht der „gelben Galle", und die oberste lipidhaltige Schicht ist der „Schleim". Das gesunde Säftegleichgewicht wird als Eukrasie[123] bezeichnet, Abweichungen davon als Dyskrasie[124]. Dem symbolisch-animistischen Analogiedenken folgend, wurden den Säften bestimmte Qualitäten zugeordnet. Die schwarze Galle hatte z. B. die Qualitäten trocken und kühl und brachte das Blut zum Gerinnen. [259] Man brachte demnach bereits sehr früh pathologische Gerinnungsvorgänge in Zusammenhang mit verschiedenen Erkrankungen, über deren Ätiologie, Pathomechanismen und Therapie sich im Laufe der Zeit und in den verschiedenen Kulturen, unterschiedliche Vorstellungen entwickelten. Bereits bei den frühen Hochkulturen der Inder, Ägypter und Babylonier sah man die Zusammensetzung der Körpersäfte und hier im besonderen des Blutes als einen Maßstab für die Gesundheit an.

---

[122] Enderlein selbst führte keine Ernährungsstudien durch, außer an sich selbst. In seiner Jugend hatte er sich gutbürgerlich ernährt, im Alter wurde seine Lebensweise asketisch. Die von der „IBICA" herausgegebenen Ernährungs-Grundregeln verfaßte Karl Windstoßer. Windstoßer, der sich bereits zu Beginn seines Medizinstudiums für Naturheilkunde interessierte, arbeitete während der klinischen Semester an der Abteilung für physikalische Therapie des Krankenhauses rechts der Isar unter Prof. Gottfried Böhm. Dort beschäftigte er sich mit der anthroposophischen Medizin von Rudolf Steiner. Die Jahre 1932/33 arbeitete er als Volontärarzt in der Klinik von Dr. Max Otto Bircher-Benner, danach an der Naturheilklinik von Dr. K. Ch. Strünckmann in Blankenburg und am Prießnitz-Krankenhaus unter Prof. Dr. Alfred Brauchle. 1949 schloß Windstoßer seine Ausbildungen zum Kneipp-Bademeister und Fastenarzt in Bad Pyrmont am Sanatorium von Dr. Otto Buchinger ab. [312] Enderleins Vorstellungen von einer gesundheitsförderlichen Ernährung waren maßgeblich von Are Waerland geprägt, der sich wiederum auf Max Otto Bircher-Benner bezog.

[123] Eukrasie: richtige Mischung der Säfte

[124] Dyskrasie: fehlerhafte Mischung der Säfte

Und auch heute noch ist die einfache Feststellung der Blutsenkungsgeschwindigkeit ein unspezifischer Indikator für pathologische Vorgänge im Körper.

Enderlein stellte wiederholt fest, daß Samuel Hahnemann, der Begründer der Homöopathie, der Erste gewesen sei, der die alte humoralpathologische Betrachtungsweise seit Hippokrates wieder aufgenommen und weiterentwickelt habe. Auch er habe die Einheitlichkeit dieser tausendfältigen Erkrankungen des Humoralsystems erkannt. Dies sei die „Büchse der Pandora" der alten Griechen, das „tausendköpfige Ungeheuer", der „Komplex der chronischen Erkrankungen", für den Hahnemann den Begriff „Psora" geprägt habe.

> *„Hahnemann hat nach seiner Flucht vor der Doktrin in seinem 80. Lebensjahre nach Paris diese Erkenntnisse aus den Urkulturen in der Bearbeitung seiner 6. Auflage des ‚Organon der rationellen Heilkunst' aus der seit mehr als zwei Jahrtausende währenden Versenkung noch einmal zu retten versucht, indem er noch kurz vor seinem am 2.7.1843 in Paris im Alter von 88 Jahren erfolgtem Tode eine Serie von Notizen in die 5. Auflage eintrug, welches Manuskript trotz intensivster Bemühungen seiner zweiten Gattin Melanie Hahnemann, geb. d'Herville, und trotz der heftigsten Einwände gegen die Psora-Theorie Hahnemanns durch Dr. med. Trinks und andere, dennoch erst 78 Jahre nach seinem Tode in Originalform 1921 herauskam. Auf diese Weise ist die fanatisch bekämpfte ‚Psora', jenes tausendköpfige Ungeheuer von Krankheit, wie Hahnemann sie selbst nannte (pag. 134), die ihm als senile Phantasie ausgelegt wurde und deren Bedeutung nicht einmal seine allerbesten Freunde auch nur annährend erkannten, wirklich auch noch in Urfassung erhalten worden. Wie weitgehend seine damalige Synthese damals bereits beschaffen war, ist auf Seite 134-135 zu ersehen; Krebs ist dabei auch nicht fehlend."*
>
> *[85, S. 222]*

Nach Enderlein zerfiel der Psora-Begriff in zwei Teile. Der kleinere Teil sei als Tuberkulose und später auch als Paratuberkulose erkannt worden. Der weitaus größere Teil der Endobiosis, der Komplex der chronischen Erkrankungen, sei einer heillosen Zersplitterung und Verwirrung zum Opfer gefallen. In zweitausend Jahren analytischen Denkens habe man aus der einheitlichen Ursache des Komplexes der chronischen Erkrankungen tausend differente Krankheiten gemacht. [73, S. 27]

Enderlein spricht bei dem Komplex der chronischen Erkrankungen von einem „bipolaren Gebilde". [73, S. 67] Mit der Auffassung von den zwei Teilen des Psora-Komplexes hatte es eine besondere Bewandtnis. Enderlein war durch Zufall auf ein Phänomen gestoßen, das ihn zu dieser Erkenntnis geführt hat. Er beschreibt es als ein quantenbiologisches Phänomen der „spontanen Umankerung" (Metancyrasis) der kolloidalen Eiweiße (Chondrite). Die lebenden kolloidalen Eiweiße könnten sich in einem spontanen Prozeß „umankern", umfalten und dadurch ihre Qualitäten ändern. Aus den umgelagerten Chondriten des Mucor entwickelte sich ein Aspergillus-Schimmel. Enderlein hatte dieses Phänomen mit dem Begriff der „Physiogenie" (Tendenz zur Qualitätsänderung) belegt und als vierte Koordinate neben der „Auxanogenie", „Probaenogenie" und „Dynamogenie" im Entwicklungsgang der Mikroben eingereiht. Eine Notiz in den „IBICA-Informationen" erzählt von den Umständen, die ihn zu dieser Feststellung veranlaßten.

Enderlein war durch Zufall diesem Phänomen auf die Spur gekommen. Seit Jahrzehnten hatte er eine Reihe verschiedener Stämme des Schimmelpilzes *Mucor racemosus (Fresen)* kultiviert. Sie waren ihm so vertraut geworden, daß er sie a priori zu unterscheiden vermochte. Sehr nahe stand ihm ein Mucor-Stamm, den er 1942 von Baarn aus Holland bezogen und seitdem kontinuierlich gezüchtet hatte. In den letzten Jahren des Bestehens seines Berliner Instituts hatte Enderlein an allen Stämmen versuchsweise die unterschiedlichsten Einwirkungen erprobt und war der Meinung, seinen Urlösungen alle Geheimnisse entlockt zu haben. Nach dem Umzug nach Aumühle bei Hamburg fand er jedoch alle noch vorhandenen Reinkulturen des Mucor-Stamms von der Firma Baarn in der

Form des *Aspergillus niger (van Tieghem)* vor. Enderlein dachte natürlich zunächst an eine Verunreinigung, und so bemühte er sich zwei Jahre vergeblich, den Urstamm wieder rein zu erhalten. Es ließ sich in diesem Fall aber nicht bewerkstelligen, und so machte er seinen Berliner Mitarbeitern insgeheim schwere Vorwürfe. An eine neue Entdeckung hatte er nicht geglaubt. Bis in den August 1954 setzte er seine vergeblichen Bemühungen fort, als ihm ein weiterer Mucor-Stamm, den er am 28.11.1950 aus Geisenheim bekommen und weiter gezüchtet hatte, ebenfalls in einem Röhrchen „umgekippt" und wieder ein Aspergillus in Erscheinung getreten war. Diesmal konnte er ausschließen, daß seine Mitarbeiter an der Verunreinigung beteiligt waren. Der Stamm wies die gleichen Auffälligkeiten wie der Stamm von Baarn auf. Welche Einflüsse „promutationserzeugend" wirksam waren, konnte er nicht herausfinden, allerdings wurden nun nachträglich zahlreiche Daten bedeutsam, denen er vor dieser Feststellung keinen Wert beigemessen hatte.[125] [109, 76, S. 117]

Seit Jahren hatte er von verschiedenen Ärzten immer wieder gehört, daß bei ausbleibendem Therapieerfolg mit Endobiont-Chondritin ein Wechsel auf die Tbc-Chondritine den gewünschten Erfolg brachte. Ferner hatten die vielseitigen Zuchtversuche mit den reinen lebenden Kolloidmassen deren Bildungstrieb zu bizarren sklerotischen Aufbauformen gezeigt, die sich auch im Blut chronisch Kranker fanden. Enderlein bezeichnet die beobachteten „Bildevorgänge" mit dem Begriff der „Systatogenie" [76] und beschreibt sie als „kosmischen Faktor" der aufbauenden Lebensprozesse an der Basis des Lebens auf der Stufe der Protite. Die Protite könnten sich in den konzentrierten Chondrit-Aufschwemmungen, als auch in den Randbereichen der Blutausstriche, zu bizarren Lebensformen aufbauen und von einem Augenblick zum anderen zu kristallinen Trockeneiweißen ausfallen, die den extremsten Lebensbedingungen zu trotzen vermögen. Dieses mikroskopische Schauspiel eröffnete Enderlein einen Einblick in die Entstehung des Lebens auf der Erde.

> *„Zu den Beobachtungen systatischer Aufbaumöglichkeiten dieser allerletzten Bausteine des Lebens wurde eine derartig konzentrierte Aufschwemmung lebender Kolloide verwendet, die seit etwa 1 ½ Jahren in 0,5%iger Phenollösung sich aufgehalten hat, deren aktive Tätigkeit - insbesondere die der Vereinigung von zwei Kolloiden im Zustande also des Protites zu einen Diprotit – hierdurch vorherrschend ausgeschaltet worden war, bei der also auch jegliche Spuren von Ernährungsstoffresten bereits in den allerersten Tagen dieses gesamten Zeitraumes verbraucht gewesen sind. Diese vorgenommene Betrachtung derartig lange im Zustande der allerletzten Primitivität des Lebens gehaltenen Urform des Eiweiß-Kolloides bestätigt als Dokument ihre vollkommene Unveränderlichkeit. Erst wenn man durch Hinzufügen von andersartigen aufgelösten Objekten, ohne Beifügung von Phenol, oder durch die allmähliche Eintrocknung des konzentrierten lebenden Kolloidmateriales zwischen Objektträger und Deckglas verändert oder konzentrierter gestaltet, dann treten schlagartige Änderungen auf, welche die schon bisher in meinem Institute überreiche Formenfülle zu einer unermeßlichen und weltenweiten Mannigfaltigkeit gestaltet. Betrachtet man die grenzenlosen Geschehnisse aus einem selbst in allerschärfster Linse des Phasenkontrastmikroskopes völlig unsichtbaren Material zur Entwicklung einer sich uferlos gestaltenden Formenmannigfaltigkeit, so erkennt man, daß man da vor einem wirklichen Wunder des Geschehens steht, und daß die Gestaltungskraft mit der Höhe der Verstaatlichung potenziert abnimmt und innerhalb der einzelnen Organismenkreise bei allen höheren Organismen der Pflanzen und Tiere zu einer erdrückenden Monotonie immer mehr und mehr herabgedrückt wird. Es ist dies zugleich ein Dokument dafür, daß ein derartig beweisendes Material noch keinem Forscher vorgelegen hat." [76, S. 86 f.]*

[125] Nr. 6, November 1954

Bereits 1925 hat Enderlein in der „Bakterien-Cyclogenie" dargelegt, daß es noch ganz andere grundlegende Entwicklungsformen des Lebens gibt als die bekannte Phylogenie, die Höher-Entwicklung der Lebewesen, als deren erste Stufe man die einzelligen Lebewesen ansieht. Mit der Systatogenie erkennt Enderlein die primären Prozesse der Basis-Entwicklung allen Lebens in seiner ganzen Breite als ein praktisch unzerstörbares und ewiges Prinzip. Hans Fritsch kommentierte Enderleins Erkenntnisse dieser Lebensvorgänge wie folgt:

> *„... wissenschaftlich kannte man vom Leben bisher nur die Phylogenie vom Einzeller bis zum Menschen, und das heißt, daß man das Leben nicht unmittelbar, sondern eigentlich nur aus zweiter Hand kannte. Man fand es in den Lebewesen vor, und auf Grund dieses oberflächlichen und sehr einseitigen Aspektes konnte ein Darwin noch seine Lehre vom ‚Kampf ums Dasein' aufstellen, die in der materialistischen Wirtschaft und Politik ausgiebig Schule gemacht hat. Hätte Darwin damals bereits erkannt, was wir heute von Professor Enderlein über das Leben erfahren können, so wäre die Menschheit nicht genötigt gewesen, jenen ‚Kampf ums Dasein' in aller Realität und mit ganzem technischem Aufwand so weit ad absurdum zu führen, daß wir heute vor der Alternative stehen: - entweder ‚Kampf ums Dasein', dann Selbstmord; oder Leben, dann aber eine andere - eine der wahren Realität des Lebens entsprechende Konzeption!" [152, S. 399]*

Enderleins Konzeption der „wahren Realität des Lebens" war die „Polismatologie", die Lehre, daß alle Lebewesen ihre Entstehung der Vergesellschaftung und Staatenbildung kleinster Lebenseinheiten verdanken. Dieses Prinzip der Natur ließe sich bis auf molekulare Ebene verfolgen. Wie Eiskristalle würden sich die Protite zu Gebilden aufbauen, die unter dem Mikroskop als moosartige oder farnkrautartige, fächerförmige oder kreuzartige Trockeneiweißformen imponierten. Sie würden den Kristallen des Mineralreiches ähneln, nur wären ihre Strukturen nicht tot. Ein Tropfen Flüssigkeit genüge, und an den Ecken und Kanten der Kristalle keime neues Leben aus. [76] [Vgl. Abb. 33, Fig. 4 u. 5]

Sichtbar wurden die kryptogenen Vorgänge der konzentrierten Chondrit-Aufschwemmungen auch im Blut, wenn die Konzentration der Chondrite dort eine extrem hohe Dichte erreichte. Bei schweren Karzinomfällen könnten sich die Protite im Blut zu bizarren Formen zusammenballen, die den Formen der Chondrit-Aufschwemmungen in vitro entsprächen. Die systatischen Bildungsformen der Kolloide hatte Enderlein zeichnerisch dargestellt und am 20.11.1954 in einem Lichtbildervortrag vor der „Akmosophischen Gesellschaft" erläutert. [76] Bruno Haefeli gelang später die mikrofotographische Darstellung verschiedener dieser beschriebenen Formengebilde, allerdings nicht mehr zu Enderleins Lebzeiten. Die sogenannten „Pteroharpen", schmetterlingsähnliche Gebilde, wurden von Haefeli photographiert und auch die als „Drepaniten" beschriebenen sichelförmigen Aufbauformen sowie gefiederte und andere „regimentartig" angeordnete Systasen konnten von Haefeli dokumentiert werden. [327, 146, S. 325 f.] [Vgl. Abb. 32]

Die Pseudokristallbildung im Blut konnte Enderlein zunächst nur bei einem einzigen Karzinom-Patienten beobachten. Er selbst hatte sich nicht vorstellen können, daß sich im Blut derartig hochkonzentrierte Chondritmassen bilden konnten, wie er sie im Reagenzglas herstellte, bis ihm die Blutprobe eines marokkanischen Mannes zugesandt wurde, der an einer schweren Kieferkarzinom-Erkrankung litt. Der Tumor hatte dem Mann ein riesiges Loch in den Unterkiefer gefressen. Ein seitliches Portrait-Bild dieses Mannes, auf dem die Geschwulst zu sehen ist, ist im ersten „Akmon"-Heft abgebildet. [76, S. 110] Später konnte Enderlein feststellen, daß auch im Blut chronisch Kranker systatische Gebilde in Erscheinung treten. Nach Enderlein folgten die Kolloide einem „innewohnenden Einordnungsdrang", den er mit dem Begriff der „Diathesis" beschrieb. Die Diathesis zwinge die Kolloide zu einer ganz bestimmten und charakteristischen losen Anordnung, die jedoch noch keinen Zusammenschluß zu einer „Verstaatlichungsform" bedeute. Die Gebilde, die sich dort formten, seien direkt Schattengestalten, die sich durch einfaches Schütteln leicht auflösen ließen. Speziell bei den lebenden Kolloiden von *Mucor racemosus (Fresen)* würden sich diese unermeßlich dicht angeordneten Einheiten in ganz bestimmte und charakteristische Formen einordnen. Um dies zu beobachten, mußte man geringe Mengen hochkonzentrierter Chondrit-Lösung mit einer Platinöse zwischen Objektträger und Deckglas geben, landkartenartig würden sich dann urplötzlich die lebenden Kolloide anordnen.

> *„Die Fähigkeit des lebenden kolloidalen Eiweißes, sich bei geringsten Änderungen der umgebenden Materie in eine Ruheform des Trockeneiweißes zurückzuziehen und dabei phantastische Formen in verschiedensten Richtungen annehmen zu können, dürfte eine Beziehung haben zu Zuständen auf der Erde beim allerersten Beginne eines organischen Lebens, zumal wir ja aus diesen so entstehenden Formen der Rhythmik Combinationen von inneren Regulationserscheinungen und äußeren Faktoren anzunehmen gezwungen sind. Die allergeringsten Veränderungen der Umgebung veranlaßt andere Gestaltungen. Ja selbst allergeringste Herabsetzung der hemmenden Einwirkungen des nur 0,5%igen Phenols lösen bereits abenteuerliche Gestaltungsbestrebungen in dem zusammenstellenden Bestreben der lebenden Kolloide (Systasis) aus. Dabei ist es ganz und gar nicht gleichgültig, ob zu diesem Ziele etwa eine Spur physiologische Kochsalzlösung Verwendung findet oder 5%ige Sodalösung. Von allerwichtigster Bedeutung ist es, daß auf diesen verschiedensten Wegen Formen von der Natur vorgeführt werden, die man als Bestandteile des Blutes bei Krebs, Hodgkin etc., aber auch bei Tuberkulose und Paratuberkulose oft genug zu beobachten Gelegenheit hatte, für deren Absonderlichkeiten man jedoch keinerlei Verständnis aufzubringen vermocht hatte, und die sich somit als systatogenetische Erscheinungsformen darbieten und erkennen lassen, die erst über die letzte Einheit des lebenden Eiweißes in Kolloidform, also im Protit-Stadium, überhaupt nur in Erscheinung zu treten vermögen und so einer Deutung und Einordnung in das lebende Geschehen zugänglich sind."* [76, S. 90]

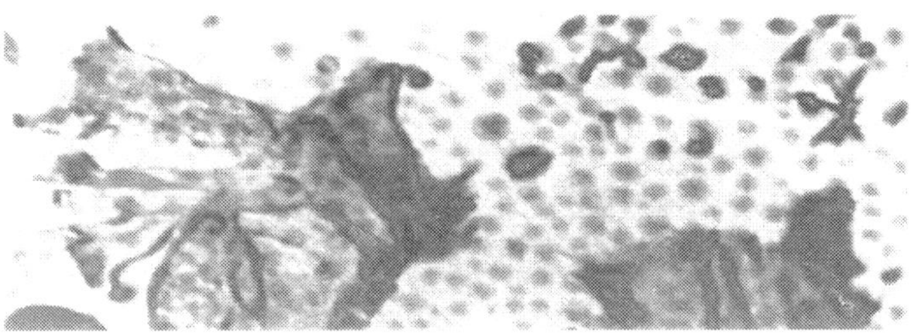

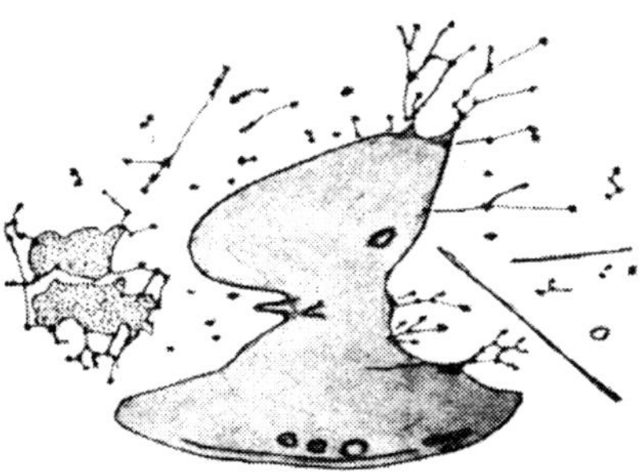

Fig. 26. Pteroharpe aus stark konzentrierter Kolloidmasse von Mucor racemosus Fresen gezüchtet (1½ Jahre alt). Links zwei Protit-Symplaste. Überall hängen an der Pteroharpe typische austretende Chondrite an, deren Bildungen man beobachten kann. Rechts liegen zwei lange sklerotische Fila.

Abb. 32 Pteroharpen: schmetterlingsförmige Pseudokristallformationen des Mucor Racemosus. Bild oben: Fotographie von Haefeli [327], Bild unten: Zeichnung von Enderlein [76]

Auswüchse von Mucor racemosus aus Pseudokristallen, d.h. aus der Kristall-Phase „systatischer Erstarrungsformen".

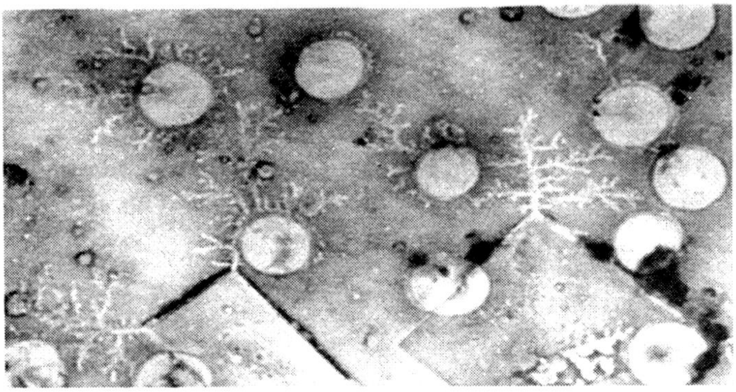

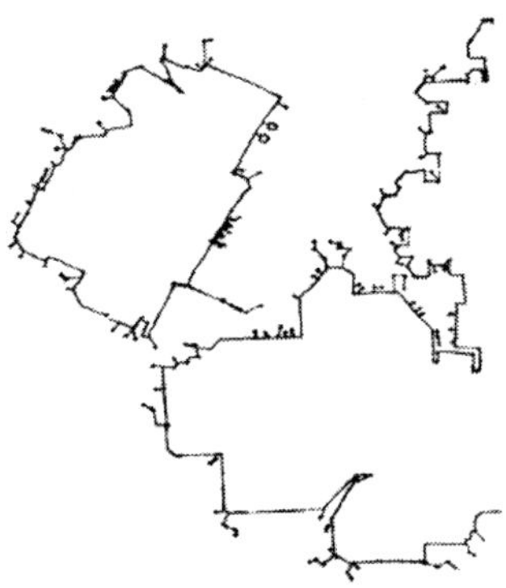

Fig. 4. Desgl. Zwei getrennte Komplexe der gleichen Flüssigkeit (beide ohne Zusätze!).

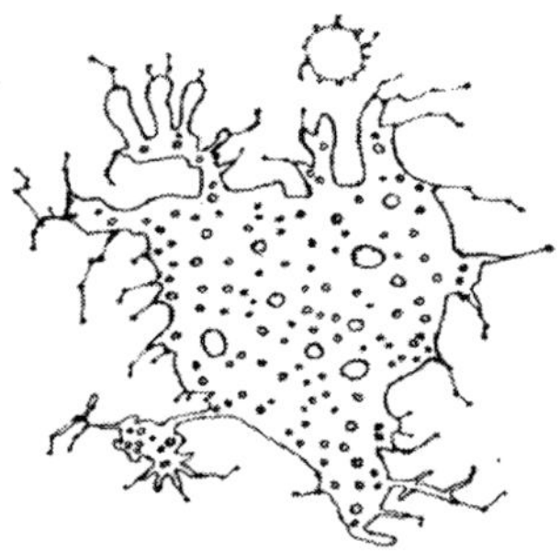

Fig. 5. Kolloid-Diathese in Blut Nr. 297/54 von Ca. Patientin 11. 11. 1954 (Dr. med. Kürff u. Dr. med. Smend) mit massenhaften kleinsten sporoiden Symprotiten (im Bilde fortgelassen) und zahlreichen kleinen und größeren sporoiden Symprotiten. Umrisse dauernd sich verändernd und sich vergrößernd. Nativ. Oben zum Vergleich ein Erythrocyt.

Abb. 33 Systatogenie und Diathesis der Chondrite. Oben: Abbildung mit Originaltext von Haefeli [327]
Unten: Abbildungen mit Originaltext von Enderlein [76]

Der Übergang der lebenden Urparasiten in die Ruheform der Pseudokristalle trat vor allem bei der Sklerosierung der arteriellen Gefäße in Erscheinung. Und tatsächlich war man in der Lage mit intravenösen „Endobiont-Chondritin"-Injektionen der Stärken „schwach" bis „mittel" gefahrlos die arteriosklerotischen Plaques an den Gefäßwandungen abzubauen, und auch Thromben ließen sich damit auflösen. Windstoßer gab hierfür allgemeine Behandlungsanweisungen in der Schrift „Isopathische und Immunbiologische Therapie nach Prof. Dr. G. Enderlein" [184]. Es waren vor allem die Therapieerfolge, die Enderlein die Korrektheit seiner Deutungen der mikroskopischen Naturvorgänge bestätigten.

Im ersten Heft seiner Schriftenreihe „Immunobiologica" von 1946 hat Enderlein in seinem Aufsatz "Über die verschiedenen Phasen des Krankheits-Complexes ‚Endobiosis' und über die Verwendung der Vakzine ‚Mutalin' zur Reduktion der Valenz (Dynamovalenz) des Erregers" [41] die mikrobiologisch-medizinischen Grundlagen skizziert. In Abhängigkeit von dem Grad des Entwicklungsstadiums des endogenen Blutparasiten und nach Art der befallenen Gewebe, manifestiere sich die „Endobiosis" in verschiedenen Krankheits-Komplexen als: „Protitose", „Chondritose", „Basitose", „Bazillose", „Thecitose", „Synthecitose", „Amoebitose", „Mycascitose" und „Mucorose", wobei letztere immer letal ausgehen würde. Die Benennung der Krankheitskomplexe erfolgte nach Vorherrschen des betreffenden Entwicklungsstadiums des Endobionten im Blut und Gewebe.

Dem Endobionten im Protit-Stadium, der „Protitose" begegne man z. B. als intrazelluläre Kolonien, die in ungeheuren Massen in den Vogelaugen- und Siegelringzellen, in sehr zahlreichen Tumoren anzutreffen seien.

Die „Chondritose" bezeichnet das Chondrit-Stadium im Blut. Es sei eine normale Erscheinung. Ausschlaggebend für die Art, Bildung und Diagnostik von Krankheiten im Chondrit-Stadium wäre die Dynamovalenz der Chondrite, d. h. die Größe der Symprotite, vor allem in den Erythrozyten. Eine typische Erkrankung bei der das Chondrit-Stadium vorherrscht sei z. B. die Arteriosklerose, der Apoplex, die Arrhythmia absoluta, der Herzinfarkt, aber auch entzündliche neuronale und bindegewebliche Erkrankungen wie z. B. die Multiple Sklerose und einige Erkrankungen aus dem rheumatischen Formenkreis.

Die „Basitose" stellt den Krankheitskomplex dar, bei dem Bakterien in ihrer Mikrokokkenform überall dort auftreten würden, wo sich bazillenartige Endobiontenformen bevorzugt bilden würden, also besonders an den Erythrozytenwandungen und in Tumoren, aber auch in Bauchhöhleneiterungen, wo sie ihren Ausgangspunkt im Chondrit-Stadium genommen hätten. Symprotite, die im Magen und Duodenum die Gelegenheit bekämen, Basite zu bilden, würden zum Ulcus ventriculi und Ulcus duodeni führen, wobei das Magenulkus, auf Grund des sauren pHs im Magen, leicht auch ein Karzinom ausbilden könne.

Die „Bazillose" fände ihren Ausdruck in Form der *Leptotrichia gastrophilus* als weiteres Entwicklungsstadium des Endobionten und in der synonymen *Leptotrichia buccalis (Robin)*, die in sehr großer Anzahl in der Mundhöhle jedes Menschen anzutreffen sei. In dieser speziellen Form des Entwicklungskreislaufes, vermutete Enderlein, sei der Endobiont wahrscheinlich auch hier der Erzeuger des Ulcus ventriculi.

Die Anwesenheit der Endobionten-Thecite sei ebenfalls eine ganz allgemeine Erscheinung. Enderlein betrachtete die Thecite als synonym mit den Thrombozyten. Als „Thecitose" würden sie eine entscheidende Rolle bei den Thrombosen und Embolien spielen und auch an anderen pathologischen Gerinnungsvorgängen beteiligt sein. Die Ausbildung von Chondrit-Bäumchen und deren Anastomisierung untereinander, sowie mit den Leukozyten und Erythrozyten, würden zu Störungen der Blutzirkulation führen. Sie seien ebenso an der Ausbildung der Arteriosklerose, der Gefäßentzündungen, der Blutdruckstörungen und anderer Erkrankungen beteiligt. Besonders große Thecite fanden sich z. B. bei Morbus Basedow in der Schilddrüse.

Als Beispiel für eine Erkrankung im Stadium der „Synthecitose" nannte Enderlein die Epilepsie. In kleinen erbsenförmigen Gehirnerweichungsstellen im Ammonshorn eines Epileptikers habe man neben Chondriten, Cystiten und Theciten auch weiterentwickelte Formen des Thecites gefunden, die Synthecite. Die Synthecite würden sich von den Theciten durch größere wandständige Symprotite mit starker Lichtbrechung unterscheiden. Sie würden den früher beschriebenen „sporoiden Symprotiten" in den Erythrozyten gleichen.

Das sich vom Thecit durch seine lebhafte Beweglichkeit unterscheidende Amoebit würde typischerweise bei der Zahnwurzelfäule auftreten. Die Karies der Zähne sei damit eine Erkrankung im Stadium der „Amoebitose".

Die „Mycascitose" sei das cyclogenetisch höchste Entwicklungsstadium, das beim Menschen angetroffen werden könnte. Die Rund- und Spindelzellsarkome stellten nach Enderlein dieses Entwicklungsstadium dar, wie er anhand von Zupfpräparaten mehrfach demonstrieren konnte.

Die „Mucorose" als Kulminante der Entwicklungsreihe sei mit dem Leben nicht mehr vereinbar. Dieses Entwicklungsstadium würde erst nach dem Tod in Erscheinung treten, ob es auch bereits im lebenden Organismus eintreten könne, sei nicht sicher. [41]

Die Eigenschaft des Endobionten, in allen Körpergeweben Erkrankungen hervorzurufen, ist die Ursache für Mannigfaltigkeit der Indikationen der Enderlein-Präparate. Das trug maßgeblich zu der großen Skepsis der Ärzteschaft gegenüber den Enderlein-Präparaten bei. Ohne die zugrunde liegende Erkenntnis der Ursymbiose des Säugetierorganismus mit dem Dauerparasiten und ohne ein Verständnis der Entwicklungsprozesse des Parasiten in seinem Wirtsorganismus war und ist ein Verstehen all dieser pathologischen Zusammenhänge nicht möglich. Aber fast alle Kritiker Enderleins hatten sich ja nicht einmal die Mühe gemacht, die Entwicklungsvorgänge innerhalb der Bakterien-Cyclogenie nachzuvollziehen, geschweige denn nachzuprüfen. Wie sollten sich ihnen diese tiefen Erkenntnisse, die bis an die Basis des Lebens reichten, erschließen? Dorthin mochte ihm kaum noch einer folgen, ausgenommen vielleicht Hans Fritsch, ein Mitglied der akmosophischen Gesellschaft, der es fertig brachte, Enderleins Erkenntnisse mit dem Johannes-Evangelium und den Planetenbahnen zu verknüpfen. Auch manch einem von seinen alten Mitstreitern dürfte Enderlein schließlich ein Stück zu weit gegangen sein, als er den lebenden Kolloiden ein „kosmisches Bewußtsein" zusprach. Diese Vorstellung ergab sich aus seinen Betrachtungen über die Diathetogenie der Protite, die scheinbar einem inneren Drang der Einordnung zu komplexen Strukturen folgten. Hier sah Enderlein kosmische Kräfte am Wirken, die die Bildevorgänge der letzten lebenden Einheiten steuerten. Nicht zuletzt hatte es sich gezeigt, daß das „Endobiont-Chondritin" auch bei psychischen Erkrankungen wirksam war. Man hatte Erfolge bei der Behandlung von Depressionen und auch Psychosen erzielen können. „Auch die letzten Kolloide", so hatte Enderlein erklärt, „haben noch Bewußtsein, ja sogar Sonnenstrahlen. Wenn Stoff und Kraft (Materie und Energie) dasselbe sind, wie es jetzt festzustehen scheint, muß auch der Geist in den Kreislauf des Daseins einbezogen werden, und es ist Bewußtsein auch in diesen Lebensäußerungen vorhanden." [123, 2. Aufl., S. 15]

Der amerikanische Nobelpreisträger Alexis Carrel (1873-1944) hat in seinem Werk „Der Mensch, das unbekannte Wesen" [281], Einblicke in die Funktion des Blutes und in den Ablauf unserer Bewußtseinsvorgänge gegeben, aus dem Enderlein folgendes Zitat bringt:

> *„Man darf nicht vergessen, daß die Nervenzentren ja nicht ausschließlich aus Nervensubstanz bestehen. Sie bestehen auch aus Flüssigkeiten, in welche die Zellen gebadet sind, und deren Zusammensetzung wird durch das Blutserum reguliert. Das Blutserum nun enthält die Drüsen- und Gewebeabsonderungen, die sich durch den ganzen Körper verteilen. Durch die Mittlerschaft von Blut und Lymphe ist jedes Organ in der Hirnrinde gegenwärtig; darum hängen unsere Bewußtseinszustände eng mit der Beschaffenheit der Gehirnsäfte zusammen, ebenso wie mit dem strukturellen Stand der Zellen... Offenbar geben die Organe an die Körpersäfte gewisse Substanzen ab, die auf unsere geistig-seelischen Funktionen weiterwirken." [281, S. 196]*

Hier liegt nach Enderlein nur einer der Beziehungspunkte für die Bedeutung der Mikroben im Blut in nahezu allen Entwicklungsphasen. Enderlein vermutete eine direkte Beziehung zwischen den sich im Blut und Gewebe entwickelnden Endobiontenformen und der geistig-seelischen Gesundheit des Menschen. Biologen haben mittlerweile an Hand vieler Beispiele zeigen können, daß Mikroorganismen das Verhalten ihres Wirtes oder Zwischenwirtes zu ihrem Vorteil steuern. Auch in der Medizin kennt man dieses Phänomen. Ein bekanntes Beispiel ist die Hydrophobie und der Beißzwang, der durch das Tollwutvirus ausgelöst wird. Enderlein hatte wieder einmal Zusammenhänge angedeutet, an die noch kaum einer dachte, außer vielleicht der Psychoanalytiker und Sexualforscher Wilhelm Reich (1897-1957). Auch Reich hatte die mikroskopischen und submikroskopischen Lebenseinheiten erkannt und sie als „Bione" bezeichnet. Er hielt sie für elementare Bestandteile jeder organischen Substanz und betrachtete sie als Träger der metaphysischen, aus dem Kosmos stammenden Lebenskraft „Orgon". Nach Reich spielen die Bione eine entscheidende Rolle in der natürlichen Ordnung aller Lebewesen, der psychischen und physischen Gesundheit und der zwischenmenschlichen Beziehung. [456, 302]

In seiner Gesundheit bedroht erschien der Mensch somit von zwei Seiten, einmal durch die exogenen Infektionserreger und zum anderen durch die endogen verursachten Krankheiten der mannigfaltig pathogenen Erscheinungsformen des Endobionten. Den Behandlungsweg für die endogen verursachten Krankheiten hätten die Babylonier und Alt-Inder vorgezeichnet. Durch das Trinken von Rinderurin würden die abgebauten und ausgeschiedenen Chondrit-Stadien, die bei den Rindern in großer Menge anfallen würden, dem menschlichen Organismus zugeführt. Damit hätte man sich instinktiv das Regulationsprinzip des Kreislaufs des Ursymbionten zunutze gemacht.

> *„... diese Heilmethodik der Ur-Inder ist die Verwendung von Urin der heiligen und ‚heilbringenden' Rinder, die sich später im Mittelalter bis nach Europa weithin ausgebreitet hatte und in der Bezeichnung ‚Dreck-Apotheken' verhöhnt worden ist, obgleich ja das Rind allein schon in der ‚Leukose'-Erkrankung einen ganz erheblichen Endobiosis-Faktor enthält, in dem gleichen chronischen Sinne wie alle übrigen Mammalia. Da die Regulatoren-Anteile dieses Faktors in Kolloidform und den anschließenden geringvalenten Chondritstadien als nichtpathogen freiwillig den ihnen nicht mehr zusagenden Aufenthalt im Wirt durch alle epithelialen Organe (Haut, Darm, Blase, Bronchien) verlassen, sind sie in einem jeden Urin aller Mammalia in hohem Maße vorhanden, und vermögen auch heute noch eine ähnliche Wirkung auszulösen wie die Chondritine der diesbezüglichen isopathischen Präparate, was ja auch heute noch bei biologischen Ärzten durch ‚Eigen-Urin' zur Verwendung gelangt." [103, S. 3]*

Auf diesen Zusammenhang war Enderlein gestoßen, als er 1955 vom Kieler Institut für Tiergesundheit eine größere Anzahl von Blutproben und Blutausstriche von Rindern, die an Leukose erkrankt waren, bekam sowie Vergleichsproben von einer Gruppe gesunder Rinder. Schon nach den ersten Untersuchungen war er zu der Überzeugung gekommen, daß diese ihm vollkommen unbekannte Erkrankung endobiontischer Natur sei. Das Blutbild ähnelte dem eines Morbus Hodgkin, und tatsächlich konnte der Direktor des Institutes, Dr. med. vet. Tilgner, nach der Durchsicht der mikroskopischen Präparate Muskel- und v. a. Drüsengeschwülste nachweisen, auch wenn sie nicht so ausgeprägt waren wie bei den humanen Leukosen. [75]

Nach Enderlein hat die moderne Isopathie[126] ihren Ausdruck in den Chondritin-Präparaten gefunden und ihren kausal begründeten Platz neben der Chirurgie, Allopathie und Homöopathie eingenommen. Die Chondritin-Präparate seien jedoch keine gewöhnlichen Arzneimittel. Nach Enderlein würde durch die Zufuhr der biologischen regulatorischen

---

[126] Die Isopathie ist eine Heilmethode, die sich von der Homöopathie ableitet. Sie wurde 1833 von dem Leipziger Tierarzt Johann Josef Wilhelm Lux (1773-1849) begründet. In der 31 Seiten umfassenden Arbeit „Die Isopathik der Contagionen oder: alle ansteckenden Krankheiten tragen in ihrem eigenen Ansteckungsstoffe das Mittel zu ihrer Heilung" [367] setzte Lux an die Stelle des Ähnlichkeits-Prinzips „similia similibus curantur" (ähnliches wird ähnliches heilen) der Homöopathen das Gleichheits-Prinzip „aequalia aequalibus curantur" (gleiches wird gleiches heilen). Für die Milzbrand-Behandlung wurde z. B. Blut eines an Milzbrand-Erkranktem dreißigmal potenziert und dann innerlich gegeben. Die medizinische Wissenschaft betrachtete, nach August Bier, die Isopathie zunächst als „den Gipfel des homöopathischen Blödsinns". Erst mit der Einführung der Tollwutimpfung durch Pasteur, der Tuberkulin-Behandlung durch Robert Koch sowie der Diphtherie- und Tetanus-Impfung durch Emil von Behring wurde die praktische Bedeutung des „isopathischen Heilprinzips" allgemein anerkannt. [263, S. 60]

Einheiten ein entwicklungsgeschichtlicher Prozeß ausgelöst, der bei jedem natürlichen Heilungsvorgang zum Tragen komme. Es kämen somit die gleichen Faktoren zur Anwendung, die den Selbstheilungskräften des Körpers zugrunde liegen. Zu den Regulatoren im Blut gehören neben den Spermiten, die Thrombozyten, „Kolloidthecite" und „Dioekothecite". Die beiden letztgenannten sind zwei weitere Phasen der Blutelemente des Urparasiten, die Enderlein über viele Jahre im vitalen Blut beobachten konnte. Er beschreibt sie als kugelförmige Gebilde, die bis zur Größe der Erythrozyten alle Größen aufweisen könnten. E. Villequez habe sie 1955 in seiner Schrift „Le parasitisme latent des cellules du sang chez l'homme" [441] abgebildet. Die Gebilde könnten nur vital im Dunkelfeld andeutungsweise gesehen werden, in den gefärbten Ausstrichen seien sie vollständig verschwunden. Die Hälfte der Blutzellen schien aus diesen ursymbiontischen Anteilen zu bestehen, deren Funktion in der Bereitstellung zahlreicher „Spermite" bestünde. Bei Bedarf würden diese Gebilde in allerkleinste Symprotite zerfallen und anscheinend Spermit-Funktionen übernehmen; zumindest sei eine gerichtete Eigenbeweglichkeit festzustellen. Bezüglich der Blutdiagnostik könne man bei der Betrachtung der Regulatoren eine qualitative Vorstellung von der körpereigenen Abwehrbereitschaft des Patienten erhalten. [90]

Umfangreiche Behandlungsanweisungen zum Einsatz der Chondrit- und Bakterienpräparate erschienen ab 1947. Das letzte Heft wurde 1969 veröffentlicht und trägt den Titel „Isopathische und Immunbiologische Therapie nach Prof. Dr. G. Enderlein" [184]. Das Manuskript war bis zur endgültigen Drucklegung jahrelang zwischen Windstoßer und der „IBICA" hin und her gewechselt. Im alphabetischen Indikationsverzeichnis sind 125 Krankheiten gelistet, die einer immunbiologischen Behandlung zugänglich seien. Neben allgemeinen Hinweisen und Erläuterungen zu den Präparaten und deren Anwendung sowie allgemeinen Anmerkungen zur Bluntuntersuchung gab Windstoßer Therapieempfehlungen für die gelisteten Erkrankungen mit detaillierten Behandlungsempfehlungen, inklusive dem monatlichen Bedarf für das Verordnungsschema. In den Behandlungsanweisungen wird betont, daß die isopathische und immunbiologische Therapie nicht ausschließt, daß gleichzeitig die erforderlichen und bewährten anerkannten Behandlungsverfahren zur Anwendung kommen. Vorbestrahlte Patienten sprächen allerdings auf die Behandlung sehr viel schlechter an. Den Grund dafür hat Enderlein in seinem Artikel „Die Ursachen der Heilungshemmungen im Verlauf der Behandlung mit Mutalin bei starkbestrahlten Karzinomen" [51] darlegen können. Da er es selbst ziemlich merkwürdig fand, warum bei vorbestrahlten Patienten die Spermite nicht mehr ihre regulatorische Funktionen ausüben sollten, untersuchte er dieses Problem genauer.

Bei seinen jahrelang durchgeführten diagnostischen Blut-Untersuchungen krebskranker Patienten war Enderlein aufgefallen, daß das Blut von Patienten, die zuvor eine Bestrahlung erhalten hatten, für eine Valenzuntersuchung vollkommen ungeeignet und ihm eine Diagnose unmöglich war. Die Erythrozyten erweckten den Eindruck, als ob sie „von Schrot durchschossen" seien. Auf Grund jahrelang fortgesetzter Beobachtungen erkannte Enderlein allmählich, daß durch die Bestrahlung die hochvalenten Symprotiteinschlüsse in den Erythrozyten zerstört wurden. Die Symprotiteinschlüsse bestünden aus stark konzentriertem Eiweiß, das nahezu Trockeneiweiß darstelle, Farbstoffe nahezu nicht annähme und im Mikroskop wie kleine Glaslinsen sehr stark lichtbrechend erscheinen würden. Die Zerstörung der hochvalenten Symprotite ging zunächst mit einer deutlichen Besserung des Krankheitsgefühls der Patienten einher. Unglücklicherweise stellte dies nur eine vorübergehende Besserung dar, denn sofort nach der Zerstörung der großen Symprotite würden die in der Umgebung liegenden kleinen Symprotite in die Löcher hinein wachsen und dort innerhalb kurzer Zeit den alten Zustand erzeugen, indem sie sich sehr schnell zu den großen Symprotiten vergrößerten. Im zerstörten Tumorgewebe selbst würde durch den Eiweißzerfall der pH ansteigen, und dies hätte dann wiederum die Folge, daß die

Spermite in ihre kleinsten Einheiten zerfielen. Dadurch könne der biologische Vorgang der „Verkopulierung" nicht eintreten. Der gleiche Vorgang spiele sich aber auch oft genug in nicht vorbestrahlten Tumoren ab. Es kam offenbar auf den Zerfalls- und Fäulnisgrad des Tumors an, ob die regulatorischen Abbauvorgänge ausgelöst werden konnten oder nicht.

Um diesen Heilungshemmungen zu begegnen, hatte Enderlein die Schildkrötentuberkulose-Vakzine als sekundäres Heilmittel eingeführt, das bei der Beseitigung der Abbauprodukte hilfreich wäre. Auch andere Maßnahmen, die auf die Beseitigung und Ausleitung der Abbauprodukte abzielen, seien sinnvoll, z. B. auch der Einsatz der von ihm entwickelten Sera. Als sehr günstig hätte sich auch die orale Gabe von geringprozentigen Säuren in homöopathischer Dosierung erwiesen, z. B. Ameisensäure D2, aber auch mit subkutanen und intratumoralen Injektionen von Ameisensäure D6 könne für kurze Zeit ein neutraler Zustand im Tumor erzeugt werden, der die Verkopulierung der Spermite erleichtere. [51]

Unverzichtbar für den anhaltenden Therapieerfolg wäre eine Diät, die möglichst frei an tierischen Eiweißen sein sollte, und ohne die Auflösung psychischer Konfliktsituationen könnten auch Milliarden zugeführter Regulatoren keinen Erfolg garantieren. Ein wirkliches Entkommen vor dem Endobionten gab es natürlich nicht. Im Laufe des Lebens würden sich unwillkürlich Massen des Erregers im ganzen Körper anreichern und zu Alterung, Tod und schlußendlich zur Auflösung der körperlichen Substanz führen. Am Ende des ganzen Prozesses blieben nur die biologisch letzten Einheiten übrig.

Zusammenfassung: Enderlein führt demnach eine Vielzahl chronischer und degenerativer Erkrankungen, einschließlich der Krebserkrankung, auf die Anwesenheit eines endogenen polymorphen Mikroorganismus im Blut zurück, den er als einen Ursymbiont des Säugetierorganismus auffaßt. Der Ursymbiont, den Enderlein mit Endobiont bezeichnet, sei ein komplexer Mikroorganismus, der in verschieden Lebensphasen im Organismus auftrete. In seiner primitivsten Form sei der Endobiont ein homogenes Klümpchen lebendes Eiweiß, das zugleich der Ausgangspunkt sei, an dem sich die Kernentwicklung der höheren Lebensphasen vollzöge. In seiner Gesamtheit stelle der Endobiont ein „Chondrit (Primitivphase)-Bakterie-Schimmel-Organismus" dar, den Enderlein als eine entwicklungsgeschichtliche genetische Einheit erkannte. Er betrachtet das Fibrin als das Chondrit-Stadium dieses Ursymbionten und die Thrombozyten als dessen Thecitformen. Die Bakterienphase stelle die *Leptotrichia buccalis (Robin)* dar, die Schimmelphase sei identisch mit dem botanischen *Mucor racemosus (Fresen)*. Die unterschiedlichsten Einwirkungen physikalischer, chemischer, biologischer oder psychischer Natur könnten den Ursymbionten veranlassen, pathogene Eigenschaften auszubilden. In seinen unterschiedlichen Entwicklungsformen könne der Endobiont in allen Geweben Krankheiten hervorrufen. Durch die Art seiner Lebensführung und Diät könne der Mensch Einfluß auf die pathogene Entwicklung des Endobionten nehmen.

Enderlein knüpft mit seinen Erkenntnissen an die alten humoralpathologischen Lehren der frühen Hochkulturen in Indien, Babylon und Griechenland an. Mit dem Endobionten im Blut, sei das morphologische Korrelat und die einheitliche Ursache vieler chronischer Erkrankungen gefunden, die Hahnemann mit dem „Psora"-Begriff habe zum Ausdruck bringen wollen. Im Gegensatz zu den Infektionskrankheiten könne der Endobiont in quasi allen seinen Entwicklungsformen endogen Krankheiten verursachen. Anhand von vergleichend-morphologischen Blutuntersuchungen und histologischen Schnittpräparaten konnte Enderlein das Vorkommen verschiedener Entwicklungsstufen des Endobionten mit dem Auftreten von unterschiedlichen Erkrankungen korrelieren. Eine spezifische Diagnose, z. B. Krebs, konnte mit der vergleichend-morphologischen Blutuntersuchung jedoch nicht gestellt werden. Durch Isolation und Anzucht der Endobionten aus Blut und Tumorgewebe sei der Beweis für die Richtigkeit dieser Auffassung erbracht worden. Die Entwicklung des

Endobionten sei eine kreisläufige und unterliege einem biologischen Regulationsmechanismus. Diesen Regulationsmechanismus hätten bereits die alten Inder instinktiv erkannt, indem sie den Urin der „heiligen Rinder" ihren Kranken zu trinken gaben. Das Rind sei mit den gleichen Endobiontenformen hoch belastet, und die abgebauten regulatorisch tätigen Primitivformen des Erregers würden mit dem Urin ausgeschieden. Enderlein gewann die gleichen regulatorischen Einheiten aus dem Schimmel *Mucor racemosus (Fresen)*. Er stellte daraus ein immunbiologisch wirksames Heilmittel her. Fortgesetzte Untersuchungen an den Aufschwemmungen der Primitivformen des Mucor racemosus zeigten den Bildungstrieb dieser kleinsten Einheiten zu bizarren Formen sowie die Fähigkeit, als Trockeneiweiß-Kristalle auszufallen. Enderlein erkannte in diesen Trockeneiweiß-Gebilden die primitivste Form von Leben auf der Erde. Er konnte die Keimfähigkeit solchen Materials nachweisen und auch ein primitiver Stoffwechsel konnte nachgewiesen werden. In einem Prozeß der spontanen „Umankerung" könnten sich die Eiweißmoleküle des Endobionten umlagern, und statt des *Mucor racemosus*, würde der *Aspergillus niger* als höchstmögliche Entwicklungsform in Erscheinung treten. Der Endobiont sei daher ein „bipolares Zangengebilde", das die Menschheit im Griff hält. Im Laufe des Lebens würden sich unwillkürlich Massen dieser Endobiontenformen im Körper anhäufen und schließlich zu Alterung, Krankheit und Tod führen. Der Endobiont begleite den Menschen von der „Wiege bis zur Bahre", ein wirkliches Entkommen gäbe es nicht.

9.6 IBICA und der Niedergang von Enderleins Lebenswerk

Am Vorostertag im April 1952 besuchte der Schriftsteller Roderich Menzel Enderlein in Berlin-Lichterfelde, kurz vor dessen Umzug nach Aumühle. Menzel schrieb an seinem Buch „Männer die den Krebs bekämpfen" [170], in dem er den Außenseitermethoden verschiedener Krebsforscher nachging. Die aufsehenerregenden Meldungen über Enderleins Krebsheilmittel „Endobiont-Chondritin Enderlein", die seit Beginn des Jahres 1952 in- und ausländischen Zeitungen und Zeitschriften erschienen waren, hatten auch Menzels Aufmerksamkeit erregt. In seinem populär geschriebenen Buch, das er 1953 publizierte, zeichnete Menzel ein Bild von Enderlein, in einer Zeit, als der Kampf um sein Lebenswerk am heftigsten tobte.

> *„Als ich Prof. Enderlein gegenübertrat, fand ich in seinem stillen, abgeklärten Antlitz Willkommensfreude und Zuversicht ausgedrückt. Er war kleiner, als ich es nach den vielen Bildern, die ich von ihm kannte, erwartet hätte, ja, geradezu zierlich. Er reichte mir eine fraulich schmale Hand. Seine Stimme, von einem ganz leichten sächsischen Akzent gefärbt, war sanft, hatte aber trotzdem nichts von männlicher Festigkeit eingebüßt. Wenn ich nicht gewußt hätte, daß er in wenigen Wochen achtzig werden würde, hätte ich ihn auf drei-, höchstens fünfundsechzig geschätzt. Er war voll Würde, ob er nun von seiner Arbeit berichtete oder, im Sessel sitzend, einfach plauderte, oder ob er mit schnellen Schritten zu den Regalen ging, um in einem wissenschaftlichen Werk die Stelle nachzuschlagen, die er eben zitiert hatte. Leidenschaftslos schilderte er den Kampf, in den er gegen sein Wollen verstrickt worden war. Auch seinem Gegner ließ er Gerechtigkeit widerfahren. Ich ließ meinen Blick einige Augenblicke über die Wände seines Arbeits- und Bibliothekzimmers schweifen, in dem einige Hundert, wenn nicht tausend Bände die Bücherborde bis zur Decke füllten. Er folgte meinem Blick, zog mehrere umfangreiche Werke auf gut Glück heraus und wies sie mir. Sämtliche waren offensichtlich mehrfach durchgearbeitet, und sie waren mit Bleistiftnotizen versehen worden, die erkennen ließen, wie stark sich der Leser mit ihrem Inhalt auseinandergesetzt hatte. Da waren geschichtliche Themen und vergleichende sprachwissenschaftliche Studien, landwirtschaftliche Probleme, zoologische Bücher und die letzten medizinischen Beobachtungen und Forschungen, da waren aber auch Pflanzenkunden, Enzyklopädien, Sammelbände aus allen Gebieten der Wissenschaft, vor allem der Physik, und Biographien bedeutender Persönlichkeiten. Es brauchte eines*

umfassenden Geistes, um diese Vielfalt und Menge nur zu studieren, geschweige denn mitschöpfend nachfühlen und unter Umständen widerlegen zu können." [170, S. 230]

Ganz so leidenschaftslos, wie Enderlein im April 1952 auf Menzel gewirkt haben mag, war er wohl nicht. Die Akmon-Hefte und eine Reihe anderer Beiträge aus den 30er bis 50er Jahren belegen, daß er keiner Auseinandersetzung mit seinen Kritikern aus dem Weg ging. Die Ereignisse der Jahre von 1950 bis zum Tod von Enderlein im Jahre 1968 und darüber hinaus sind durch die langjährige Korrespondenz mit Windstoßer gut dokumentiert. [246] Sie belegen, daß die eingeschlagene Taktik „vereinzelter Vertreter der Doktrin", d. h. seiner Gegner, zumindest teilweise aufgegangen war. Enderlein war wirtschaftlich erschöpft und in seinem Aktionsradius dadurch stark eingegrenzt. Des öfteren mußte er eine schon länger geplante Vortragsreise nach Paris, aus finanziellen Gründen, um das ein oder andere Jahr verschieben. Auch die Druckkosten für seine Publikationen, die er zum Teil in einer Auflagenstärke von 5.000 Exemplaren drucken ließ, dazu die Portokosten für den Versand verursachten erhebliche Kosten, die er sich förmlich vom Munde absparte. Zudem war er dazu übergegangen, seine Drucksachen als Briefe zu versenden, da er festgestellt hatte, daß die Drucksachen, die er ins Ausland verschickte, abhanden kamen. Überhaupt hatte Enderlein entschieden, zunächst das Ausland zu beliefern. Windstoßer hatte Enderlein mehrfach zu sich ins Sanatorium nach Bad Wießee eingeladen und ihn auch gebeten, auf den Tagungen des „Arbeitskreises zur biologischen Krebsabwehr" unter der Leitung von Dr. med. Emil Scheller in München zu sprechen. Enderlein mußte die freundlichen Einladungen Windstoßers lange Zeit aus finanziellen Gründen ausschlagen.

„Ich werde jedoch seit einigen Jahren durch die doktrinäre, dogmatische Diktatur in schikanösester Weise bekämpft und wirtschaftlich systematisch ausgefleddert. Naturgemäß befindet sich die Gewaltherrschaft im Schlepptau der Chemotherapie, vor der ich aus Kreisen der Großindustrie ernstlich gewarnt werde."[127] [246]

Die Aufregungen und Anstrengungen waren auch gesundheitlich nicht spurlos an dem 80jährigen Enderlein vorüber gegangen. Er war erschöpft und sein altes Leiden aus Kindertagen, eine hartnäckige Bronchitis, machte ihm immer wieder und zeitweise sogar monatelang zu schaffen. Auch Enderleins Frau Sigrid hatte gesundheitliche Probleme. Im Mai 1953 hatte sich ihr Blinddarm wieder bemerkbar gemacht, der ihr bereits seit 16 Jahren Beschwerden verursachte. Vergeblich hatte Enderlein seiner Frau immer wieder zu einer Operation geraten, die sie aber beharrlich verweigerte. Die Blutuntersuchungen auf die Endobiont-Formen boten aber diesmal ein bedenkliches Bild, sie hatten sich stark weiterentwickelt und gaben Enderlein Anlaß zu tiefer Besorgnis. Er überredete seine Frau, sich in dem nahegelegenen Krankenhaus in Einbek bei Herrn Dr. med. Kürf vorzustellen, von dem er eine hohe Meinung hatte. Dr. Kürf konnte bei der Untersuchung nichts feststellen, aber Sigrid, die nun selbst sehr verunsichert war, bestand nun auf einer Operation. Enderlein verpflichtete den Arzt, falls er einen bösartigen Tumor fände, diesen nicht zu operieren. Die Operation ergab jedoch eine apfelsinengroße gutartige Zyste an beiden Ovarien sowie einen kompliziert nach hinten verwachsenen Blinddarm. Sigrid erholte sich in wenigen Wochen, doch war ihr noch eine gewisse Anfälligkeit geblieben. Enderlein rechnete jedoch damit, seine Frau in den folgenden drei Monaten „durchgreifend wiederherstellen zu können"[128] [246]

Auch Enderlein selbst gelang es, sich immer wieder zu regenerieren und neue Kräfte für seinen Kampf zu sammeln. Er trieb in den folgenden Jahren den Ausbau seines Institutes „IBICA" als humoralpathologische Forschungsstätte voran. Die Untersuchungen an den

[127] Brief von Enderlein an Windstoßer vom 27.12. 1954
[128] Brief von Enderlein an Windstoßer vom 3.6. 1953

konzentrierten Chondrit-Aufschwemmungen des Mucor racemosus (Fresen) hatten zu den bereits erwähnten neuen biophysikalischen Erkenntnissen der „Physiogenie", „Diathetogenie" und „Systatogenie" geführt, die ihn bis zur Basis der Lebensvorgänge vordringen ließen. Die bereits dargestellte Umwandlung eines Mucor racemosus-Stamms in einen *Aspergillus nige*r-Stamm bestimmte fortan Enderleins Verständnis von der „Bipolarität des Endobiosis-Komplexes der chronischen Erkrankungen"[129] [109, 77]

Immer noch erschienen Artikel über ihn in Tageszeitungen und Zeitschriften, und etliche Vertreter der Schulmedizin fühlten sich berufen zu erklären, daß es keinen Krebserreger gäbe und daß Enderlein ein „Außenseiter" sei. Über diesen Ausdruck hatte sich Enderlein bei Windstoßer beschwert:

> *„Auch hält man mich immer noch für einen Außenseiter, was ich mir immer verbeten habe. Denn meine Erkenntnisse sind rein biologischer Natur, also die eines Fachmannes."[130] [246]*

Seine bakteriologischen Erkenntnisse waren nach wie vor gefragt. So schrieb Ende 1954 Prof. Clarence K. Williamson vom Institut für Bakteriologie der Universität Pittsburgh (Pennsylvania) in einem Brief an Enderlein:

> *„Ich war Schüler der Dozenten Hadley, Mellon und Gainor und habe ausgedehnte Studien unter Dr. Edward C. Rosenow, Emeritus-Professor der Experimentellen Bakteriologie an der Mayo-Stiftung, betrieben. Durch diese Männer - besonders Hadley - wurde mein Interesse an Ihrer Arbeit geweckt. Glücklicherweise bekam ich einen der letzten Bände Ihrer ‚Bakterien-Cyclogenie' von Buchhändlern in Kopenhagen. Dr. Gainor hat ebenfalls einen Band, und wir studieren dieses monumentale Werk seit mehr als 2 Jahren. - Wir stellen fest, daß fast drei Jahrzehnte seit der Veröffentlichung dieses Beitrages vergangen sind - aber die Bakteriologen haben noch nicht begonnen, die volle Bedeutung dieses weiten Blickfeldes für die Fundamente einer Bakteriologie zu erkennen. Immerhin zeigen sich schon die ersten Anzeichen einer Anerkennung, in den letzten cytologischen Schriften, in denen Ihre Technik angewandt wird zur Erkenntnis des Wesens der Cytologie."[131] [109]*

Um 1955 hatte ein Freund, wiederum aus Pittsburgh, Enderlein den „Fitzgerald-Report" zugesandt, der im „The Defender Magazin" in Wichita, Kansas, in einer großen Auflage erschienen war und in alle Welt verbreitet worden war. Der Bericht des Juristen Benedict F. Fitzgerald war am 3.8.1953 in dem Anhang der amerikanischen Kongreß-Aufzeichnungen aufgenommen worden.[132]

Der für die Aufdeckung von Kartellverstößen bekannte Anwalt Fitzgerald war von dem Vorsitzenden des Komitees für In- und Außenhandel, Senator Charles Tobey, mit einer Untersuchung beauftragt worden. Er sollte feststellen, ob es etwaige Interessengruppierungen gäbe, die daran interessiert seien, die Verbreitung von biologischen Methoden in der Krebstherapie zu verhindern. Hintergrund der Untersuchung war die frühe Krebserkrankung von dem Sohn des Senators, der durch Dr. Robert Lincoln vom Medford Massachusetts Krankenhaus auf immunbiologischen Wege geheilt werden konnte, wie auch

[129] Nr. 6, November 1954

[130] Brief von Enderlein an Windstoßer vom 20.10.1955

[131] Nr. 7, Dezember 1954

[132] Ich habe nachprüfen lassen, ob sich tatsächlich ein „Fitzgerald-Report" im Appendix der amerikanischen Kongreß-Aufzeichnungen befindet. Der Appendix der Kongreß-Aufzeichnungen ist eine besondere Einrichtung zum Schutz und Wahrung der demokratischen Interessen der amerikanischen Bevölkerung. Alle Eingaben an den Kongreß werden dort unwiderruflich niedergelegt und können nachgelesen werden, unabhängig davon, ob sich der Kongreß in einer offiziellen Sitzung mit der Eingabe beschäftigt hat oder nicht. Der „Fitzgerald-Report" ist dort niedergelegt und kann eingesehen werden. Eine deutsche Übersetzung des Berichtes findet man im Internet in dem Manuskriptvon Karl Windstoßer [458].

etwa hundert andere Krebspatienten des Arztes, der mit Wissenschaftlern in Boston zusammenarbeitete. Der Senator war darüber verwundert gewesen, daß diese Methode keine schnellere Verbreitung fand; das Gegenteil schien der Fall zu sein. Um dies zu klären, hatte der er die Untersuchung in Auftrag gegeben. Der Senator starb jedoch noch vor Ablauf der Untersuchungen plötzlich und unerwartet, und so fanden die Untersuchungsergebnisse nur Eingang in den Appendix der Kongreß-Annalen. Eine Bürgerinitiative in Kansas sorgte für die Verbreitung des Berichtes in der ganzen Welt, nur in Deutschland sei der Report, nach den Angaben von Enderlein, nicht bekannt geworden. Enderlein hatte an der deutschen Übersetzung des Textes mitgearbeitet[133] [246] und mehrfach in den Akmon-Heften daraus zitiert. Demnach formulierte Benedict F. Fitzgerald die Ergebnisse seiner Untersuchungen wie folgt:

> *„Wir sollten ferner feststellen, ob amtliche oder private Stellen einen Verleumdungsfeldzug in Wort und Schrift gegen jene Männer führen, die ernstlich darum bemüht sind, diese Geißel der Menschheit auszurotten, ja ob diese Männer planmäßig der Verunglimpfung und Verfolgung ausgesetzt werden. Haben sich Organisationen (medical associations) mittels ihrer Funktionäre, Agenten, Angestellten oder Hilfskräfte an diesen Aktionen beteiligt? Meine bisherigen Untersuchungen sollten den Ausschuß davon überzeugen, daß tatsächlich ein Komplott besteht, dessen Ziel es ist, die freie Verbreitung und Anwendung von Mitteln in den USA zu verhindern, die zweifellos einen klaren therapeutischen Wert besitzen. Man hat private und öffentliche Mittel wie Konfetti bei einem Jahrmarktsrummel mit beiden Händen zum Fenster hinausgeworfen - mit dem einzigen Ziele, jene Kliniken, Krankenhäuser und wissenschaftlichen Forschungslaboratorien zu schließen und zu zerstören, die nicht mit den Ansichten der ärztlichen Organisation übereinstimmen."[85, S. 251]*

Enderlein hatte versucht, Fitzgerald einige Literatur zu senden, zwei Postsendungen hätten ihn jedoch nicht erreicht. Erst eine dritte Sendung über einen Professor in den USA erreichte ihn schließlich. „Jedoch auch da wagte derselbe nicht, sein Fatum zu durchbrechen und sich direkt mit mir in Verbindung zu setzen, sondern wählte wieder den Weg über die vermittelnde Persönlichkeit." [87, S. 279]

Im Sommer 1955 war Enderlein schließlich dem lang gehegten Wunsch Windstoßers nachgekommen und erholte sich fünf Wochen lang in Bad Wiessee. Dort schöpfte er wieder Kraft für die viele Arbeit, die noch auf ihn wartete. Er stand mitten im Kampf und war mit der Vorbereitung einer Reihe von Vorträgen beschäftigt, die er im Ausland halten wollte. Scheller hatte im Spätherbst 1955 zur „Cancer-Therapie-Tagung" nach München eingeladen, an der Enderlein jedoch nicht teilnahm. Enderlein mochte sich nicht mit der Richtung von Scheller anfreunden. Windstoßer hatte stellvertretend für Enderlein referiert, und mußte sich die gebetsmühlenartig vorgetragenen Gegenargumente einiger Vertreter der Schulbakteriologie anhören.

Im September 1956 fühlte sich Enderlein schon wieder reif für einen Kuraufenthalt bei Windstoßer. Es schien ihm, als müsse er noch zwei Jahrzehnte weiter kämpfen um die Menschheit vor den „Schikanen vereinzelter doktrinärer diktatorischer Disziplinen" zu retten.[134] [246] Für das Frühjahr 1957 hatte Scheller bereits ein weiteres Kolloquium mit Enderlein als Hauptreferenten und Windstoßer als Nebenreferenten geplant. Windstoßer schrieb an einem Aufsatz „Der Enderlein'sche Endobiont. 30 Jahre ‚Bakterien-Cyclogenie'", den er auch in der Zeitschrift „Erfahrungsheilkunde" [186] veröffentlichte. Er hatte ihn Enderlein zur Korrektur geschickt, der einiges zu korrigieren hatte, bis er der letzten Fassung schließlich seine Zustimmung geben konnte. Windstoßer hatte viele Fragen und

---

[133] Brief von Enderlein an Windstoßer vom 25.4.1956
[134] Brief von Enderlein an Windstoßer vom 9.8.1956

bemühte sich, die oft komplizierten Ausführungen Enderleins allgemeinverständlich aufzuarbeiten.

Zu Enderleins 85. Geburtstag erschienen eine Reihe von Würdigungen, und auch die Tagespresse, darunter „Die Welt", das „Hamburger Abendblatt", das „Hamburger Echo" und die „Bergedorfer Zeitung" würdigten Enderleins wissenschaftliche Verdienste. In der „Bergedorfer Zeitung" schreibt der Journalist Jochen Oldach:

> *„Morgen wird der weit über Deutschlands Grenzen hinaus bekannte Biologe Professor Dr. Günther Enderlein 85 Jahre alt. Trotz seines schlohweissen Haares und Kinnbartes will man ihm dieses Alter kaum glauben, wenn man ihn in seinem Labor wirtschaften sieht, im Büro bei der Arbeit oder wenn er uns im lebhaften Gespräch in seinem behaglichen Studierzimmer mit den hohen Bücherregalen an den Wänden und dem Blick in den gepflegten Garten in seinem Aumühler Heim gegenüber sitzt."*[135] *[Zit. n. 158]*

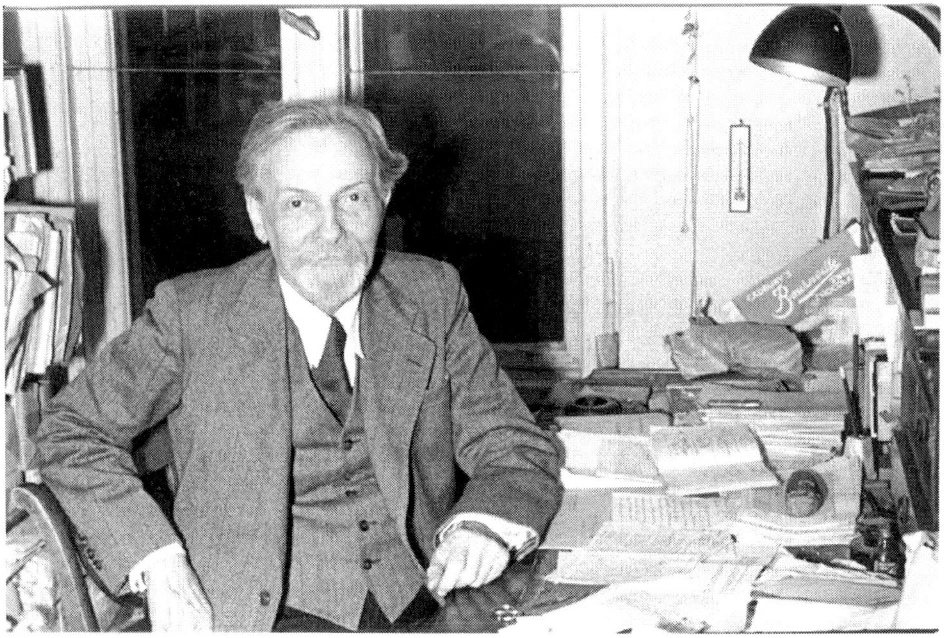

Abb. 34 Enderlein am Schreibtisch seines Studierzimmers um 1952 [229]

Im Dezember 1957 hatte sich Enderlein wieder einmal völlig überarbeitet und mußte sich einige Wochen zur Erholung nach Bad Pyrmont in die Klinik von Otto Buchinger begeben. In der Journalistin Hella Emrich-Krebs, die für die Zeitschrift „Neues Europa" schrieb, hatte Enderlein eine glühende Verfechterin seiner Lehren gefunden. In den Jahren von 1958 bis 1962 berichtete sie wiederholt über Enderlein. „Der Enderleinschen Therapie gehört die Zukunft" [208], „Halte deine Zähne gesund und du lebst länger" [207], „Falsche Ernährung: Ursache vieler Krankheiten" [206], „Der 90jährige Professor Dr. Günther Enderlein, ein mutiger Kämpfer für die medizinische Wahrheit" [209] und „Vor der Rehabilitierung der ketzerischen Krebs-Therapien. ‚Nur die reine Biologie vermag das Krebsrätsel zu lösen', ein prophetisches Wort von Prof. Dr. G. Enderlein" [210] waren einige der Überschriften ihrer

[135] Nr. 124, 17.8.1957

Artikel über Enderlein und seine Gesundheitslehre, die sie von Juli bis Oktober in der Zeitschrift „Neues Europa" veröffentlichte. Um ihren Lesern die Ansichten Enderleins über die Entstehung von Krankheiten und die Wirkung seiner Präparate näherzubringen, ließ sie Enderlein in dem Artikel „Der Enderleinschen Therapie gehört die Zukunft" [208] selbst zu Wort kommen:

> *„Ich habe festgestellt - was übrigens schon andere vor mir seit 1801 gefunden hatten -, daß im menschlichen Blut wie auch im Blut aller Säugetiere dauernd Mikroorganismen leben, die sich in den roten Blutkörperchen angesiedelt haben. Diese Mikroorganismen - von mir Endobionten genannt –sind in ihren Primitivformen unschädlich, vermehren sich im Laufe des Lebens zu Mengen von astronomischen Zahlen, entwickeln sich bei naturwidriger Lebensführung ferner zu hoch valenten Formen und schließen sich mit den Artgenossen, die auf benachbarten Erythrozyten leben, zu Kolonien zusammen und verursachen auf diese Weise Blutzusammenballungen - Thrombosen – und können, da das Blut alle Organe und Gliedmassen durchströmt, überall Störungen der jeweils befallenen Organe hervorrufen, die bis zur völligen Lähmung der Funktionen der betreffenden Organe führen können. So entstehen die verschiedenartigsten Krankheiten, die alle in dem einen gleichartigen Vorgang, eben in jener quasi Verstaatlichung von Primitivformen zu höheren Formen ihre Ursache haben. Ich habe festgestellt, daß die hochvalenten Formen des Endobionten abgebaut werden, wenn sie mit Primitivformen des Endobionten zusammentreffen. Diese Primitivformen befinden sich in den von mir hergestellten Chondritinen, Vaccinen, Seren und Tabletten. Werden diese dem Patienten durch Injektion, Einreibung oder per os zugeführt, so gelangen sie mit dem Blutstrom auch an die befallenen Stellen und bauen dort die schädlichen hochvalenten Formen ab, mit dem Ergebnis, daß die Störungen und Lähmungen der Funktionen der befallenen Organe behoben werden und der weiteren Folge, daß diese Organe wieder normal arbeiten können." [208]*

Im Oktober 1958 konnte Enderlein endlich seine lang geplante Vortragsreise nach Paris antreten. Er hoffte, dort die Anerkennung zu erfahren, die ihm in Deutschland seit Jahrzehnten verweigert wurde.

Im November des gleichen Jahres freute sich Enderlein darüber, daß die Isopathie anscheinend weitere Früchte trug und auch Dr. med. Josef Issels sich wieder mehr dieser Methode zuwandte. Die Hamburger Ärztekammer wandte sich entschieden gegen die Therapie mit den isopathischen Heilmitteln von Enderlein. Prof. Dr. med. Konjetzny, ein ehemaliger Vorsitzender der Hamburger Ärztekammer, hatte die Methode sogar als „Scharlatanerie" bezeichnet. Zur Beglaubigung dessen, was die „doktrinäre Krebsbehandlung" darstelle, sei Konjetzny dann auch prompt an seiner Krebserkrankung verstorben. Enderlein fügte noch sarkastisch hinzu: „Es ehrt diesen nur von der Doktrin erfüllten und von ihr als hervorragender Gutachter bezeichneten Mann, daß er das Schicksal seiner Patienten geteilt hat. Er ist anständig für die Sache der Rückständigkeit gestorben." [98, S. 478] Auch sein langjähriger Kontrahent Wolfgang Heubner war in diesem Jahr an Krebs verstorben. [85, S. 252]

Es verging kaum ein Tag, an dem sich Enderlein nicht gehörig über die Rückständigkeit „vereinzelter Disziplinen" aufregte. Er kommentierte jede diesbezügliche Äußerung mit scharfen Worten. Er erhielt viele persönliche Briefe, die ihn über die Hintergründe mancher Polemik informierten. So wußte er Bescheid, was sich hinter den Türen des Robert Koch-Instituts und in den Gesundheitsämtern zutrug, und er kannte die Schicksale, die seine Mitstreiter erleiden mußten. Er brachte einiges zu Papier, was sich an gesammelten Unterlagen über seine Gesinnungsgenossen und Gegner in seinem Aktenschrank angehäuft hatte und publizierte es in den Akmon-Heften und in der Schriftenreihe „Immunobiologica".

1961 überlegte Enderlein, seinen Wohnsitz nach Süddeutschland zu verlegen. Er wollte die ganze Abfüllung und Verpackung einschließlich des Vertriebes in die Hände einer größeren Firma geben und nur noch in einem kleinen Laboratorium die Urlösungen herstellen. Der süddeutsche Raum schien ihm wohl geeignet zu sein, zumal Scheller dort einen betriebsamen Arbeitskreis zusammengestellt hatte und einige Kliniken in der Gegend sehr erfolgreich immunbiologisch arbeiteten, darunter auch die Ringbergklinik von Josef Issels.

9.6.1 Josef Issels und Julius Smend

Dr. med. Josef Issels (1908-1998) galt als einer der ersten, der die Auffassung vertrat, daß Krebs a priori, in allen seinen Erscheinungsformen und Stadien, eine Erkrankung des gesamten Organismus sei, entstanden aus dem Zusammenwirken mannigfacher endogener und exogener, den Menschen psychisch und physisch schädigender Faktoren. Erst nach systematischer Ausschaltung dieser Therapiehindernisse und der Wiederherstellung eines geordneten Stoffwechsels, gelänge auch die Aktivierung der körpereigenen Abwehr- und zellulären Reparaturfunktionen. Issels Name stand für eine komplementäre, adjuvante und supportive Ganzheitstherapie, mit der er, zum Teil sogar bei finalen Krebspatienten, Vollremissionen erzielen konnte. [457]

1951 hatte Issels die Ringbergklinik in Rottach-Egern am Tegernsee eröffnet. Dort verfolgte er das Therapiekonzept einer komplexen immunologischen Behandlung Krebskranker. Mit Franz Gerlach, der als freier Mitarbeiter bei Issels tätig war, versuchte sich Issels auch an der Herstellung eigener immunologischer Präparate, wie allerlei Eigenvakzine, z. B. Colischluckvakzinen zur Normalisierung der Darmflora und auch eine Art Chondritin, das sie aus dem Blut der Patienten züchteten. Auch die Präparate von Carl Spengler kamen zur Anwendung. Die Ringbergklinik hatte starken Zulauf. Die Mehrzahl der Patienten war jahrelang erfolglos konventionell behandelt und als unheilbar zum Sterben nach Hause geschickt worden. Die Ringbergklinik war die letzte Zuflucht für die meisten und glich anfänglich mehr einem Hospiz. Die Auswertung der Krankenverläufe von Krebspatienten im Finalstadium, die Issels von 1953 bis 1959 begleitete, ergab, daß bei immerhin 16,6 % die Erkrankung vollständig zur Remission gebracht werden konnte. 1961 kam es zu dem „Jahrhundertprozeß" gegen Issels. Er wurde wegen fahrlässiger Tötung dreier schwerstkranker Krebspatienten zu einem Jahr Gefängnis verurteilt, in der Revisionsverhandlung jedoch wieder freigesprochen, nachdem die falschen Anschuldigungen gegen ihn aufgedeckt werden konnten. Der ganze Prozeß war von einer unglaublichen Medienpräsenz begleitet worden. Enderlein war zutiefst schockiert, als er von der Verurteilung Issels erfuhr.

Und auch ein alter Freund Enderleins mußte sich vor Gericht verantworten: Am 5.4.1962 konnte man als Balken-Überschrift auf der ersten Seite der „Bild-Zeitung" die Schlagzeile lesen: „Hamburger Krebsarzt ein Scharlatan?" Im Text hieß es dann: „Jahrelang wußte die Hamburger Gesundheitsbehörde, daß der praktische Arzt Dr. Julius Smend (73) Hunderte von Krebskranken nach einer Methode behandelte, die von der Schulmedizin als Scharlatanerie bezeichnet wird. Was tat die Behörde? Nichts!" [Zit. n. 317]

Smend mußte sich wegen fahrlässiger Tötung einer an Brustkrebs erkrankten Frau verantworten. Sein Verbrechen bestand darin, seiner Patientin nicht zur Operation geraten zu haben. Dieser Patientin waren ein Jahr zuvor mehrere Unterleibsorgane entfernt worden, ohne daß an die Möglichkeit einer Krebserkrankung gedacht worden war. Ein Jahr danach trat bei der Frau ein Knoten in der Brust auf, ein Gewebsschnitt erbrachte die Diagnose Krebs. Erst zehn Tage nach dieser Untersuchung hatte sich die Patientin an Dr. Smend gewandt. Die Patientin hatte eine Operation strikt verweigert, gleichzeitig aber auch die Therapie von Dr. Smend nur halbherzig durchgeführt. Sie litt unter extremem Stress, hatte die gesamte Körperbehaarung verloren und trat zudem eine Auslandsreise an, von der ihr Smend abgeraten hatte. Die Patientin verstarb, und ihr Ehemann brachte das Verfahren ins Rollen. Die Ärztekammer, die sich zunächst mit dem Fall befassen mußte, ließ Smend später durch ihren Dezernenten Dr. med. Ruppel die Drohung übermitteln: „Wir werden dafür sorgen, daß die Allgemeinheit vor Ihnen geschützt wird.” [Zit. n. 317]

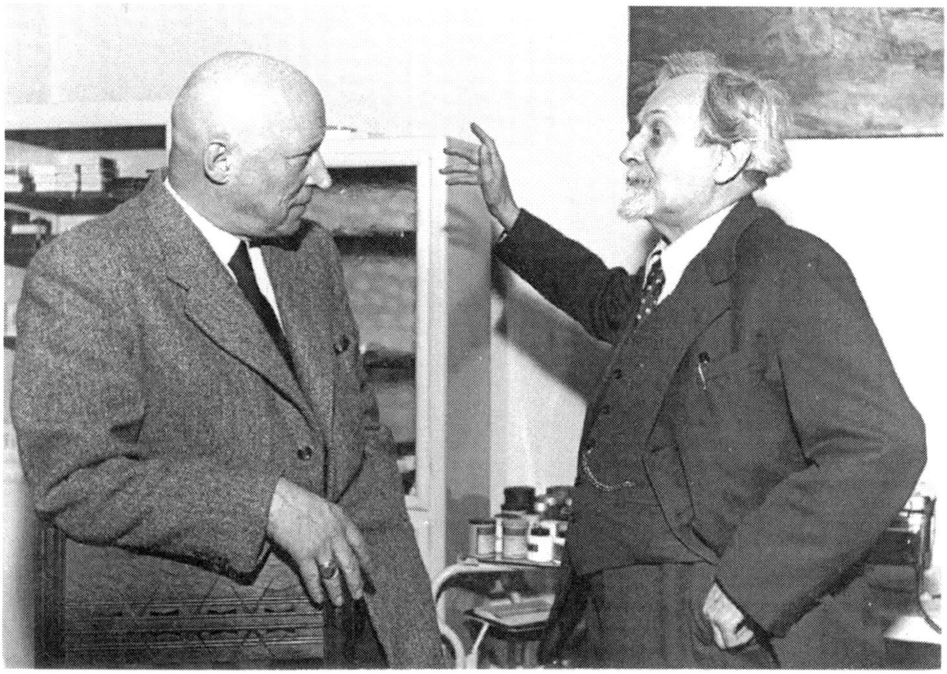

Abb. 35 Julius Smend und Günther Enderlein um 1960 [229]

Es kam zu einer Verhandlung vor der Großen Strafkammer des Hamburger Landgerichtes, die eine interessante Wendung zugunsten Smends nahm. Ein Problem für die Ankläger stellten die vielen offensichtlich von ihrer Krebserkrankung geheilten Patienten dar. Käme es zu einer Hauptverhandlung, dann hätte man die Krankenunterlagen der Patienten mit Sicherheit studieren müssen. Es gab genug Patienten, die freiwillig für Smend auf dem Zeugenstuhl Platz genommen hätten. In der Konsequenz hätten sich daraus höchst peinliche Schlußfolgerungen ergeben: Entweder hätten die von Smend geheilten Patienten gar keinen Krebs gehabt. Dann wären aber auch die vielen gestellten Krebs-Diagnosen der Professoren und der Oberärzte der verschiedenen Hamburger Krankenhäuser falsch gewesen. Oder die Krebs-Diagnosen seien richtig gewesen, dann hätte man zugeben müssen, daß Smend die Patienten mit einer Außenseitermethode erfolgreich behandelt hatte. Die taktisch geschickt gewählten Argumente hatte Smend seinem Anwalt, den Strafverteidiger Dr. Möring zu verdanken. Der Prozeß endete überraschend am zweiten Verhandlungstag mit einem Freispruch für Smend, und die Staatsanwaltschaft zog die Berufung gegen das freisprechende Urteil zurück. Die Hamburger Gesundheitsbehörde hatte alle Hebel in Bewegung gesetzt. Man berief sich auf den § 3 Abs. 4 der Bundesärzteordnung und ließ prüfen, ob bei Smend eine mangelnde Eignung zur Berufsausübung wegen Schwäche der geistigen oder körperlichen Kräfte vorliege und ihm von daher die Bestallung zu entziehen sei. Er mußte sich einem psychiatrischen Gutachten unterziehen, die die vollständige geistige Gesundheit Smends ergab. Weder juristisch noch behördlich hatte man etwas gegen Smend ausrichten können, aber seelisch war er ein gebrochener Mann. Julius Smend verstarb im September 1964 an einem Herzinfarkt. Zwei Tage vor seinem Tod war er noch bei Enderlein zu Besuch, er hatte an Gewicht zugenommen und war sichtlich gezeichnet von dem unfairen Kampf, den er hatte führen müssen.[136] [246]

9.6.2 Die letzten Lebensjahre

Der mittlerweile 90jährige Enderlein war des Kampfes müde geworden. Er sei still geworden und suche kaum noch Beschäftigung, hatte Sigrid Enderlein an Windstoßer geschrieben.[137][246] Sie versuchte, alle Unannehmlichkeiten von ihm fern zu halten, und bemühte sich, im Betrieb Fuß zu fassen. Längst regelte sie die Personal- und Verlagsangelegenheiten, aber es gab viele Probleme. Die Gewerberäume und auch die Wohnung waren ihnen zum September 1962 gekündigt worden. Es fehlte ein kompetenter Nachfolger für das Institut, und durch die Einführung des neuen Arzneimittelgesetzes von 1961 war die Firma gezwungen, ihre Präparate erneut registrieren zu lassen, da sie die Fristen für die einfache Nachzulassung versäumt hatten. In der Firma hatte sich ein ziemliches Durcheinander ausgebreitet, und vieles mußte geregelt werden. Das Institut wurde 1962 als „IBICA Prof. Dr. Enderlein und Co." als offene Handelsgesellschaft eingetragen. Als Nachfolger hatte sich Enderlein seinen Enkel gewünscht, der Medizin studierte. Der hatte sich jedoch nach einem Einser-Examen im Physikum immer mehr zu einem schul-medizinischen Hardliner entwickelt. Enderlein entzog ihm daraufhin die finanzielle Unterstützung und zog damit die Frontlinie seines Kampfes mitten durch die Familie.[138] [246]

Das Durcheinander hatte sich auch bis in die Privaträume ausgebreitet, es gab Kämpfe im Hause Enderlein, vor allem wegen der chaotischen Zustände in Enderleins Bibliothek. Überall standen Kisten und Stapel von Büchern, Zeitschriften und Publikationen. Enderlein mußte wohl oder übel klein beigeben, und so vermachte er seine ganze entomologische Bibliothek einschließlich seiner entomologischen Publikationen und seiner Insekten-Sammlung dem Zoologischen Museum der Universität Hamburg. 24 Kisten [245] traten ihren Weg nach Hamburg an. Dort freute man sich über die großzügige Stiftung. Endlich verfügte das Museum wieder über einen Grundstock, nachdem die Entomologische Bibliothek während des Zweiten Weltkrieges völlig ausgebrannt war. Das Zoologische Museum Hamburg würdigte Enderlein in seinen „Entomologischen Mitteilungen" im Dezember 1970 mit der Veröffentlichung einer Bibliographie seiner entomologischen Publikationen. [2] Die Liste wurde von Sigrid Enderlein zusammengestellt. Enderlein hatte von allen seinen Publikationen ein Exemplar behalten und sie fortlaufend durchnumeriert. Nach seinem Tod verstreuten sich die Originale.

Von der wissenschaftlichen Arbeit ihres Mannes hatte Sigrid Enderlein im Grunde nichts verstanden, und vom Herstellungsverfahren der Präparate wußte sie überhaupt nichts, aber sie sah sich in der Verantwortung, Enderleins Kampf weiter zu führen. Oft bat sie Windstoßer um Rat und Auskunft, wenn sie Anfragen hatte oder es Probleme gab, und es Enderlein wieder einmal schlecht ging. Die Frage nach einer über eine beratende Funktion hinausgehende Mitarbeit von Windstoßer in der „IBICA" hatte sich noch nicht konkret gestellt. Sigrid ließ aber durchblicken, daß es ihr angenehm wäre, wenn Windstoßer sie bei der Leitung des Betriebes unterstützen würde. Windstoßer war mit seiner Klinik in wirtschaftliche Schwierigkeiten geraten und mußte überlegen, wie es weitergehen konnte.

[136] Brief von Sigrid Enderlein an Windstoßer vom 8.10.1964
[137] Brief von Sigrid Enderlein an Windstoßer vom 9.5.1962
[138] Brief von Enderlein an Windstoßer vom 20.2.1963

Mit Issels hatte er sich anläßlich einer Tagung des „Arbeitskreises für Geschwulstforschung" von Scheller überworfen. Es hatte Streit gegeben, bei dem es wohl um Enderleins Endobionten und Gerlachs Viromyceten ging. Gerlach hatte alle möglichen Entwicklungsphasen des Endobionten aus dem Blut Krebskranker isoliert und als Vakzine aufgearbeitet. Das war offensichtlich unklug, und dies war leicht zu erkennen, wenn man eine Vorstellung von den Entwicklungsvorgängen des Blutparasiten gewonnen hatte. Da waren sich Enderlein und Windstoßer einig.

Windstoßer hatte seine Klinik verkleinert und betrieb nun eine kleinere Landhausklinik in Bad Wiessee. Dort erholte sich Enderlein im Mai 1962 und konnte, wider Erwarten, sein neues Dezennium gestärkt beginnen. Windstoßer hatte eine zusammenfassende Einführung in die Enderlein-Therapie verfaßt und arbeitete an einer Schrift „Ernährungs-Grundregeln" [453], von der Enderlein ganz begeistert war. Noch einmal erholte sich Enderlein und er zeigte auch wieder Interesse an der Arbeit. Allerdings blieben seine „Schimpfkanonaden" aus, was eher ein schlechtes Zeichen war. Für die Weiterführung seines Laboratoriums hatte sich eine Übergangslösung gefunden; nur die Privaträume mußten gewechselt werden. In Wentorf in der Nähe von Reinbek bei Hamburg fand Enderlein sein letztes Domizil. Für die Herstellung der Präparate wollte er nun Lizenzen vergeben und dachte an die Firma von Dr. Strathmeyer in Hamburg, und auch Dr. Laves in Hannover war ein Wunschkandidat Enderleins. Die Firma Strathmeyer ließ jedoch über Dr. med. Alfred Baum vermitteln, daß man wirtschaftlich bereits ausgelastet sei, und die Verhandlungen mit der Firma Laves kamen nur schleppend zustande. Enderlein hatte Windstoßer gebeten, einen Kontakt mit der Firma herzustellen, aber Sigrid dachte, sie hätten noch Zeit, da sie ja das Labor momentan noch selbst weiterführen konnten. Bis Ende Januar 1963 mußten die Geschäftsräume aber dann doch endgültig geräumt werden. Sigrid versuchte den anstehenden Umzug vor ihrem Mann zu verheimlichen. Er hätte sich nur unnötig aufgeregt, da er nicht einsehen wollte, daß es für Gewerberäume keinen Mieterschutz gäbe. Sie hatten Glück im Unglück, daß sie die Räumlichkeiten nur ein Stockwerk tiefer verlegen mußten. Es war trotzdem eine „Mammutarbeit", bei der man sich auch noch räumlich vergrößert hatte. Sigrid hatte nun richtig Spaß an der Arbeit gefunden und wollte gerne weitermachen. Die Verhandlungen mit der Firma Laves waren mittlerweile auch in Gang gekommen, aber schon standen die nächsten Unannehmlichkeiten vor der Tür. Das Bundesgesundheitsamt forderte die Beipackzettel nach, und die Firma Beiersdorf hatte einen Einspruch gegen die Namen-Patentierung der Chondritine erhoben, mit der Begründung, daß man selbst ein Präparat mit dem Namen „Cornicilin" auf dem Markt habe und Verwechslungen zu befürchten seien. Auch die Firma Merck hatte vorsorglich Einspruch gegen die Bezeichnung erhoben. Zudem mußten die neuen Laborräume noch behördlich abgenommen werden, und so mußte man vorerst aus dem Bestand ausliefern.

Im Laufe des Jahres 1963 waren die Verhandlungen mit der Firma Laves wieder zum Stillstand gekommen. Sigrid war mit den Angelegenheiten zunehmend überfordert. Die Präparate waren inzwischen rezeptpflichtig, damit fiel der ganze Vertriebsweg über die Heilpraktiker weg. Durch Ausbau des Arzneimittelvertreterstammes versuchte man dem entgegenzuwirken. Im Juni 1964 war Windstoßer noch einmal zu Gast bei Enderlein. Er hielt in der „IBICA" einen Vortrag, und besprach die neue Auflage der „Behandlungs-Anweisungen" [184] mit Enderlein. Es wurde unter anderem über eine zukünftige Mitarbeit Windstoßers in der „IBICA" gesprochen, und auch das Wort „Teilhaberschaft" war im Gespräch gefallen, aber Sigrid hatte Bedenken geäußert.[139] [246] Die Arbeitsbelastung und die zunehmenden Probleme zogen auch an Sigrid nicht ohne gesundheitliche Folgen vorüber. Mehrfach erlitt sie einen „Kreislaufzusammenbruch" und mußte zweimal stationär

[139] Brief von Sigrid Enderlein an Windstoßer vom 8.7.1964 und Brief von Windstoßer an Sigrid Enderlein vom 26.6.1994

behandelt werden. Sie hatte nun andere Pläne für sich geschmiedet. Im Frühjahr 1965 wollte sie eine Heilpraktikerausbildung in München beginnen. Windstoßer hatte die nötigen Kontakte vermittelt, und Enderlein hatte nichts dagegen, daß seine Frau beabsichtigte, ihn monatelang allein zu lassen. Im Gegenteil, hatte Sigrid an Windstoßer geschrieben, er habe Freude daran, wenn sie nur Gefallen daran hätte.[140] [246]

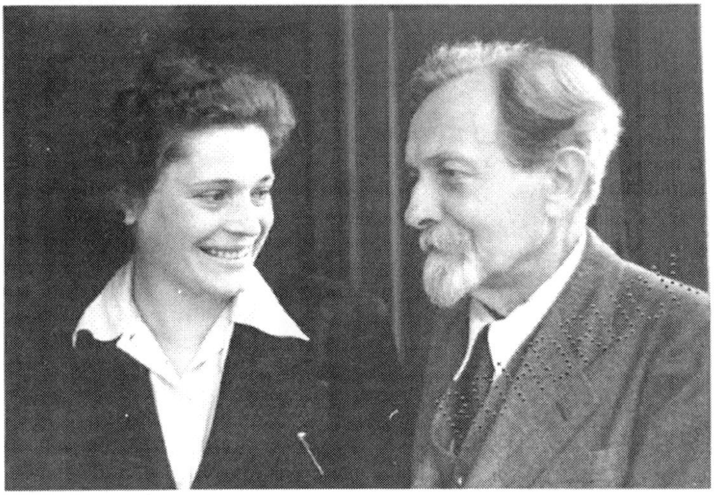

Abb. 36 Sigrid und Günther Enderlein um 1965 [229]

Die Fertigstellung der Neuauflage der „Behandlungs-Anweisungen" [184] zog sich ungebührlich in die Länge. Das Manuskript wechselte zur Korrektur jahrelang hin und her. Sigrid Enderlein hatte die „Behandlungs-Anweisungen" zur „Chefsache" erklärt und selbst immer wieder Korrekturwünsche angemerkt und damit erheblich zur Verzögerung der Publikation beigetragen. Im Januar 1965 schaltete sich Enderlein doch noch einmal persönlich in die Angelegenheit ein. Lange Zeit hatte nur Sigrid in brieflichem Kontakt mit Windstoßer gestanden, und man hatte sich lediglich gegenseitig Grüße bestellen lassen. Nun wurde die Angelegenheit dringlich; denn das Indikations-Verzeichnis wurde auch für die Eintragung in das Spezialitäten-Register beim Bundesgesundheitsamt benötigt.[141] [246]

Sigrid hatte inzwischen die Heilpraktikerausbildung in München begonnen. Das Verlagswesen und die Öffentlichkeitsarbeit lagen nun in den Händen von Herrn Rathmann, einem langjährigen Mitarbeiter. Die Herstellungsleitung hatte im Frühjahr 1966 Dr. med. vet. Reinstorf übernommen. Nur die „Behandlungs-Anweisungen" waren auch im Frühjahr 1967 noch nicht druckfertig. Der 95. Geburtstag Enderleins nahte und Windstoßer schrieb eine Würdigung für die Zeitschrift „Erfahrungsheilkunde". Windstoßer arbeitete nun an der Ringbergklinik bei Issels als Oberarzt, nachdem er seine Klinik endgültig aus wirtschaftlichen Gründen hatte schließen müssen. Windstoßer konnte sich bei Issels durchsetzen und schrieb an Enderlein: „Wie Sie wissen, ist die Ringberg-Klinik ja nun ein eifriger Abnehmer ihrer Präparate geworden, worüber sich keiner mehr freut als ich."[142] [246] Auch Enderlein freute sich darüber, daß Issels anscheinend den Wert seiner Heilmittel erkannt hatte. Die Würdigung von Windstoßer zu Enderleins 95. Geburtstag erschien mit einem aktuellen Portraitfoto in der Septemberausgabe der „Erfahrungsheilkunde" [187]. Enderlein freute sich über die gelungene Zusammenfassung seines Lebenswerkes. Vielleicht war ja die Zeit

---

[140] Brief von Sigrid Enderlein an Windstoßer vom 8.7.1964
[141] Brief von Enderlein an Windstoßer vom 24.1.1965
[142] Brief von Windstoßer an Enderlein vom 24.1.1968

gekommen die Bühne des Lebens in Frieden zu verlassen. Er hatte wieder einmal eine schwere Bronchitis und eine Phlegmone hinter sich, befand sich aber auf dem Weg der Besserung. So recht wollte er sich diesmal jedoch nicht erholen. Hans Harmsen hatte ebenfalls eine Würdigung von Enderleins Lebenswerk verfaßt, die am 23.9.1967 in der „Medizinischen Welt" erschien. Harmsen schreibt dort:

„Es kann hier nicht auf alle Ergebnisse und Ideen aus der Arbeit dieses einfallsreichen Mannes eingegangen werden; denn manche der von ihm angeregten wissenschaftlichen Entwicklungen sind durchaus noch im Fluß; doch einige seiner grundsätzlichen Neuorientierungen sollen hier wenigstens erwähnt werden, nicht zuletzt deshalb, weil sie von vielen seiner Zeitgenossen zunächst bestritten wurden, inzwischen aber einwandfrei bestätigt werden konnten. Noch bis zum Zweiten Weltkriege wurde es in den zuständigen Lehrbüchern als besonderes Charakteristikum der Bakterien herausgestellt, daß sie kernlos seien. Zwar hatte Ernst schon 1882 beim Mycobacterium tuberculosis mit Hämatoxylin gefärbte Kernäquivalente nachgewiesen. Doch wurde das offiziell ignoriert, und als Enderlein in seinen ersten Schriften und zusammenfassend in seiner Bakterien-Cyclogenie (Berlin 1925) solche Kernäquivalente in Bakterien nachwies, wurde ihm u. a. entgegengehalten, daß seine im Maßstab 1:10000 vergrößerten Zeichnungen fragwürdig wären, weil sie über den Vergrößerungsbereich des Lichtmikroskopes hinausgingen. Knapp zwanzig Jahre später brachte die Entdeckung des Phasenkontrastmikroskopes und des Elektronenmikroskopes Bestätigungen dafür, daß Bakterien Kernäquivalente besitzen. Wie sehr aber die damals strittigen Zeichnungen Enderleins mit neueren Mikrophotographien übereinstimmen, das mag nachfolgende Gegenüberstellung zeigen [vgl. Abb. 37] ... Unabhängig aber von einzelnen Forschungsergebnissen hat sich das Konzept des Pleomorphismus als richtig erwiesen. An der Tatsache erheblicher artspezifischer Formveränderungen bei Bakterien zweifelt heute niemand mehr. Die Entdeckung des Penicillins hat es zudem ermöglicht, durch Zugabe von Penicillin zum Nährmedium bizarre Umwandlungen der Bakterienform anzuregen und diese wiederum durch Zugabe von Penicillinase zu veranlassen, die ursprünglichen Formen des Bakteriums aus sich hervorgehen zu lassen, so daß ein im gewissen Sinne zyklischer Formwandel experimentell ausgelöst werden kann. Es wäre wohl zu wünschen, daß man aus solchen wissenschaftsgeschichtlichen Erfahrungen endlich die Lehre ziehen würde, der lebendigen Natur mehr zuzutrauen als den Systemen, die man in sie hineinkonstruiert." [163, S. 2272 f.]

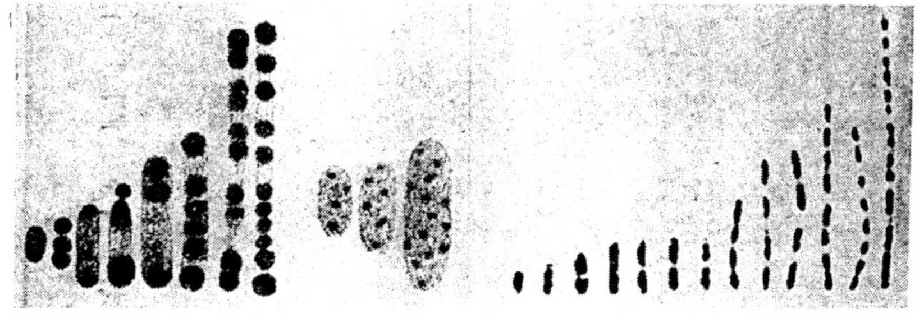

1-, 2-, 4-, 8-Kernstadium je eines Bakteriums der gleichen Art

A: Zeichnungen nach Enderlein. Bakterien-Cyclogenie, S. 206 (Berlin 1925)

B: Phasenkontrastaufnahmen, kombiniert; nach Knöll und Zapf, Zbl. f. Bakt. I, 157: 397 (1951/2)

Abb. 37 Gegenüberstellung von Enderleins Zeichnungen aus der „Bakterien-Cyclogenie" und Phasenkontrastaufnahmen [163]

Windstoßer hatte die Stelle bei Issels bald wieder gekündigt, um zum 1.7.1968 bei Werner Zabel[143] in Berchtesgaden anzufangen. Dieser wollte sich nun auch mehr der Krebstherapie widmen. Enderlein ließ Windstoßer über Reinstorf seine Glückwünsche für diese Entscheidung übermitteln. Reinstorf, der Herstellungsleiter, erwies sich als Glücksfall für die „IBICA". Er hielt das sinkende Schiff noch eine Zeitlang über Wasser. Reinstorf wollte die „Ernährungs-Grundregeln" von Windstoßer neu auflegen, was aus Kostengründen zunächst nicht möglich war. Wegen der Korrektur der Behandlungsanweisungen schrieb Windstoßer im November 1967 erneut einen Brief an Sigrid Enderlein. „Irgend jemand" hatte wieder allerlei unsinnige Passagen und Ergänzungen eingefügt. Bei allem Ärger gab es aber auch Erfreuliches zu berichten:

> *„Ich hörte gestern den Vortrag[144] eines französischen Forschers, der in Hagenau bei Strassburg ein privates medizinisches Laboratorium leitet. Er musste Iscadorpräparate gelegentlich der Einfuhr nach Frankreich auf Sterilität prüfen, was ihm bei tieferen Potenzen nur in den seltensten Fällen gelang. Selbstverständlich konnte die Ursache dieser ‚Verunreinigung' nicht am Sterilisationsverfahren liegen. Daraufhin züchtete der Betreffende die gefundenen Keime weiter und fand, daß sie sich unter besonderem pH zu Stäbchen und zu Mycelien weiterentwickeln. Er liess diese Pilzkulturen dann in einem anerkannten mykologischen Laboratorium in Holland identifizieren, und sie erwiesen sich als – Mucor racemosus! Die weiteren Untersuchungen ergaben, daß sich die Mistel, aus der das Iscador-Präparat ja gewonnen wird, mit Hilfe dieser botanischen Endobionten Zugang in das Holz der Äste verschafft, auf denen sie parasitiert. Die wurzelähnlichen Gebilde, die sie dabei in das Holz versenkt, sind an ihrer Spitze umgeben von diesen Mikroben, die gewissermassen den Nährboden für das Vordringen der Wurzeln vorbereiten, wohl enzymatisch. Weiter gelang dem Forscher noch der Nachweis, daß sich diese Mikroben bereits in den Zellen der Pflanze in ultramikroskopischer Größe vorfinden, wo wir sie für gewöhnlich als Zellgrana, Lysosomen usw. bezeichnen. Sie können aus den Zellen austreten und sind in der Lage, nach Koloniebildung sich wieder zu Pflanzenzellen zu entwickeln. Ich habe in meiner Diskussionsbemerkung meiner Freude Ausdruck gegeben, daß auch auf diesem Weg wieder einmal die Richtigkeit der Bakteriencyclogenie und der Endobioselehre Ihres Gatten bestätigt wurde, dessen Name dem betreffenden Forscher selbstverständlich, wie auch die Namen Schanderl, Villequez[145] usw., bestens bekannt war. Ich werde demnächst ein Manuskript dieses Vortrages erhalten und Ihnen, wenn irgend möglich, einen Abzug desselben zuschicken. Ihr Gatte wird sich sicherlich sehr darüber freuen."[146] [246]*

[143] Prof. Dr. med. Werner Zabel (1894-1978) studierte von 1919 bis 1925 in Heidelberg Medizin und schloß seine Fachausbildung in der Ophthalmologie ab. 1930 war er auf Grund seines eigenen Leberleidens in Berührung mit biologischen Heilverfahren gekommen und schloß eine Weiterbildung in der Inneren Medizin bei Gustav von Bergmann an. In biologischer Richtung bildete er sich bei Aschner, Bircher-Benner, Brauchle und Buchinger fort. In der Pyschotherapie hatte er sich bei Fritz Künkel weitergebildet. 1934 veröffentlichte er „Grenzerweiterung der Schulmedizin". 1935/36 war Zabel als Diätarzt am Rudolf-Hess-Krankenhaus in Dresden tätig, bis er 1937 eine eigene Privatklinik in Berchtesgaden eröffnete. Von 1949 bis 1953 leitete er die Kurse für Ganzheitsmedizin in Berchtesgaden. 1959 erschien seine Schrift „Ernährung und Krebs" und ein Jahr später die „Ganzheitsbehandlung der Geschwulsterkrankungen". [454] Einige Publikationen von Zabel siehe [463-466].

[144] Boespflug, Robert: Geheimnisvolle Mistelbeere. Krebs einmal aus anderer Sicht. Vortrag auf der Tagung der Gesellschaft für prä- und postoperative Tumortherapie 11.11.1968 in Bad Kreuznach. Siehe auch [267]

[145] E.J Villequez war Professor und Leiter des Institutes für Bluttransfusion in Dijon. Er hatte erstmals 1937 über Bakterien berichtet, die er aus menschlichen Malignomen gezüchtet hatte. Seitdem widmete er sich dem Studium der Pleomorphie und der Karzionogenese durch diesen Blutparasiten. Er wurde auf diesem Gebiet zur führenden Persönlichkeit des französischen Sprachraums.[456]

[146] Brief von Windstoßer an Sigrid Enderlein vom 12.11.1967

Im Mai 1968 schickte Windstoßer eine Kopie des Vortrages von Boespflug an Reinstorf und noch einen kurzen Artikel, den er im „Deutschen Ärzteblatt" gefunden hatte. Der Artikel unter der Rubrik Notizen handelt von Joshua Lederberg und Edward Lawrie Tatum und trägt die klingende Überschrift „Infektiöser Bakterien Sex" [290]. In der Notiz wird berichtet, daß Lederberg und Tatum geschlechtliche Vermehrungsvorgänge bei Bakterien nachweisen konnten, worüber sie bereits 1946 berichtet hätten. Reinstorf bat Windstoßer, er möge wegen dem Prioritätsrecht von Enderlein eine Richtigstellung an das Deutsche Ärzteblatt schicken, wozu Windstoßer gerne bereit war. In der Folge der Ereignisse kam er aber wohl nicht mehr dazu.

Seinen 96. Geburtstag feierte Enderlein im Kreise der Familie, er starb vier Tage später am 11.8.1968. Seine letzte Ruhestätte fand er auf dem Friedhof in Wentorf [227]. Die Trauerfeier fand am 14. August um 15 Uhr in der Friedhofskapelle statt. Am Morgen hatte man zu einem Requiem in der Herz-Jesu-Kirche in Reinbek geladen. Sigrid hatte eine ganz schlichte Todesanzeige aufgesetzt: „Nach einem langen, erfüllten Leben im Dienste der Menschheit hat Gott meinen lieben Mann, unseren Vater, Großvater und Urgroßvater Günther Enderlein im 97. Lebensjahr heimgeholt. Gott hat ihn uns geschenkt, Gott hat ihn wieder genommen, gepriesen sei sein Name." [226] Neben Sigrids Namen stehen seine beiden Kinder Erna und Günther sowie die Enkel Irmgard, Gerhard und Gisela und die Urenkelin Katherin auf der Liste der trauernden Familienangehörigen. Sein Bruder Walther, der noch am 95. Geburtstag von Enderlein zu den Gratulanten gehörte, war wohl in der Zwischenzeit auch verstorben. Seine Frau, die Enderlein als Alleinerbin eingesetzt hatte, ein Umstand, der bereits im Vorfeld innerhalb der Familie zu Streitigkeiten geführt hatte, konnte den Betrieb noch einige Zeit weiterführen.

Reinstorf und Sigrid blieben weiterhin in Kontakt mit Windstoßer, und so lassen sich die Ereignisse um die abschließende Demontage von Enderleins Lebenswerk noch bis zum Schluß verfolgen. Enderleins Kampf für eine biologische Medizin war nicht ganz fruchtlos geblieben. Die Gemeinde der immunbiologisch arbeitenden und forschenden Ärzte wuchs. Windstoßer war nun vielbeschäftigt; er war nach Bad Salzuflen umgezogen und plante, dort ein Krebs-Sanatorium zu betreiben. Reinstorf, der ihm dabei behilflich sein wollte, war es allerdings trotz aller Bemühungen nicht gelungen, eine passende Lokalität für Windstoßer zu finden. Reinstorf hatte sich noch einmal wegen einer Neuauflage der „Ernährungs-Grundregeln" an Windstoßer gewandt, und im Juli 1969 war Windstoßers Hilfe wieder einmal für einen Bericht gefragt über seine therapeutischen Erfahrungen mit den Heilmitteln von Enderlein. Der Bericht wurde benötigt, um die Verhandlungsposition der „IBICA" bei dem Kieler Innenministerium zu stärken.

Windstoßer eröffnete in Bad Salzuflen eine Praxis und engagierte sich weiter in der „Gesellschaft für prä- und postoperative Tumortherapie". Sein Buch „Krebs in der Praxis" hatte er Reinstorf zugesandt mit der Bitte, es zu verlegen. Aber Sigrid hatte erneut Einwände. Im Juni 1970 hatte Reinstorf Windstoßer bei dem Treffen von Scheller in München vermißt. Issels fehlte auch und J. Varro war in Wien, wo die interessanteren Redner wie Alfred Pischinger und Gottfried Kellner sprachen. Windstoßer konnte nicht kommen; er war beruflich vollkommen überlastet. In seiner neuen Praxis konnte er sich vor Patienten kaum retten, und er mußte noch zwei Referate für die Naturheilkunde-Tagung des „Zentralverbandes der Ärzte für Naturheilverfahren" in Freudenstadt und die „Erfahrungsheilkunde-Tagung" in Baden-Baden vorbereiten. In Baden-Baden hatte Windstoßer ab 1974 das jährlich dort stattfindende Symposium „Ganzheitsmedizinische Behandlung Krebskranker und Krebsgefährdeter" initiiert und bis 1994 geleitet. Zum zweiten Todestag von Enderlein überreichte die „IBICA" den alten Mitstreitern Enderleins letzte Veröffentlichung, die „Folia Isopathica", mit einem Aufsatz von Enderlein „Die Fundamental-Faktoren der ‚Humoral-Pathologie' auf dem Wege der ‚isopathischen Heilweise' der

Genese". [123] Es war die Nr. 488[147] seiner Publikationen. Nr. 489 wäre die „Folia Cosmica" gewesen, an der Enderlein in den 60er Jahren gearbeitet hatte. Das unveröffentlichte Manuskript fand sich in seinem Nachlaß. Er beschäftigte sich dort mit allen Erdenklichem; der S-förmigen Pendulationsbewegung der Erdachse zum Beispiel, den Kontinentaldrifts und der Bildung der Ozeane. Er betrachtete die Wege der Völkerwanderungen der frühen Menschen an Hand sprachlicher und vergleichend-morphologischer Merkmale. Plato sei Ostfriese gewesen liest man dort, und noch allerlei Verwunderliches mehr. [124] Enderlein war viel belesen und unter den Büchern, die seine Bibliothek füllten, gab es eine ganze Anzahl Schriften von außergewöhnlichen Autoren, die sich jeweils durch außerordentliche Theorien von ihren Fachkollegen abhoben. Für seine „Folia cosmica" hatte Enderlein eine Reihe solcher ungewöhnlichen sprachwissenschaftlichen, anthropologischen, geowissenschaftlichen und archäologischen Theorien herangezogen, doch schien seine altersbedingte Anämie zu einer Altersverwirrtheit geführt zu haben. Seine kosmologischen Betrachtungen bleiben daher verworren und unverständlich.

Mit dem Bescheid vom 3.3.1972 lehnte das Bundesgesundheitsamt in Berlin die am 20.5.1966 eingegangen Registrierungsanträge der Enderlein-Präparate für die Eintragung in das Arzneispezialitätenregister unter Vorbehalt ab. [233] Das Bundesgesundheitsamt stellte fest, daß ausnahmslos alle Präparate Sera und Impfstoffe im Sinne des § 3 AMG (Arzneimittelgesetz) und der Definition der entsprechenden Monographie des Deutschen Arzneibuches, 7. Ausgabe 1968 (DAB 7) und demzufolge verschreibungspflichtig nach der Verordnung gemäß § 35 AMG seien. Es folgte eine vier DIN A4 Seiten lange Mängelliste und Nachforderungen. Um diese Mängel zu beheben, wurde der Firma eine Frist bis zum 1.3.1973 gesetzt. Gleichzeitig wurde darauf hingewiesen, daß Prof. Enderlein persönlich die Erlaubnis zur Herstellung von Impfstoffen und Sera erhalten hatte, die mit seinem Ableben jedoch erloschen sei. Der Firma wurde aus diesem Grund die weitere Herstellung der Präparate untersagt. [233]

In ihrer Not wandte sich Sigrid Enderlein wieder an Windstoßer, der zu einigen Beanstandungen Stellung nahm; aber es war bereits zu spät. Die Beanstandungen des Bundesgesundheitsamtes waren zum Teil durchaus berechtigt und konnten nicht aus dem Weg geräumt werden. Und so konnte Windstoßer im Grunde nur noch seinem Bedauern Ausdruck geben:

> *„Es ist jammerschade, daß all diese Dinge nicht zu Lebzeiten Ihres Gatten geregelt wurden. War schon der bisherige mehrfache Namenswechsel für die Präparate nur nachteilig, so läßt sich die Situation jetzt möglicherweise nur durch einen erneuten Namenswechsel retten. Für die Durchführung der klinischen Überprüfung sehe ich überhaupt keine Möglichkeit. Ihre Beratung war in dieser Hinsicht seit Jahrzehnten denkbar schlecht, und auch die Forschungsergebnisse Ihres Gatten hätten eine ganz andere Basis, wenn er hinsichtlich der Dokumentation besser beraten gewesen wäre."*[148] *[246]*

Windstoßer erkundigte sich dann noch ganz bescheiden bei Sigrid, was denn eigentlich ihr Herstellungsleiter, Dr. Reinstorf, zu der ganzen Angelegenheit sagen würde, er wäre ja wohl der richtige Ansprechpartner. Sigrid nahm die Rettungsvorschläge von Windstoßer dankbar auf und beabsichtigte einen Kreis Berater um sich zu versammeln. Sie wollte nun die Ansichten eines Veterinärmediziners, eines Bakteriologen und eines Arzneimittelgroßhändlers in dieser Angelegenheit hören. In den darauffolgenden Monaten bemühte man sich, die Anforderungen des Bundesgesundheitsamtes zu erfüllen. Jedoch reichte es nicht

[147] Nummerierung von Enderlein
[148] Brief von Windstoßer an Sigrid Enderlein vom 23.5.1972

mehr für die Zulassung der Präparate. Sigrid hatte zwar in einem Kommentar über einen Gesetzentwurf für phytotherapeutische und homöopathische Arzneimittel gelesen, daß es für diese Heilmittel eine Übergangsfrist von 12 Jahren gäbe, und nach Enderlein gehörten die Chondritine zur Gruppe der Phytotherapeutika, die erforderlichen Gutachten hätten aber erhebliche Summen verschlungen, die Sigrid nicht aufbringen konnte. Am 31.12.1973 mußte sie den Betrieb schließen, die laufenden Kosten konnten nicht mehr bestritten werden. Sigrid ließ jedoch noch bis 1974 in kleinem Umfang weiter produzieren. Reinstorf verstarb im Laufe des Jahres 1974 und Dr. med. vet. Tilgner hatte die Kontrolle über die Herstellung der Präparate erhalten. Auch Issels und Zabel hatten ihre Kliniken 1972 schließen müssen. Das seien wohl die „Zeichen der Zeit", die den biologischen und ganzheitsmedizinischen Bestrebungen nicht günstig gesinnt seien, hatte Windstoßer hierzu bemerkt.[149] [246]

Sigrid kämpfte noch eine Zeit weiter. Die Laboreinrichtung wurde 1975 an den langjährigen Arzneimittelreferenten der Firma, Heinrich Kehlbeck, verkauft, der auch die Herstellungsunterlagen erwarb. Die Firma „IBICA" wurde stillgelegt, jedoch nicht aus dem Handelsregister gelöscht. Sigrid wollte damit andeuten, daß sich die Firma in einem neuen Lebensabschnitt befände. Sie hoffte immer noch auf die Wiederbelebung des Lebenswerkes ihres Mannes. Den Verlag wollte sie weiterführen. Ein Freund ihres Mannes, ein Studienrat für Naturwissenschaften, hatte ihr das Angebot gemacht, von den Blutausstrichen Aufnahmen mit dem Elektronenmikroskop machen zu lassen. Sigrid war der Gedanke gekommen, daß dies eine wunderbare Gelegenheit sei, den Komplex der Endobiosis, so wie ihn Enderlein in seinen Publikationen „Akmon" und „Immunobiologica" skizziert hatte, elektronenmikroskopisch zu erfassen. Windstoßer mußte ihr jedoch mitteilen, daß es bereits hunderte solcher elektronenmikroskopischer Aufnahmen gäbe, und daß man das Vorhandensein dieser Phänomene gar nicht bezweifelte, lediglich über die Bedeutung und die Nomenklatur herrsche Uneinigkeit. 1978 meldete sich Sigrid ein letztes Mal bei Windstoßer, sie mußte nun auch den Betrieb des AKMON-Verlages einstellen und zog sich ins Privatleben zurück. Sie verstarb 1998 in einem Senioren-Stift in der Nähe von Hamburg.[150]

10 Rezeption

Die von Sigrid Enderlein erhoffte „Wiederbelebung" von Enderleins Lebenswerk ließ nicht lange auf sich warten. Allerdings nicht in der Form, die sich Enderlein gewünscht hätte. Seine wissenschaftlichen Arbeiten wurden in den folgenden Jahrzehnten von seinen Anhängern auf vielfältige Weise sinnentstellt. Heinrich Kehlbeck, der 1975 die Produktionseinrichtung der „IBICA" mit den Herstellungsunterlagen übernommen hatte, erwarb im gleichen Jahr außerdem die Firma Sanum, die später Sanum-Kehlbeck genannt wurde. Bei der Firma Sanum in Berlin wurde seit 1934 die Kaltblütertuberkulose-Vakzine „Utilin®" produziert sowie weitere immun-biologische Bakterien-Präparate. Kehlbeck hatte damit eine funktionierende Firma erworben, die er zu einem erfolgreichen mittelständischen Unternehmen ausbaute. Die Firma Sanum übernahm die Präparate der „IBICA". Damit stand Kehlbeck vor der Herausforderung, die erforderlichen Gutachten und Unterlagen für die erneute Registrierung der Präparate zu beschaffen. Auf Grund der Novellierung des Arzneimittelgesetztes war 1976 auch die Registrierung homöopathischer Präparate beim Bundesgesundheitsamt erforderlich, für die es bis dahin eine Ausnahmeregelung gab. Die Original-Präparate von Enderlein mußten für die Registrierung abgeändert werden. Sie enthielten neben Phenol zur Stabilisierung der Eiweiße auch Vitamin- und Enzym-Zusätze.

[149] Brief von Windstoßer an Sigrid Enderlein vom 14.10.1973
[150] Gesprächsnotiz Matthias Dräger

Der Anfang 1976 gegründete „Arbeitskreis zur Wiederherstellung des Symbiosegleichgewichtes beim Menschen e. V." half Kehlbeck bei der Beschaffung der erforderlichen Unterlagen. Der 1. Vorsitzende des Vereins war Dr. Hugo Wagner, Veterinärarzt und Heilpraktiker, der Geschäftsführer Dipl.-Ing. Willi Prigge, Heilpraktiker, und der wissenschaftliche Leiter Dr. med. Alfred Baum, Internist und Facharzt für Lungenkrankheiten. [411, Nr. 1] 1978 gelang die Registrierung der abgeänderten Präparate. Bereits 1982 war die Firma Sanum-Kehlbeck, nach eigenen Angaben, mit einem Anteil von einem Drittel aller in der Bundesrepublik Deutschland zugelassenen homöopathischen Präparate, zum Marktführer geworden. [411, Nr. 1] Die Firma erweiterte das Spektrum ihres Angebotes durch Zukauf und Entwicklung eigener Isopathika aus Hefe- und Schimmelpilzen auf den von Enderlein geschaffenen Grundlagen. Mit dem Erwerb des „Semmelweis-Instituts" kam ein Verlag hinzu, der seit Anfang der 80er Jahre für die Verbreitung von Nachdrucken und Neuerscheinungen von und über Enderlein sorgt, sowie weiterer Autoren, die auf den Gebieten der Pleomorphie und Endosymbionten gearbeitet haben. Seit November 1987 erscheint einmal im Quartal die Firmenzeitschrift „Sanum-Post" mit Beiträgen von Ärzten und Heilpraktikern zu einer „ganzheitlich-biologischen Therapie". Zentrale Themen der Aufsätze sind die Ursachen und Behandlung von Erkrankungen, die als Folge einer Symbiosestörung mit den im menschlichen Organismus vorhandenen Mikroorganismen angesehen werden. Die grundlegenden Arbeiten von Enderlein werden in diesem Zusammenhang immer wieder genannt und hervorgehoben.

Vielfältige Aktivitäten entfalteten sich um das Werk und die Person Enderlein. Die Firma Sanum-Kehlbeck prägte die „Sanum-Therapie nach Enderlein" und die „Blutdiagnostik im Dunkelfeld nach Enderlein". In Vorträgen und Seminaren, auf Tagungen und Kongressen wird dies interessierten Heilpraktikern und Ärzten vermittelt. Die Veranstaltungen werden in vielen Ländern angeboten. Die Firma Sanum-Kehlbeck unterhält Firmen-Partnerschaften in Dänemark, Norwegen, Schweden, Luxenburg, Italien, Österreich, Schweiz, Portugal, Großbritannien, Israel, Saudi-Arabien, Südafrika, Neuseeland, USA und China. [411, Nr. 14 u. Nr. 50]

Mit dem Aufkommen des Internets in den 90er Jahren stieg die Anzahl der Beiträge über Enderlein rapide an. Gibt man die Suchbegriffe: Prof. Dr. Günther Enderlein, Bakterien-Cyclogenie, Endobiont, Pleomorphismus oder Isopathie in eine Suchmaschine ein, so erhält man zur Zeit zwischen 300 und 1000 Einträge. Bei den Suchbegriffen Enderlein und Dunkelfeldmikroskopie steigt die Anzahl der Treffer auf 10.000 an. Auf allen diesen Seiten kann man etwas über Enderlein und seine Entdeckungen lesen. Inhaltlich zeichnen sich die allermeisten Beiträge durch fehlende Sachkenntnis der Originalarbeiten aus. In der Regel wird eine Entdeckungsgeschichte kolportiert, die von Alfred Baum stammt. Sie steht in der Einführung des Nachdrucks der „Bakterien-Cyclogenie" von 1981 [10], in dem Kompendium der „Sanum-Therapie" von 1988 [409] und in dem „Repertorium der Sanum-Arzneimittel" von 1997 [410]. Baum schrieb:

> *„Im Jahre 1916 erfolgte die Entdeckung Enderleins, von der viele Veränderungen in dieser Welt abhängen werden. Anläßlich der Arbeiten über Fleckfieber beobachtete er im Blutdunkelfeld bewegliche Kleinstlebewesen, die mit höher organisierten Bakterien eine Verbindung eingingen. Dieses Kopulationsprodukt wurde blitzschnell unsichtbar. Enderlein vermutete hier Geschlechtsvorgänge, bei den nicht höhere Formen (wie bei der embryonalen Entwicklung), sondern niedere, dem Auge im Lichtmikroskop unsichtbare entstanden seien. Diese begeißelten, stark beweglichen Elemente wurden „Spermite" genannt. Enderlein hatte außerdem schon erkannt, daß im Blut von Säugetieren immer ein Symbiont pflanzlicher Herkunft anzutreffen war. Dieser Organismus trat in verschiedenen Formen auf, die unter anderem bei der Blutgerinnung lebensnotwendige Funktionen erfüllten (Thrombocyten). Alles Leben entsprach also einer ‚gigantischen Ursymbiose'. Denn ohne Möglichkeit der Blutgerinnung hätte es keine Wirbeltiere gegeben. Gesundes*

Leben mußte eine Eusymbiose sein; dann konnten Krankheiten nur eine gestörte Symbiose darstellen" [10, S. VI; 409, S. 9; 410, S. 7]

Diese Entdeckungs-Geschichte wurde von vielen Autoren aufgegriffen, so zum Beispiel von dem Heilpraktiker Franz Arnoul, der Ende der 70er Jahre auf den „Arbeitskreis zur Wiederherstellung des Symbiosegleichgewichtes beim Menschen e. V." aufmerksam wurde. Arnoul litt unter rheumatischen Beschwerden und war auf der Suche nach alternativen Behandlungsmethoden. Erfolgreich mit den Enderlein-Präparaten behandelt, wurde er selbst zum überzeugten Anwender der „Sanum-Therapie nach Enderlein". [411, Nr. 42] Er schrieb mehrere Artikel für die „Sanum-Post" und veröffentlichte 1993 zusammen mit der Biologin Cornelia Schwerdtle eine „Einführung in die Dunkelfeld-Mikroskopie nach Prof. Dr. Günther Enderlein" [179] und 1998 das populär geschriebene Buch „Der Schlüssel des Lebens. Heilung durch die biologische Therapie nach Professor Dr. Enderlein" [128].

Aber auch promovierte Ärzte übernahmen ungeprüft die Darstellungen von Baum, so z. B. Maria Bleker, die 1993 ebenfalls einen Leitfaden zur „Blutuntersuchung im Dunkelfeld nach Prof. Dr. Günther Enderlein" [132] zusammengestellt hat. 1994 wurde die Arbeitsgruppe „Enderlein Live" gegründet, die es sich zur Aufgabe gemacht hat, die zentralen Arbeiten von Enderlein zu veröffentlichen, die für sein theoretisches Konzept von Bedeutung seien. Die Arbeitsgruppe setzte sich 1994 aus folgenden Mitgliedern zusammen: Dr. med. Mujeer Al-Haj, Dr. med. Maria M. Bleker, Dr. med. Herbert Flaskamp, Dr. med. Peter Friedel, Dr. med. Christof Graf, Dr. med. Reimund Greischel, Dr. med. Sonja Gruner, Dr. med. Eugen Hüngerle, Dr. med. Klaus Karsch, Dr. med. Siegfried Küber, Dr. med. Elisabeth Rau, Dr. med. Thomas Rau und Dr. med. Gilbert Weidmann. [411, Nr. 26] Erstes Ergebnis der Arbeitsgruppe war die Veröffentlichung von Enderleins Aufsatz „Das Ende der Herrschaft der Zelle als letzte biologische Einheit" [31]. Zum „besseren Verständnis" wurde das Glossar aus der „Bakterien-Cyclogenie" angefügt, das sich nur dem erschließt, der die „Bakterien-Cyclogenie" durchgearbeitet hat. [411, Nr. 28]

Man kann viel lesen über Enderlein und über den Pleomorphismus der Mikroben, über die Bakterien-Cyclogenie, den Endobionten und die Isopathie. Es gibt kaum einen Text, der einer kritischen Überprüfung standhält. Eine Ausnahme ist meiner Ansicht nach die Einführung von Georg Meinecke in dem Nachdruck von William Dunbars Monographie [301]. Statt dessen findet sich viel Konstruiertes, wie z. B. Phantasie-Zyklen der „Mucor-Zyklode" und der „Aspergillus-Zyklode" von Arnoul und Rau 1998 [408] und Iliane Zenzinger 1999 [411, Nr. 49]. Thomas Rau ist ärztlicher Leiter der „Paracelsus-Klinik" in Lustmühle, einer privaten naturheilkundlich orientierten Klinik in der Schweiz, die als „Referenz-Klinik" der Firma Sanum-Kehlbeck angesehen wird. Rau hält Vorträge auf der „Medizinischen Woche Baden-Baden" und gibt Kurse zum Thema „Dunkelfeldmikroskopie".

Selbst ein renommierter Wissenschaftler wie Dr. rer. nat. Dr. med. vet. Peter Schneider übernimmt in seinem Aufsatz „Prof. Enderleins Forschung aus heutiger Sicht. Lassen sich die Forschungsergebnisse mit modernen Untersuchungsmethoden bestätigen?" [177] nicht belegbare Interpretationen von Enderleins Arbeiten.

An dieser Stelle müßten noch weitere Autoren genannt werden, die seit den 70er Jahren ihren Beitrag zu den Fehldeutungen von Enderleins Lebenswerk geleistet haben. Viele haben wohl in bester Absicht und in voller Überzeugung die Fehldarstellungen übernommen. Die Hauptgründe dafür sehe ich in den schwer verständlichen Texten und Forschungen von Enderlein, der überzeugenden Wirksamkeit seiner Präparate und der Faszination, die bei der Betrachtung des Blutes im Dunkelfeld ausgelöst wird. Ich will es an dieser Stelle jedoch noch einmal deutlich sagen: Es gab keine „Dunkelfeldmikroskopie nach Enderlein", und er hat auch nicht behauptet, daß man mit dieser Methode eine Krebs-

Diagnose stellen kann. Ungeachtet dieser Tatsache findet diese Methode immer mehr Interessenten in der Ärzteschaft.

An der Universität in Gießen wurde eine prospektive Studie durchgeführt „Erlaubt die Dunkelfeldmikroskopie nach Enderlein die Diagnose von Krebs?", die 2005 in der Zeitschrift „Forschende Komplementärmedizin und klassische Naturheilkunde" veröffentlicht wurde. [148] Die Autoren Samer El-Safadi und Prof. Dr. med. Hans-Rudolf Tinneberg, Direktor der Universitäts-Frauenklinik Gießen, kommen in dieser Studie zu dem nicht überraschenden Ergebnis, daß diese Methode nicht geeignet erscheint.

In Amerika gibt es seit den 90er Jahren eine wachsende Anzahl Ärzte, die sich für die „Blutuntersuchung im Dunkelfeld nach Enderlein" interessieren und für die daran geknüpfte „Sanum-Therapie". Micheal Sheehan, Micheal Coyle und Gitte Jensen sind z. B. bekannte Namen der amerikanischen „Pleomorphismus-Szene". Jensen organisierte 1999 das erste internationale Symposium „Pleomorphic Microbes in Health and Disease" in Montreal, Kanada, das jährlich stattfinden sollte. Doch bereits nach dem zweiten Symposium, das 2000 in Ashland, Oregon, stattfand, erlahmten die Aktivitäten. Dafür gibt es eine steigende Anzahl von Firmen, die ein lukratives Geschäft gewittert haben. Auf dem Symposium in Ashland präsentierten sich die Firmen „BioMicrotech Inc." von Dr. Tim Richardson, die "Immunosciences Lab Inc." von Dr. Aristo Vojdani, die „Actilab Pharma Inc." von Dr. Ali Khamessan, die „Australian Biologics Inc." von Jennie Burke, die „Syntrion GmbH" von dem Biochemiker Ronald Ullmann, die „Bioresource Inc." von Micheal Sheehan und die „Pleomorphic Product Sales Inc." [338, 339]

Sheehan gründete 1998 die Firma „Bioresource Inc." in Kalifornien, die die Enderlein-Präparate der Firma „SanPharma" vertreibt. Die „SanPharma" wurde 1977 von Gerhard Schröder, Dohren bei Hamburg, gegründet, der 1969 die Lizenz für die Herstellung der Enderlein-Präparate erwarb. Schröder ist mit den Präparaten vorwiegend in Schweden auf dem Markt. Erst in jüngster Zeit wurden drei Zäpfchen-Präparate aus den Schimmelpilzen der Gattungen *Mucor*, *Aspergillus* und *Penicillium* auch in Deutschland zugelassen.

Neben den kommerziell ausgerichteten Aktivitäten gibt es auch Patienten-Selbsthilfe-Organisationen und andere Interessensgemeinschaften, die sich für die „Enderlein-Therapie" einsetzen. 1998 wurde von Franz Arnoul die „Gesellschaft zur Förderung des Pleomorphismus und Ganzheitsmedizin e. V." gegründet, und 2002 initiierten Dr. med. Konrad Werthmann und der Heilpraktiker Sigurd Berndt die „Gesellschaft für Isotherapie" innerhalb des Vereins „Aktiv-Gesund e.V." [411, Nr. 62] Werthmann ist Kinderarzt und arbeitet seit etwa 25 Jahren mit den Präparaten von Sanum-Kehlbeck. Er ist für die Firma als wissenschaftlicher Leiter tätig und Autor vieler Aufsätze in der „Sanum-Post" sowie einiger Bücher.

Zusammenfassend kann man sagen, daß es seit dem Erscheinen der „Bakterien-Cyclogenie" im Jahr 1925 bis zum heutigen Tag niemals ruhig um Enderlein wurde. Die Kernaussagen seiner Forschungen wurden nur zum Teil verstanden, und im Detail nicht richtig wiedergegeben. Für den Behandler spielt es im Grunde keine Rolle, auf welche Weise sich die Primitivformen der Bakterien zu Hefen und Schimmelpilzen entwickeln. Jedoch verhinderten die wissenschaftlich nicht haltbaren Interpretationen von Enderleins Forschungsergebnissen die allgemeine Verbreitung seiner immunbiologischen Behandlungsmethode innerhalb der Ärzteschaft. Denn mit der Entwicklung der isopathischen „Chondritin-Präparate" hat Enderlein das stärkste Argument für die Richtigkeit seiner Auffassungen geschaffen. Seine Präparate werden heute als homöopathische Arzneimittel von den Firmen Sanum-Kehlbeck, Hoya und SanPharma, Dohren hergestellt und sind frei verkäuflich in Apotheken erhältlich.

11 Zusammenfassung

In der vorliegenden Arbeit habe ich das Leben und Lebenswerk von Prof. Dr. phil. Günther Enderlein nachgezeichnet. Dabei habe ich vor allem den für die Medizin relevanten Teil seiner Publikationen dargestellt. Ursprünglich war Enderlein Professor für Zoologie und Kustos am Entomologischen Museum der Universität in Berlin. Er studierte von 1894 bis 1898 in Leipzig und Berlin Naturwissenschaften mit dem Schwerpunkt Zoologie und promovierte 1898 mit „summa cum laude" zum Dr. phil. der Zoologie. Zu seinen herausragenden Lehrern gehörten Rudolf Leuckart, der Begründer der medizinischen Parasitologie, Wilhelm Ostwald, Nobelpreisträger für Chemie und Mitbegründer der physikalischen Chemie, sowie der Botaniker und Pflanzenphysiologe Wilhelm Pfeffer. Diese Männer prägten sein naturwissenschaftliches Verständnis von den Lebens- und Entwicklungsprozessen. Bei Leuckart lernte Enderlein die klassische Untersuchungsmethode der Biologen, die vergleichende Morphologie, kennen, die er später auf die Bakteriologie übertrug.

Beruflich entwickelte sich Enderlein zu einem international gefragten Experten auf entomologischem Gebiet. Seine Spezialgebiete waren Flöhe, Fliegen, Läuse und parasitische Insekten. Es waren vor allem die kleinsten Vertreter unter den Insekten, die ihn interessierten. 1899 erhielt Enderlein seine erste Anstellung als Assistent an der Landwirtschaftlichen Hochschule Berlin. Eineinhalb Jahre später wurde er Assistent an der entomologischen Abteilung am Zoologischen Museum in Berlin. Damit hatte er die Möglichkeit erhalten, Beruf und Hobby miteinander zu vereinen. Im Juli 1906 nahm er die Stelle als Kustos am Städtischen Museum in Stettin an und wurde dort 1912 Abteilungsvorsteher. Der Erste Weltkrieg unterbrach seine berufliche Kariere. Er meldete sich 1914 als Dienstfreiwilliger und wurde als Heeresbakteriologe und Serologe beim 2. Armeekorps in Stettin eingestellt. Es war der Beginn seiner zweiten beruflichen Kariere als Bakteriologe. Er wurde als Stabsarzt eingestellt und mit der Untersuchung von humanpathogenen Keimen betraut. Von dem Gehalt richtete sich Enderlein ein Labor in seinem privaten Haushalt ein, in dem er nach Dienstschluß seine bakteriologischen Untersuchungen fortsetzte. Es gelangen ihm die Darstellung der Kernäquivalente der Bakterien und der Nachweis der sexuellen Fortpflanzung der Bakterien am Beispiel des Cholera-Erregers. Zwei Jahre konnte er seinen systematischen vergleichend-morphologischen Studien nachgehen, bevor er 1917 als Sanitäter und bald darauf als Meteorologe bei den Luftschiffen gebraucht wurde. Zu Kriegsende hin war er als Statistiker in Stettin tätig.

In der Zeit von 1914 bis 1916 entstand sein bakteriologisches Hauptwerk „Bakterien-Cyclogenie", das kriegsbedingt erst 1925 veröffentlicht wurde. Enderlein konnte nachweisen, daß sich Bakterien nicht ausschließlich durch Zweiteilung vermehren, sondern einem komplexen kreisläufigen Entwicklungs-Zyklus unterliegen. Er widersprach damit der gängigen Lehrmeinung der Bakteriologie und belebte die alte Diskussion über den Pleomorphismus der Mikroben.

Nach dem Ersten Weltkrieg bekam Enderlein eine Anstellung als Kustos und Abteilungsvorsteher am Zoologischen Museum der Universität Berlin, wo er mit der Verwaltung der Zentralstelle für blutsaugende Insekten betraut wurde. 1920 verstarb seine Ehefrau Anna, geborene Jacob, an den Folgen einer Tuberkulose. Sie hatten 1904 geheiratet und zwei Kinder, Erna und Günther, 1902 und 1905 geboren.

1924 erhielt er den Titel Professor als Dienstbezeichnung. Bis zu seiner Pensionierung im Jahr 1937 blieb Enderlein am Zoologischen Museum. Er verfaßte 377 entomologische Arbeiten und über hundert weitere wissenschaftliche Arbeiten auf den Gebieten der Bakteriologie, Immunbiologie, Hämatologie, Onkologie und weiteren Gebieten der Medizin sowie gesundheits-biologische Schriften in der Tradition der Lebensreform-Bewegung. Er war Begründer und Herausgeber des „Archivs für klassifikatorische und phylogenetische Entomologie" in Wien, des „Archivs für Entwicklungsgeschichte der Bakterien" (1931-1944) in Berlin sowie der Schriftenreihen „Immunobiologica" (1946-1954) und „Akmon. Bausteine zur Vollgesundheit und Akmosophie" (1955-1959). Er war Ehrenmitglied in mehreren wissenschaftlichen Gesellschaften.

Seine bakteriologischen Forschungen betrieb er seit dem Ersten Weltkrieg nebenberuflich. Von 1927 bis 1931 führte er gemeinsam mit Prof. Dr. med. Hans Herzog umfangreiche Tuberkulose-Studien durch. Am Beispiel des Tuberkulose-Erregers gelang ihm erstmals der Nachweis submikroskopischer Primitivphasen der Bakterien (kolloidale Kerneiweiße), die er Chondrite nannte, und die Überführung der Erreger in einen Schimmelpilz der Gattung Aspergillus. Schritt für Schritt vollzog er den gesetzmäßigen Aufbau eines sich über Generationen verteilenden und über definierte Stadien verlaufenden Entwicklungssystems der Bakterien. Er stellte fest, daß es sich bei Viren, Bakterien und Pilzen um eine entwicklungsgeschichtliche Einheit handelt. Der Virus-Begriff erstreckte sich dabei auf eine ganze Gruppe submikroskopischer Mikroorganismen in einer Größenordnung von etwa hundert Nanometer bis zu einem Mikrometer. Weitere Tuberkulose-Studien über die Wirksamkeit der sogenannten „Friedmann-Vakzine" und sein Engagement gegen den BCG-Impfstoff von Albert Calmette und Camille Guérin brachten ihn 1931 erstmals in Konflikt mit dem „Robert Koch-Institut". Fred Neufeld, Leiter des „Robert Koch-Instituts", kommentierte 1931 Enderleins „Bakterien-Cyclogenie" und seine Tuberkulose-und Pockenstudien: Enderlein habe sich auf ein Gebiet begeben, dessen Technik er nicht beherrsche. Statt dessen verstünde er sich darauf, durch Zeitungspropaganda, Polemiken und Eingaben an die Ministerien Aufmerksamkeit zu erregen.

Trotz der ablehnenden Haltung in Deutschland bekam Enderlein internationale Anerkennung und Unterstützung für seine Theorien von prominenten Mikrobiologen. Vor allem in Amerika gab es einen wachsenden Kreis interessierter Wissenschaftler.

1931 begann Enderlein mit seinen Studien zum Krebs-Problem, die er 1937 veröffentlichte. Er nannte als Ursache der Krebs-Erkrankung einen endogenen polymorphen Mikroorganismus im Blut, den er in den folgenden Jahren auch für weitere chronische Erkrankungen verantwortlich machte. Dieser Mikroorganismus sei ein komplexer „Chondrit-Bakterie-Schimmel-Organismus" und in seiner höchsten Entwicklungsform identisch mit dem Schimmelpilz *Mucor racemosus (Fresen)*. Enderlein betrachtete die Entwicklung der Organismen als ein einzigartiges Symbiosegeschehen. Er führte die Anwesenheit des aufgefundenen Mikroorganismus im Blut auf eine vor Jahrmillionen stattgefundenen Ursymbiose mit dem Vorläuferorganismus der Wirbeltiere zurück und gab 1943 diesem Mikroorganismus den Namen „Endobiont".

In dem Jahr seiner Pensionierung 1937 begann für Enderlein ein neuer Lebensabschnitt. Er heiratete die 44 Jahre jüngere Sigrid Intelkofer. Bis 1942 veröffentlichte er noch entomologische Publikationen, doch widmete er sich zunehmend ganz dem Studium des Endobionten. Er gründete ein Forschungslabor und begann 1939 mit der Herstellung eigener immunbiologischer Präparate, die auf seinen gewonnenen Erkenntnissen der Cyclogenie der Bakterien beruhten. 1939 bis 1950 war er zudem Leiter der Herstellungskontrolle der Kaltblütertuberkulose-Vakzine „Utilin®" (Friedmann-Vakzine) bei der Firma Sanum in Berlin.

Nach dem Zweiten Weltkrieg bemühte sich Enderlein erneut um die offizielle Anerkennung seiner Forschungsergebnisse, die ihm jedoch versagt blieb. Berichterstattungen in der Tagespresse und in Zeitschriften über die Heilerfolge mit dem von Enderlein entwickelten Krebsheilmittel „Mutalin" Anfang der 50er Jahre brachten ihn erneut in Konflikt mit Vertretern des „Robert Koch-Instituts" und mit den Gesundheitsbehörden. Georg Henneberg, Direktor des „Robert Koch-Instituts", war ein erklärter Gegner von Enderlein, der alle ihm zur Verfügung stehenden Mittel nutzte, um Enderlein vor der Ärzteschaft und in der Öffentlichkeit bloßzustellen und vor seinen Präparaten zu warnen. Im Frühjahr 1952 wurde Enderleins Forschungslabor „IBICA" in Berlin-Lichterfelde durch eine einstweilige Verfügung des Landesgesundheitsamts Berlin geschlossen. Die Weltpresse nahm Anteil an seinem Schicksal. Auf Grund des öffentlichen Drucks wurde die Schließung rückgängig gemacht, doch verlor Enderlein den Prozeß, den er selbst gegen das Landesgesundheitsamt Berlin angestrengt hatte. Er verlagerte sein Institut und seinen Wohnsitz nach Aumühle bei Hamburg. Dort erhielt er eine Herstellungserlaubnis und konnte mit der Produktion seiner immunbiologischen Heilmittel fortfahren. Unterstützung erhielt er vor allem von den Professoren Hans Harmsen, Direktor des „Hygienischen Instituts der Hansestadt Hamburg", und Siegfried Gräff, Pathologe und Leiter der Abteilung für Grundlagenforschung des „Landesverbandes für Krebsforschung und Krebsbekämpfung Hamburg". Widerstände innerhalb des Landesverbandes verhinderten die zugesagten und bereits angelaufenen klinischen Studien mit dem Krebsheilmittel „Endobiont-Chondritin-Enderlein" (ehemals „Mutalin").

Umfangreiche vergleichend-morphologische Blutuntersuchungen, die Enderlein seit den 40er Jahren an seinem Institut durchführte, ergaben weiterführende Erkenntnisse über die verschiedenen Entwicklungsphasen der endogenen Blutmikrobe im Organismus und deren Rolle bei der Ausbildung einer Vielzahl chronischer und degenerativer Erkrankungen. Enderlein widersprach der gängigen Lehrmeinung der Medizin, daß das Blut eines Gesunden steril sei. Es beherberge in allen Fällen einen Symbionten, der in seiner physiologischen Form an den Gerinnungsvorgängen im Blut beteiligt sei. Aber nicht nur die Blutzellen, sondern auch die Gewebezellen enthielten kleinste, autonom lebensfähige Einheiten, die in einer Kooperative (Schanderl) das Staatengebilde Zelle aufbauten. Nach Enderlein ist nicht die Zelle die kleinste biologische Einheit der belebten Materie. Primitives Leben existiere bereits auf molekularer Ebene auf der Stufe der Kerneiweiße. Sie vermehrten sich aus sich selbst heraus und verfügten über einen primitiven Stoffwechsel. Durch Zusammenlagerung dieser Eiweiße entstünden die primitiven Kerne der Bakterien. Sie steuerten den Aufbau und die Entwicklung zu komplexeren Kerneinheiten. Auf der Stufenleiter der Evolution stünden sie am Beginn der Entstehung des Lebens auf der Erde. Die Anreicherung der Nukleinsäuren und ihre Fixierung zu Genen, Chromosomen und Genomen erfolge in einem zweiten Schritt. Nicht Selektion und Mutation seien die Triebkraft der Evolution, sondern Kernverschmelzungen und Symbiosen kleinster primitiver Lebensformen zu höher organisierten Kern- und Zelleinheiten.

Die 50er und 60er Jahren waren gekennzeichnet durch den Kampf um das wirtschaftliche Überleben und gegen die „Doktrin vereinzelter wissenschaftlicher Disziplinen" innerhalb der Medizin und im Gesundheitswesen. „Gesundheits-Biologie statt Krankheits-Medizin" wurde seinerzeit zu einem seiner Schlagworte. Trotz seines hohen Alters trieb er den Ausbau seines Forschungs-Instituts „IBICA" voran. 1953 gründete er die „Akmosophische Gesellschaft e. V.", die sich für seine Forschungen und Gesundheitslehre einsetzte. Mit seiner Gesundheitslehre stand Enderlein in der Tradition der Lebensreform-Bewegung und im Einklang mit den Vertretern einer „biologischen Medizin". Im Zentrum seiner Lehre steht der Endobiont.

Bis wenige Jahre vor seinem Tod 1968 stand Enderlein seinem Heilmittel produzierenden Betrieb vor. Er hinterließ ein umfangreiches Werk. Seit 80 Jahren erscheinen Publikationen über ihn, seine „Bakterien-Cyclogenie", den Endobionten, über die Vitalblut-Untersuchung im Dunkelfeldmikroskop und seinen isopathischen immunbiologischen Heilmitteln.

Seine Arbeiten wurden von seinen Kritikern und seinen Anhängern gleichermaßen vielfach entstellt, teils absichtlich, teils in Unkenntnis. Mit seiner Nomenklatur hatte Enderlein das größte Hindernis zum Verständnis der komplexen Entwicklungsvorgänge der Bakterien selbst geschaffen. Sie macht das Studium seiner Schriften zu einer Art „Geheimwissenschaft" und die „Bakterien-Cyclogenie" zu einem Glaubensbekenntnis seiner Anhänger. Der wissenschaftliche Bezug und die geschichtlichen Hintergründe seiner Forschungen gingen darüber verloren. Diese Zusammenhänge habe ich durch die chronologische Aufarbeitung seiner Schriften versucht zu erschließen, um eine sachliche Diskussion zu ermöglichen.

Summary

The professional life and work of Prof. Guenther Enderlein, Ph.D., have been reflected in the preceding pages. Those of his publications which are most relevant to the study of Medicine are emphasized over others. Enderlein was professor of Zoology and custodian at the Museum of Entomology at the University in Berlin. He studied natural sciences in Leipzig starting in 1894. In 1898 he received his Ph.D. "summa cum laude" in Zoology. Among his outstanding teachers were: Rudolf Leuckart, the founder of medical Parasitology, Wilhelm Ostwald, Chemistry Nobel prize winner and co-founder of Physical Chemistry, and Wilhelm Pfeffer, Botanist and plant Physiologist. They formed his scientific understanding of developmental and life processes. From Leuckart, Enderlein learned classic methods of biological research and comparative morphology which he would later transfer to Bacteriology.

Enderlein developed an international reputation in Entomology. His special interest was in the smallest insects: fleas, flies, lice, and parasites. In 1899 he became an assistant at the Berlin agricultural college. One and a half years later he became an assistant in the division of Entomology of the Berlin Zoological museum. This gave him the opportunity to merge his professional and personal interests. In July 1906 he became a section head at the municipal museum in Stettin. In 1912 he was promoted to department chairman. The First World War interrupted his career.

He enlisted in 1914 and was appointed Army bacteriologist and serologist with the Second Corps in Stettin. Thus began his second professional career as a bacteriologist. He was promoted to Captain in the Medical Corps and was assigned to studying those germs which cause human illnesses. In order to pursue his bacteriological research after hours, he used his salary to set up a laboratory in his own home. He succeeded in presenting the nucleus of bacteria and to establish that bacteria (e.g., cholera) reproduce sexually. He was able to pursue his study of systematic comparative morphology. In 1917 he was transferred to a dirigible unit, first as medical orderly and soon as meteorologist. At the end of the war, he was busy working as a statistician in Stettin. His main bacteriological work, "Bacterial-Cyclogeny" stems from his research during the First World War. Due to the war, it was not published until 1925. Enderlein proved that bacteria multiplied not only by division, but also through a complex developmental cycle. He thereby contradicted contemporary bacteriological wisdom and restarted the old argument about microbial pleomorphism.

After the war, he was appointed Zoology professor, and head of the section pertaining for blood sucking insects, at the Berlin University Zoological museum. Anna, his wife, died in 1920 of the consequences of a tuberculosis infection. They had married in 1904 and had two children: Erna (born 1902) and Guenther (born 1905).

In 1924 he received the title of Distinguished Professor. He remained at the Zoological museum until his retirement in 1937. He wrote 337 entomological papers and more than 100 other scholarly works in the fields of bacteriology, immunology, hematology, oncology and various other medical specialties. He also wrote biological articles on subjects pertaining to human health in the tradition of the "Lebensreform-movement", a social movement dedicated to helping people live in greater harmony with the natural world. He was founder and publisher of "Archive für klassifikatorische und phylogenetische Entomologie", of "Archive für Entwicklungsgeschichte der Bakterien" (1931-1944), as well as the series, "Immunobiologica" (1946-1954) and "Akmon. Bausteine zur Vollgesundheit und Akmosophie" (1955-1959). He was an honorary member of numerous scientific associations.

After the first World War, he continued his bacteriological research as an avocation. From 1927 to 1931 he and Prof. Hans Herzog, MD, carried out extensive studies of tuberculosis. They proved the existence of submicroscopic life-forms of the tuberculosis pathogen. They claimed that these virus sized life-forms, consisting only of colloidal nucleus protein, are phases of the tuberculosis pathogen. He named these life-forms "chondrite" and placed them in the mould genus Aspergillus. Step by step, he developed a scientifically valid system, divided by generations and through defined stages, for systems of bacterial development. He hypothesized that viruses, bacteria and fungi had gone through a unitary evolutionary process. Therefore, the concept of "virus" refers to a whole group of submicroscopic organisms which range in size from a few hundred nanometers to a micrometer.

In 1931 he first came into conflict with the "Robert Koch-Institute" through his further studies concerning the efficacy of the so-called "Friedmann vaccine" for tuberculosis and his commitment against the BCG vaccine of Albert Calmette and Camille Guérin. In that year, Fred Neufeld, head of the "Robert Koch-Institute", commented on Enderlein's "Bacterial-Cyclogeny" and his studies of tuberculosis and smallpox. Neufeld said that Enderlein had not mastered the subject's research methods. Rather, Neufeld maintained, Enderlein had mastered the means of attracting attention through newspaper propaganda, polemics and petitions to government officials. But Enderlein received also international recognition of and support for his theories from prominent microbiologists, despite his rejection in Germany. In America, above all, there was a growing circle of interested scientists.

Enderlein began his study of cancer in 1931. His studies were published in 1937. He wrote that an endogenous polymorphous microorganism living in blood causes cancer. In the ensuing years, Enderlein ascribed responsibility for other chronic illnesses to the same microorganism. This mircroorganism is supposed to be also a complex "chondrite – bacteria - mould organism" which, in its highest stage of development, is identical to the mould, *Mucor racemosus (Fresen)*. Enderlein attributed this organism's evolution to a unique symbiosis with the predecessor of vertebrates millions of years ago. In 1943 he named it the "Endobiont".

Enderlein started a new phase of his life with his retirement in 1937. He married the forty-four years younger Sigrid Intelkofer. While he continued to publish entomological articles until 1942, he increasingly devoted himself to the study of the extraordinary blood dwelling microbe. He set up a research laboratory and in 1939 he began to manufacture an immunological compound based on his hard won knowledge of the evolution of bacteria. From 1939 to 1950 he also directed quality control for the manufacture of the tuberculosis vaccine "Utilin" (Friedmann-vaccine) made from cold blooded animals by the company Sanum based in Berlin.

After the second World War, Enderlein strove anew for official recognition of his research, which he had previously been denied. Successes of the cancer drug, "Mutalin", which he developed, received coverage in newspapers and other periodicals. In the early 1950s he was again in conflict with representatives of the "Robert Koch-Institute" and with other governmental health officials. Georg Henneberg, Director of the "Robert Koch-Institute", was Enderlein's self appointed opponent. He used all available means to expose Enderlein to the public and the medical profession and to warn them against using Enderlein's medications. In the spring of 1952, Enderlein's research laboratory (IBICA), in Berlin's Lichterfelde district, was closed by the Berlin Public Health Department on the basis of a temporary decree. Due to public pressure, the closure was withdrawn. Nonetheless, Enderlein lost the legal case he had filed against the Berlin Public Health Department. Therefore he moved his home and facilities to Aumuehle near Hamburg. There he received a production permit and could continue to produce his immunological medications. His most important supporters were Professors Hans Harmsen, Director of the "Hamburg Municipal Hygienic Institute" and Siegfried Graeff, Pathologist and chairman of the Department of Basic Research at the "Hamburg Federation for Research on and action against Cancer". Even after the promised clinical studies of the cancer medication "Endobiont - Chondritin -Enderlein" (formerly "Mutalin") began, they were hindered by resistance inside the Federation.

Since the 1940's, Enderlein conducted extensive comparative and morphological research on blood at his Institute. These studies, when ultimately executed, yielded findings of the various developmental phases of microbes in organismic blood and their role in the development of many chronic and degenerative diseases. Enderlein contradicted the conventional medical wisdom that the blood of a healthy organism is sterile. Blood always accommodates a symbiont which is involved, in its physiological form, with coagulation processes. Not only blood cells, but also tissue cells contain the smallest units capable of autonomous life. These small units cooperatively construct autonomous cells. The cell is not the smallest biological unit of living matter according to Enderlein. Rather, simple life exists on the molecular level of a protein nucleus. These life forms reproduce and metabolize. When a number of these proteins gather together, they develop into simple, undifferentiated bacteria nuclei which control the development of more complex nuclei. These organisms stand on one of the first rungs of the ladder of evolution on earth. Concentration of nucleic acids and their organisation and fixation into genes, chromosomes and genomes was the subsequent rung. Selection and mutation are not evolution's driving force. Rather, evolution is the joining of nuclei and the symbioses of the smallest, simplest living forms into more highly organized nuclei and single cells.

The 1950s and 60s were marked by a struggle for economic survival and a battle against the doctrine of insular scientific disciplines within Medicine and Public Health. One of his slogans during that period was: "A Biology of Health instead of the Medical Discipline of Illnesses". Even in his old age Enderlein put the further enhancement of his research institute, "IBICA", first. In 1953 he founded and incorporated the "Akmosophic Society" as a non-profit organization to advocate for his health research and teachings. Enderlein remained in the tradition of the "Lebensreform-movement" and in accord with the exponents of a "Biological Medicine". The endobiont was the focal point of his theories.

Until only a few years before his death in 1968, Enderlein managed his enterprise for producing medicines. He left behind a voluminous corpus. For the last eighty years, publications have appeared about him, his "Bacterial Cyclogeny", the endobiont, his research in live blood analyses with darkfield-microscopy, and his isopathic immunological medications. His works were garbled equally by his critics and by his followers – sometimes knowingly, sometimes in ignorance. Enderlein, through his nomenclature, had created great obstacles to understanding the complex evolutionary processes of bacteria. He had made the study of his writings, in general, a form of Hermeticism and of "Bacterial Cyclogeny", in particular, a creed for his followers. Thereby, the scientific bases and historical background of his researches became lost. By reworking his writings chronologically, I have tried to make a comprehensible discussion possible.

12 Ausblick

Die Arbeit belegt, daß Enderlein ein seriöser Wissenschaftler war, trotz der vielen Kritik und Widerstände, die ihm zeit seines Lebens entgegengebracht wurden. Betrachtet man seine Forschungsergebnisse im Kontext der dargestellten wissenschaftshistorischen und medizinischen Entwicklungen des 19. und 20. Jahrhunderts und berücksichtigt die Arbeiten der von Enderlein hervorgehobenen Wissenschaftler, dann erscheint seine Hypothese von der entwicklungsgeschichtlichen Einheit der „Virus/(Chondrit)-Bakterie-Pilz-Organismen" in einem anderen Licht. Die „Bakterien-Cyclogenie" war kein Konstrukt seiner Phantasie, wie es ihm seine Kritiker vorwarfen, und er hatte auch nicht mit verschimmelten Bakterien-Kulturen gearbeitet. Eine ganze Reihe Wissenschaftler konnten seit dem 19. Jahrhundert gleichartige Zusammenhänge aufdecken, doch auch ihre Forschungsergebnisse wurden niemals anerkannt. In der Anerkennung aller dieser Arbeiten liegt jedoch nicht nur die Chance, der Bedrohung durch Seuchen und durch resistent gewordene Keime zu begegnen, sondern auch die Möglichkeit, viele chronisch degenerative Erkrankungen und die Krebserkrankung erfolgreich und ohne Nebenwirkungen zu behandeln.

Man hat von Enderlein Beweise für seine Hypothesen gefordert. Der Beweis liegt nach Enderlein jedoch in der Wiederholung der Experimente und in der Beobachtung der Entwicklungsvorgänge. Man müsse sich schon dazu bequemen, eine Eichel in den Boden zu legen, um zu sehen, wie daraus eine Eiche wächst, hatte er seinen Kritikern vorgehalten, die seine Arbeiten a priori ablehnten. Das stärkste Argument für die Richtigkeit seiner Auffassungen schuf Enderlein jedoch mit der Entwicklung seiner isopathischen immunbiologischen Heilmittel.

Im Nachhinein könnten sich einstmals strittige Deutungen als richtig erweisen. In der Biologie hat man sich bereits hinsichtlich der alten Urzell-Theorie korrigiert. Enderlein entwickelte bereits während des Ersten Weltkrieges seine evolutionsgenetischen Theorien anhand seiner vergleichend-morphologischen Untersuchungen über den Aufbau und die Entwicklung der Bakterienkerne. 1933 postulierte er in einem Aufsatz das „Ende der Herrschaft der Zelle als letzte biologische Einheit" [31]. Enderleins Schlußfolgerungen reichen dabei weiter als die kürzlich entstandene Hypothese von der Entstehung der Arten des amerikanischen Evolutionsforschers Carl Woese. Woese stellt auf Grund von Genanalysen keine Urzelle, sondern ein Mikroben-Kollektiv an den Anfang des Stammbaums der Entwicklung aller Lebewesen. Bisher nahmen Wissenschaftler an, daß alle drei Grundformen von Organismen, Archäen, Prokaryonten und Eukaryonten von einer Urzelle abstammen würden. Offenbar gaben jedoch die ersten Organismen ihre Gene nicht nur an ihre Nachkommen weiter, sondern tauschten sie auch miteinander aus. [459, 460]

Auch die amerikanische Biologin Lynn Margulis gibt im Wesentlichen Enderleins Evolutionsgedanken wieder:

> *„Leben ist ein langfristig angelegtes und ungeheuer erfolgreiches Joint venture. Die großen Innovationen in der Evolution sind nicht durch Mutation und Selektion zustande gekommen, sondern durch Zusammenschlüsse und Verschmelzungen fremder Partner auf zellulärer Ebene. Dem Menschen in der extrem verwobenen Geschichte des Lebens auf der Erde eine Sonderstellung zuzuweisen, wäre vermessen. Wir sind Symbionten in einer symbiontischen Welt."[369]*

Die Deutungen von Enderlein gehen jedoch noch einen Schritt weiter. Er stellt an den Beginn allen Lebens auf der Erde lebende Kernproteine. Sie bilden seiner Auffassung nach die Urkerne aller Mikroorganismen. Erst durch Zusammenlagerung dieser Urkerneinheiten, durch die Anreicherung von Energien, „Kernvalenzen", würden in einem Prozeß der „rhythmischen Organisation und Gliederung" die uns bekannten Kernelemente, die Gene, Chromosomen und schließlich das Genom entstehen. Damit gibt Enderlein Antworten auf Fragen, die durch die Endosymbionten-Theorie allein bisher nicht geklärt werden konnten.

Er führt uns in die Welt der „Quantenbiologie", wo lebende Enzyme mit Elektronen „gefüttert" sich zu komplexen Molekülen gestalten, die die belebte Materie aufbauen.

Dank des technischen Fortschritts hat sich unser Weltbild in den letzten Jahrzehnten grundlegend gewandelt. Wir verfügen heutzutage über hochauflösende Mikroskope, die uns phantastische Einblicke in Lebenswelten geben und uns ein Verständnis der komplexen Entwicklungsvorgänge mikroskopischer Kleinstlebewesen anschaulich ermöglichen. Kurt Olbrich hat seit Anfang der 70er Jahre eine Mikroskopietechnik entwickelt, die die Lebendbeobachtung von Bakterien ohne Einfärbungen bis zu einer Auflösung von 100 nm möglich macht. In dem Artikel von 1989 „ERGONOM 400 ermöglicht erstmals Versachlichung der Legionellen-Diskussion" [328] werden Mikroskopaufnahmen von Legionellen in ihren verschieden Entwicklungsstufen gezeigt, ausgehend von „Biofilmen", über Mikrokokken- und Stäbchenformen bis zu langen Bakterienfäden. Den mikrofotographischen Aufnahmen, die mit Hilfe des Spezial-Mikroskops von Olbrich entstanden, wurde zum Vergleich eine Skizze von Enderlein aus der „Bakterien-Cyclogenie" [10] gegenübergestellt, die die auffälligen Übereinstimmungen der bakteriellen Wuchsformen zeigen. Mittlerweile ist ein neues Jahrtausend angebrochen, und noch immer scheinen die komplexen Entwicklungszyklen den meisten medizinischen Bakteriologen unbekannt zu sein. Noch immer beschweren die alten Konzepte den Fortschritt.

Die Biochemiker Olavi Kajander und Neva Ciftcioglu von der Universität Kuopio, Finnland, berichten seit Ende der 80er Jahre über die Entdeckung einer neuen Klasse von Bakterien, die sie aus Blasen-, Nieren- und Gallensteinen sowie jüngst auch aus arteriosklerotischen Plaques isolieren und kultivieren konnten. Sie schreiben:

> *"Nanobacteria are agents 100-fold smaller than common bacteria, and should be classified as a new main class of life. They are infectious and appear to cause or contribute to kidney stones, gall stones, dental stones, polycystic kidney disease and atherosclerosis and its complications, coronary heart disease, myocardial infarct, and stroke. Nanobacteria have striking properties: they replicate apatite-forming units, form calcific biofilms, withstand extreme environmental stress, use light for growth, and resist many disinfectants and antibiotics. Nanobacterial infection leads to a serological response in humans and animals and the infection may continue for the rest of the victim's life."[344]*

Die finnischen Wissenschaftler haben jedoch keine neue Klasse von Bakterien entdeckt. Seit ihrer Beschreibung durch Antoine Béchamp im 19. Jahrhundert begegnen uns diese winzigen Mikroorganismen in der medizinischen, bakteriologischen und botanischen Forschung immer wieder aufs Neue. Viele Erkenntnisse wurden in den letzten 150 Jahren von einer langen Reihe Forscher zusammengetragen. Bisher hat es die Medizin versäumt, diese Unterlagen gewinnbringend für sich auszuwerten. Die Angst, Abschied von den alten bekannten Überzeugungen nehmen zu müssen, scheint immer noch zu überwiegen. Die Verlierer dieser Diskussion sind jedoch, wie so oft in der Medizin, die Patienten. Enderlein hat mit der immunbiologischen isopathischen Behandlungsmethode eine kausale Therapieform vieler Erkrankungen aufgezeigt. Die Behandlungserfolge, die mit seinen immunbiologischen Präparaten erzielt werden können, sind verblüffend genug, um beachtet zu werden.

Mit der vorliegenden Arbeit möchte ich die bakteriologischen und humoralpathologischen Forschungen von Enderlein wieder zurück in die wissenschaftliche Diskussion führen. Ich möchte daran erinnern, daß seine Forschungsergebnisse nie widerlegt wurden, sie wurden lediglich nicht verstanden. Es sind gerade die jüngsten Erkenntnisse in der Biologie und der Medizin, die seine Auffassungen bestätigen. Es wäre daher wünschenswert, für Ärzte und Patienten gleichermaßen, endlich die klinischen Studien durchzuführen, um die sich Enderlein vor mehr als einem halben Jahrhundert bemüht hat.

13 Quellen- und Literaturverzeichnis

Das Quellen- und Literaturverzeichnis ist sachlich gegliedert und durchlaufend numeriert. Archivalien oder wenig verbreitete gedruckte Quellen sind mit einem Kürzel versehen. Die Großbuchstaben in den geschwungenen Klammern bezeichnen den Ort oder die Person, bei denen sich die betreffenden Unterlagen fanden. Die Abkürzungen stehen für: {B} Monica Bryant; {D} Matthias Dräger; {E} Entomologische Abteilung des Zoologischen Institutes der Universität Hamburg; {I} IAPE Institut für angewandte Pleomorphismologie und Endocytobiologie; {H} Bruno Haefeli; {S} Firmenarchiv Sanum-Kehlbeck, Hoya; {W} Karl Windstoßer.

Gliederung des Literaturverzeichnisses:

A. Personalbibliographie Günther Enderlein
A1 Entomologische Publikationen
A2 Bakteriologische Publikationen
A3 Immunbiologische Publikationen
A4 Gesundheitsphilosophische und humoralpathologische Publikationen
A5 Weitere Zeitschriftenaufsätze nach 1945
A6 Informationsschriften, die Enderlein herausgegeben oder an denen er mitgewirkt hat, sowie geschäftsbezogene Mitteilungen seiner Forschungsinstitute
A7 Letzte Publikation Enderleins
A8 Letztes Werk, an dem Enderlein arbeitete
A9 Maschinenschriftliche Vortragsmanuskripte
A10 Publikationen über Günther Enderlein und seine bakteriologischen und humoralpathologischen Forschungen
A11 Agenturmeldungen und Zeitungsartikel über Enderlein
A12 Unveröffentlichte Quellen und Dokumente aus dem „Archiv Enderlein", Matthias Dräger, Reichl Verlag Der Leuchter, St. Goar {D}
A13 Archiv der Entomologischen Abteilung des Zoologischen Institutes der Universität Hamburg
A 14 Korrespondenz von 1949 bis 1978 zwischen Dr. med. Karl Windstoßer, Enderlein und dessen Frau Sigrid Enderlein sowie ab 1966 auch mit dem verantwortlichen Herstellungsleiter der Firma „IBICA", Dr. Reinstorf. Sammlung von Dr. med. Karl Windstoßer
A15 Weitere Archivalien
B. Sekundärliteratur

A. Personalbibliographie Günther Enderlein
1. Die Respirationsorgane der Gastriden. Phil. Diss. Leipzig 1899

A1 Entomologische Publikationen
Auf die Auflistung der kompletten entomologischen Titel muß aus Platzgründen verzichtet werden. Eine Übersicht wurde nach einer Liste mit 377 entomologischen Publikationen aus den Jahren von 1891 bis 1942 von Sigrid Enderlein zusammengestellt und in dem Nachruf von Herbert Weidner [2] veröffentlicht. Nur eine entomologische Publikation, auf die ich mich im Text beziehe, wurde aufgelistet [3].

2. Weidner, Herbert: Entomologische Veröffentlichungen von Professor Dr. Günther Enderlein. Mit einem Nachruf von Herbert Weidner In: Entomologische Mitteilungen aus dem Zoologischen Museum Hamburg. Bd. 4, Nr. 71, 1970, S. 125-143
3. Zur Beurteilung und Bekämpfung der Kriebelmücken-Schäden des Leinegebietes. In: Archiv für wissenschaftliche und praktische Tierheilkunde. Bd. 63, 1931, S. 475-528

A2 Bakteriologische Publikationen
4. Einige neue Bakterien aus der Verwandtschaft des Diphtherie-Erregers. (Bakteriologische Studien I.) In: Sitzungsberichte der Gesellschaft naturforschender Freunde zu Berlin. Jg. 1916, S. 395-400
5. Über polyätiologische Auffassung diphtherieartiger Erkrankungen. (Bakteriologische Studien II.) In: Sitzungsberichte der Gesellschaft naturforschender Freunde zu Berlin. Jg.1916, S. 400-403
6. Grundelemente der vergleichenden Morphologie und Biologie der Bakterien. (Bakteriologische Studien III.) In: Sitzungsberichte der Gesellschaft naturforschender Freunde zu Berlin. Jg. 1916, S. 403-406 (Nachdruck in [74] und in dieser Arbeit Kapitel 4.1.2)

7. Ein neues Bakteriensystem auf vergleichend morphologischer Grundlage. (Bakteriologische Studien IV.) In: Sitzungsberichte der Gesellschaft naturforschender Freunde zu Berlin. Jg. 1917, S. 309-319
8. Über die geschlechtliche Fortpflanzung der Bakterien. (Bakteriologische Studien V.) In: Beihefte zum Botanischen Centralblatt. Abt. 1, Bd. 38, 1921, S. 53-73
9. Bemerkungen zur Systematik der Chondromyciden. (Bakteriologische Studien VI.) De Gruyter Verlag, Berlin 1924 (6 Seiten)
10. Bakterien-Cyclogenie. Prolegomena zu Untersuchungen über Bau, geschlechtliche und ungeschlechtliche Fortpflanzung und Entwicklung der Bakterien. De Gruyter Verlag, Berlin 1925
Nachdruck mit einer Einführung von Alfred Baum: Semmelweis-Institut, Hoya 1981; Englische Übersetzung: Bacteria Cyclogeny: Prolegomena to a Study of the Structures, Sexual and Asexual Reproduction and Development of Bacteria. Enderlein Enterprises, Prescott, Arizona 1999
11. Der Kreislauf der Bakterien-Entwicklung. In: Siebertz, Paul (Hrsg.): Wunder im Weltall. Bd.1: Ein Buch aus Natur und Werk. Verlag Josef Kösel & Friedrich, München 1926
12. Buchbesprechung der Arbeit von Almquist, Ernst: Biologische Forschungen über Bakterien-Variation, Entwicklungszyklus, Sexualität, Artbildung, Lebenserhaltung, Epidemien. [257] In: Centralblatt für Bakteriologie, Parasitenkunde und Infektionskrankheiten. Bd. 82, 1926, S. 41-43 {S}
13. Über die Grenzgebiete zwischen Bakterien und Prototen. In: Enderlein, Günther (Hrsg.): Abhandlungen über die Cyclogenie der Bakterien. Heft 1. De Gruyter Verlag, Berlin 1928, S. 1-12
14. Über die Rhythmik des Formenwechsels der Bakterien. In: Sitzungsberichte der Gesellschaft naturforschen der Freunde zu Berlin. Jg. 1930, S. 181-204
15. Die Gesetzmäßigkeit des Formenwechsels der Bakterien. In: Die Medizinische Welt. 4, 1930, S. 1536-1538
16. Bakteriologische Studien VII. [Ohne Titel]. In: Sitzungsberichte der Gesellschaft naturforschender Freunde zu Berlin. Jg. 1930, S. 104-105
17. Die biologische Bedeutung der Gonite, Gonidien und Cystite der Bakterien. (Bakteriologische Studien VIII.) In: Sitzungsberichte der Gesellschaft naturforschender Freunde zu Berlin. Jg. 1931, S. 75-88
18. Über die Pliocyclodie der Bakterien. (Bakteriologische Studien IX.) In: Sitzungsberichte der Gesellschaft naturforschender Freunde zu Berlin. Jg. 1931, S. 89-103
19. Die biologisch-bakteriologischen Gründe der Mißerfolge der Calmette-Impfung einerseits, der Erfolge der Friedmann-Impfung andererseits. In: Die besiegte Tuberkulose. Hrsg. von der Internationalen Anti-Tuberkulose- Liga, Sektion Deutschland. De Gruyter Verlag, Berlin 1931, S. 27-32
20. Die biologischen Gründe der Mißerfolge der Calmette-Impfung. In: Münchner Medizinische Wochenschrift. Jg. 78, 1931, S. 1132-1133
21. Irrweg der Tuberkulose-Forschung. In: Das Tagebuch. Jg. 12, 1931, S. 1772-1776

Von 1931 bis 1944 erschien das von Günther Enderlein herausgegebene **„Archiv für Entwicklungsgeschichte der Bakterien"** im Selbstverlag. Die Schriftenreihe besteht hauptsächlich aus Aufsätzen von Enderlein, ergänzt durch einige Berichte anderer Mikrobiologen und Ärzte, deren Aufsätze im Literaturverzeichnis dieser Arbeit verzeichnet sind. {D}

Bd. 1, Heft 1, 1931

22. Einführung. S. 1-5
23. Die biologischen Gründe der Erfolge sanitärer Wohnverhältnisse bei der Bekämpfung der Tuberkulose. Der Tuberkelbacillus ein Entwicklungsstadium des Aspergillus-Schimmels. S. 6-31
24. Der Pocken-Erreger auch ein Entwicklungsstadium eines Schimmel-Organismus. S. 31-40
25. Die verschiedenen Formen der sexuellen Fortpflanzung bei den Bakterien. S. 41-53
26. Die biologischen Unterlagen der Tuberkulose-Infektion. 1. Über die wahre pathogene Entwicklungsform des Tuberkulosebacillus, S. 53-105
27. Synoecie des Brotschimmels Penicillium crustaceum (L.) mit dem Menschen. S. 106-111
28. Schimmel-Notizen. 1. Niessenia venerica, der von Niessen'sche Venerie-Urheber. 2. Der Karies-Urheber. 3. Der Otto von Schroen'sche Unterschied zwischen Tuberkulose und Schwindsucht (Phthise). S. 112-117
29. Die morphologische und biologische Bedeutung der Guarnieri'schen Körperchen in den Epithelien des Pockenkranken. S. 118-124

Bd. 1, Heft 2, 1933

30. Folgerungen aus der entgültigen Entlarvung des Monomorphismus als spekulatives Dogma. S. 162-170
31. Das Ende der Herrschaft der Zelle als letzte biologische Einheit. S. 171-179
32. Die Guarnieri'schen Körperchen der Variola und ihre biologische Bedeutung. S. 180-182

Bd. 1, Heft 3, 1937

33. Studien zum Krebsproblem. I. Der Kreislauf des Krebs-Urhebers, Mucor neoformans (Doyen 1902). S. 183-229

Bd. 1, Heft 4, 1940
34. Directions for Comparative Morphology of Shapes of Virus as Primitive Stages of Life-Cycles of Bacteria. S. 252-270 (Deutsche Übersetzung: [36])
35. Geschichtliche Notizen zur Ätiologie des Krebses, der Tuberkulose und der Latentia. S. 271-288
36. Zur Kenntnis der vergleichenden Morphologie der Virusformen als Primitiv-Stadien des Entwicklungskreislaufes von Bakterien. „Sonderdruck", 1972, anläßlich des 100. Geburtstags von G. Enderlein.

Bd. 2, Heft 1, 1943/44
37. Vakzine im Primitivstadium des Endobionten. S.1-3
38. Neue Erkenntnisse über entwicklungsgeschichtliche Beziehungen der Mikroben und ihre fundamentale Bedeutung für die Beurteilung gewisser Krankheitsvorgänge. S. 3-8
39. Über die elektronenoptische Bestätigung der vergleichend-morphologischen und entwicklungsgeschichtlichen Forschungen bei Bakterien und deren Jugendstadien (Chondrit und Protit), dem sogenannten Virus. (Optische Notizen I.) S. 8-13
40. Cancerologica I. S.14-16 (-21?); [es lagen mir nur die Seiten 14-16 vor]

A3 Immunbiologische Publikationen

Von 1946 bis 1954 gab Enderlein die **„Immunobiologica. Schriftenreihe über immunbiologische Krankheitsbekämpfung"** im Selbstverlag heraus, mit ergänzenden Beiträgen immunbiologisch forschender Naturwissenschaftler und Mediziner. Die Aufsätze der anderen Autoren sind im Literaturverzeichnis dieser Arbeit verzeichnet. {D}

Bd. 1, Heft 1, 1946, 2.Aufl.1949
41. Über die verschiedenen Phasen des Krankheits-Complexes „Endobiosis" und über die Verwendung der Vakzine „Mutalin" zur Reduktion der Valenz (Dynamovalenz) des Erregers. S. 1-22
42. Optische Notizen II. S. 23-24
43. Optische Notizen III. S. 24-25
44. Kurzer Hinweis zu der Fermentbildung der Schildkröten-Vakzine. S. 31-32

Bd. 1, Heft 2, 1949
45. Über die potenzierte Vaccinenbehandlung der Tuberkulose. S. 33-36
46. Audiatur et altera pars. S. 36-39
47. Über Alopecia areata und Alopecia paratuberculosa, den schärfer umschriebenen Haarausfall und dessen Heilung. S. 42-46
48. Herrscht Medizinal-Plutokratie auch heute noch? S. 47- 62
49. Historischer Nachtrag. S. 63-69

Bd. 1, Heft 3/4, 1950
50. Quantenbiologische und quantenphysikalische Funktionen der kolloidalen Eiweißelemente der Primitivstadien der Mikroben (Protit und Chondrit). S. 83-93
51. Die Ursachen der Heilungshemmungen im Verlauf der Behandlung mit Mutalin bei starkbestrahlten Karzinomen. S. 94-101
52. Über die gemeinsame zyklische Entwicklung von Virus-Bakterie-Pilz. S. 101-107
53. Neue Erkenntnisse zum Krebsproblem. S. 107-110
54. Über den Krankheitskomplex der Endobiosis. S. 110-117
55. Zur Stellung der Biologie in der Heilkunst. S. 117- 121
56. Die Heilung von Diabetes durch Mutalin, sowie Notizen über einige Krebsmittel. S. 121-126

Bd. 1, Heft 5/6, 1954
57. Über Symplastbildungen und Symplastismus der Mikroben. S. 142-150
58. Die perniciöse Anämie in rein biologischem Lichte. S. 151-155
59. Grundlagen zum vergleichend-morphologischen Verständnis der sogenannten Bacteriophagen. S. 155-161
60. Grundlagen der conditionellen Ursachen für die vergleichend-morphologischen Veränderung beim cyclischen Aufbau der Mikroben. S. 162-165
61. Erkenntnis des wahren Bacterienkernes (Mych) im Lichte der vergleichenden Morphologie. S. 165-170
62. Die Cyclode des Endobionten und seine Verwendbarkeit zur Sanierung des Menschen gegen den Complex chronischer Krankheiten, einschließlich von Krebs und Hodgkin-Krankheit. S. 171-176
63. Über die Begriffe Chondritin, Antichondritin und Hydrin. S. 176-180
64. Irrweg der Tuberkulose-Forschung. S. 180-184
65. Historisches zur Isolierung des Krebsurhebers. S. 184-188

66. Der Terminus Virus kein vergleichend-morphologischer Begriff. S. 188-192
67. Biologische Erklärungen zu den Abbildungen von Prof. Dr. med. Hans Franke in „Phasenkontrast-Hämatologie". S. 193-198
68. Forum Beitrag Nr. 1. Zur wissenschaftlichen Berichterstattung. S. 199-202
69. Forum Beitrag Nr. 2. Berichtigungen. S. 202-203
70. Forum Beitrag Nr. 4. Fata morgana monomorphologica monomanica. S. 204-206

A4 Gesundheitsphilosophische und humoralpathologische Publikationen

Von 1955 bis 1959 veröffentlichte Enderlein als Herausgeber die gesundheitsphilosophische und humoralpathologische Schriftenreihe **„Akmon. Bausteine zur Vollgesundheit und Akmosophie"** im Selbstverlag (Akmon-Verlag Aumühle). Die Hefte enthalten eingestreute Aphorismen. Die Artikel der anderen Autoren sind im Literaturverzeichnis dieser Arbeit verzeichnet. {S}

Bd. 1, Heft 1, 1955

71. Zur Einführung. S. 4-14
72. Das Wesen der biologischen Einheitlichkeit des bipolaren Gebildes aller chronischen Erkrankungen. S. 20-25
73. Das Blut als Phänomen der Gesundheit in akmosophischer Betrachtung. S. 26-67
74. Grundelemente der vergleichenden Morphologie der Bakterien.(Bakteriologische Studien III.) S. 68-70 (Nachdruck von [6])
75. Über die endobiontische Natur der Rinder-Leukose. S. 71-81
76. Systatogenie, das Wunder der Rhythmik im aufbauenden kolloidalen Geschehen an der äußersten Basis des Lebens. Aus gleichen Kolloiden werden zusammengesetzte verschiedene Aufbaugebilde. S. 82-125
77. Zum Wesen der Humoralpathologie. (Methodik der Blutuntersuchung). S. 126-154
78. Forum Beitrag Nr. 5. S. 180
79. Forum Beitrag Nr. 9. S. 184
80. Forum Beitrag Nr. 10: Nur die reine Biologie vermag das Krebsrätsel zu lösen. S. 185-192 (Übersetzungen: [81-83])
81. Real Biology Alone can Solve the Riddle of Cancer. S. 192-199
82. La biologie peut, seule, penetrer le secret du cancer. S. 200-206
83. Solamente la biologica resolverá el problema del cancer. S. 206-213
84. Forum Beitrag Nr.11. S. 213-215

Bd. 1, Heft 2, 1957

85. Die Heilbarkeit des Krebses beruht allein in einem biologischen Ersatz der durch Pseudokultur verlorenen Kreislaufanteile des Urparasiten (Regulatoren). S. 219-264
86. Humoralpathologische Anteile am Fokalproblem im Blickfeld der Isopathie der Urkulturen. S. 265-270
87. Forum Beitrag Nr. 12: Notizen zur Diskussion in der Sitzung am 23. März 1957 im 19. Colloquium der Internationalen Medizinischen Gesellschaft für Blut- und Geschwulstkrankheiten. S.273-287
88. Forum Beitrag Nr. 13: Katastrophe vereinzelter Disziplinen in Irrstrebigkeit des Urteiles über Biologie und Naturgesetzlichkeit auf Grund organisierten Parolentums. Mit einem Beitrag von Walther Schulz. S. 288-292
89. Forum Beitrag Nr. 14: Anlauf der Mikrobiologie in den USA zur Erkenntnis der Bedeutung der Biologie und vergleichenden Morphologie als Fundamente für die Medizin. S. 292-293
90. Das „Dioekothecit", eine weitere Phase der Blut-Elemente aus dem Formenkreis des Urparasiten (Endobionten). Die Hälfte aller Blutkörper zumindest gehören zu den Blutzellen des Ursymbionten. S. 294-305
91. Kasuistik Nr. 3. Zusammengestellt von Günther Enderlein. S. 306-334
92. An die Herren Ärzte, die von den Berliner oder anderen Behörden - wie angeblich Gesundheits-Behörden - gewarnt oder sogar bekämpft werden, weil sie die Enderleinschen isopathischen Präparate verwenden und dadurch laufende und verblüffende Erfolge erzielen. S. 334-335
93. Gratis - Ärzte - Muster. S. 335-339
94. Das Lebenswerk von Professor Dr. med. Albert Adamkiewicz. S. 340-343
95. Forum finale vitae Nr. 15: Mißachtung der Causalität und die „Consecutio" sine qua non. S. 371-391

Bd. 1, Heft 3, 1959

96. Das Los der Krankenversicherten an privaten Krankenkassen. S. 455-469
97. Präkataraktische Sehstörungen sind ursymbiontischer Natur. S. 475-477
98. Forum-Beitrag Nr. 16. S. 478-495
99. Ist „Homo sapiens L." ein Synonym zu dem Terminus des Schimmelpilzes „Mucor racemosus Fresen"? S. 506-507

A5 Weitere Zeitschriftenaufsätze nach 1945

100. Zu den Hypothesen über die parasitenlose Krebsentstehung einerseits und den seit eineinhalb Jahrhunderten entwickelten Erkenntnissen der parasitären Krebsnatur andererseits. In: Die Volksgesundheit. Monatsschrift für alle naturgemäßen Heilverfahren. Jg. 1949, Heft 3, S. 97-102 {D},{S}
101. Meine Gesundheitslehre: Akmosophie. Zur Grundlegung einer Lehre der Vollgesundheit. In: Der Hausarzt. Hamburg-Poppenbüttel. Jg. 1952, Nr. 20, S. 417 {D}
102. Ist Vollgesundheit innerhalb unserer Zivilisation möglich? Eine Wegweisung für die Akmosophie. In: Der Hausarzt. Hamburg-Poppenbüttel. Jg. 1953, Nr. 1, S. 7 {D}
103. Über das Wesen der chronischen Erkrankungen und speziell von Krebs und Drüsenkrebs (Hodgkin - Lymphogranulomatose) in biologischer Schau. In: Privatklinik und Sanatorium. Jg. 1955, Heft 4 (5 S.) {D}, {S}
104. Die Hepatitis epidemica und die Hepatitis chronica (Lebercirrhose) als systatogenetische Auswirkung der Bipolarität der Mikroben-Causalität. In: Privatklinik und Sanatorium. Jg. 1955, Heft 6 (2 S.) {D}, {S}
105. Vom Urheber aller chronischen Erkrankungen. In: Die Volksgesundheit. Monatsschrift für alle naturgemäßen Heilverfahren. Jg. 1955, Heft 8 (2 S.) {D},{S}
106. Prof. Dr. Günther Enderlein gegen den Medizinismus und die Symptomtherapie verleumderischer Denunzianten und Ignoranten. In: Alstertaler Diskussionen, Hamburg, Jg. 1955, Nr. 72 (2 S.)

A6 Informationsschriften, die Enderlein herausgegeben oder an denen er mitgewirkt hat, sowie geschäftsbezogene Mitteilungen seiner Forschungsinstitute

107. Enderlein (Hrsg.): Informationen der Akmosophischen Gesellschaft. [Maschinenschriftliche Veröffentlichungen, fehlende Nummern wurden nicht ermittelt.] Nr. 3, März 1953; Nr. 4, April 1953; Nr. 7, Juli 1953; Nr. 8, August 1953; Nr. 9, September 1953; Nr. 10, Oktober 1953; Nr. 11, November 1953; Nr. 1, Januar 1954; Nr. 2, Juni 1954; Nr. 4, November 1954; Nr. 5, Dezember 1954. {D}
108. Rundschreiben an die Mitglieder der Akmosophischen Gesellschaft: Mitteilungen über die Zusammenkunft am 28.4.1956, Einladung zur Jahreshauptversammlung am 1.12.1956; Ausspracheabend am 26.1.1957 in Lübeck bei Dr. Ade in den Räumlichkeiten der Ärztekammer; Ausspracheabend am 13.4.1957 in Kiel am Institut für Tiergesundheit bei Direktor Dr. Tilgner, Mitteilungen über die Jahreshauptversammlung am 17.11.1957. {D}
109. Enderlein (Hrsg.): IBICA-Informationen. [Maschinenschriftliche Veröffentlichungen, in der Regel nicht länger als zwei Seiten; fehlende Nummern wurden nicht ermittelt] Jg. 1: Nr. 1, Juni 1954; Nr. 2, Juli 1954; Nr. 3, August 1954; Nr. 4, September 1954; Nr. 6, November 1954; Nr. 7, Dezember 1954; Jg. 2: Nr. 1, Januar 1955; Nr. 2, Februar u. März 1955; Nr. 15 (?), Oktober, November u. Dezember 1955 mit einem Nachruf auf Are Waerland. {D}
110. Ärztevorschrift für die Behandlung mit Mutalin. Centralstelle für Immun-biologische Krankheitsbekämpfung. Berlin 1945 (2 S.) {D}
111. Anweisung für die Behandlung mit Mutalin sowie die Vorbehandlung mit der Schildkröten-Vakzine. Immunobiologica. Forschungsstelle für immunbiologische Heilweise. Berlin 1947 (8 S.) {I}
112. Behandlungs-Anweisung für „Nivellantin", eine neue spezifische Vakzine gegen Tuberkulose. Immunobiologica. Forschungsstelle für immunbiologische Heilweise. Berlin 1949 (4 S.) {D}
113. Behandlungs-Anweisung für Penicillium 50-Chondritin-Enderlein unter Hinzuziehung anderer immunbiologischer Therapeutika. Berlin 1951 (20 S.) {D}
114. Behandlungs-Anweisung I für „Endobiont-Chondritin-Enderlein" einschließlich Vor- und Zusatzbehandlung mit „Schildkröten-Vaccine" und „SVS.-Enderlein". IBICA. Immunbiologisches Institut Prof. Dr. Günther Enderlein. Hamburg 1953 (32 S.) {I}
115. Behandlungs-Anweisung II für „Tbc.-Chondritin-Enderlein", „Caretta-Chondritin-Enderlein", „Pliogen-Chondritin- Enderlein", „SVS.-Enderlein" (säurefeste Form), „Schildkrötenvaccine" (nichtsäurefeste Form). IBICA. Immunbiologisches Institut Prof. Dr. Günther Enderlein. Hamburg 1961 (11 S.) {I}
116. Rundschreiben: Namensänderung des Präparates „Mutalin" in „Endobiont-Chondritin-Enderlein". Hrsg. Firma „IBICA", vormals Immunobiologica. Berlin 1951 (1 S.) {D}
117. Rundschreiben: Neue Anschrift Aumühle, Bez. Hamburg. Hinweis darauf, daß sämtliche Präparate nur auf ärztliche Verordnung in den Apotheken erhältlich sind. Hrsg. Firma „IBICA". Aumühle, o. J. (um 1952) (1 S.) {D}
118. Diät-Hinweise zur Unterstützung der Therapie bei allen Endobiosis-Fällen. „IBICA". Immunbiologisches Institut. Aumühle 1953, 2. Aufl. 1957 (4 S.) {D}
119. Untersuchungsprotokoll Blut-Diagnostik. Vergleichend morphologische Blutuntersuchung nach Professor Dr. Günther Enderlein zur graduellen Erfassung des Komplexes der Endobiosis (Enderlein). (Vitalblutuntersuchung im Dunkelfeld, einschließlich Phasenkontrast-Mikroskopie und Blutausstrich-Färbung). „IBICA". Werk für Akmosophie, Aumühle o. J. (um 1955) (2 S.) {D}, {S}
120. Verzeichnis von isopathischen und immunbiologischen Heilmitteln (pflanzliche Kolloide), Vaccinen und Chondritin-Seren zur Bekämpfung pathogener Kleinlebewesen und Erläuterungen über ihre Anwendungsweise. „IBICA". Prof. Enderlein & Co. Aumühle o. J. (um 1967) {D}, {S}

121. Rundfunksendung des RIAS Berlin: „Aus unserem wissenschaftlichen Tagebuch", gesendet am Mittwoch, den 16.1.1952, 23.10 Uhr. Mit Vorträgen von Prof. Dr. med. Heinrich Bartelheimer, Prof. Dr. med. Wolfgang Heubner, Prof. Dr. med. Georg Henneberg und einer Entgegnung von Enderlein. Berlin 26.3.1952 (Privatdruck Günther Enderlein){S}
122. Erwiderung des Universitätsprofessors Dr. Günther Enderlein auf die vom Robert-Koch-Institut und dem Landesgesundheitsamt Berlin ausgegebenen „Unterlagen zur Information über den Fall Enderlein bestimmt für westdeutsche wissenschaftliche Kreise und als Basis zur Publikation" von Prof. Dr. Henneberg, Dr. Saalmann und Dr. Helfer, Berlin 4.4.1952 (16 S.) (Privatdruck Günther Enderlein) {S}

A7 Letzte Publikation Enderleins

123. Die Fundamental-Faktoren der „Humoral-Pathologie" auf dem Wege der „isopathischen Heilweise" der Genese. In: Folia isopathica. Heft 1. 1961, S. 5-24; 2. Aufl. 1970, S. 1-15 {D}, {S}

A8 Letztes Werk, an dem Enderlein arbeitete

124. Folia cosmica. Unveröffentlichtes Manuskript {D}

A9 Maschinenschriftliche Vortragsmanuskripte

125. Zum Wesen der Humoralpathologie. Vortrag zur Sitzung der Akmosophischen Gesellschaft am 30.10.1955 (5 S.) {D}
126. Die Heilmöglichkeit des Krebses beruht allein in den Möglichkeiten einer seit Urzeiten errungenen Symbiose mit dem Urparasiten und einem rein biologischen Ersatz der durch Pseudokultur verlorenen Kreislaufanteile (Regulatoren) desselben und liegt außerhalb einer jeden doktrinären Therapie. 1952. (18 S.) {D}

A10 Publikationen über Günther Enderlein und seine bakteriologischen und humoralpathologischen Forschungen

127. Ade, Fritz: Die Behandlung der Hepatitis epidemica mit Schildkröten-Vakzine. In: Immunobiologica. Schriftenreihe über immunbiologische Krankheitsbekämpfung. Bd. 1, Heft 3/4, 1950, S. 81-83
128. Arnoul, Franz: Der Schlüssel des Lebens. Heilung durch die biologische Therapie nach Professor Dr. Enderlein. Reichl Verlag, St. Goar 1998
129. Autorenteam der Internationalen Akademie für Pleomorphismologie und Endocytobiologie, Schloß Weißenstein 1996-1999: IAPE-Publikationen. Serie: Pleomorphismologie. Teil 1-5., 1. Teil: Hat die Wissenschaft die Existenz einer Blutflora in Vergessenheit geraten lassen? In: Zeitschrift für Erfahrungsheilkunde. Bd. 46, Nr. 3, 1997, S. 175-178; 2. Teil: Enderlein war nur einer von vielen! In: ebenda. Bd. 46, Nr. 6, 1997, S. 367-369; 3. Teil: Sind Enderleins „Endobionten" Symbionten? In: ebenda. Bd. 46, Nr. 9, 1997, S. 555-558; 4. Teil: Enderleins Endobiontenentwicklung. In: ebenda. Bd. 46, Nr. 11, 1997, S. 798-801; 5. Teil: Enderleins „Bakterien-Cyclogenie". In: ebenda. Bd. 47, Nr. 10, 1998, S. 639-644 (Außerdem im Internet erschienen: http://www.IAPE.de 1.2.2006)
130. Baum, Alfred: Die Neuraltherapie zur Unterstützung der Chondritin Enderlein-Behandlung. „IBICA". Prof. Dr. Enderlein & Co., Aumühle 1952 {S}
131. Bernstein, H.: Beitrag zu dem Aufsatz „Bakterien als Entwicklungsstadien von Schimmelpilzen". In: Mikrokosmos. Jg. 26, 1932/33, S. 50-51
132. Bleker, Maria-M.: Blutuntersuchung im Dunkelfeld nach Prof. Dr. Günther Enderlein. Semmelweis-Verlag, Hoya 1993
133. Börner, Carl, Jancke, O.: Zur Systematik der Siphonospora polymorpha v. Brehmer. In: Die Medizinische Welt. Jg. 8, Nr. 34, 1934, S. 1189
134. Braatz, Egbert.: Zur Krebsentstehung. In: Archiv für Entwicklungsgeschichte der Bakterien. Bd. 1, Heft 4, 1940, S. 249-251
135. Buchinger, Otto H. F.: Forum Beitrag Nr. 17. In: Akmon. Bausteine zur Vollgesundheit und Akmosophie. Akmon-Verlag, Aumühle. Bd. 1, Heft 3, 1959, S. 508-510
136. Coyle, Michael: New Scientific Findings and Their Impact on the Enderlein Perspective. In: Explore Issue Vol. 10, Nr.6, 2001 http://www.explorepub.com/articles/coyle_10_6.html 1.2.2006
137. Coyle Michael: New Scientific Findings and Their Impact on the Enderlein Perspective. Part 2. In: Explore Issue Vol.11, Nr. 3, 2002, http://www.explorpub.com/articles/coyle_11_3.html 1.2.2006
138. Coyle Michael: Enderlein Perspective in the 21st Century. Part 3: The Super-Microscope. In: Explore Issue Vol. 12, Nr. 1, 2003 http://www.explorepub.com/articles/coyle_12_1.html 1.2.2006
139. Coyle, Michael: Enderleins Blick in das 21. Jahrhundert. Teil 3: Das Supermikroskop. (Deutsche Übersetzung von Bernhard Muschlien) http://www.qk9000.de/SupermikroskopMus.htm 23.04.2004
140. Dechow, Hans: Der Krebserreger ein Aspergillus. In: Archiv für Entwicklungsgeschichte der Bakterien. Bd. 1, Heft 2, 1933, S. 125-142
141. Dechow, Hans: Die Krebszelle - der Parasit. In: Archiv für Entwicklungsgeschichte der Bakterien, Berlin. Bd. 1, Heft 2, 1933, S. 143-161

142. Devrient, Wilhelm: Ist eine biologische Bekämpfung des Krebses möglich? In: Immunobiologica. Schriftenreihe über immunbiologische Krankheitsbekämpfung. Bd. 1, Heft 2, 1949, S. 39-42
143. Devrient, Wilhelm: Gedanken und Erfahrungen über die kombinierte Therapie mit der Endobionten-Vakzine (Mutalin) nach Enderlein und Schildkröten-Vakzine (A.R.T.). In: Immunobiologica. Schriftenreihe über immunbiologische Krankheitsbekämpfung. Bd.1, Heft 3/4, 1950, S.76-81
144. Devrient, Wilhelm: Der Endobiont. Sein Ursprung, seine Bedeutung, seine Bekämpfung. Einführung in die immunbiologische Therapie nach Prof. Dr. G. Enderlein. Siebeneicher Verlag, Berlin 1951
145. Devrient, Wilhelm: Neohippokratismus und Akmosophie. Communication au IV. Congrès International de Médecine Néo-Hippocratique. Extrait de Tome II du Congrès. Athen 1958 {S}
146. Dumrese, Jost; Haefeli, Bruno: Pleomophismus. Blutsymbionten, Blutparasiten, Blutpilze. Unter besonderer Berücksichtigung der Enderleinschen Cyclogenie und der diagnostischen Methoden nach Haefeli. Haug-Verlag, Heidelberg 1996
147. Eichler, Wolfdietrich: In memoriam Günther Enderlein. In: Deutsche Entomologische Zeitschrift, N. F. 16, Heft 4 u. 5, 1969, S. 451-453
148. El-Safadi, Samer, Tinneberg, Hans-Rudolf et al.: Erlaubt die Dunkelfeldmikroskopie nach Enderlein die Diagnose von Krebs? Eine prospektive Studie. In: Forschende Komplementärmedizin und klassische Naturheilkunde. 12, 2005, S. 148-151
149. Enby, Eric; Gosch, Peter; Sheehan, Michael: Die revolutionären medizinischen Entdeckungen von Professor Dr. Günther Enderlein. Semmelweis-Verlag, Hoya 1998
150. Etzdorf, Walther von: Die Lehre von der Endobiosis und dem Entwicklungs-Kreislauf der Bakterien. In: Immunobiologica. Schriftenreihe über immunbiologische Krankheitsbekämpfung. Bd.1, Heft 1, 1949, S. 25-30
151. Frick, Egbert: Zur medizinischen Auswirkung der von Enderlein gewonnenen Erkenntnisse der parasitären Krebsentstehung und des regelmäßigen Vorkommens der Vorstufen dieses Krebserregers im Blut des Menschen. In: Archiv für Entwicklungsgeschichte der Bakterien. Bd. 1, Heft 3, 1937, S. 230-248
152. Fritsch, Hans: Die Entdeckung des Lebens. In: Akmon. Bausteine zur Vollgesundheit und Akmosophie. Bd. 1, Heft 3, 1959, S. 395-405
153. Fritsch, Hans: Über den wahren Rang biologisch-naturgesetzlicher Erkenntnisse. In: Akmon. Bausteine zur Vollgesundheit und Akmosophie. Bd. 1, Heft 3, 1959, S. 406-449
154. Fritsch, Hans: Kernspaltung und Kettenreaktion in der Biologie des Ursymbionten erweisen die Unhaltbarkeit der doktrinären Annahme eines „Krebs-Virus". In: Akmon. Bausteine zur Vollgesundheit und Akmosophie. Bd. 1, Heft 3, 1959, S. 450-454
155. Fritsch, Hans: Läßt sich Krebs durch künstliche Atmung heilen? In: Akmon. Bausteine zur Vollgesundheit und Akmosophie. Bd.1, Heft 3, 1959, S. 471-474
156. Fritsch, Hans: Was ist Hypertonie? In: Akmon. Bausteine zur Vollgesundheit und Akmosophie. Bd.1, Heft 3,1959, S.496-505
157. Funder, Walter: Zum 70. Geburtstag von Professor Dr. Günther Enderlein. Berlin 1942
158. Funder, Walter (Hrsg.): Alstertaler Diskussionen. Maschinenschriftliche Veröffentlichungen. Nr. 72, 1955; Nr. 4, 10.7.1956; Nr. 97, 6.8.1956; Nr. 100, 27.8.1956; Nr. 110, 29.1.1957; Nr. 122, 28.6.1957; Nr. 124, 17.8.1957; Nr. 138, 30.7.1958; Nr. 139, 14.8.1958; Nr. 142, 1.11.1958; Nr. 147, 30.12.1958; {D}
159. Funder, Walter: Forum Beitrag Nr. 8. In : Akmon. Bausteine zur Vollgesundheit und Akmosophie. Bd. 1, Heft 1, S. 182 f.
160. Gettkant, Bruno: 38jährige Erfahrung bei der Behandlung der Tuberkulose mit der Schildkröten-Vaccine. Heilkunde, Heilwege 3, 1957 (Zeitungsartikel mit handschriftlichen Vermerk über die Herkunft des „Utilin" und über Bruno Gettkant: „Senior der Friedmannärzte, als einziger Friedmann-Arzt für seinen Friedmann-Einsatz mit dem Bundesverdienstkreuz von Bundespräsident Heuß geehrt.") {S}
161. Gondolatsch, Helmut: Zur Frage der Überprüfung der biologischen Heilmittel durch Privatarzt und Klinik. In: Immunobiologica. Schriftenreihe über immunbiologische Krankheitsbekämpfung. Heft 5/6, 1954, S. 135-141
162. Grüger, Wolfgang: Zyklogenie und Symbioselenkung. Grundlagen, Möglichkeiten, Grenzen. Verlag ebi-electronic ag. o. O. u. J. (um 1995)
163. Harmsen, Hans: Günther Enderlein 95 Jahre. In: Die Medizinische Welt. Jg. 41, Nr.38, 1967, S. 2272-2273
164. Hering, Martin: Die Entdeckung der geschlechtlichen Fortpflanzung der Bakterien durch Enderlein. In: Mikrokosmos. Jg.16, Heft 11, 1922/23, S. 198 f.
165. Hering, Martin: Bakterien als Entwicklungsstadien von Schimmelpilzen. In: Mikrokosmos. Jg. 25, 1931/32, . 112-114
166. IKMI-Info. Bulletin des Institutes für klinische Mikrobiologie und Immunologie: Im Brennpunkt: „Phänomen Blutmykosen". Nr. 2, 1996, http://www.ikmi.ch/Publikationen/Info/inf_9602.pdf 1.2.2006
167. Jürgens, Heinrich: Meine Erfahrungen mit dem „Endobiont-Chondritin" Enderlein's. In: Das Edle Leben. Jg. 7, Heft 12, 1958, S. 42-44 {S}
168. Kehlbeck, Heinrich: Historische Entwicklung des Präparates Utilin „S". In: Immuntherapie mit Utilin „S" (Mycobakterien). Semmelweis-Verlag, Hoya, 1994, S. 19-54

169. Lodenkämper, Hans: Entwicklung und heutiger Stand der Lehre von der Pleomorphie und Zyklogenie der Bakterien auf Grund des Literaturstudiums und eigener Untersuchungen. In: Schriften der Königsberger Gelehrten Gesellschaft. Naturwissenschaftliche Klasse. Jg. 15, Heft 3, 1939, S. 32-110
170. Menzel, Roderich: Männer die den Krebs bekämpfen. Kindler und Schiermeyer Verlag, Bad Wörishofen 1953
171. Neufeld, Fred: Kritische Umschau. „Weltenwende in der Bakteriologie?" Enderleins neueste Arbeiten über Bakterienzyklogenie. Die Kreisläufe des Tuberkulose- und Pockenerregers. In: Deutsche Medizinische Wochenschrift. Jg. 47, 1931, S. 1988 f. (Entgegnung von Günther Enderlein: Weltenwende in der Bakteriologie? In: ebenda, S. 2185; Fred Neufeld: Schlußwort hierzu. In: ebenda, S. 2185)
172. Nimtz, Siegfried: Zur Namengebung des Begriffes Akmosophie. In: Akmon. Bausteine zur Vollgesundheit und Akmosophie. Bd. 1, Heft 1, 1955, S. 15-19
173. Passow, Hans: Der Endobiont in der zahnärztlichen Allgemeinpraxis. In: Akmon. Bausteine zur Vollgesundheit und Akmosophie. Bd. 1, Heft 2, 1957, S. 270-273
174. Santo, Erwin, Rusch, Hans Peter: Das Gesetz von der Erhaltung der lebendigen Substanz. In: Wiener Medizinische Wochenschrift. Jg. 101, 1951, S. 706-713, 725-734
175. Schanderl, Hugo: Über das Studium der Chondriosomen pflanzlicher Zellen intra vitam. In: Der Züchter. Bd. 20, Heft 3/4, 1950, S. 65-76 {S}
176. Schneider, Peter: Die tuberkulinische Konstitution als gemeinsame Ursache chronischer Erkrankungen und ihre naturheilkundliche Regulation. In: Sanum-Post, Jg. 2000, Nr. 51, S. 4 -18
http://ourworld.compuserve.com/homepages/POSchneider/Links/Tuberkulinische_Konstitution.htm 19.7.2000
177. Schneider, Peter: Prof. Enderlein's Forschung aus heutiger Sicht. Lassen sich die Forschungsergebnisse mit modernen Untersuchungsmethoden bestätigen? In: Sanum-Post, Jg. 2001, Nr. 56, S. 2-11
http://ourworld.compuserve.com/hompages/POSchneider/Links/enderlein.htm. 14.12.2001
178. Schröder, Ernst: Hie Calmette! - Hie Friedmann! In: Immunobiologica. Schriftenreihe über Immunbiologische Krankheitsbekämpfung. Bd. 1, Heft 2, 1949, S. 69-70
179. Schwerdtle, Cornelia, Arnoul, Franz: Einführung in die Dunkelfelddiagnostik. Die Untersuchung des Nativblutes nach Prof. Dr. Günther Enderlein. Semmelweis-Institut, Hoya 1993
180. Seeger, Paul Gerhardt: Einige sachliche Bemerkungen zum „Endobionten-Problem". In: Hippokrates. Zeitschrift für praktische Heilkunde. Jg. 23, Heft 10, 1952, S. 279-281
181. Seld, Alexander von: Dokumente zu Friedmanns Kampf gegen die Tuberkulose, zugleich eine Entgegnung auf das Knapp'sche Buch. Selbstverlag: Freiherr v. Seld, Hamburg, o. J. (um 1936)
182. Szathmary, Sebastian: Mykobazillen. In: Mikrokosmos. Jg. 26, 1932/33, S.73-75
183. Waerland, Are: Professor Enderleins große Entdeckung. Sonderdruck. In: Waerlands Gesundheits-Magazin. Heft 1. Stockholm 1950 {B}
184. Windstoßer, Karl: Isopathische und Immunbiologische Therapie nach Prof. Dr. G. Enderlein. 2. Aufl. IBICA Prof. Dr. Enderlein &Co., Hamburg/Aumühle 1969 (1. Aufl. 1947)
185. Windstoßer, Karl: Auszug aus zwei Referaten über die Enderlein'schen Forschungen und Präparate, gehalten am 16.2.1952 und 19.4.1952 vor dem Arbeitskreis von Dr. med. Emil Scheller in München. Maschinenschriftliches Manuskript, o. O. u. J. (2 S.) {D}
186. Windstoßer, Karl: Der Enderleinsche Endobiont. In: Erfahrungsheilkunde. Bd. 6, 1957, S. 12-18, S. 210-215
187. Windstoßer, Karl: Prof. Dr. Enderlein 95 Jahre alt! In: Erfahrungsheilkunde. Bd. 16, 1967, S. 288-289
188. Windstoßer, Karl: Vier bedeutende Forscher mikrobiologischer Symbiose im Zusammenhang mit dem Krebsgeschehen: Wilhelm von Brehmer, Günther Enderlein, Franz Gerlach, Carl Spengler. Maschinenschriftliches Manuskript, o. O. u. J. (um 1960) (22 S.) {D}
189. Windstoßer, Karl: Zum Tode von Prof. Dr. Günther Enderlein. Maschinenschriftliches Manuskript, o. O. 1968 (7 S.) {D}
190. Windstoßer, Karl: Zum Tode von Prof. Dr. Günther Enderlein. In: Erfahrungsheilkunde. Bd. 17, Heft 11, 1968
191. Windstoßer, Karl: Professor Dr. phil. Günther Enderlein. Schöpfer einer neuen Bakterien- und Gesundheitslehre. In: Sanum-Post, Hoya, Nr. 20, 1992, S. 20-23
192. Windstoßer, Karl: Tabelle ohne Titel. Maschinenschriftliches Manuskript. [Vergleichende Gegenüberstellung von Enderleins „Endobiont", von Brehmers „Siphonospora polymorpha" und Schellers „Viromyceten"] o. O. u. J. (1 S.) {W}
193. Windstoßer, Karl: Tabelle. Ohne Titel. Maschinenschriftliches Manuskript. [Namen der Pioniere der immunbiologischen Forschung und die von ihnen entwickelten Präparate.] o. O. u. J. {W}

A11 Agenturmeldungen und Zeitungsartikel über Enderlein

194. Hopp, Walter: Neue Forschungen an Bakterien. In: Deutsche Allgemeine Zeitung. Abendausgabe. Jg. 62, Nr. 17, 11.1.1923 {E}

195. Lehrle, Klaus: „Ist Krebs doch heilbar? Berliner Wissenschaftler entdeckte ein neues Mittel - Hamburger Arzt behauptet: Es hilft - Warum wird es nicht erprobt?" Sonderbericht in: Badische Illustrierte. 1951, S. 692-694 {W}
196. Schrader, H. L.: Haben Sie Anlage zum Krebs? In: Constanze. o. O. u. J., S. 19-21 (süddeutscher Raum um 1952) {W}
197. Der Fall Enderlein. In: Illustrierte Berliner Zeitung. Nr. 15, 1952, S. 19 {D}
198. Enderlein wehrt sich. Berlin (dpa) 1952 {D}
199. Enderlein verkauft wieder. Berlin (dpa) 1952 {D}
200. Streit und ein neues Krebsheilmittel. Berlin (UP) 1952 {D}
201. Kampf um „Endobiont". In: Welt am Sonntag 20.4.1952 {D}
202. Ein Mann gegen die Wissenschaft. In: Illustrierte Woche. 1952, S. 34-35 {D}
203. Bild aus einem Zeitungsartikel über das an M. Hodgkin erkrankte Kind Raphaela Fassano in Amerika: Ein Redakteur der Zeitung schüttelt Enderlein die Hand. 1952 (ohne nähere Angaben) {D}
204. Cyran, Wolfgang: Über den Krebs - mit irreführenden Hypothesen. In: Frankfurter Allgemeine Zeitung vom 29.5.1954
205. Angebliches Krebsheilmittel „Endobiont-Chondritin". Bayerisches Ärzteblatt. Heft 4, 1952
206. H. E.-K. (vermutlich Hella Emrich-Krebs): Falsche Ernährung: Ursache vieler Krankheiten. Sonderdruck. In: Neues Europa. Das führende Weltblatt für alle Fragen der kommenden Entwicklung. Nr.16, 15.8.1958 {S}
207. H.E.-K.: Halte deine Zähne gesund und du lebst länger. Sonderdruck. In: Neues Europa. Das führende Weltblatt für alle Fragen der kommenden Entwicklung. Nr. 20, 15.10.1958 {S}
208. H.E.-K.: Der Enderleinschen Therapie gehört die Zukunft. o. O. u. J. {S}
209. Hella Emrich: Der 90jährige Professor Dr. Günther Enderlein, ein mutiger Kämpfer für die medizinische Wahrheit. In: Neues Europa. Das führende Weltblatt für alle Fragen der kommenden Entwicklung. Nr. 15, 1.8.1962 {S}
210. Hella Emrich: Vor der Rehabilitierung der ketzerischen Krebs-Therapien. „Nur die reine Biologie vermag das Krebsrätsel zu lösen", ein prophetisches Wort von Prof. Dr. G. Enderlein. In: Neues Europa. Das führende Weltblatt für alle Fragen der kommenden Entwicklung. Nr. 16, 15.8.1962 {S}
211. Gerbis, Hermann: Leserbrief. In: Der Tagesspiegel. 1. Beiblatt. 6.4. 1952

A12 Unveröffentlichte Quellen und Dokumente aus dem „Archiv Enderlein", Matthias Dräger, Reichl Verlag Der Leuchter, St. Goar {D}

212. Urkunde: Traugott Wilhelm Enderlein. Auszug aus dem Stammbuch von 1836
213. Polizeiliches Führungszeugnis für Günther Enderlein. Leipzig, 9.8.1894
214. Bescheinigung in Stipendien-Angelegenheiten Günther Enderlein. Leipzig, 15.2.1896
215. Schriftstück über Enderleins Bildungsgang, Militär- und Dienstlaufbahn
216. Ahnentafel, angefertigt von Enderlein für seine Tochter Erna
217. Verzeichnis der Lehrveranstaltungen, die der stud. rer. nat. Günther Enderlein vom Sommersemester 1894 bis zum Sommersemester 1898 belegt hat
218. Abschrift von Enderleins Promotionsurkunde. Leipzig, 3.8.1899
219. Bewilligung des Urlaubantrages sowie der Reisekostenbeihilfe von 250 Mark für eine Studienreise nach Paris und Brüssel. Stettin, 19.5.1908
220. Urkunde: Eheschließung zwischen Günther Enderlein und Sigrid Intlekofer 31.8.1937
221. Brief von N. J. Jacobs vom United States Department of Agriculture, Pittsburgh, an Enderlein vom 22.4.1940
222. Abschrift der Bescheinigung über die Tätigkeit als verantwortlicher wissenschaftlicher Leiter bei der Firma „Sanum" in Berlin W 35, Pallasstr. 21 vom 19.10.1949
223. Abschrift: Urteil in Sachen Prof. Dr. Günther Enderlein gegen den Senator für Gesundheitswesen (Landesgesundheitsamt Berlin). 19.3.1952
224. Handschriftliche Liste der Schimmelpilze und Bakterien für die Herstellung der Enderlein-Präparate, einschließlich der Herkunft der Kulturen
225. Abschrift des Telegramms, das Enderlein auf Grund der Schließung seines Institutes in Berlin an den zuständigen Senator für Gesundheitswesen und an Kollegen in viele Länder verschickte. Berlin, 26.3.1952
226. Todesanzeige Günther Enderlein. Die Trauerfeier fand am 14.8.1968 in der Friedhofskapelle in Reinbek statt
227. Grabbrief der Evangelisch-Lutherischen Kirchengemeinde Reinbek für Günther Enderlein vom 1.3.1968
228. Geschäftsbezogene Unterlagen (ca. 2 m Ordner)
229. Photographien
230. Zwei Briefe an das Patentamt: Registrierung des Familienwappens der Familie Enderlein als Markenzeichen für die Enderlein-Präparate. Aumühle 8.4.1954 und 15.4.1954
231. Briefe: private Korrespondenz
232. Teil eines Briefes von Enderlein mit einer Skizze von dem Entwicklungszyklus des Mucor racemosus. o. O. u. J. (um 1955) [im Anhang dieser Arbeit]

233. Bundesgesundheitsamt: Ablehnungsbescheid des Antrages auf Aufnahme der Enderlein-Präparate in das Spezialitätenregister vom 3.3.1972

A13 Archiv der Entomologischen Abteilung des Zoologischen Institutes der Universität Hamburg
234. Mitgliederverzeichnis des Leipziger Entomologischen Vereins Fauna von 1905 und 1908
235. Liedtext zur Feier des 30. Stiftungsfestes des Entomologischen Vereins Fauna zu Leipzig. 6.11.1905
236. Handschriftliche Abschrift: Ministerium für Landwirtschaft, Domänen und Forsten, Berlin. Bewilligung von 3000 Mark für die weitere Erforschung der Kriebelmücke. Berlin, 22.12.1920
237. Bescheinigung und Visa für Enderleins Aufenthalt im Leinegebiet im April 1927 zur Untersuchung der Kriebelmückenplage.
238. Brief von Dr. Oskar Prochnow, Schriftleiter der Zeitschrift „Der Naturforscher", an Enderlein vom 9.11.1931:
Ablehnung der Veröffentlichung von Enderleins Artikel über die Verwandlung der Bakterien.
239. Arbeitsgemeinschaft zum Studium der Schildkrötentuberkulose-Vaccine (Hrsg.): Beiträge zur immunspezifischen Tuberkulosebehandlung. Technik und Indikationsbereich des Impfverfahrens. Manuskript gedruckt zum internen Gebrauch der Mitglieder. Beiträge zur immunspezifischen Tuberkulosebehandlung. Heft 1, o. O. u. J. (nach 1935)
240. Report of Proccedings. Third International Congress of Microbiology. New York, vom 2.-9. September 1939 (Themenübersicht des Kongresses)
241. Baker, John R.: Freedom in Research. Occasional Pamphlet of the Society for Freedom in Science. Nr.17, 1957
242. Persönliches Adressbuch von Enderlein.
243. Entomologische Korrespondenzen mit Kollegen aus verschiedenen Ländern.
244. Briefentwurf an die Redaktion der „Deutschen Medizinischen Wochenschrift". Teil einer Erwiderung Enderleins auf einen Artikel von Fred Neufeld, der in der Nr. 47 erschienen war. o. O. 1931
245. Inventarverzeichnis der Schenkung an das Entomologische Institut

A14 Korrespondenz von 1949 bis 1978 zwischen Dr. med. Karl Windstoßer, Enderlein und dessen Frau Sigrid Enderlein sowie ab 1966 auch mit dem verantwortlichen Herstellungsleiter der Firma „IBICA", Dr. Reinstorf. Sammlung von Dr. med. Karl Windstoßer {D}
246. Es handelt sich hierbei um insgesamt 334 Briefe, davon sind 260 zu Enderleins Lebzeiten geschrieben worden und 74 Briefe wurden nach dem Tod von Enderlein verfaßt. Wegen der Datenfülle werden die Briefe nicht einzeln aufgelistet. Die Briefe, aus denen zitiert wurde, sind mit Absender, Adressat und Datum in den Fußnoten verzeichnet.

A15 Weitere Archivalien:
247. Bundesarchiv: Berlin Document Center: NSDAP-Mitgliedsausweis Günther Enderlein, Nr. 1669701 vom 1.4.1933
248. Bundesarchiv: Berlin Document Center: Brief von Günther Enderlein an Hinckel, Mitglied des Reichstages, mit Abschriften von persönlichen Briefen an Enderlein von Ernst Almquist (vom 10.11.1925 und 13.12.1925), Prof Dr. Karl Bernhard Lehmann, Würzburg (vom 10.2.1929 und 27.2.1929) und Prof. Dr. H. Zeiss, Moskau (vom 13.4. 1926) sowie weitere Abschriften über die Ehrenmitgliedschaft von Enderlein in der „Wiener Gesellschaft für Mikrobiologie". Berlin o. J. (nach 1933)
249. Dekanatsarchiv der Johann Wolfgang Goethe-Universität Frankfurt am Main: Medizinische Fakultät, Senckenbergisches Institut der Geschichte der Medizin: Gutachten und Schriftwechsel über die Habilitationsschrift von Emmy Klieneberger
250. The Enderlein family tree 1695 - 2000. CD mit der Familiengeschichte Enderleins. Genealogische Sammlung von Göran Enderlein. Privatbesitz. 5.12. 2000

B. Sekundärliteratur
251. Adamkiewicz, Albert: Untersuchungen über den Krebs und das Princip seiner Behandlung. Wilhelm Braumüller Verlag, Wien 1893
252. Adamkiewicz, Albert: Das erste Debüt des radioaktiven Kankroins, der Roman meiner Krebstheorie und ein neuer Erfolg meiner alten Methode. In: Ärztliche Rundschau. Jg. 16, 1906, S. 195-197
253. Adamkiewicz, Albert: Heilung eines vorgeschrittenen Zungenkrebses durch meine Kankroin-Methode. In: Ärztliche Rundschau. Jg. 23, 1913, S. 565-566
254. Adamkiewicz, Albert: Der Schlußsieg meiner Kankroin-Methode, die Spätoperation und die chemische Reinigung des Krebses. In: Fortschritte der Medizin. Jg. 34, Nr. 14, 1916/17, S. 133-135
255. Adamkiewicz, Albert: Abrechnung und Entlarvung. In: Der Forscher. 1916. Nachdruck in: Akmon. Bausteine zur Vollgesundheit und Akmosophie. Bd. 1, Heft 2, 1957, S. 344-357
256. Adamkiewicz, Albert: Krebsoperationen sind Verbrechen. Wien 1918. Nachdruck in: Akmon. Bausteine zur Vollgesundheit und Akmosophie. Bd. 1, Heft 2, 1957, S. 358-371

257. Almquist, Ernst: Biologische Forschungen über die Bakterien: Variation, Entwicklungszyklen, Sexualität, Artbildung, Lebenserhaltung, Epidemien. P. A. Norstedt & Söner, Stockholm 1925
258. Almquist, Ernst: Große Biologen. J. F. Lehmanns Verlag, München 1931
259. Bauer Axel W.; Mall, Kerstin: Hämostase, Thrombose und Embolie. Historische Konzepte zur Physiologie und Pathologie der Blutgerinnung. In: Hämostasiologie 15, 1995, S. 92-99
260. Baumann; Heinz H.: Neue Erkenntnisse über Legionellen. Teil 1 und 2. Sonderdruck. In: IKZ Haustechnik. Fachzeitschrift für die gesamte Haustechnik. Heft 23, 1990 und Heft 4, 1992
261. Béchamp, Antoine: The Blood and it's Third Anatomical Element. Boericke & Tafel, Philadelphia 1911
262. Bergmann, Gertrud: Carl Spenglers Leben und Wirken. In: Spenglersan-Meckel. 15. Godesberger Ärztetagung, Bad Godesberg. 8.10.1960, S. 3-4 (Firmenzeitschrift)
263. Bier, August, Schlegel, Oswald (Hrsg.): Homöopathie und harmonische Ordnung der Heilkunde. J. F. Lehmanns Verlag, München, Berlin 1939
264. Bircher, Ralph: Hunsa. Das Volk, das keine Krankheit kennt. Verlag Hans Huber, Bern, Stuttgart 1952
265. Bischof, Marco: Biophotonen. Das Licht in unseren Zellen. Zweitausendeins Verlag, Frankfurt 1998
266. Blumenthal, Ferdinand: Bemerkungen zu vorstehendem Aufsatz. (Schmidt, Otto: Zur parasitären Ätiologie der malignen Tumoren) In: Zeitschrift für Krebsforschung. Bd.23, 1926, S. 495
267. Boespflug, Robert: Geheimnisvolle Mistelbeere. In: Mikrokosmos. Jg. 53, 1964, S. 360-365
268. Brandis, H.; Otte, H. J.: Lehrbuch der Medizinischen Mikrobiologie. 5. Aufl. Gustav Fischer Verlag, Stuttgart 1984
269. Brauchle, Alfred: Lexikon der Naturheilkunde. Reclam Verlag, Leipzig 1931
270. Brauchle, Alfred; Grote, Louis Radcliff: Ergebnisse aus der Gemeinschaftsarbeit von Naturheilkunde und Schulmedizin. 2. Folge. Reclam Verlag, Leipzig 1939
271. Brauchle, Alfred: Grosse Naturärzte. Reclam Verlag, Leipzig 1944
272. Brauchle, Alfred: Aus Forschung und Wissenschaft. Naturheilkunde und Schulmedizin. In: Hippokrates. Jg. 22, 1951, S. 113-115
273. Brehmer, Wilhelm von: Biologische Bekämpfungsmethoden der Viruskrankheiten. In: Fortschritte der Medizin. Jg. 49, 1931, S. 340-342
274. Brehmer, Wilhelm von: Krebs - eine Erregerkrankheit. In: Fortschritte der Medizin. Jg. 50, 1932, S. 697-698
275. Brehmer, Wilhelm von: Die Messung der Wasserstoffionenkonzentration (pH-Wert) im Organismus. Eine neue diagnostische Methode. In: Medizinische Welt. Jg. 7, 1933, S. 1737-1740
276. Brehmer, Wilhelm von: „Siphonospora polymorpha" nova spezies, ein neuer Mikroorganismus des Blutes und seine Beziehung zur Tumorgenese. In: Medizinische Welt. Jg. 8, 1934, S. 1179-1185
277. Brehmer, Wilhelm von: „Siphonospora polymorpha v. Br." in Bedeutung für Blut- und Geschwulstkrankheiten unter besonderer Berücksichtigung des Krebs. Beweisführung der ursächlichen Pathogenese der Krebskrankheit durch die Siphonospora polymorpha v. Br. Linck-Verlag, Haag/Amper 1947
278. Breuer, Hubertus: Evolution: Kommune in der Ursuppe. In: Der Spiegel. Heft 36, 2000, S. 234
279. Buchner, Paul: Tiere als Mikrobenzüchter. Verständliche Wissenschaft Bd. 75, Springer Verlag, Berlin 1960
280. Bundeszentrale für gesundheitliche Aufklärung: Was erhält Menschen gesund? Antonovskys Modell der Salutogenese - Diskussionsstand und Stellenwert. Köln 2001
281. Carrel, Alexis: Der Mensch, das unbekannte Wesen. Deutsche Verlags-Anstalt, Stuttgart 1950
282. Mc Carrison, Robert: Studies in Deficiency Disease. Oxford Medical Publications, London 1921
283. David, E. L.: Ein Krebsfall. Warum kämpfe ich gegen den medizinischen Dogmatismus? o. O. u. J. (um 1960) {S}
284. David, E. L.: Die medizinische Inquisition in Deutschland. o. O. u. J. (um 1960) {S}
285. Dechow, Hans: Myxamoeba buccalis. Entdeckung eines Mycetozoons in der Mundhöhle des Menschen. Berlinische Verlagsanstalt, Berlin 1925
286. Dechow, Hans: Der Kariesurheber. In: Zahnärztliche Rundschau. Zentralblatt für die gesamte Zahnheilkunde. Jg. 41, 1932, S. 1201-1205
287. Deich, Friedrich: Max Bircher-Benner. Schöpfer der modernen Ernährungslehre. In: Die Neue Zeitung. 29./30. Nov. 1951
288. Dejung, Christof: Eine kleine Geschichte der Mikroskopie. http://www.access.ch/private-users/geschjetzt/CDMI.HTM. 4.8.2003, S. 1-7
289. Die Ära Heubner. http://regulus.pharbp.med.uni-goettingen.de/histor/heubner.htm. 24.4.2003
290. df: Infektiöser Bakteriensex. In: Deutsches Ärzteblatt, Jg. 65, Nr. 4, 27.1.1968, S. 189
291. Doerr, Robert, Hallauer, C. (Hrsg.): Handbuch der Virusforschung. Springer Verlag, Wien 1938
292. Dostal, Hermann: Zur Stellung des Tuberkelbazillus im System der Mikroorganismen. In: Wiener Medizinische Wochenschrift. Jg. 60, 1910, S. 2098-2099
293. Dostal, Hermann, Ender, Fritz: Zur Differenzierung säurefester Bakterien. In: Wiener Klinische Wochenschrift. Jg. 26, 1913, S. 1121-1122

294. Dostal, Hermann: Über die morphologischen Grundlagen einer Tuberkulosetherapie. In: Wiener Medizinische Wochenschrift. Jg. 63, 1913, S. 748-751
295. Dostal, Hermann: Zur Stellung des Tuberkelbazillus im System der Mikroorganismen. In: Wiener Medizinische Wochenschrift. Jg. 63, 1913, S. 933-935
296. Drawert, Horst; Mix, Marianne: Licht- und elektronenmikroskopische Untersuchungen an Desmidiaceen. VIII. Mitteilung: Die Chondriosomen von Micrasterias rotata. In: Flora. 151, 1961, S. 487-508
297. Drawert, Horst: Zur Vitalfärbung der Chondriosomen mit Pinacyanol. In: Zeitschrift für Pflanzenphysiologie. 54, 1966, S. 145-150
298. Druckrey, Hermann: Die Messung der Wasserstoffionenkonzentration mit der Palladium-Wasserstoffelektrode nach Dr. v. Brehmer. In: Klinische Wochenschrift. Jg. 13, 1934, S. 1027
299. Dubos, René J.: The Bacterial Cell in Its Relation to Problems of Virulence, Immunity and Chemotherapy. Harvard University Press, Cambridge, Massachusetts 1946
300. Dürr, Hans-Peter. Popp, Fritz-Albert.; Schommers, Wolfram (Hrsg.): Elemente des Lebens: Naturwissenschaftliche Zugänge -Philosophische Positionen. Die Graue Edition 28. Prof. Dr. Alfred Schmid-Stiftung, Zug, Schweiz. SFG-Servicecenter Fachverlage GmbH, Kusterdingen 2000
301. Dunbar, William Ph.: Zur Frage der Stellung der Bakterien, Hefen und Schimmelpilze im System. Verlag von R. Oldenbourg. München, Berlin 1907 (Nachdruck: Semmelweis-Institut, Hoya, 1981 mit einer Einführung von Georg Meinecke)
302. Eckart, Wolfgang U.; Gradmann, Christoph (Hrsg.): Ärztelexikon: von der Antike bis zum 20. Jahrhundert. Verlag C. A. Beck, München 1995, S.298-299
303. Ernst, Paul: Das morphologische Bedürfnis. In: Die Naturwissenschaft. Jg. 14, 1926, S. 1075-1080 (Vortrag, gehalten vor der 89. Versammlung der Gesellschaft Deutscher Naturforscher und Ärzte in Düsseldorf)
304. Fischel, Friedrich: Untersuchungen über die Morphologie und Biologie des Tuberculose-Erregers. Verlag Wilhelm Braumüller, Wien, Leipzig 1893
305. Fitting, Hans: Pfeffer, Wilhelm Friedrich Philipp. In: Deutsches Biographisches Jahrbuch, Überleitungsband. 2, 1917-1920, 1928, S. 335
306. Fleck, Ludwik: Entstehung und Entwicklung einer wissenschaftlichen Tatsache: Einführung in die Lehre vom Denkstil und Denkkollektiv. Mit einer Einleitung von Lothar Schäfer und Thomas Schnelle. 3. Aufl., Suhrkamp-Taschenbuch Wissenschaft, Bd. 312, Frankfurt a. M. 1994
307. Fonti, Clara J.: Die hämatologische Diagnose des Krebses. In: Der Krebsarzt. Jg. 9, 1954, S. 30-35
308. Frick, Egbert: Krebs - seine Verhütung und erfolgreiche Behandlung nach dem immunbiologischen Verfahren O. und W. Schmidt. Danziger Verlags-Gesellschaft, Danzig 1931
309. Friedmann, Friedrich Franz: Heil- und Schutzimpfung der menschlichen Tuberkulose. In: Verhandlungen der Berliner medizinischen Gesellschaft. Bd. 43, 1912, S. 388-400 (Diskussion zu Friedmanns Beitrag in der 29. Sitzung der Berliner Medizinischen Gesellschaft vom 6. November 1912. Bd. 43, 1912, S. 249-265)
310. Friedmann, Friedrich Franz: Tuberkulose-Ausrottung. In: Die besiegte Tuberkulose. Hrsg. Internationale Anti-Tuberkulose-Liga Sektion Deutschland. Walter de Gruyter Verlag, Berlin 1931, S. 9-20
311. Fuhrmann, Franz: Einführung in die Grundlagen der Technischen Mykologie. 2. Aufl., Verlag Gustav Fischer, Jena 1926
312. Gaschler, Egon: In memoriam Dr. med. Karl Windstosser. In: Sanum-Post. Semmelweis Verlag, Hoya. Jg. 2000, Nr. 53, S. 7-8
313. Gedek, Brigitte: Kompendium der medizinischen Mykologie. Preys Studientexte 25;Verlag Paul Parey, Berlin, Hamburg 1980
314. Geison, Gerald L.: The Private Science of Louis Pasteur. Princeton University Press, Princeton, New Jersey 1995
315. Gerlach, Franz: Krebs und obligater Pilzparasitismus. Semmelweis-Verlag, Hoya, 1998 (Nachdruck. Original erschienen im Urban & Schwarzenberg Verlag, Wien 1948)
316. Geus, Armin; Querner, Hans: Deutsche Zoologische Gesellschaft 1890-1990. Gustav Fischer Verlag, Stuttgart 1990
317. Giercke, Albert: Die Wahrheit über den Smend-Prozeß. o. O., 1962 (Zeitungsartikel, bibliographisch nicht ermittelt) {S}
318. Giercke, Albert (Schriftleiter): Denke selbst! Informationsblatt der Interessen-Gemeinschaft Selbstschutz. Nr. 1, Hamburg 1955 (4 S.) (bibliographisch nicht zu ermitteln) {D}
319. Goethe, Johann Wolfgang: Gedanken zur Naturforschung. Auswahl und Nachwort von Paul Niggli. Fretz & Wasmuth Verlag, Zürich 1949
320. Gradenwitz, Alfred: Die Konstitution tierischer und pflanzlicher Organismen und die Ursachen ihrer Krankheiten. In: Mikrokosmos-Jahrbuch 1926/27, S. 73-77 (Aufsatz über das 700 Seiten umfassende Werk mit gleichlautendem Titel von dem französischen Bakteriologen Jules Tissot)
321. Gräff, Siegfried: Medizinische und pathologisch-anatomische Forschung und Lehre. Betrachtungsweisen und ihre Auswirkungen in Arzttum, Rechtspflege und Versicherungswesen. Stromverlag, Hamburg-Bergedorf 1949

322. Gräff, Siegfried: Erwiderung auf die Mitteilung des Vorstandes des Landesverbandes für Krebsforschung und Krebsbekämpfung Hamburg. In: Hamburger Ärzteblatt. Jg. 6, 1952, S. 111-112
323. (Mitteilung des Landesverbandes für Krebsforschung und Krebsbekämpfung Hamburg über die klinische Prüfung mit dem „Endobiont-Chondritin-Enderlein". In: Hamburger Ärzteblatt. Jg. 6, 1952, S. 104)
324. Hahnemann, Samuel: Organon der Heilkunst. Erneuter Nachdruck der von Richard Haehl herausgegebenen 6. Auflage. Hippokrates Verlag, Stuttgart 1982
325. Haefeli, Bruno: Die Blut-Mykose. Handbuch für Theorie und Praxis. Medinca-Verlag, Zug (Schweiz) 1987
326. Haefeli, Bruno: Das menschliche Blut und die kranke Gesundheit. Labor für mikrotechnische Blutforschung, Ebikon (Schweiz) 1973
327. Haefeli, Bruno: Die Blut-Pilz-Flora (Die prämykotischen Systasen). Archiv des BHS-Labor, Ebikon, 1983-1992 (unveröffentlichtes Skript) {H}
328. Hamich, Winfried: ERGONOM 400 ermöglicht erstmals Versachlichung der Legionellen-Diskussion. In: KWD/FSR-Dokumentation 1989 (Informationszentrale Kunststoffe, Jahnstr. 57, 6100 Darmstadt)
329. Hapke, Thomas: 100 Jahre Ostwald's Klassiker der exakten Wissenschaften 1889-1989. http://www.tu-harburg.de/b/hapke/ostwklas.html. 15.7.2001
330. Harmsen, Hans: Zur Morphologie der Erreger der Tuberkulose. In: Klinische Wochenschrift. Jg. 30, 1952, S. 817-819
331. Harmsen, Hans; Meinecke, Georg: Die Bedeutung der biologischen Symbioseforschung für die Medizin. In: Klinische Wochenschrift. Jg. 29, 1951, S. 560-565
332. Heidenhain, Martin: Formen und Kräfte in der lebendigen Natur. Beitrag 7 zur synthetischen Morphologie. Springer Verlag, Berlin 1923
333. Herzog, Hans: Über die Natur des Trachom-Erregers. Urban und Schwarzenberg, Berlin 1910
334. Herzog, Hans: Die Involutionsformen des Gonococcus Neißer und ihre Rolle als intraepitheliale Zellparasiten. In: Virchows Archiv für pathologische Anatomie und Physiologie. Bd. 212, 1913, S. 243-367
335. Internationale Anti-Tuberkulose-Liga, Sektion Deutschland (Hrsg.): Die besiegte Tuberkulose. Walter de Gruyter Verlag, Berlin 1931
336. Issels, Josef: Grundlagen und Richtlinien für eine Interne Krebstherapie. Hippokrates Verlag, Stuttgart 1953
337. Issels, Josef: Mehr Heilungen von Krebs. 3. Aufl., Helfer Verlag E. Schwabe, Bad Homburg 1982
338. Jensen, Gitte S. (Hrsg.): Pleomorphic Microbes in Health and Disease. Proceedings of the First Annual Symposium held June 18-19, 1999 in Montreal, Quebec Canada. Holger N.I.S. Inc, Ontario 1999
339. Jensen, Gitte S. (Hrsg.): Summary of the Second International Symposium on Pleomorphic Microbes in Health and Disease. held in Ashland, Oregon, 19-20, 2000. http://www.holgernis.com/2000pro-summary.htm 21.1. 2006
340. Jörgensen, Hans-Heinrich: Das fröhliche Molekül. Eine Einführung in die Biochemie der Mineralstoffe. Weg zur Gesundheit Verlag, Dormagen 1998
341. Joly, Léon: F.-F. Friedmann et la Tuberculose. La science et le monde. Lang, Blanchong, Paris 1937
342. Joly, Léon: L'Émulsion bacillaire A.R.T. dans le traitement de la tuberculose. L'histoire du bacille acido-résistant de tortue 1902-1945. G. Blanchong, Paris 1945
343. Jütte, Robert: Geschichte der Alternativen Medizin. Von der Volksmedizin zu den unkonventionellen Therapien von heute. Verlag C.H. Beck, München 1996
344. Kajander, Olavi: Nanobacteria: Stone Forming Unique Agents. http://www.uku.fi/laikotset/biokem/ollinano.html 24.06.05
345. Karewski, F.: Erfahrungen über die Behandlung der chirurgischen Tuberkulose mit F. F. Friedmann's Heil- und Schutzmittel. In:Verhandlungen der Berliner Medizinischen Gesellschaft. Bd. 45, 1914, S. 175-204
346. (Diskussion zum Vortrag von F. Karewski. In: ebenda, S. 130-145, 148-168)
347. Klieneberger, Emmy: Bakterienpleomorphismus und Bakterienentwicklungsgänge. Med. Habilitationsschrift, Frankfurt am Main 22.5.1930. In: Ergebnisse der Hygiene, Bakteriologie, Immunitätsforschung und Experimentellen Therapie. Bd. 11, 1930, S. 499-555
348. Knapp, Alfred: Friedrich Franz Friedmann und sein Tuberkulose-Mittel. Aufwärts-Verlag, Berlin o. J. (um 1935)
349. Koch, Joseph: Ursache und Entstehung des Krebses. Gustav Fischer Verlag, Jena 1936
350. Kollath, Werner: Versuche, betr. die Existenz der Siphonospora polymorpha v. Brehmer. In: Hippokrates. Jg. 22, 1951, S. 102-106
351. Kötschau, Karl: Die Zukunft der Menschheit - ärztlich gesehen. Verlag Wort und Werk, Köln o. J. (um 1960)
352. Kötschau, Karl: Zum Aufbau einer Biologischen Medizin. Teil 1: Biologisches Denken - Homöopathie. Hippokrates-Verlag, Stuttgart 1935
353. Kötschau, Karl: Die Notwendigkeit der vorbeugenden Behandlung. In: Hippokrates. Zeitschrift für praktische Heilkunde. Jg. 23, 1952, S. 403-408
354. Kompendium Original Spenglersan® Kolloide. 10. Aufl. Meckel-Spenglersan, Bühl 2001

355. Kröner, Walther: Unsere Kinder = Versuchskaninchen? Die Sachverständigen-Komödie von Lübeck. Das Calmette-Verfahren wissenschaftlich gerichtet. Eine Dokumentensammlung von Dr. med. Walther Kröner, Berlin-Charlottenburg. Hrsg. vom Arbeitsausschuß zur Verfolgung der Lübecker Kindertötung, Berlin 1930 {E}
356. Kröner, Walther: Rettung vor Tuberkulose. Aufklärungsschriften, Nr. 3, hrsg. vom Reichsbund für Tuberkulosebekämpfung (Schutzbund der Tuberkulösen und Gefährdeten e. V.), Berlin 1932 {E}
357. Kruif, Paul de: Mikrobenjäger. Orell Füssli Verlag, Zürich 1928
358. Kürschners Deutscher Gelehrten Kalender. 1925, 1931, 1940/41
359. Lahmann, Heinrich: Welches Heilverfahren macht uns gesund? o. O. u. J. (15 S.) {D}
360. Lexikon der Naturwissenschaftler. Spektrum-Verlag, Heidelberg 1996
361. Lippross, Otto: Logik und Magie in der Medizin. J. F. Lehmanns Verlag, München 1969
362. Löhnis, Felix: Life Cycles of the Bacteria. Preliminary Communication. In: Journal of Agricultural Research. Vol. 7, 1916 S. 675-702
363. Löhnis, Felix: Studies upon the Life Cycles of the Bacteria. Part 1. Review of the Literature 1838-1918. In: Proceedings of National Academy of Sciences. Vol. 16. Second Memoir 1921
364. Löhnis, Felix: Studies upon the Life Cycles of the Bacteria. Part 2. Life History of Azotobacter. In: Journal of Agricultural Research. 1923, S. 401-452
365. Löhnis, Felix: Vorlesungen über landwirtschaftliche Bakteriologie. Verlag von Gebrüder Borntraeger, Berlin 1926
366. Lotz, Günther; Dunsch, Lothar: Wilhelm Ostwald - Forschen und Nutzen, Akademie-Verlag, Berlin 1982
367. Lux, Johann Josef W.: Die Isopathik der Contagionen oder: alle ansteckenden Krankheiten tragen in ihrem eigenen Ansteckungsstoffe das Mittel zu ihrer Heilung. Den Coriphäen der Homöopathik zur strengen Prüfung vorgelegt. Christian Ernst Kollmann Verlag, Leipzig 1833
368. Lynes, Barry, Crane, John: The Cancer Cure that Worked! Fifty Years of Suppression. Marcus Books, Toronto 1987
369. Margulis, Lynn: Die andere Evolution. Spektrum Akademischer Verlag, Heidelberg 1999
370. Madaus, Gerhard: Aufwärts zur biologischen Therapie. Nach einem Vortrag über Neo-hippokratische Medizin, gehalten im November 1933 im Auslande vor zwei medizinischen Fakultäten und mehreren Ärztevereinen. o. O u. J. (um 1934)
371. Mayr, Ernst: Das ist Biologie. Die Wissenschaft des Lebens. Spektrum Akademischer Verlag, Heidelberg 2000
372. Meckel, Paul A.: Dr. med. Carl Spengler und seine Forschungsergebnisse. o. O. u. J. {B}
373. Meckel, Paul A.: In Commemoration of the 100th Birthday of Dr. Carl Spengler. Sonderdruck. In: Davoser Zeitung. 9.7.1960 {B}
374. Meckel, Paul A.: Topical Diagnostic Procedure with Spenglersan. In: Dental Echo. Official Organ of the Association of the German Dental Industry. 52, Nr.4, 1960 {B}
375. Meckel, Paul A.: Spenglersan. Die bewährte immunbiologische Konstitutions- und Entgiftungs-Einreibetherapie nach Dr. med. Carl Spengler, Tuberkulose- und Krebsforscher. o. O. u. J. {B}
376. Medicine-Worldwide: Cohn, Ferdinand Julius. http://www.medicine-worldwide.de/persoenlichkeiten/cohn.html. 7.8.2003
377. Medicine-Worldwide: Warburg, Otto Heinrich. http://www.m-ww.de/persoenlichkeiten/warburg.html. 25.8.2003
378. Meinecke, Georg: Blutzellartige Involutionsformen bei Schimmelpilzen. In: Med. Klinik. Jg. 28, Nr. 24, 1950, S. 772-775 u. 803-806
379. Melzer, Jörg: Vollwerternährung: Diätetik, Naturheilkunde, Nationalsozialismus, sozialer Anspruch. Medizin, Gesellschaft und Geschichte, Beiheft 20. Franz Steiner Verlag, Stuttgart 2003
380. Migula, Walter: Kryptogamen - Flora: Moose, Algen, Flechten und Pilze. Friedrich von Zezschwitz botanischer Verlag, Gera o. J.(um 1900)
381. Mitscherlich, Alexander, Mielke, Fred (Hrsg.): Wissenschaft ohne Menschlichkeit. Medizinische und eugenische Irrwege unter Diktatur, Bürokratie und Krieg. Verlag Lambert Schneider, Heidelberg 1949 (1947 erschienen unter dem Titel: Das Diktat der Menschenverachtung. Verlag Lambert Schneider, Heidelberg - ab 1960 erschienen unter dem Titel: Medizin ohne Menschlichkeit. Dokumente des Nürnberger Ärzteprozesses. Fischer Taschenbuchverlag, Frankfurt/Main)
382. Much, Hans: Über die granuläre, nach Ziehl nicht färbbare Form des Tuberkulosvirus. In: Beiträge zur Klinik der Tuberkulose. 8, 1907, S. 85-99
383. Much, Hans:. Granula und Splitter. In: Beiträge zur Klinik.der Tuberkulose. 11, 1908, S. 67-71
384. Neubert, Franz (Hrsg.): Deutsches Zeitgenossen-Lexikon. 1905 {B}
385. Neumann, Franz: Die Frage nach dem Kern der Bakterien und ihre Beantwortung mit Hilfe der Nuklealfärbung. In: Berliner Tierärztliche Wochenschrift. Jg. 46, 1930, S. 101-103
386. Oettingen, A. J. von (Hrsg.): J. C. Poggendorff 's Biographisches-Literarisches Handwörterbuch zur Geschichte der Exacten Wissenschaften. Bd. 4. Verlag von Johann Ambrosius Barth. Leipzig, 1904

387. Oppersdorff, Johann Georg von: Comte d'Oppersdorff. A vous médecins, pour vous tuberculeux, mes amis. Edition Ratier, Paris 1948
388. Pekar, Rudolf; Korpan, Nikolai N.; Yu-Ling, Xin: Krebs - die medizinische und biologische Tragödie. Die Krise der Krebsmedizin und neue Wege zu ihrer Lösung. Verlag Wilhelm Maudrich KG, Wien 2002
389. Persönlichkeiten der Weinkultur. Kurz-Biographien aus 16 Jahrhunderten. Hugo Schanderl. http://www.geschichte-des-weines.de/personenAZ/schanderl_hugo.html. 27.6.2003
390. Peter, Jürgen: Der Nürnberger Ärzteprozeß im Spiegel seiner Aufarbeitung anhand der drei Dokumentensammlungen von Alexander Mitscherlich und Fred Mielke. Schriften aus dem Sigmud-Freud-Institut Frankfurt/Main. 2, Münster, Hamburg 1994
391. Petroff, S. A.; Steenken, Wilhelm: Biological Studies of the Tubercle Bacillus: 1. Instability of the Organism - Microbic Dissociation. In: Journal of Experimental Medicine. Vol. 51, 1930, S. 831-845
392. Piechocki, Reinhard: Das berühmteste Bakterium. Urania-Verlag, Leipzig 1989
393. Philipps, Ursula; Rosin, Martin: Die tabuisierten Forschungen des Krebs-Spezialisten Dr. v. Brehmer. In: Raum & Zeit. Nr. 85, 1997, S. 26-37
394. Popp, Fritz-Albert: Die Botschaft der Nahrung. Zweitausendeins Verlag, Frankfurt 2000
395. Porter, Roy: Die Kunst des Heilens. Spektrum Akademischer Verlag. Heidelberg, Berlin 2003
396. Pringsheim, Hans: Die Variabilität niederer Organismen. Springer Verlag, Berlin 1910
397. Pschyrembel. Wörterbuch Naturheilkunde und alternative Heilverfahren mit Homöopathie, Psychotherapie und Ernährungsmedizin. 2. Aufl. De Gruyter, Berlin 2000
398. Pschyrembel Klinisches Wörterbuch. 256. Aufl. De Gruyter, Berlin 1990
399. Referate und Kritiken. A. Adamkiewicz, Untersuchungen über den Krebs und das Princip seiner Behandlung. Wien, 1893. In: Deutsche Medizinische Wochenschrift. Jg. 19, 1893, S. 165-166 (anonyme Buchbesprechung)
400. Reuland, Andreas Jens: Menschenversuche in der Weimarer Republik. Med. Dissertation, Heidelberg 2001. Books on demand GmbH, Norderstedt 2004
401. Rilling, Siegfried: Vom Tuberkulinum zum Immunotherapeutikum. Die Spenglersan-Therapie. Haug Verlag, Heidelberg 1991
402. Robert Koch-Institut - Tradition und Fortschritt. In: Epidemiologisches Bulletin. Robert Koch-Institut. Nr. 39, 2000, S. 311-318
403. Pückler: Dr. v. Brehmer erklärt den Krebserreger für gefunden. Aufsehenerregende Arbeiten eines deutschen Gelehrten - Heilung für möglich gehalten. In: Deutsche Allgemeine Zeitung. Ausgabe Groß-Berlin. Jg. 73, 4.9.1934
404. Rusch, Hans Peter: Naturwissenschaft von Morgen. Vorlesungen über Erhaltung und Kreislauf lebendiger Substanz. Verlag Emil Hartmann, Zürich 1955
405. Rusch, Hans Peter: Bodenfruchtbarkeit. Eine Studie biologischen Denkens. Haug Verlag. Heidelberg 1968
406. Rusch, Kerstin; Rusch Volker: Mikrobiologische Therapie. Haug Verlag, Heidelberg 2001
407. Rusch, Volker: Bakterien - Freunde oder Feinde? Urania Verlag.,. Berlin 1999
408. Sanum-Kehlbeck GmbH & Co. KG (Hrsg.): Workshop. Isopathie, Blut-Dunkelfeld-Mikroskopie, Mykosen-und Allergie-Therapie, Darmsanierung, Basis-Therapie der entzündlich-rheumatischen Krankheiten, Zahnheilkunde. Semmelweis-Verlag. Hoya 2000
409. Sanum-Kehlbeck GmbH & Co. KG (Hrsg.): Sanum-Therapie 1988
410. Sanum-Kehlbeck GmbH & Co. KG (Hrsg.): Repertorium der Sanum-Arzneimittel 1997
411. Sanum-Post: Nr. 1, 1987; Nr. 2-5, 1988; Nr. 6-9, 1989; Nr. 10-13, 1990; Nr. 14-17, 1991; Nr. 18-21, 1992; Nr. 22-25, 1993; Nr. 26-29, 1994; Nr. 30-33, 1995; Nr. 34-37, 1996; Nr. 38-41, 1997; Nr. 42-45, 1998; Nr. 46-49, 1999; Nr. 50-53, 2000; Nr. 54-57, 2001; Nr. 58-61, 2002; Nr. 62-65, 2003; Nr. 66-69, 2004; Nr. 70-73, 2005
412. Sauerbruch, Ferdinand: Heilkunst und Naturwissenschaft. In: Die Naturwissenschaft. Jg. 14, 1926, S. 1081-1090 (Vortrag, gehalten auf der 89. Versammlung der Gesellschaft Deutscher Naturforscher und Ärzte in Düsseldorf)
413. Schanderl, Hugo: Beweise für die Fähigkeit zur Assimilation des molekularen Stickstoffs durch die Bakteriensymbionten einiger Nichtleguminosen. In: Die Gartenbauwissenschaft. Bd. 15, 1940, S. 1-27
414. Schanderl, Hugo: Ein Beitrag zur Frage der Isolierbarkeit von Mikroorganismen aus normalem pflanzlichem Gewebe und eine Kritik der sogenannten „Knöllchentheorie". In: Biologia generalis. Bd. 17, 1944, S. 311-337
415. Schanderl, Hugo: Über die Ursachen der Säuerung und Bombierung von Gemüse-Konserven. In: Die industrielle Obst- und Gemüseverwertung. Verlag Dr. Serger & Hempel, Braunschweig. Nr.21/22, 1951 (2 S.)
416. Schanderl, Hugo: Botanische Bakteriologie und Stickstoffhaushalt der Pflanzen auf neuer Grundlage. Verlag Eugen Ulmer, Stuttgart 1947
417. Schanderl, Hugo: Mikrobiologie des Mostes und Weines. Verlag Eugen Ulmer, Stuttgart 1959
418. Schauberger, Victor: Unsere sinnlose Arbeit. Schauberger Archiv und Verlag, Bad Ischl 2001
419. Scheller, Emil F.: Krebs als Viromykose. Humata Verlag, Freiburg 1957
420. Schilling, Victor: Das Blutbild und seine klinische Verwertung (Mit Einschluß der Tropenkrankheiten). Gustav Fischer Verlag, Jena 1922

421. Schilling, Victor: Pathologie des Erythrozyten. In: Die Medizinische Welt. Jg. 7, 1933, S. 509-512
422. Schilling, Victor: Pathologie des Erythrozyten. (Schluß). In: Die Medizinische Welt. Jg. 7, 1933, S. 551-552
423. Schilling, Victor: Untersuchungen über Siphonospora polymorpha v. Brehmer. In: Die Medizinische Welt. Jg. 8, 1934, S. 1186-1189
424. Schipperges, Heinrich: Geschichte der Medizin in Schlaglichtern. Meyers Lexikonverlag, Mannheim 1990
425. Schleich, Carl Ludwig: Besonnte Vergangenheit. Lebenserinnerungen 1859-1919. Vier Falken Verlag, Berlin 1920
426. Schmidt, Otto: Reaktionen und Heilerfolge bei Carcinomkranken nach Behandlung mit abgetöteten Reinkulturen eines im Carcinom vorkommenden Parasiten. In: Monatsschrift für Geburtshülfe und Gynaekologie. Bd. 17, 1903, S. 1083-1096
427. Schmidt, Otto: Über einen protozoenähnlichen Mikroorganismus in malignen Tumoren und durch diesen erzeugte transplantierbare Geschwulstformen beim Tiere. In: Münchner Medizinische Wochenschrift. Jg. 53, 1906, S. 162-166
428. Schmidt, Otto: Zur parasitären Ätiologie der malignen Tumoren. In: Zeitschrift für Krebsforschung. Bd. 23, 1926, S. 488-494
429. Schomburg, Burkhardt: Richtlinien zur Ernährung. In: Flugschriften des Sternbergkreises e.V. 1. Blatt, 3. Aufl. 1952 (2 S.) {D}
430. Schotten, Wolrad: Zum Eisengehalt des menschlichen Körpers. In: Immunobiologica. Schriftenreihe über immunbiologische Krankheitsbekämpfung. Bd. 1, Heft 3/4, 1950, S. 126-134
431. Schwarz, Rudolf: Heilmethoden der Außenseiter. Hoffnung für Millionen. Prisma Verlag, o. O. 1952
432. Seeliger, Heinz P. R.: Taschenbuch der medizinischen Bakteriologie. Johann Ambrosius Barth, Leipzig 1978
433. Seld, Alexander von: Die Glasfrage eine notwendige hygienische Forderung. In: Archiv für Entwicklungsgeschichte der Bakterien. Bd. 2, Heft 1, 1944, S.22-23 {D}
434. Sievert, Lars Endrik: Naturheilkunde und Medizinethik im Nationalsozialismus. Med. Dissertation, Frankfurt am Main 1995. Marbuse-Verlag Wissenschaft; 28, Frankfurt am Main 1996
435. Simeonow, S.: Erfahrungen mit dem Friedmannschen Tubekuloseheilmittel. In: Deutsche Medizinische Wochenschrift. Jg. 56, 1930, S. 656
436. Spengler, Carl: Tuberkulose- und Syphilis-Arbeiten (1890-1911). Verlag von H. Erfurt, Davos 1911
437. Strube, Wilhelm: Der historische Weg der Chemie. Deutscher Verlag für Grundstoffindustrie, Leipzig. Bd.2, 1981
438. Thorwald, Jürgen: Macht und Geheimnis der frühen Ärzte. Droemer Knaur, München 1962
439. Vereins- und Kongressberichte. Ärztlicher Verein zu Danzig. Sitzung vom 22.2.1926. In: Münchner Medizinische Wochenschrift. Jg.74, 1927, S. 433-434
440. Vereins- und Kongressberichte. Ärztlicher Verein zu Danzig. Sitzung vom 1.12.1927. In: Münchner Medizinische Wochenschrift. Jg. 75, 1928, S. 545-546
441. Villequez, E.: Le parasitisme latent des cellules du sang chez l'homme. En particulier dans le sang des cancéreux. Librairie Maloine, Paris 1955 (Deutsche Übersetzung : Der latente Parasitismus der Blutzellen beim Menschen besonders im Blut der Krebskranken. Semmelweis-Verlag, Hoya o. J.)
442. Vogt, Werner: Immuntherapie des Krebses. In: Heilpraxis Magazin. Heft 1, 1995, S. 4 -13
443. Vogt, Werner: Zum Krebsproblem. In: Naturheilpraxis. Jg. 19, 1966 S. 127-136, 167-176
444. Volger, Bruno von (Hrsg.): Pfeffer, Wilhelm. Sachsens Gelehrte, Künstler und Schriftsteller in Wort und Bild. Bd. 1, 1907, S. 427
445. Waerland, Are: Befreiung aus dem Hexenkessel der Krankheiten. 4.Aufl., Humata Verlag, Bern o. J. (um 1974, Erstausgabe 1959)
446. Waerland, Are: Der Weg zu einer neuen Menschheit. Humata Verlag, Bern 1954
447. Wainwright, Milton: Extreme Pleomorphism and the Bacterial Life Cycle: A Forgotten Controversy. In: Perspectives in Biology and Medicine 40, 1997, S. 407-414
448. Wallin, Ivan E.: Symbionticism and the Origin of Species. Baillière, Tindall and Cox, London 1927
449. Wege zu einer rationalen Arzneitherapie. In: Niedersächsisches Ärzteblatt. Jg. 72, 1999, S. 9-13
450. Werner, Petra: Der Heiler. Tuberkuloseforscher Friedrich F. Friedmann. Koehler & Amelang, München, Berlin 2002
451. Windstoßer, Karl: Die Summationsdiagnostik auf Karzinom und Präkanzerose und das daraus resultierende Karzinogramm. Verlag für Mediziner Dr. E. Fischer, Heidelberg 1974
452. Windstoßer, Karl: Die Summationsdiagnostik auf Karzinom u. Präkanzerose. 2. Aufl., Fischer Verlag für Mediziner, Heidelberg 1982
453. Windstoßer, Karl: Ernährungs-Grundregeln. Akmon-Verlag, Aumühle 1962
454. Windstoßer, Karl: Zum Tode Werner Zabels. In: Physikalische Medizin und Rehabilitation. Jg. 19, 1978, S. 3-4
455. Windstoßer, Karl: Wilhelm v. Brehmer und die von ihm beschriebenen Blutmikroben. Sanum-Post, Hoya. Nr.19, 1992, S. 20-23
456. Windstoßer, Karl: Polymorphe Symbionten in Blut und Körpergewebe als potentielle Kofaktoren des

Krebsgeschehens. Semmelweis-Verlag, Hoya 1995
457. Windstoßer, Karl: In memoriam Dr. med. Josef Issels. Rückschau auf das Lebenswerk eines ärztlichen Reformators. Maschinenschriftliches Manuskript. o. O. u. J. (um 1998) {D}
458. Windstoßer, Karl, Braun-von Gladiß, Karl (Hrsg.): Die Ganzheitsmedizinische Behandlung Krebskranker und Krebsgefährdeter. Manuskript. Http://www.windstosser.ch 12.8.2002
459. Woese, Carl: A New Biology for a New Century. In: Microbiology and Molecular Biology Reviews. Jg. 68, 2004, S. 173-186
460. Woese, Carl: On the Evolution of Cells. In: Proceedings of the National Academy of Sciences of the United States of America. Jg. 99, 2002, S. 8742-8747
461. Wolff, Jacob: Die Lehre von der Krebskrankheit von den ältesten Zeiten bis zur Gegenwart. Bd. 1-4. Gustav Fischer Verlag, Jena 1909-1928
462. Wunderlich, Klaus: Rudolf Leuckart. Weg und Werk. Rer. nat. Dissertation. Leipzig 1974
463. Zabel, Werner: Die Interne Krebstherapie und die Ernährung des Krebskranken. Bircher-Benner Verlag GmbH, Bad Homburg o. J.
464. Zabel, Werner: Grenzerweiterung der Schulmedizin. Hippokrates-Verlag, Stuttgart 1934
465. Zabel, Werner: Sinn und Wesen einer Ganzheitsmedizin. Bd. 1. Ärzte-Verlag, Gießen 1950
466. Zabel, Werner: Das Herdgeschehen. Eine Einführung in den 2. ärztlichen Fortbildungskurs für Ganzheitsmedizin in Berchtesgaden vom 9. bis 17. März 1950. Hippokrates-Verlag, Stuttgart 1950
467. Zopf, Wilhelm: Die Spaltpilze. Verlag von Eduard Trewendt, Breslau 1883

14 Anhang

Tab. 1 Von Enderlein besuchte Lehrveranstaltungen in Leipzig und Berlin [217]

Semester	Vorlesungen und Übungen	Dozent
SS 1894	Allgemeine Botanik	Prof. Pfeffer
	Anorgan. Experimental-Chemie	Prof. Wislicenus
	Experimental-Physik	Prof. G.Wiedemann
	Specielle Zoologie	Prof. Marshall
	Einleitung in die analytische Geometrie	Prof. Lie
WS 1894/95	Organische Experimental-Chemie	Prof. Wislicenus
	Zoologisches-zootomisches Praktikum	Prof. Leuckart
	Vergleichende Anatomie	Prof. Leuckart
	Histologisches Praktikum	Prof. Looss
	Darwinsche Theorie	Prof. Marschall
SS 1895	Zoolog.-zootomisches Praktikum	Prof. Leuckart
	Allgemeine Zoologie	Prof. Leuckart
	Psychologie	Prof. Wundt
	Histologie der Organe	Prof. Looss
	Die wirbellosen Tiere der Heimat	Prof. Simroth
	Entwicklungsgeschichte höherer Tiere und des Menschen	Prof. His
	Geolog. Bau d. Königreichs Sachsen	Prof. Credner
WS 1895/96	Zoolog.-zootomische Praktikum	Prof. Leuckart
	Allgemeine Mineralogie	Prof. Zirkel
	Allgemeine und historische Geologie	Prof. Credner
	Physikalisches Praktikum	Prof. Wiedemann
	Allgemeine Biologie	Prof. Simroth
	Die Zelle und ihr Leben	Prof. Looss
	Theorie der Zeugung	Dr. Kaestner
	Experimentelle Geologie	Prof. Zirkel
SS 1896	Einleitung in die Philosophie und Logik	Prof. Heinze
	Paläontologie	Prof. Credner
	Zoolog.-zootomisches Praktikum	Prof. Leuckart
	Mikroskopische Übungen (Botanische Mikroben)	Prof. Pfeffer
	Geologisches und Paläontologisches Praktikum	Prof. Credner
WS 1896/97	Entwicklungsmechanik	Prof. zur Strassen
	Zoolog.-zootomisches Praktikum	Prof. Leuckart
	Mikroskopischen Übungen (Botanische Mikroben)	Prof. Pfeffer
	Experimentelle Physiologie der Pflanzen	Prof. Pfeffer
	Mineralogisches Praktikum	Prof. Zirkel
SS 1897	Geschichte der Pädagogik	Prof. Vokelt
	Zoolog.-zootomisches Praktikum	Prof. Leuckart
	Chemisches Halbpraktikum	Prof. Ostwald
	Kursus der allgemeinen Bakteriologie	Prof. A. Fischer
SS 1898	Zoolog.–zootomisches Laboratorium	Prof. Chun
	Chemisches Praktikum	Prof. Ostwald
	Die wissenschaftlichen Grundlagen der analytischen Chemie	Prof. Ostwald
	Praktisch-pädagogisches Seminar	Prof. Richter
WS 1898/99	Praktisches pädagogisches Seminar	Prof. Richter
	Chemisches Praktikum	Prof. Ostwald

Das Wintersemester 1897/98 verbrachte Enderlein an der Universität Berlin. Er belegte dort folgende Vorlesungen:

WS 1897/98	Über Universitäten und Universitätsstudium	Prof. Paulsen
	Pädagogik	Prof. Paulsen
	Über naturwissenschaftliche Erkenntnis-Theorie	Prof. Foerster
	Ästhetik der Tonkunst	Prof. Fleischer
	Theorie der Zeugung und Vererbung	Prof. Hartwig
	Gehirn-Anatomie	Prof. Mendel
	Entwicklungsmechanik	Dr. Benda
	Über ausgewählte Kapitel der Bakteriologie	Dr. Pfeiffer
	Anatomie der bakteriellen Infektionen	Prof. Israel
	Paläontologie der Säugetiere	Prof. Dames
	Parasiten der Mundhöhle	Prof. Miller
	Physik und Physiologie der Leibesübungen	Dr. R. du Bois-Reymond
	Interferenz und Polarisation des Lichtes	Dr. Pringsheim
	Entomologie	Dr. Heymons

Das definitive Schema für die Blutuntersuchungen werde ich in Kürze Ihnen zukommen lassen. Ich habe die ganzen Wochen hier intensiv daran gearbeitet und bez. Hodgkin ganz neue Entwicklungsformen entdeckt, die direkt überraschen. Sie werden erstaunt sein, was da alles noch zu Tage kommt.

Was die Sporen von Brehmer anbetrifft, so ist das ein unwiderleglicher Beweis, dass man da nicht den allerblassesten Schimmer von Genese gehabt hat. Hätte man die Arbeiten von Sanitätsrat Dr.med.Otto Schmidt, München, auch nur blos einmal angesehen, so wäre ganz etwas anderes herausgekommen. Denn die Sporen sind in Wirklichkeit die allerhöchsten Formen der ganzen Ontogenie, hier natürlich Cyclogenie, denn sie werden eben von den Kulminanten, den Pilzen in den Endentwicklungsformen gebildet. Diese Sporen (Gonidien) haben aber auch gar nichts zu tun mit den Spermiten (Enderlein 1916), zu welchem Terminus der Name Bacteriophagen völlig synonym ist; er wurde von dem Fanzosen d'Herellè 1917 begründet. Was für eine verfahrene Wissenschaft die Doktrin ist, ersehen Sie daran, dass der richtige Begriff der Spermite seit 40 Jahren dauernd bekämpft wurde, dahingegen auf dem Begriffe Bacteriophagen eine Riesenliteratur sich auf Fantasien aufbaute, die einen grossen Saal füllt. Also Makulatur-Produktion in lustiger Übermasse !!!

Die allerprimtivsten Entwicklungsphasen sind Protitit (= Kolloid !) Filit (Wechsel von Filum x und Filum 2x) sowie das Symprotitit = dem Wechsel von Symprotit x und Symprotit 2x. Diese drei riesigen Phasengruppen (denn Filit und Symprotitit bestehen aus Unmassen von einzelnen Stadien) sind die Bausteine, deren Zusammensetzung wie ein Ste chenspiel alle höheren Phasen aufbauen. Und in diesem Aufbau zu höheren Verstaatlichungen ist das Spermit der allererste Schritt. Nämlich Filum + Symprotit geben das Spermit!

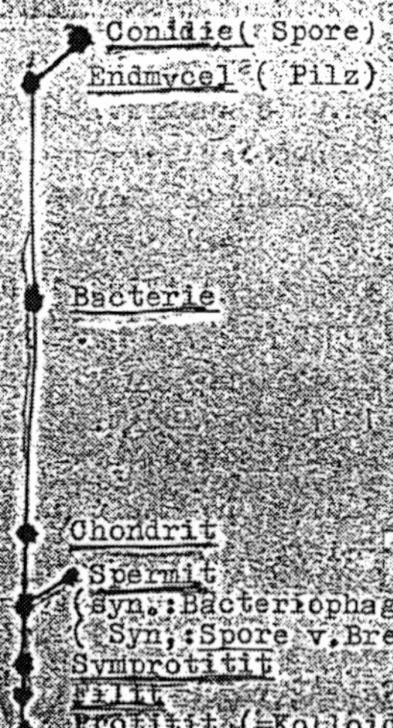

Nebenstehend erkennen Sie die wirklichen Vorgänge. Die Consequenzen die man aus den totalen Missverstä nissen und Unkenntnissen ableitete, ist glattes Laienbrevier. Meckel war als junger Kaufmann Patie von Prof. Spengler in Davos. Ich habe Spengler noc in Davos kennen gelernt, als ich meine erste Frau dort für einige Tage besuchte. Ich besitze auch se Buch, das alle seine Veröffentlichungen zusammenfas Alles andere ist aus den Fingern gesaugte Fantaste rei, wo man die Missverständnisse von Brehmer von Laien übernahm und ins Mystische weiterentwickelte. Sagen Sie sich von alledem los. Denn damit sind wirk lich keine Blumentöppe zu gewinnen. Die Anwesenheit von Spermiten (Psudo-Sporen !!!) ist alleiniglich ein Dokument von " Heilbereitschaft " !!! weiter nichts!

Mit derartigen Dokumenten Teste auf Jahre und Jahrzehnte zurück durchzuführen, ist eine Groteske.

Abb. 1A Teil eines Briefes von Enderlein an Windstoßer (ohne Datum, vermutlich um 1955) [232]

15 Namensregister

16 Glossar

24 Stunden-Umimpfen
: bakteriologische Untersuchungstechnik, bei der alle 24 Stunden ein Teil einer angelegten Bakterien-Kultur auf einen frischen Nährboden zur Weiterzucht angelegt wird

Aeromorphosen
: Wachstumsveränderungen in Bakterienkulturen, die durch die Zufuhr von Gasen bewirkt wird

Amoebit
: protozoenartiger Mikroorganismus aus dem Kreislauf des potentiellen Krebs-Erregers

Amoebitose
: Erkrankungen aus dem Endobiosis-Komplex, die im Entwicklungs-Stadium des Amoebits verursacht werden; hierzu zählt z. B. die Karies der Zähne

Arthrogonidien
: Gonidien (allgemeine Fruchtform der Bakterien), die von einem Bakterienstäbchen mit vier oder mehreren Mych (Kerneinheiten) abgestoßen werden

Arthrogonie
: durch Abschnürung oder Teilung entstandene Bakterien

Arthrothecit
: entsteht aus einem Cystit (Gonidie mit einem vielwertigen Kern) eines Bakterienstäbchens. Aus einem Arthrothecit kann sich wieder ein Bakterienstäbchen entwickeln.

Ascit
: Cyclostadium der Bakterienentwicklung, in welchem das Bakterienindividuum aus zwei oder mehreren Zweierstäbchen besteht.

Ascocystite
: Cystite, die sich in einem Bakterienstäbchen gebildet haben. Nach ihrer Lage im Bakterium werden sie Ascocystite genannt, wenn sie an irgendeiner Stelle im Bakterium liegen, außer an den Polen.

Ascogonidie
: Gonidie eines Bakterienstäbchens, die an beliebiger Stelle im Bakterium liegt, außer an den Polen, dort werden sie Telogonidien genannt

Ascospore
: Bakterienspore, die an beliebiger Stelle im Bakterium liegt, außer an den Polen

Ascotrophosom
: Trophosom, das an einer beliebigen Stelle im Bakterium liegt außer an den Polen

Ascusfruktifikation
: Entwicklung der Perithecien

Athrit
: Zelle mit einem Athron

Athron
: Protozoenkern

Athrothecit
: Protozoenzelle

Atrophit
: Mychit ohne anfärbbare Reservestoffe (Lipoide, Nukleinsäuren)

Atrophose
: Mangel an färbbaren Reservestoffe (Lipoide, Nukleinsäuren) im Bakterium

Auxanogenie
: eine Koordinate im Entwicklungskreislauf der Bakterien; Vermehrung der Bakterien ohne fortschreitende Entwicklung zu höheren Wuchsformen; gewöhnliche Vermehrung der Bakterien durch Zweiteilung

Bakterien-Cyclogenie
: der morphologische Entwicklungskreislauf der Bakterien durch die Summe aller Generationen, beginnend bei der einfachsten morphologischen Einheit (Mych oder Mychomerit) bis zum höchstmöglichen morphologischen Aufbau, welcher der Bakterienspezies zukommt, und endet wieder mit der morphologischen Einheit (Mychit oder Mychomerit)

autoklavieren
: sterilisieren mit Dampfdruck

Basit
: Cyclostadium im Entwicklungskreislauf der Bakterien, in welchem die kugelförmige Wuchsform (Mychit) und Zweierstäbchen (Dimychit) auftreten

Basitose
: Erkrankungen aus dem Endobiosis-Komplex, die im Entwicklungs-Stadium des Basits verursacht werden

Basoit
: Cyclostadium, in dem sich je zwei Mychite unter gegenseitiger Abplattung zum Diplomychit (Diplokokkus) vereinigen

Bazillose
: Erkrankungen aus dem Endobiosis-Komplex, die durch bakterienförmige Entwicklungs-Stadien verursacht werden

von Behringsche Methode
: Serumtherapie, vorbeugende aktive Immunisierung mit einem Toxin-Antitoxin-Gemisch; von Emil von Behring entwickelte Schutzimpfungen gegen Diphtherie und Tetanus

Blennorrhoe
eitrige Schleimhautentzündung; z. B. Augenschleimhautentzündung (Ophthalmoblennorrhoe)

bovin
das Rind betreffend

Caryomone
Organisationseinheit des Kernes in allen drei Organisationsstufen: Mych (Mychon), Athron, Caryon

Caryon
Organisationseinheit des Kernes auf zellulärer Stufe

Caryopolisma
Vereinigung von Kerneinheiten

Centriolit
entspricht dem Centriol (Blephoroblast) höherer Zellen

Chemomorphosen
Erscheinungsformen im Entwicklungskreislauf der Bakterien, die durch die Einwirkung von Chemikalien verursacht werden

Chondrascellen
Flüssigkeitsgefüllter Hohlschlauch mit freien Chondriten innerhalb eines Mycelfadens

Chondrit
Cylostadium im Entwicklungskreislauf der Bakterien, in welchem die Wuchsformen Symprotit und Filum auftreten

Chondritose
Erkrankungen aus dem Endobiosis-Komplex, die im Entwicklungs-Stadium des Chondrits verursacht werden

Chondritstadium
Kleinkörnchen-Stadium; das Primitivstadium aller Bakterien

Chondrocysten
aus Chondrascellen hervorgetriebene Blasen, die schließlich platzen und große Mengen Chondrite in die Umgebung ausstreuen

Chondrophoren
bei der Gattung Aspergillus vorkommende Gebilde; bezeichnet Teile eines Mycels, die mikroskopisch den Eindruck erwecken, als seien sie mit Büscheln oder Besen besetzt; diese bestehen aus Chondriten

Chondrothecite
aus Cystiten hervorgegangene Thecite mit großen Mengen Chondriten (Symprotite)

Chromatin
durch Färbung darstellbare Kern-substanz; Material, aus dem Chromo-somen bestehen

Chromatinkörperchen
im Zellplasma verteilt liegende Körnchen, die spezifische Kernfärbungen annehmen und genetisches Material enthalten (DNS oder RNS sowie Kernproteine)

Chromidien
Kerneinheiten, aus denen der Protozoenkern zusammengesetzt ist; entspricht vergleichend-morphologisch den Chromosomen eines Metazoenkerns

Chromiole
Einheiten, aus denen die Chromidien und Chromosomen zusammengesetzt sind

Chylus
aus dem Darmbereich stammende Lymphe

Conidie
Pilzspore, ungeschlechtliche Fortpflanzungszelle der Pilze, die durch Abschnürung am Ende eines Pilzfadens (Hyphe) entsteht

Culminante
das Entwicklungs-Stadium, in welchem ein Bakterien-Organismus seinen Höhepunkt erreicht

Cyclode
der Kreislauf; das einmalige Durchlaufen des cyclogenetischen Entwicklungsganges der Bakterien. Eine vollständige Cyclode beinhaltet neben allen Cyclostadien auch die Vermischung der Erbanlagen durch die geschlechtliche Fortpflanzung (Oit und Spermit). Der unvollständigen Cylode fehlen eine oder mehrere Cyclostadien oder die geschlechtliche Fortpflanzung

Cyclostadium
jedes morphologisch festgelegte und benannte Stadium einer Cyclode

Cystascit
Keulenstäbchen; zum Beispiel Corynobacterium diphtheriae (Löffler)

Cystit
eine etwas größere Gonidie mit einem mehrwertigen (polydynamen) Kern (Symmychon)

Cytit
primitive Zelle mit nur einer Kerneinheit (vgl. Mychit, Athrit)

Cytomone
Organisationseinheit der Zelle in allen drei Organisationsstufen mit nur einer Caryomone (Kerneinheit): Mychit, Athrit, Cytit

Cytoplasma
Grundsubstanz der Zelle

Cytopolisma
Vereinigung („Verstaatlichung“) von zwei oder mehreren Cytomonen zu einem Organismus

Dermatitiden
Hauterkrankungen; Ekzeme
Desmen
Kettenbildung; kettenartige Aneinanderreihung von kugelförmigen Bakterien
Diapedese
Migration von Bakterien oder Immunzellen in das Körpergewebe
Diathesis
den lebenden Kolloiden (Eiweißen) innewohnender Einordnungsdrang zu bestimmten charakteristischen losen Anordnungen
Diathetogenie
Gestaltungskraft, die die lebenden Kolloide zur losen Anordnung bringt
Dichogonidien
eine Gonidie, die durch Zerfall eines Dimychites entsteht
Didimychit
Bakterienstäbchen mit vier Mych (Kerneinheiten)
Dimychit
Vereinigung von zwei Mychosen (= Mychite) zu einer Zelleinheit; Kurzstäbchen mit zwei polständigen Kerneinheiten (Mych)
Dimychose
bezeichnet ein Dimychit (Zweierstäbchen) in einem Bakterienzellverband
Dimychota
Bezeichnung für die zweite Kategorie der Systematik der vergleichend-morphologischen Bakterienklassifikation; umfaßt alle Bakterienarten außer die Monomychota
Diplococcus
Bezeichnung für paarweise auftretende Kugelbakterien
Diplomychit
eine Wucherform, bei der zwei Mychite eng zusammenliegen, sich jedoch noch nicht zu einem Dimychit (Kurzstäbchen) vereinigt haben; Diplokokke
Dotterelemente
Lipoide, Nukleinsäuren und andere Substanzen, die den Urkern der Bakterienzelle umhüllen; Nähr- und Baustoffe für die Entwicklung der Bakterien
Dunkelfeldmikroskop
spezielles Mikroskopieverfahren; im Unterschied zum Hellfeldmikroskop gelangt beim Dunkelfeldmikroskop kein direktes Licht in das Objektiv. Das zu untersuchende Präparat wird mit Hilfe eines speziellen Kondensors kegelförmig beleuchtet. Befindet sich kein Präparat im Strahlengang, so bleibt im Dunkelfeld das Gesichtsfeld beim Blick durch das Okular dunkel. Wird ein Präparat in den Strahlengang gebracht, dann wird das Licht an den Präparatstrukturen reflektiert und gelangt teilweise in das Objektiv zurück. Dabei entsteht im Mikroskop ein Bild, bei dem vor allem die Ränder der mikroskopischen Objekte vor dem dunklen Hintergrund hell leuchten.
Dynamogenie
eine Koordinate im Entwicklungskreislauf der Bakterien; der Kernaufbau
Dynamovalenz
Volumenzunahme des Kernmaterials; Kernwertigkeit
Ecto-Symprotite
Symprotite, die sich an wandständigen Mych ausbilden
Eiernährböden
Spezialnährboden für die Kultur einiger Tuberkulose-Erreger-Stämme
Elektromorphosen
Erscheinungsformen im Entwicklungskreislauf der Bakterien, die durch die Einwirkung von elektrischen Strömen verursacht werden
Endobiont
Ursymbiont der Wirbeltiere; nach Enderlein ist der E. ein ubiquitär vorkommender polymorpher „Chondrit-Bakterie-Schimmel-Organismus", der im Blut und Gewebe aller Säugetiere in einem primitiven Entwicklungs-Stadium stets vorhanden ist. Dieser Mikroorganismus spiele eine wichtige Rolle bei der Blutgerinnung und bei den immunologischen Vorgängen im Organismus. Im Verlauf des Lebens könne der Endobiont krankmachende Eigenschaften entwickeln und eine Vielzahl unterschiedlicher Erkrankungen verursachen. In seiner voll entwickelten Form sei der Endobiont identisch mit dem Schimmelpilz Mucor racemosus (Fresen).
Endobiosis
Gesamterscheinungen aller Krankheiten, die durch den Endobiont verursacht werden; Komplex der chronischen Erkrankungen
Endocystit
im Inneren von dickeren Bakterienstäbchen gebildete Cystite
Endogonidien
Gonidien, die sich endogen in syntakten Synasciten bilden
Endothecit
eine in einem Synascit endogen gebildete Dauerform eines Bakteriums; eine Vereinigung vieler in der Zelle dicht

gedrängter Mych mit einer umgebenden Membran; entspricht morphologisch einem Synascit

Entomologie
Insektenkunde

Epithelhyperplasien
Vermehrung der Zellzahl von Gewebe, das innere und äußere Körperoberflächen bedeckt

Erythrozyten
rote Blutkörperchen

Fila
Fäden; lineare Anordnung von Protiten (Kerneiweiße) zu einem Bakterienfaden; Wuchsform im Primitiv-Stadium (Chondrit-Stadium) im cyclogenetischen Kreislauf der Bakterien

Fruktifikation
Fruchtbildung, Verjüngung; bezeichnet bei Enderlein die Bildung der Ruhe- oder Dauerformen der Bakterien, mit Ausnahme der Bakterienspore. Fruktifikationen der Bakterien sind die Gonidien, und die Cystite

Gametangiogamie
Verschmelzung ganzer polyenergider Gametangien; eine Form der geschlechtlichen Vermehrung; festgestellt beim Tbc-Erreger im Mycascit-Stadium

Glukoside, Glykoside
biochemische Verbindung: Acetale der Glucose; wichtigste Verbindungen dieser Gruppe sind die Di-, Oligo- und Polysaccharide

Glycerin-Agar
Nährboden zur Anzucht von Bakterien

Gonascit
ein Bakterienstäbchen, das im Begriff ist, ein oder mehrere Gonidien auszubilden oder diese ausgebildet hat

Gonidie
Der Begriff wurde von Ferdinand Cohn 1870 in die Bakteriologie eingeführt; bezeichnet die keimfähige Ruheform der Bakterien. Die Gonidie wird von Enderlein als ureigene Fruchtform aller Bakterien aufgefaßt

Gonit
der nicht keimfähige Halbkern einer Gonidie vor der Ausbildung zum Spermit oder Oit

Hämatologie
Spezialgebiet der Inneren Medizin; Lehre von der Physiologie und Pathophysiologie des Blutes, der blutbildenden Gewebe und Organe

Haemoconien
„Blutstäubchen"; winzige Bestandteile des Blutes. Es handelt sich dabei vorwiegend um Proteine und Fette.

Hämoglobin
roter Blutfarbstoff; Hauptprotein der roten Blutkörperchen

Hämolysat
durch Hämolyse (Zerstörung der roten Blutkörperchen) gewonnene Hämoglobin-Lösung

Hasensarkom
Sarkom: von mesenchymalem Gewebe ausgehender bösartiger Tumor; das Hasensarkom wurde im Tierversuch bei Hasen experimentell erzeugt

Heterobie
Eine Bakterienart bildet unter gleichbleibenden Wachstumsbedingungen nur eine Wuchsform aus.

Hypoxie
Zustand des Sauerstoffmangels im Körpergewebe

Immersions-Darstellung
Verfahren in der Mikroskopie, bei dem das Objekt und die Objektivlinse in Zedernholzöl eingetaucht wird. Die Darstellung ermöglicht ein besseres Auflösungsvermögen und eine zusätzliche Vergrößerung der mikroskopischen Präparate.

Isobie
Eine Bakterienart bildet unter gleichenbleibenden Wachstumsbedingungen verschiedene Wuchsformen aus (z. B. Leptotrichia buccalis (Robin)).

Isopathie
1833 von dem Tierarzt J. J. W. Lux begründete Heilmethode, die er aus der Homöopathie heraus entwickelte; statt dem „Ähnlichkeits-Prinzip" kommt das „Gleichheits-Prinzip" zum Tragen; frühe immunologische Behandlungsmethode von Infektionserkrankungen; dabei wurde Blut, Körpersekrete und Gewebe infizierter Tiere oder Menschen gewonnen und bis zu dreißigmal verdünnt als oraler Impfstoff aufbereitet

Karyoplasma
Grundsubstanz des Nukleus

Katarrh
einfache Form der Schleimhautentzündung mit vermehrter Absonderung serösen oder schleimigen Sekretes; z. B. katarrhalische Nasenschleimhautentzündung oder Bronchitis

Kautelen
Vorsichtsmaßnahmen

Kernwertigkeit
Dynamovalenz

Kreosot
Teerprodukt; schwach wirksames Desinfektionsmittel zur Bekämpfung von Mikroorganismen
Metancýrasis
Umankerung der kolloidalen Eiweiße
Metazoenzelle
Zelle eines Vielzellers
Methylenblau
basischer, in wässeriger Lösung dunkelblauer Farbstoff zum Anfärben von Bakterien
Miotrophit
„dotterarme" Bakterienzelle; Zelle mit wenig färbbaren Kernmaterial
Mitose
Vermehrung der Zellen durch Zweiteilung nach vorausgegangener Reduplikation des genetischen Kernmaterials
Mochlolyse
Entriegelung; Aufhebung der Entwicklungshemmnisse
Mochlose
Riegelung; Zustand des Verharrens eines Bakterien-Organismus in einem Entwicklungsstadium
Monogonie
nur für Mychite geltende Bezeichnung für die ungeschlechtliche Vermehrung der Bakterien durch Kernteilung und anschließende Zellteilung in zwei Bakterienindividuen
Monomorphismus
Eingestaltigkeit; betrifft das Wachstum und die Entwicklung von Bakterien; besagt, daß eine Bakterienart ausschließlich in ihrer erkannten Entwicklungsform auftritt und sich durch Zweiteilung vermehrt.
Monomychota
erste Kategorie der Systematik der vergleichend-morphologischen Bakterienklassifikation, umfaßt alle Bakterienarten deren Höhepunkt ihrer Entwicklung das Kokken- und Diplokokken-Stadium nicht überschreitet
Mucorose
Letal endendes Entwicklungs-Stadium der gesamten Endobionten-Cyclode; tritt erst post mortal auf
Mycascit
ein Ascit (Schlauchbakterium), das besonders lang und fadenförmig entwickelt ist
Mycascitose
Erkrankungen aus dem Endobiosis-Komplex, die im höchsten cyclogenetischen Entwicklungs-Stadium des Endobionten im Organismus hervorgerufen werden; hierzu zählt Enderlein die „Rund- und Spindelzellen-Sarcome"
Mych
Urkern; der Träger des Lebens in der Urzelle; Kerneinheit
Mychit
die kugelförmige Urzelle der Bakterien; eine Zelle mit nur einem Urkern (Mych)
Mychomer
der halbwertige Urkern (Halbkern)
Mychomerit
Zelleinheit mit halbwertigem Urkern (vgl. Oit, Spermit und Gonit)
Mychomit
der Urkernfaden; der fadenförmige Teil zwischen den Mych beim Teilungsvorgang
Mychomitose
Bakterien-Kernteilung; Teilungsvorgang eines Mych in zwei durch Bildung eines Mychozyg (Urkernbogen)
Mychostase
der Abstand der Zentren der Mych im Dimychit
Mychozyg
der Urkernbogen; Teilungsfigur bei der Mychomitose, bestehend aus den beiden Tochtermych und dem sie verbindenden Mychomit (Urkernfaden)
Nativpräparat
natürliches Präparat; Für die Anfertigung eines Nativpräparates wird nicht vorbehandeltes lebendes Material, z. B. ein Tropfen Blut oder winzige Mengen einer Bakterienkultur, entnommen und direkt auf einen Objektträger für die mikroskopische Untersuchung aufgebracht
Nutrose-Agar
Casein Sodium-Agar; besonders nährstoffreicher Nährboden für Bakterienkulturen
Oidie
Der Begriff wurde 1889 von dem deutschen Botaniker Oskar Brefeld (1839-1925) in die Mykologie eingeführt; Bezeichnung für einzelne Hyphen von zerfallenen Pilzfäden
Oit
das unbefruchtete „Bakterienei"; Zelleinheit mit weiblichen halbwertigem Urkern
Peptone
Spaltprodukte von Eiweißen, die durch die Einwirkung von Pepsin entstehen. Peptone dienen u. a. zur Herstellung von Bakteriennährböden.

Peptonwasser
Nährlösung für die Zucht von Cholerabakterien.
Peridie
umhüllende Haut oder Schale eines Pilzes
Perithecien
Fruchtkörper der Pilzsporen
Photomorphosen
Erscheinungsformen im Entwicklungskreislauf der Bakterien, die durch die Einwirkung von Licht verursacht werden
Physiogenie
Tendenz der Qualitätsänderung physiologischer Natur im Verhalten der Bakterien, die nicht immer parallel zu den übrigen Entwicklungsvorgängen läuft; ein Beispiel ist der Wechsel der Säurefestigkeit und Nichtsäurefestigkeit des Tuberkulose-Erregers
phyletisch
hinsichtlich der Abstammung
Phytascit
ein Ascit (Schlauchbakterium), das keine Gonidien oder Bakteriensporen ausbildet und sich durch Teilstückbildung (Arthrogonie) vermehrt
Phytit
das Cyclostadium (Stadium der Bakterien-Cyclogenie), in welchem die Wuchsformen Dimychit (Kurzstäbchen) und Didimychit (Stäbchen) auftreten
Plastit
das Cyclostadium der absteigenden Cyclode, in welchem Mychit (Kugelbakterie) und Dimychit (Kurzstäbchen) auftreten
Plattenkulturen
Kulturverfahren zur Bestimmung von Bakterienreinkulturen. Dabei wird Bakterienmaterial auf die Oberfläche von Nährgelatine oder Nähragar dünn mit einem Spatel aufgebracht, so daß alleinstehende Einzelkolonien wachsen können
Plattenverfahren
Kulturverfahren zur Bestimmung von Bakterienreinkulturen auf Nährgelatine oder Nähragar in Petri-Schalen. Bevor der deutsche Bakteriologe Julius Richard Petri (1852-1921) spezielle Glasschalen für die Bakterienkultur entwickelte, wurden die Bakterienproben auf einfachen Glasplatten aufgebracht, daher leitet sich der Name ab.
Pleomorphismus
Mehrgestaltigkeit; betrifft das Wachstum und die Entwicklung von Bakterien; besagt, daß sich Bakterien nicht ausschließlich durch Zweiteilung vermehren, sondern ein vielgestaltiges Wachstum zeigen, Generationswechsel vollziehen und einem Formenwandel unterliegen.
Pliomychit
Sammelname für alle Zellindividuen der Dimychota (Gruppe der Bakterien mit zwei und mehr Kerneinheiten)
Pliotrophit
„dotterreiche" Bakterienzelle; Bakterie mit reichlich anfärbbaren Reservestoffen (Lipoide, Nukleinsäuren)
Polycaryon
Kerneinheit höher entwickelter Organismen; der Kern einer Protozoenzelle entspricht einem Polycaryon
polydynam, multivalent
vielwertig; Bezeichnung für die Kernwertigkeit; ein polydynames Mych ist ein Bakterienkern, der aus mehreren zu einem homogenen Körper vereinigten Mych besteht. Es entspricht einem Symmychon
Probaenogenie
eine Koordinate der Bakterien-Cyclogenie; die fortschreitende Entwicklung der Bakterien zu höherstehenden Mikroorganismen
Protite
Urkörnchen; lebende kolloidale Eiweiße; die Einheit aus denen der Bakterienkern aufgebaut ist; ein von Enderlein hypothetisch entwickelter Begriff für die kleinste Einheit lebender Materie
Protitose
Erkrankungen aus dem Endobiosis-Komplex, die im Entwicklungs-Stadium des Protits verursacht werden
Protota
Gruppe von Urorganismen; nur aus Kernmasse bestehende Organismen ohne Zytoplasma; Vorstufe der Bakterien
Pseudascit
ein Bakterium, das sich aus einem besonderem Entwicklungsstadium, dem Zoit, entwickelt hat
Pseudothecit
ein Synascit, das sich als Teilstück eines längeren Bakterienfadens abgegliedert hat und abgestoßen wird
Rhabdit
höheres Cyclostadium im Entwicklungskreislauf der Bakterien, in welchem die Wuchsformen Didimychit (Bakterienstäbchen mit vier Kernäquivalenten) und Tetradimychit (Bakterienstäbchen mit acht Kernäquivalenten) auftreten

Rickettsien
Gattung aerober gramnegativer pleomorpher stäbchen-, coccoid- oder diplococcusförmiger Bakterien; Erreger von Infektionskrankheiten, z. B. Rickettsia prowazekii, der Erreger des klassischen epidemischen Fleckfiebers

Septierungen
durch Scheidewände unterteilte Hohlräume

Siegelringzelle
pathologisch veränderte Zelle mit einem schleimreichen Zytoplasma und einem randständig gelagertem Kern; charakteristisch für eine spezielle Form des Adenokarzinoms, z. B. Krukenberg-Tumor

Somatogamie
Verschmelzung undifferenzierter fadenförmiger Pilzzellen

Spaltpilz
ältere Bezeichnung für Bakterien

Spermit
männliche Halbkerneinheit einer Bakterie, bestehend aus dem halbkerntragendem Kopfteil, einem Verbindungsstück und einer Geißel

Sporangien
Sporenbehälter

Sporascit
ein Bakterienstäbchen, das Bakteriensporen entwickelt

Sporit
Bakterienspore; eine Dauerform der Bakterien

Sporocyten
Bakterienformen, aus denen durch Zweitteilung Sporen entstehen

Sporulation
Sporenbildung

Sporulationsformen
sporenbildende Mikroorganismen

Sputum
Auswurf; Bronchialsekret, enthält gewöhnlich weiße Blutkörperchen, Epithelzellen, Staub- und Rauchpartikel und Mikroorganismen.

Sterigmen
eine kleine Stütze; bezeichnet bei Pilzen die finger- oder fadenförmigen Auswüchse, an denen sich die Pilzspore entwickelt

Symbionten
Lebewesen, die in Symbiose zusammenleben

Symbiose
Zusammenleben artverschiedener Organismen zum gegenseitigen Nutzen

Symmychit
Ein Mychit mit einem vielwertigen (polydynamen, multivalenten) Kern; aus einem Symmychit kann sich ein Bakterienstäbchen entwickeln.

Symmychon
vielwertige Kerneinheit; ein aus mehreren Mych zusammengesetztes Kerngebilde

Symplast, Symplast-Stadium
Der syn. Begriff „symblastic stage“ wurde von dem deutschen Agrarbakteriologen Felix Löhnis (1874-1930) in die Bakteriologie eingeführt; Beschreibt das Zusammenfließen von Bakterien zu einer unregelmäßig begrenzten Cytoplasma-Masse, in der die freien Mych (Kerneinheiten) kopulieren.

Symprotite
Mych ohne Zelle; Kerneinheit

Synascit
Fadenbakterium

Syndimychit
syn. für Synascit

Synthecitose
Erkrankungen aus dem Endobiosis-Komplex, die durch weiterentwickelte Endobiontenformen, den Syntheciten, verursacht werden; hierzu zählt Enderlein die Epilepsie

Systatogenie
Vereinigung von kolloidalen Eiweißen zu verschiedenen Aufbaugebilden

Telocystite
Cystite, die sich an den Polen des Bakterienkörpers gebildet haben

Telogonidien
Gonidien, die sich an den Polen des Bakterienkörpers gebildet haben

Telotrophosom
Trophosom am Pol der Bakterie

Thecascit
ein Thecit tragendes Ascit (Schlauchbakterium)

Thecit
Cystit mit mehreren Kernen (Mych)

Thecitose
Erkrankungen aus dem Endobiosis-Komplex, die durch die Anwesenheit von Endobionten-Thecite (Thrombozyten) im Blut verursacht werden

Thermomorphose
Erscheinungsformen im Entwicklungskreislauf der Bakterien, die durch die Einwirkung von Wärme und Kälte verursacht werden

Trophoconien
Partikel fester Reservestoffe (Lipoide, Nukleinsäuren und den Artbedürfnissen angepaßte Substanzen) , die sich um den

Eiweißkörper des Bakterienkerns gruppieren; sogenannte „Dotterelemente“

Trophomorphose
: Erscheinungsformen im Entwicklungskreislauf der Bakterien, die durch die Art der Nährstoffe verursacht werden

Trophosomelle
: weniger stark ausgebildete Reservestoffhülle mit den „Dotterelementen“, die um den Bakterienkern gelagert ist; siehe Trophoconien

Trophosom
: Reservestoffhülle, die um den Bakterienkern gelagert ist; siehe Trophoconien

Trophode
: verbliebener fadenförmiger Rest der Trophoconien (Reservestoffhülle) zwischen zwei Mych in einem Bakterium nach der Teilung; Nährstoffspur

Ultrafiltrate
: zell- und bakterienfreie Filtrate, die durch ein spezielles Verfahren gewonnen werden

Vakuolen
: mit Flüssigkeit (z. B. Eiweiße, Fette) gefüllter Hohlraum in Zellen

Vogelaugenzellen
: pathologisch veränderte Zellen mit Einschlußkörperchen. Vorkommen z. B. bei Infektionen mit dem Papilloma-Virus

Zoit
: seltenes Entwicklungsstadium einiger Bakterienarten, das sich aus einem Cystit entwickelt hat; es kann seine Körperform verändern, von kugelförmig bis walzenartig

Zytoplasma, Cytoplasma
: Grundsubstanz der Zelle

17 Abbildungsverzeichnis

* *Die Abbildungen wurden am PC bearbeitet und entsprechen daher nicht den Originalabbildungen.*

Lebenslauf

Elke Krämer
geb. am 3.11.1963 in Bad Homburg v.d.H.
Familienstand: ledig

Ausbildung und Tätigkeiten:

1983	Abitur an der gymnasialen Oberstufe Oberursel
10/83 - 8/88	Studium der Erziehungswissenschaften an der J.-W. Goethe Universität Frankfurt, Vordiplom Psychologie, Exmatrikulation
5/89 - 2/92	Tätigkeit als Altenpflegehelferin in der Mathilde-Zimmerstiftung Bad Homburg. Daueraushilfstätigkeit
3/92 - 5/93	Tätigkeit als Altenpflegehelferin in der Flersheimstiftung, Bad Homburg
5/93 - 4/95	Ausbildung zur Altenpflegerin an der Lehranstalt für Altenpflege, DRK Königstein, Staatsexamen
4/95 -	Immatrikulation zum Studium der Humanmedizin an der J.-W. Goethe Universität Frankfurt
5/95- 5/2001	Tätigkeit als Altenpflegerin in der ambulanten Pflege, Caritas Sozialstation Oberursel , 19,25 Std./Wo
9/97	Ärztliche Vorprüfung
9/98	Erster Abschnitt der Ärztlichen Prüfung
3/2001	Zweiter Abschnitt der Ärztlichen Prüfung
4/2001	Wechsel an die Justus-Liebig Universität Giessen, Beginn des praktischen Jahres an den Hochtaunuskliniken in Bad Homburg
5/2002	Dritter Abschnitt der Ärztlichen Prüfung
7/2002-12/2002	Ärztin im Praktikum, Allgemein Chirurgische Abteilung, HTK Bad Homburg
1/2003 - 4/2003	Ärztin im Praktikum, Psychiatrie ZSP Waldkrankenhaus Köppern
5/2003 - 9/2003	Weiterarbeit an meiner Dissertation
10/2003 - 10/2005	Ärztin im Praktikum und Assistenzärztin, Orthopädische-rheumatologische Reha-Klinik Moorbad Bad Doberan
10/2005 - 7/2006	Fertigstellung meiner Dissertation

Famulaturen:

7/9/98 - 6/1098	Pathologie, Prof. Dr. Hansmann, J.-W. Goethe Uni Frankfurt
6/9/99 - 5/10/99	Innere Medizin, Prof. Dr. Hellstern, St. Elisabethen KH, Frankfurt
1/3/00 - 3/4/00	Anästhesie, Dr. Mann, Hochtaunuskliniken Bad Homburg
20/7/00 - 24/8/00	Allgemeinarzt Praxis, Dr. Rövenich, Höchst

Praktisches Jahr :

30/4/01 - 19/8/01	Innere Medizin, Prof. Dr. Rohr, HTK Bad Homburg
20/8/01 - 9/12/01	Anästhesie, Dr. Mann, HTK Bad Homburg
10/12/01 - 31/3/02	Chirurgie, PD Dr. Wilde, Prof. Dr. Lorenz, HTK Bad Homburg

Wissenschaftliche Arbeit:

SS 2000 – SS 2006	Dissertation: „Leben und Werk von Prof. Dr. phil. Günther Enderlein", Institut für Geschichte der Medizin, J. W. Goethe Uni Frankfurt, Prof. Dr. Helmut Siefert

Schriftliche Erklärung

Ich erkläre, daß ich die dem Fachbereich Medizin der Johann Wolfgang Goethe-Universität Frankfurt am Main zur Promotionsprüfung eingereichte Dissertation mit dem Titel

„Leben und Werk von Prof. Dr. phil. Günther Enderlein (1872-1968)"

in dem Senckenbergischen Institut für Geschichte und Ethik der Medizin

unter Betreuung und Anleitung von Prof. Dr. med. Helmut Siefert

mit Unterstützung durch Prof. Dr. med. Karin Kraft

ohne sonstige Hilfe selbst durchgeführt und bei der Abfassung der Arbeit keine anderen als die in der Dissertation angeführten Hilfsmittel benutzt habe.

Ich habe bisher an keiner in- oder ausländischen Universität ein Gesuch um Zulassung zur Promotion eingereicht.

Die vorliegende Arbeit wurde bisher nicht als Dissertation eingereicht.

Die vorliegende Arbeit wird in folgenden Publikationsorgan veröffentlicht:

Matthias Dräger, Reichl Verlag Der Leuchter, St. Goar

Frankfurt am Main, ...30.05.2006................ E. Krämer ....

(Ort und Datum) (Unterschrift) Elke Krämer